中医肛肠专科诊疗手册

贾小强　主编

U0212417

人民卫生出版社

图书在版编目（CIP）数据

中医肛肠专科诊疗手册 / 贾小强主编 . —北京：
人民卫生出版社，2020
ISBN 978-7-117-29393-8

Ⅰ.①中…　Ⅱ.①贾…　Ⅲ.①肛门疾病 – 中医诊断学
– 手册②直肠疾病 – 中医诊断学 – 手册③肛门疾病 – 中医
治疗法 – 手册④直肠疾病 – 中医治疗法 – 手册　Ⅳ.
①R266–62

中国版本图书馆 CIP 数据核字（2019）第 297666 号

人卫智网	www.ipmph.com	医学教育、学术、考试、健康，购书智慧智能综合服务平台
人卫官网	www.pmph.com	人卫官方资讯发布平台

中医肛肠专科诊疗手册

主　　编：贾小强
出版发行：人民卫生出版社（中继线 010-59780011）
地　　址：北京市朝阳区潘家园南里 19 号
邮　　编：100021
E - mail：pmph @ pmph.com
购书热线：010-59787592　010-59787584　010-65264830
印　　刷：三河市潮河印业有限公司
经　　销：新华书店
开　　本：710 × 1000　1/16　　印张：29
字　　数：536 千字
版　　次：2020 年 7 月第 1 版　2020 年 7 月第 1 版第 1 次印刷
标准书号：ISBN 978-7-117-29393-8
定　　价：79.00 元
打击盗版举报电话：010-59787491　E-mail：WQ @ pmph.com
质量问题联系电话：010-59787234　E-mail：zhiliang @ pmph.com

主编简介

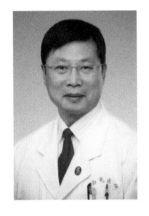

贾小强，主任医师，教授；中医外科学专业医学博士，中西医结合肿瘤专业博士后；中国中医科学院西苑医院外科教研室主任，肛肠科主任；中国中医科学院博士研究生导师，北京中医药大学教授，北京中医药大学中西医结合外科学系副主任；全国第三批优秀中医临床人才，"全国肛肠学科名专家""全国中医肛肠学科科技先进工作者""国家卫生健康委员会直属机关优秀共产党员""全国百强优秀科技人才、百强优秀科技成果奖"，第二届"全国白求恩式好医生提名奖"获得者，全国中医肛肠学科先进名医工作室"贾小强名医工作室"负责人，北京市名中医在身边工程专家团队负责人，北京市健康科普专家。

兼任中国医师协会中西医结合医师分会肛肠专家委员会主任委员、世界中医药联合会肛肠分会副会长、中国中医药研究促进会肛肠分会副会长、中国便秘联谊会副会长、中国老年保健协会肛肠专委会副主任委员、中医药高等教育学会临床教育研究会肛肠分会副会长、中国民间中医医药研究开发协会肛肠分会副会长、中国民间中医医药研究开发协会科普分会副会长、中国医师协会肛肠分会功能性疾病专业委员会副主任委员、北京市医师协会肛肠分会副会长、北京市中医药学会肛肠分会副会长、北京市中西医结合学会肛肠分会副会长、《中国肛肠病杂志》编委、《结直肠肛门外科》杂志编委、《医师报》中西医结合栏目执行主编等。

先后获市级科学技术进步一等奖1项、省级科学技术进步三等奖1项、中国中医科学院科学技术进步三等奖1项。获得国家实用新型专利1项。发表学术论文50余篇，出版学术专著12部。

《中医肛肠专科诊疗手册》
编写委员会

顾　问　黄乃健　韩　宝　张燕生　李国栋　胡伯虎　赵宝明
　　　　李　权　李东冰　韩　平　曹永清　王善立
主　编　贾小强(中国中医科学院西苑医院)
副主编
　　　　李华山(中国中医科学院广安门医院)
　　　　史仁杰(江苏省中医院)
　　　　于永铎(辽宁中医药大学第一附属医院)
　　　　刘仍海(北京中医药大学东方医院)
　　　　张书信(北京中医药大学东直门医院)
　　　　张丽娟(中国中医科学院西苑医院)
编　委　(以姓氏笔画为序)
　　　　丁曙晴(南京市中医院)
　　　　王　芳(中国中医科学院西苑医院)
　　　　王　栋(北京市丰台区社区卫生服务中心)
　　　　王　艳(中国中医科学院西苑医院)
　　　　王振彪(首都医科大学世纪坛医院)
　　　　王晓锋(中国中医科学院广安门医院)
　　　　贝绍生(中国中医科学院广安门医院)
　　　　史学文(山东中医药大学附属医院)
　　　　付中学(中国中医科学院西苑医院)
　　　　白克运(山东中医药大学附属医院)
　　　　冯六泉(解放军第四特色医疗中心)
　　　　权隆芳(中国中医科学院西苑医院)
　　　　任　毅(北京市石景山中医院)
　　　　刘佃温(河南中医学院第三附属医院)
　　　　刘焕平(中国中医科学院西苑医院)
　　　　闫　凌(河南省濮阳市安阳地区医院)

许　云（中国中医科学院西苑医院）

苏　亮（中国中医科学院西苑医院）

李宇飞（中国中医科学院广安门医院）

吴　瑶（北京市肛肠医院）

林爱珍（湖北省中医院）

金黑鹰（江苏省第二中医院）

赵卫兵（中国中医科学院西苑医院）

赵迎盼（中国中医科学院西苑医院）

荣　誉（北京市肛肠医院）

贾　山（北京市肛肠医院）

贾　园（河南省安阳市洹水公园）

原小千（中国中医科学院西苑医院）

徐春艳（北京市丰台区中西医结合医院）

高秀梅（中国中医科学院西苑医院）

曹威巍（中国中医科学院西苑医院）

龚文敬（浙江省人民医院）

崔国策（中国中医科学院广安门医院南区）

崔春辉（中国中医科学院西苑医院）

程　芳（中国中医科学院西苑医院）

谢振年（中国中医科学院西苑医院）

赫兰晔（中国中医科学院西苑医院）

蔡兴娟（中国中医科学院西苑医院）

翟孟凡（中国中医科学院西苑医院）

序

肛肠疾病是一类严重困扰人类健康的常见病,虽然大多并非危重疑难,但给患者带来的痛苦并不小。自古以来,中医就非常重视肛肠疾病的研究,中医最早的医书《五十二病方》中就有关于肛肠病的病名、分类、诊断、内服方药、外治疗法、手术疗法等大量记载。经过数千年发展,历朝历代中医先贤在肛肠病诊治方面不断有所发展,形成了理论完整、经验丰富、体系成熟的中医肛肠专科,为人类健康作出了卓越贡献。

中医肛肠专科具有鲜明的特色和独特的优势,在《中共中央国务院关于促进中医药传承创新发展的意见》(2019年10月20日)中特别提到中医肛肠专科,要求"加强中医优势专科建设,做优做强骨伤、肛肠、儿科、皮科、妇科、针灸、推拿以及心脑血管病、肾病、周围血管病等专科专病,及时总结形成诊疗方案,巩固扩大优势,带动特色发展。"这一论述对中医肛肠专科的发展具有重要的指导意义。如何做优做强中医肛肠专科是一个值得深入思考的重要问题,从事中医肛肠专科工作的专业技术人员都应积极围绕这一命题进行探索和实践。其中需要做的事情很多,我认为规范诊疗行为、提高医疗质量是最为关键环节。全球健康促进大会强调健康促进,认为健康是衡量社会进步和发展的最可靠指标。这其中重要的是要提倡技术创新,治好病、减轻痛苦、少得病、不得病、晚得病。传统医学与现代医学融合发展是医学未来发展的重要方向。

中国中医科学院西苑医院肛肠科主任贾小强教授,从事中医肛肠专科临床、教学、科研工作三十余年,积累了丰富的临床经验。2013年贾小强教授担任中国医师协会中西医结合医师分会肛肠病学专家委员会主任委员,他在积极开展全国肛肠学术交流的同时,组织国内专家深入开展中医肛肠专科诊疗规范化研究,多次在全国范围内巡讲研究的新理念、新经验及新成果,为推动中医肛肠专科诊疗规范化事业作出了富有成效的努力和贡献。为了更好地总结近几年来中医肛肠专科诊疗规范化研究的经验和成果,又组织全国有关中医肛肠专科知名专家,历时两年多共同合作编著了这本《中医肛肠专科诊疗手册》。该书全面系统地介绍了中医肛肠专科诊疗技术的新进展、新方法、新共识,既有"道"层面的理论探索,又有"术"层面的技法介绍,内容深入浅出,切合实际,对临床实践具有很高的指导和借鉴价值。

我相信,《中医肛肠专科诊疗手册》的问世,将对中医肛肠专科诊疗规范化进程和中医服务能力的提高、更好地造福肛肠疾病患者,作出应有的新的贡献。

中国科学院院士
中国医师协会中西医结合医师分会会长

陈可冀 谨识

2019 年冬於北京

前言

　　肛肠疾病属于常见病、多发病，不仅会严重影响患者的生活质量，对工作、学习造成干扰，而且会严重危害患者的健康甚至是生命。随着我国人民生活方式的改变、人口老龄化的加剧，肛肠疾病的发病率有增长的趋势。肛肠疾病带来的健康危害引起了社会的广泛重视，各级医疗机构纷纷成立肛肠科，我国肛肠专科的发展随之进入了一个前所未有的快速发展阶段。中医肛肠专科一直以来是我国肛肠领域的重要组成部分，中医肛肠专科特色鲜明，优势明显，深受肛肠疾病患者的欢迎。

　　在看到肛肠专科快速发展的可喜一面的同时，我们也必须正视肛肠专科在进一步规范诊疗行为、提高医疗质量、保障患者安全、降低医疗资源消耗和提高患者满意度方面，还存在相对滞后的现实问题。

　　在中国医师协会中西医结合医师分会的组织和支持下，由肛肠病学专业委员会主任委员贾小强教授牵头，邀请了国内20多名中医肛肠专科领域的知名专家，参考国内中医肛肠专科诊疗规范化研究的相关文献，结合各参编单位的经验，共同编写了这本《中医肛肠专科诊疗手册》。

　　本书分为总论、各论和附录三部分。总论主要论述肛肠病的证候诊断、检查、辨证、治法、肛肠麻醉与术后止痛、手术前准备与手术后处理、手术后并发症、预防与术后调养、护理等。各论部分对痔、肛隐窝炎、肛痛等28种（类）肛肠病的概念、病因病机、诊断、治疗、预防等内容进行了详细论述。附录中收录了最新的诊治指南和专家共识，为中医肛肠专科医师、相关专科医师、医学生、研究生提供参考。

　　张书信教授提供了各论第十四章肛管直肠狭窄的部分插图；天臣国际医疗科技股份有限公司提供了各论第一章痔的部分插图，在此一并致谢。

贾小强
2020年1月

目录

第一篇 总 论

第二篇 各 论

第 一 篇

总　论

第一章

常见症候诊断

第一节 大 便 带 血

一、概述

凡血自肛门而出者皆称大便带血。根据大便带血形式不同可分为,血染手纸、大便表面带血、滴血、喷射状出血等;血与粪便关系可分为,先血后便、先便后血、血与便混杂而下、单纯便血等;大便带血颜色可分为,下血鲜红、血色淡红、血色暗红、血色紫黑、血色如柏油样等;便血形态可分为,稀薄水样血、稠厚血、血块等。大便带血是肛肠疾病常见症状,是痔、肛裂、结直肠肿瘤等疾病的主要临床表现。大便带血的辨证与鉴别诊断尤为重要。

二、病因病机

1. 风伤肠络 外感风邪,风兼夹其他邪气,如风热、风燥、风湿等,邪气由表入里,郁而化热,下迫大肠,灼伤肠络,致气血妄行,发为便血。
2. 湿热下注 饮食不节、嗜食醇酒肥甘、辛辣炙煿、燥热之品,致使脾胃受伤,湿热内蕴中焦,下注大肠,损伤血络而便血。
3. 脾虚气陷 脾气虚迁延失治,或久泄久痢,或劳累太过,或妇女孕产过多,产后失于调护等,致脾气亏虚,升举无力,气陷不固,摄血无力,血溢脉外而便血。
4. 脾肾阳虚 多因素体亏虚,劳倦过度,或大病久病,年老体衰,脾气亏虚,无力统摄,加之肾气不固,封藏失职而致血溢脉外,发生便血。
5. 肝肾阴虚 久病迁延不愈,耗伤营阴,或七情内伤,郁而化火,灼伤阴液,致肝肾阴亏,阴亏则火旺,虚火妄动,扰动阴络发生便血。

三、诊断

1. 诊断思路 大便带血可见于上消化道出血及下消化道出血,便血颜色多受出血部位、出血量及血液在肠道内停留时间影响,临床常见鲜红色便血、暗红色便血及柏油样便。一般而言,鲜红色便血及暗红色便血多见于下消化道出血,临床上常见于肛门疾病,如内痔、肛裂;肠道损伤性疾病,如肠道息肉术后、肠套叠、直肠脱垂等;肠道溃疡、炎症性疾病,如溃疡性结直肠炎、放射性肠炎、克罗恩(Crohn)病、细菌性痢疾等;肠道恶性肿瘤;肠道息肉;肠道憩室等。柏油样便多见于上消化道出血,可同时伴呕血或血压下降、休克等全身症状,临床上常见于上消化道的溃疡、炎症性疾病,如胃、十二指肠溃疡;门脉高压症,如肝硬化、门静脉血栓等引起的门脉高压症,导致食管胃底静脉曲张破裂出血;上消化道肿瘤性疾病;内镜下治疗后的并发症。临床上可根据患者既往病史、伴随症状及辅助检查协助诊断。

2. 辨证分型诊断要点

（1）风伤肠络证:大便带血,色鲜红,量多或少,滴血或喷射状出血,伴口干,大便秘结;舌红,苔黄,脉数。

（2）湿热下注证:大便带血,色鲜红或晦暗,量较多,肛门肿胀疼痛,伴口干不欲饮,口苦,小便黄;苔黄腻,脉滑数。

（3）脾虚气陷证:大便带血,血色淡红,肛门坠胀,大便不畅,伴面色少华,神疲乏力,纳少便溏;舌淡,苔白,脉弱。

（4）脾肾阳虚证:大便带血,血色淡红或晦暗,肛门冷痛,大便困难或稀溏,伴腰膝酸软,畏寒肢冷;舌淡,苔白,脉沉细。

（5）肝肾阴虚证:大便带血,血色鲜红或紫暗,大便秘结,伴头晕目眩,耳鸣健忘,口燥咽干,五心烦热;舌红少苔,脉细数。

四、鉴别诊断

1. 辨证鉴别诊断

（1）风伤肠络与湿热下注鉴别要点:两者均为实证,均表现为热证。但风伤肠络证,多为六淫袭表,入里郁而化热,多侵袭阳明经,因此,临床表现以阳明经证多见,如伴有牙龈肿痛,口渴喜饮冷,大便干燥,舌红,苔黄,脉数等。外感风热,感而即发,病程较短,便血特点主要为先血后便,可呈喷射状出血,质清,色鲜红。湿热下注证,多因过食醇酒肥甘、辛辣炙煿之品,湿热内生;或久居湿地,湿邪外袭,入里生热,湿热下注大肠,灼伤血络,迫血妄行。临床表现多见脘腹胀满、肛门重坠,舌红,苔黄腻,脉滑等。便血特点主要为大便带血,血点滴而下,质稠而色暗,甚则可见血块。

（2）脾肾阳虚与肝肾阴虚鉴别要点:两者均为虚证。但脾肾阳虚多因年老体衰,或素体亏虚,或劳倦过度等,导致脾肾阳虚。脾气虚弱则无力统摄,肾气亏虚则封藏失职,血不循经,溢出脉外而发生便血。临床多表现为虚寒证,可见少气懒言,四肢不温,腰膝酸软,腹痛绵绵,小便清长,舌淡苔薄,脉弱等。便血特点为先便后血,质稀色暗;肝肾阴虚多因久病伤阴或情志化火伤阴,致肝肾阴血亏虚,虚火内灼,损伤阴络而致便血。临床多表现为虚热证,可见头晕目眩,五心烦热,午后潮热,颧赤盗汗,容易疲劳、目干、口干、失眠多梦,舌红少苔,脉细数等。便血特点主要为先便后血,血色深红,点滴而下,量少。

2. 辨病鉴别诊断

(1)痔疮:痔便血的特点为无痛性便血。一般血色鲜红,表现为排便时滴血或喷射出血,便后即止,肠道无残留,间断性发作。外痔一般不出血。

(2)肛裂:肛裂便血的特点为疼痛性便血,常伴有典型的周期性疼痛,疼痛较剧烈。一般血色鲜红,量少,表现为便时滴血,或便后血染手纸。

(3)直肠脱垂:直肠脱垂多数不伴便血,但脱垂较严重时也可见便血。直肠脱垂便血特点为血量少,无疼痛。一般为滴血或血染手纸,多在直肠脱出时出现,还纳后即消失。

(4)结直肠息肉:息肉较大时可出现便血,特点为无痛性便血,位置越低血色越鲜红,反之血色越暗。一般量少,有时血与黏液相混,位置低者血液附着在粪便表面,位置高者可与粪便相混。

(5)直肠癌:便血是直肠癌早期就可以出现的症状,早期可表现为血色鲜红,随着肿瘤体积增大,血色逐渐转暗,常为黏液血便,大便成形时血附着在大便表面,或先排出大便,后排出黏液血便。便血常为连续性,可伴有肛门坠胀,便意频繁。

(6)结肠癌:结肠癌早期常为潜血,随瘤体增大出现肉眼可见的便血。多为含有黏液血便,血色较暗,多数为血与粪便相混。

(7)溃疡性结肠炎:便血为溃疡性结肠炎常见的症状,特点为黏液血便或脓血便,同时伴有腹泻,下腹疼痛或里急后重。

(8)上消化道出血:上消化道出血的主要特征为柏油样便,大便呈黑色或棕黑色。上消化道肿瘤及溃疡引起的出血,一般量较少,且出血速度较慢,血液在肠内停留时间较长,排出的粪便颜色比较黑。食管及胃底静脉曲张破裂引起的出血,一般量较多,在肠内停留时间较短,则排出的血液可呈棕黑色或暗红色;出血量特别大时,由于很快排出,有时也可呈鲜红色。

五、处理原则

根据便血及伴随症状的特点,对病位、病性、病情轻重缓急做初步判断,进行辨证施治。病情以实证为主者,治以祛邪为先;病情以虚证为主者,治以扶正为要。

风伤肠络证,治以清热凉血祛风;湿热下注证,治以清热化湿,凉血止血;脾虚气陷证,治以补中益气,固脱摄血;脾肾阳虚证,治以温补脾肾,益气摄血;肝肾阴虚证,治以滋阴降火,凉血止血。

第二节　脱　出

一、概述

脱出是指有肿物自肛内脱出肛门外。肛内组织物脱出于肛外,可见于大便时,也可以见于负重、下蹲、咳嗽等增加腹压时,也可见于疲劳虚弱时。脱出物还纳的形式常常反映疾病的严重程度,轻者可自行还纳,重者需手托还纳,更严重者难以还纳,需长时间平卧休息,更甚者发生嵌顿无法还纳,需在麻醉下才能还纳,或需进行急诊手术治疗。脱出是肛肠疾病常见症状,可见于痔、直肠脱垂、肛乳头肥大、直肠息肉等疾病。

二、病因病机

1. 脾虚气陷　多见于饮食不节,或久泻久利,脾气受损,日久中阳不振,脾虚气陷,升提无力而脱出。

2. 脾肾阳虚　多见于年老体弱者,或小儿先天禀赋不足,或妇女产后,脾肾阳虚,固摄无力而致脱出。

3. 湿热下注　多见于嗜食醇酒肥甘厚腻之人,湿热蕴阻中焦,下迫大肠肛门而致脱出。

三、诊断

1. 诊断思路　脱出可见于内痔、混合痔、直肠脱垂、肛乳头肥大、直肠息肉等。在诊断脱出时,要通过了解脱出物的表面组织性质、脱出物颜色、形状、质地、伴发症状等方面来进行判断。

（1）辨别脱出物的表面组织性质:脱出物表面为黏膜者如内痔、直肠脱垂、直肠息肉等;表面为皮肤的如肛乳头肥大、混合痔的外痔部分等。混合痔的外痔部分并非都是突出于肛门外的,临床上也有外痔部分仅限于肛管,排便时可翻出肛外,排便后可还纳如肛内。仅限于肛管内的混合痔的外痔部分也可表现为脱出的症状,但其表面组织性质为皮肤。

（2）辨别脱出物的颜色:脱出物的颜色可有鲜红色、紫红色、暗紫色、淡红色、灰白色、乳黄色等不同,鲜红色可见于血管肿型内痔,也可见于直肠息肉;紫红色见于静脉曲张性内痔,也可见于直肠息肉脱出时间过久没有及时还纳者;暗紫色主要见于脱出物脱出出现嵌顿,局部缺血者;淡红色主要见于直肠脱垂、直肠息肉等;灰白色主要见于内痔反复脱出日久黏膜表面纤维化者,有些肛乳头肥大也可为灰白色;乳黄色主要见于肛乳头肥大。一般肛乳头肥大病程较短者为乳黄色,病程较久者为灰白色。

(3)辨别脱出物的形状:脱出物的形状可以分为团块样、卵圆形、球形、环形、花环形等。团块形脱出物,可以表现为半球形,也可以表现为不规则花瓣形状,主要见于单个或散在分布的内痔;卵圆形和球形脱出物主要见于直肠息肉、肛乳头肥大等,此类形状的脱出物常有或长或短,或宽或窄的蒂。环形脱出物主要见于直肠脱垂,此类脱出又可有半球形、圆锥形和圆柱形等不同。半球形主要见于直肠黏膜脱垂,圆锥形主要见于直肠全层脱出,圆柱形主要见于直肠伴部分乙状结肠脱垂。花环形脱出物主要见于环状混合痔脱出。

(4)辨别脱出物的质地:脱出物的质地可分为柔软、质韧、质硬等。脱出物质地柔软者多见于内痔、直肠黏膜脱垂等;脱出物质韧多见于内痔嵌顿、直肠全层脱垂、直肠息肉等;脱出物质硬者多见于肛管癌,或位置较低分期较早的直肠癌,也可见于病程较久者的肛乳头肥大。

(5)辨别脱出物的伴发症状:伴发症状可分为出血、疼痛、黏液外溢、肛门失禁等。伴有出血者多见于内痔;伴有疼痛者多见于脱出物嵌顿;伴有黏液外溢多见于脱出严重的内痔,也可见于直肠脱垂的各个阶段;伴有肛门失禁者多见于较为严重的直肠脱垂。

2. 辨证分型诊断要点

(1)脾虚气陷证:肛门脱出肿物,易脱出,难以还纳,伴便意频数,肛门重坠,或久泄不止,气短乏力,倦怠懒言,头晕目眩,面白无华,食少便溏,舌苔淡白,脉缓弱。

(2)脾肾阳虚证:肛门脱出肿物,伴五更泄泻,少腹冷痛,腰膝酸软无力,小便不利,形寒肢冷,面色苍白。舌淡胖、苔白滑,脉沉细。

(3)湿热下注证:肛门脱出肿物,脱出后难以还纳,局部肿胀嫩红灼热,渗液流滋,肛门胀痛;舌红,苔黄腻,脉滑数。

四、鉴别诊断

1. 辨证鉴别诊断

(1)实证与虚证鉴别:实证脱出多为湿热下注所致脱出,表现为脱出物色红,多伴便血鲜血,肛门坠胀疼痛等,兼见大便秘结,口渴喜饮冷,腹胀,舌红,苔黄腻,脉滑等。而虚证脱出多为中气下陷,表现为脱出物色淡,肛门松弛,兼见少气懒言,纳呆便溏,四肢乏力,面色萎黄,头晕眼花等,舌淡,苔薄,脉细弱。

(2)气虚与阳虚鉴别:虚证脱出均有气虚表现,但有以气虚为主和以阳虚为主的不同。以气虚为主者,主要见于发病年龄较轻病程较短者;而以阳虚为主者,多为年老体弱之人,除中气不足的临床表现外,还有四肢不温,形寒肢冷,腰膝酸冷,畏寒,小便清长等,舌淡胖有齿痕,苔薄,脉沉。

2. 辨病鉴别诊断

（1）内痔：便后可见内痔黏膜脱出于肛外,呈团块状,常伴便鲜血。Ⅱ度内痔可于便后自行回纳,Ⅲ度内痔需手助还纳,Ⅳ度内痔可见内痔黏膜长期脱出于肛外难以回纳或还纳后容易脱出。

（2）肛乳头肥大：较大的带蒂肛乳头肥大可随排便脱出于肛外,呈锥形或卵圆形,也有的呈棒槌形,质韧,一般无疼痛及出血。

（3）直肠息肉：低位带蒂的直肠息肉可随排便脱出于肛外,多为球形或卵圆形,可带蒂,易出血。

（4）直肠脱垂：可见部分直肠黏膜或直肠全层甚至部分乙状结肠向下位移并脱出肛外,脱出黏膜呈环形,同时伴有不同程度的肛门松弛。

（5）肛管、直肠癌：肛管癌可以表现为脱出的症状,多为硬性溃疡样病变,形态不规则,易出血,伴有疼痛；直肠癌一般不会脱出肛外,但比较早期尚未固定且位置很低的直肠癌也有可能出现脱出的症状,肿物表面多凹凸不平,质硬而脆,易出血,有较多黏液外溢。

五、处理原则

脱出者多为虚证,也有实证或虚实夹杂者。实证以祛邪为主,虚证以补虚为主,虚实夹杂者治以扶正祛邪。

湿热内蕴,治以清热燥湿,凉血消肿为主；中气下陷,治以益气升提,收涩固脱为主；脾肾阳虚,治以温补脾肾,升提固脱。

第三节　肛门疼痛

一、概述

肛门疼痛指肛门内及肛门周围发生阵发性或持续性疼痛的一种症状,可见于多种肛门直肠疾病。如肛裂、肛窦炎、血栓性外痔、肛周脓肿、内痔嵌顿、外痔水肿、肛管直肠癌、肛门异物损伤、肛门直肠手术后等。肛门疼痛可发生于排大便时,也可发生于受外力挤压时,或可在无明显诱因情况下出现。肛门疼痛常常是患者就诊的主要诉求,不仅会造成患者精神和肉体的痛苦,而且患者常常会因肛门疼痛而畏惧排大便,忍便不排,久而久之又加重便秘,便秘又可加重肛门疼痛,进而形成恶性循环。

二、病因病机

1. 热毒蕴结　感受外界热毒之邪,或感受其他邪气入里化热,热毒蕴结,局部气血壅滞,经络阻塞于肛门则发生肛门疼痛。

2. 湿热下注 嗜食肥甘厚味,辛辣燥热之品,脾胃受损,水湿运化失职,湿热内生,下迫大肠肛门,致肛门直肠气血运行不畅,经络阻塞不通,导致肛门疼痛。

3. 气滞血瘀 因肛门直肠手术,或肛门直肠局部的外伤,均可导致肛门直肠局部经络受损,气机阻滞,血脉瘀阻,不通则痛,发生肛门疼痛。也有因情志所伤致气机不畅,气血运行受阻,气血瘀阻于肛门直肠可出现肛门疼痛。

4. 气血亏虚 多为大病久病之后,或年老体弱,或分娩失血过多等,气血亏虚,肛门部失于气血濡养,发为疼痛。

三、诊断

1. 诊断思路 肛门疼痛可见于肛裂、肛窦炎、血栓性外痔、肛周脓肿、内痔嵌顿、外痔水肿、肛管直肠癌、肛门异物损伤、肛门直肠手术后等。在诊断肛门疼痛时,要通过了解疼痛的性质、诱发因素、持续时间、伴发症状等方面来进行判断。

(1) 辨别肛门疼痛的性质:肛门疼痛的性质可分为灼热痛、针刺样痛、胀痛、酸困痛等。灼热痛多见于热毒炽盛者,局部焮痛,拒按,红肿明显,或有化脓;针刺样痛多见于气滞血瘀,经络阻塞者,疼痛拒按,局部肿胀,有瘀斑,或色青紫;胀痛多见于湿热下注,局部潮湿渗液;酸困痛多见于气血亏虚,局部色淡。

(2) 辨别肛门疼痛的诱发因素:肛门疼痛的诱发因素包括大便、端坐、进食辛辣等。多数肛门疾病所发生的肛门疼痛都和大便有关,当大便时,粪便直接刺激肛门部病变部位,引发疼痛发生。最典型的疾病就是肛裂,其他如肛周脓肿、血栓性外痔等。端坐或行走诱发肛门疼痛主要见于肛周脓肿,由于脓肿内压较高,外部压力变化会加重疼痛程度。进食辛辣诱发肛门疼痛主要见于肛窦炎、混合痔等。

(3) 辨别肛门疼痛的持续时间:肛门疼痛持续时间比较短暂的疾病主要见于内痔脱出,当脱出的痔核还纳后疼痛即可显著缓解或消失。肛门疼痛持续时间比较长的疾病主要见于肛周脓肿,一旦形成肛周脓肿疼痛常为持续性。肛门疼痛呈周期性变化者是肛裂疼痛的主要特征,表现为大便时肛门疼痛,大便后疼痛明显缓解,但短时间后疼痛再次加重,并持续数十分钟至数小时。

(4) 辨别肛门疼痛的伴发症状:肛门疼痛的伴发症状常见的有便血、便秘、肛门下坠、肿物脱出、发热等。伴有便血者多见于肛裂、混合痔;伴有便秘者多见于肛裂;伴有肛门下坠者多见于肛窦炎、直肠黏膜下脓肿等;伴有肿物脱出者多见于痔、直肠脱垂等;伴有发热者多见于肛周脓肿。

2. 辨证分型诊断要点

（1）热毒蕴结证：肛门疼痛剧烈，身热烦渴，口干喜冷饮，大便干燥，小便短赤，舌红苔黄燥，脉沉实。

（2）湿热下注证：肛门疼痛，有肛门下坠及灼热感，大便质黏，呕恶纳呆，舌红，苔黄腻，脉滑数。

（3）气滞血瘀证：多有外伤史、手术史或郁怒史，临床以气滞血瘀表现为主，多见肛门疼痛固定，胸胁胀闷不舒，嗳气频繁，舌暗，苔薄白，脉弦。临床较易鉴别。

（4）气血亏虚证：肛门疼痛不剧，伴唇舌色淡，爪甲不荣，舌淡苔薄白，脉细。

四、鉴别诊断

1. 辨证鉴别诊断

（1）实热蕴结证与湿热下注证鉴别：两者均表现为实证、热证。实热蕴结证多由热毒内侵，蕴结肛肠，导致局部气血壅滞而疼痛，临床以肛门疼痛剧烈，身热烦渴，口干喜冷饮，大便干燥为特点。湿热内蕴者，多由饮食不节，过食醇酒肥甘，脾胃运化失职，湿热内生，下注大肠肛门而成，临床以实热为主，但不如前者剧烈，临床以肛门疼痛，肛门下坠及灼热感，大便质黏，呕恶纳呆为特点。

（2）气滞血瘀证与气血亏虚证鉴别：两者均为气血为病所引发的肛门疼痛，前者为实证，后者为虚证。气滞血瘀证多有外伤史、手术史或郁怒史，临床以气滞血瘀表现为主。气血亏虚证常病程较长，肛门疼痛不剧，伴唇舌色淡，爪甲不荣等。

2. 辨病鉴别诊断

（1）肛裂：疼痛呈周期性，多发生于便时及便后，大便干结时疼痛尤甚，疼痛性质多为热灼痛及刀割样疼痛，于便后数分钟可缓解。多伴便血、便秘，专科检查可见肛管纵行梭状裂口。

（2）肛窦炎：常伴有肛门及骶尾部坠胀痛，便干及腹泻时可加剧。直肠指诊可触及肛窦部硬结，伴有明显压痛。

（3）肛周脓肿：初期疼痛以胀痛为主，成脓时以跳痛为主，溃脓后疼痛可明显减轻。可伴发热、寒战等全身症状，专科检查可见肛旁肿起，色红，皮温升高。

（4）内痔嵌顿：当脱出的内痔受到痉挛的括约肌夹持，导致血液及淋巴回流受阻，出现局部水肿及疼痛，痔核色变青紫，可出现坏死、溃烂及出血。

（5）血栓性外痔：胀痛为主，有肛门异物感。专科检查可见肛门外皮下形成暗紫色包块，质硬，一般在截石位 3 点、9 点位。

（6）直肠癌：直肠癌早期疼痛较少见，多有肛门下坠感及排便习惯的改变，肿瘤逐渐增大及破溃后，可出现肛门隐痛，有便血，指诊可触及形状不规则的质硬肿物。

（7）肛管异物损伤：突发剧烈疼痛，明显刺痛感，多有误食鱼刺、枣核、骨片等病史，专科检查可见异物嵌入肛管或直肠，当取出异物后疼痛可明显缓解。

五、处理原则

实则祛邪，虚则补益。

外感湿毒者，治以清热解毒，化湿止痛；湿热内蕴者，治以清热化湿止痛；气滞血瘀者，治以疏肝理气，活血化瘀；气血亏虚者，治以益气养血止痛。

第四节 肛 门 肿 胀

一、概述

肛门肿胀既是一种体征也是一种症状，作为体征是指肛门部形态较正常明显隆起，表面张力较高，或有包块突出；作为症状是指患者自觉肛门部胀满不适感。可见于多种肛门直肠疾病，如肛周脓肿、肛窦炎、静脉曲张性外痔、血栓性外痔、炎性外痔、直肠脱垂、直肠前突、肛裂等。

二、病因病机

1. 湿热蕴毒　外感湿热之邪，结聚于肛门，日久蕴毒，湿热蕴结不散，阻遏气血，发为肛门肿胀。

2. 湿热下注　嗜食肥甘厚味及辛辣之品，致使脾胃运化失职，湿热内生，下迫于肛门而成肛门肿胀。

3. 气滞血瘀　情志不遂，肝郁气滞，气滞日久致气滞血瘀；或跌破损伤或手术，致经络受损，气血运行不畅，气滞血瘀。肛门部气血瘀滞，经络不通，结聚成肿。

三、诊断

1. 诊断思路　肛门坠胀可见于肛周脓肿、静脉曲张性外痔、血栓性外痔、炎性外痔、直肠脱垂、直肠前突、肛裂等。在诊断肛门坠胀时，要通过了解肛门坠胀的范围、持续时间、伴发症状等方面来进行判断。

首先要辨别肛门坠胀的范围，坠胀范围可分为局限、肛门环周、肛门内部坠胀、肛门外部坠胀等。肛门局限性坠胀多见于肛门局限性感染性病变,如血栓性外痔、局限性肛周脓肿、直肠前突等;肛门环周坠胀多见于病变较为广泛的病变,如马蹄形肛周脓肿、直肠脱垂、环形混合痔等;肛门内部坠胀多见于病位较深的肛肠疾病,如直肠内脱垂、会阴下降、直肠炎、肛窦炎、高位肛周脓肿、环状内痔等;肛门外部坠胀多见于病位较浅的病变,如外痔、低位肛周脓肿、肛裂等。

肛门坠胀持续时间可分为持续性坠胀、阵发性坠胀。持续性肛门坠胀多见于病理改变长时间作用的疾病,如肛周脓肿、血栓性外痔、炎性外痔等,肿胀感可持续数天,甚至更长时间,有时可表现未持续性坠胀,阵发性加重;阵发性肛门坠胀可见于有明显诱发因素的肛门坠胀,如静脉曲张性外痔、直肠脱垂、直肠前突、肛裂、肛窦炎等,肿胀感的诱发因素为大便,大便结束后病理改变会减轻,肛门坠胀感也会随之缓解。

肛门肿胀常常会伴发疼痛,如肛周脓肿、血栓性外痔、炎性外痔、肛裂等;也可不伴疼痛,如静脉曲张性外痔、直肠脱垂、直肠前突等。肛坠胀伴发里急后重、大便次数增多,甚至出现黏液血便者,多见于直肠炎。

2. 辨证分型诊断要点

(1) 湿热蕴毒:多为局部肿硬包块,局部掀红灼热,疼痛较甚,结块较硬,舌红,苔黄,脉滑数。

(2) 湿热下注:多表现为形态肿胀不甚,质软不硬,红肿疼痛不甚,而局部多有渗出滋水不洁,常伴有肛门下坠等,舌红,苔黄腻,脉滑。

(3) 气滞血瘀:多为局部肿块突起明显,可见瘀斑,或整体色暗紫,痛如针刺刀割,触之内有硬核,或可触及结节,舌暗,或有瘀斑,脉涩,或有结代。

四、鉴别诊断

1. 辨证鉴别诊断

(1) 热毒蕴结证与湿热下注证鉴别:湿热蕴结证之肛门肿胀多为局部肿硬包块,红肿疼痛较甚;而湿热下注证之肛门肿胀多表现为形态肿胀不甚,质软不硬,红肿疼痛不甚,而局部多有渗出滋水不洁,常伴有肛门下坠等。

(2) 热毒蕴结证与气滞血瘀证鉴别:热毒蕴结证与气滞血瘀证均表现为局部肿胀疼痛较甚,但热毒蕴结证,局部掀红灼热,结块较硬,舌红,苔黄,脉滑数;气滞血瘀证,局部多有瘀斑,或整体色暗紫,痛如针刺刀割,触之内有硬核,或可触及结节,舌暗,或有瘀斑,脉涩,或有结代。

2. 辨病鉴别诊断

(1) 肛周脓肿:肛旁肿胀,疼痛多较重,不能触按,不能端坐,甚至行走困难,局部皮色掀红,肤温略高,未成脓时质地较硬,成脓时中软应指。

（2）血栓性外痔：多发生在肛缘左侧或右侧，非常局限而表浅，表面可见瘀斑，触之内有硬核。发病较急，病程较短。疼痛程度常常没有肛周脓肿重，一般不会发生化脓。

（3）炎性外痔：多在原有外痔基础上发生皮肤损伤引起。一般局限在肛门一侧，也有发生在肛门环状的。皮色略红，水肿明显，肿胀和疼痛一般都比血栓性外痔重。

（4）静脉曲张性外痔：一般平日并无不适，只是在大便时肛门会出现肿胀不适，症状轻，不伴肛门疼痛，肿胀感在大便后可自行消失，触之柔软，按揉后体积可变小，甚至可以消失。

（5）直肠脱垂：在直肠脱垂翻出肛门外部时可出现肛门肿胀，但还纳后肿胀即可消失，肿胀多不伴局部疼痛，可伴大便不尽感。

（6）直肠前突：大便时可在会阴部或阴道后壁出现包块隆起，伴肛门坠胀不适，大便困难，欲便不得，有时需用手按压会阴部包块可使大便排出。一般不伴局部疼痛。

五、处理原则

湿热蕴毒者，治以清热解毒，化湿消肿；湿热下注者，治以清热化湿，利水消肿；气滞血瘀者，治以活血化瘀，理气消肿。

第五节　肛门瘙痒

一、概述

肛门瘙痒（pruritus ani）是指肛门周围皮肤出现的瘙痒症状，以中年女性多见，瘙痒限于肛门周围皮肤，亦可波及会阴等处。好发于肛门局部不清洁者，或久坐、不爱活动者，尤其是合并有肛肠疾病者，是许多肛肠疾病的常见症状，如痔、肛瘘、肛裂、肛周湿疹、肛门部癣等。

二、病因病机

1. 风热郁结　风热外袭，蕴结肛周肌肤，气血运行不畅，致肛周瘙痒。

2. 湿热下注　平素饮食不节，嗜食辛辣及酒食，湿热内生，下注于肛门，阻遏肛周肌腠气血运行，发为瘙痒。

3. 血虚生风　素体血虚，生风化燥，肛周皮肤失于濡养，发为瘙痒。

4. 虫毒侵扰　多因感受外界虫毒，虫毒侵入肛周肌肤，滞留不去，腐蚀毒化肌腠，经络受损，气血运行不畅，发为局部瘙痒。

三、诊断

1. 诊断思路　肛门瘙痒可见于肛门瘙痒症、痔、肛瘘、肛裂、肛周湿疹、肛门部癣等。在诊断肛门瘙痒时,要通过了解肛门瘙痒的皮损改变、诱发因素、合并疾病、伴发症状等方面来进行判断。

(1)首先要辨别肛门瘙痒的皮损改变:如肛门周围不存在原发皮损,多为肛门皮肤瘙痒症。此病多见于成人,常为阵发性,尤以夜间为重,严重者呈持续性瘙痒伴阵发性加剧。病程长者可出现继发抓痕、血痂、色素沉着,甚至出现湿疹样变、苔藓样变等。

如肛门周围皮损为多数密集的粟粒大小的丘疹、丘疱疹或小水疱,基底潮红,逐渐融合成片者,多为急性肛周湿疹。此病病因复杂,是复杂的内外因子引起的一种迟发型变态反应。

如皮损以小丘疹、结痂和鳞屑为主,仅见少量丘疱疹及糜烂者,多为亚急性肛周湿疹,多发生在急性湿疹炎症减轻之后,仍可有剧烈瘙痒。

如皮损为陈旧性皮损,苔藓样改变者,多为慢性肛周湿疹。继发于急性、亚急性肛周湿疹,反复发作,迁延日久形成。可见皮肤增厚,表面粗糙,覆盖鳞屑,色素沉着,或色素脱失,或因抓破而结痂。

如肛门部皮肤皮损以红斑、丘疹、水疱等损害为主,继之出现脱屑,常呈环状者,多为肛门部癣。根据临床表现、皮损形态及部位,结合实验室检查真菌,即可明确诊断。

(2)其次要辨别诱发因素:肛门瘙痒症,多因辛辣饮食刺激、情绪变化、机械性搔抓、温暖被褥,甚至某种暗示等而使瘙痒发作和加重。肛门湿疹,诱发因素较复杂,内在诱发因素如慢性消化系统疾病发作、精神紧张、失眠、过度疲劳、情绪变化、内分泌失调、感染、新陈代谢障碍等,外在诱发因素如日光、寒冷、干燥、炎热、热水烫洗以及各种动物皮毛、植物、化妆品、肥皂、人造纤维活环境、气候变化、食物等均可诱发瘙痒发作或加重。

(3)辨别合并疾病:肛门瘙痒是痔、肛瘘、肛裂等肛门疾病的常见症状,凡属肛肠疾病引发的肛门瘙痒,多具有瘙痒随肛肠疾病加重或缓解而变化的规律。也就是说,此类瘙痒与肛肠疾病的发作或加重密切相关。

(4)辨别伴发症状:单纯瘙痒,无伴发症状,多为肛周皮肤瘙痒症;瘙痒伴肛周皮肤潮湿,滋水较多者多为急性或亚急性肛周湿疹;瘙痒伴皮肤疼痛,甚至出现血染手纸者,多为慢性肛周湿疹。肛门疾病引发的肛门瘙痒,多伴有相关疾病的临床表现。

2. 辨证分型诊断要点

(1)风热郁结型:肛门周围瘙痒难忍,灼热坠胀,如火焚虫撕,甚至皮肤抓破出血,心烦难寐,口苦咽干,便秘溲赤,精神焦躁易怒。舌边尖红赤,脉弦数或微数。

(2)风湿夹热型:此型肛门瘙痒患者痛苦不堪,有渗出性黏液,活动摩擦疼痛更甚,肛门自感下坠不适,体倦身重,夜寐难安。舌质红,苔黄厚,脉弦滑。此型多有风邪夹湿热郁于肛门皮肤而成。

(3)血虚生风型:此型表现为肛周皮肤奇痒,肌肤干燥,失去光泽及弹性,皲裂如蛛网,甚或累及阴囊及阴唇,伴有面色萎黄、唇舌爪甲色淡、头晕眼花、口苦舌干燥,夜寐难安,舌质红,脉细数。此型多由血虚生风化燥,肛周皮肤失养而成。

四、鉴别诊断

1. 辨证鉴别诊断

(1)风热郁结证与风湿夹热鉴别:两者均可出现肛周皮肤剧烈瘙痒,风热郁结常伴有灼热感,痒甚如虫蚁啃噬,游走皮间;风湿夹热证之肛门瘙痒,常伴有局部渗出明显,体倦身重。

(2)血虚生风证与风热郁结证鉴别:两者均可表现为瘙痒剧烈难忍,风热郁结型以局部灼热感为主要特征,伴有便秘溲赤等实热症状;而血虚生风型以皮肤干燥、粗糙、干裂为主要特征,伴有面色萎黄、唇舌爪甲色淡、头晕眼花等血虚症状。

2. 辨病鉴别诊断

(1)肛周湿疹与肛门瘙痒症:肛周湿疹应注意与肛门瘙痒症进行鉴别。肛周湿疹常先在局部出现皮肤潮红,继而发为水疱、丘疹,早期即可出现渗出、糜烂;肛门瘙痒症,常以瘙痒为主,无明显皮损,皮肤较干燥,搔抓破后,可继发少量渗出,出血。

(2)肛周尖锐湿疣与外痔:肛周尖锐湿疣和外痔均可出现肛门突起物伴局部瘙痒。尖锐湿疣瘙痒较重,发病部位大多生长在肛门周围皮肤,也可延及肛管直肠,有的可波及外阴部,突起物在皮肤浅表,呈乳头状或者菜花样生长,颜色多呈灰白色,质地较脆。而外痔或混合痔瘙痒较轻,发病部位仅限于肛门,多数是由皮下、黏膜下血管瘀曲扩张形成,形态呈结块状,颜色多暗褐色或暗紫色,质地多柔软。

五、处理原则

一般原则:仔细查找各种可能引起瘙痒的原发病因并尽力消除。首先是肛肠科疾患应给予积极治疗,必要时进行手术治疗,如合并有妇科或皮肤疾患应针对病因积极治疗。此外,清淡饮食,保持局部清洁,保持心情舒畅都具有重要意义。

1. **风热郁结型**　治以疏风清热、通便泻火,以消风散加减治疗。方药:当归、生地、防风、蝉蜕、知母、苦参、胡麻、荆芥、苍术、牛蒡子、石膏、甘草、木通等。

2. **风湿夹热型**　治以疏风清热、健脾除湿解毒,以二妙丸加减治疗。方药:土茯苓、苍术、黄柏、生薏苡仁、野菊花、生地、当归、防风、牛蒡子、蝉衣、苦参、荆芥、胡麻仁、生甘草等。

3. **血虚生风型**　治以养血熄风,滋阴润燥,方用当归饮子加减治疗。方药:首乌、当归、阿胶、白芍、生地、川芎、黄芪、麦冬、僵蚕、荆芥、防风、浮萍、白蒺藜、甘草等。

第六节　肛门溢液

一、概述

肛门溢液是肛门部常有液体由肛内渗出,或由肛周皮肤渗出的症状。肛门溢液除可引起肛门潮湿不适外,还可引起局部瘙痒、疼痛、内裤污染等。肛门溢液可见于多种肛肠疾病,如肛周湿疹、痔、肛裂、肛瘘、肛门不完全性失禁、直肠脱垂等。

二、病因病机

1. **湿热下注**　风湿热邪侵袭肛门,留滞于皮腠,气血运行不畅,或饮食不节,水湿不化,湿热内生,下注肛门,蕴结不散,滋水浸渍。

2. **脾虚气陷**　年老或久病,中气不足,升举固摄无力,肛管直肠下垂外翻,肠液随之外溢,浸渍肛周皮肤。

3. **肾气不固**　先天禀赋不足,或劳倦内伤,肾气虚衰,肾气不固,肛门洞开,约束不能,肠中液体外溢肛外。

三、诊断

1. **诊断思路**　肛门溢液可见于肛周湿疹、痔、肛裂、肛瘘、直肠脱垂、肛门失禁等。在诊断肛门溢液时,要通过了解肛门溢液的诱发因素、溢液性质、合并疾病、伴发症状等方面来进行判断。

(1)辨别肛门溢液的诱发因素:肛门溢液发生在久坐、或肛门局部不洁、或进食刺激性食物、海鲜等者,多为肛门湿疹;肛门溢液发生在脱出症状较重时,或肛门肿物明显时者,多为痔或直肠脱垂;痔或直肠脱垂所见肛门溢液有外翻愈重肛门溢液愈重的特点;肛门溢液发生在肛旁肿痛之后,多见于肛裂、肛瘘;肛瘘所见肛门溢液多在肛门局部肿痛明显时,有的肛瘘内口较开放,脓液自内口溃出再由肛门外溢,多有溢液增多肿痛随之而减的特点;肛门溢液常表现为疲劳时或腹泻时肛门溢液增加者,常见于肛门失禁。

（2）辨别肛门溢液的性质:肛门溢液为无色或淡黄色澄清液体,来自肛周皮肤者,多见于肛门湿疹;肛门溢液多为来自直肠内的黏液者多见于痔或直肠脱垂;肛门溢液为炎性脓血者,多为肛瘘或肛裂;肛门溢液多为肠内容物,甚至为稀便者,多为肛门失禁。

（3）辨别肛门溢液的合并疾病:肛门溢液是多种肛肠疾病的伴发症状,因此,了解肛门溢液合并有哪些疾病,常常就能够明确肛门溢液的病因。在明确了合并的肛肠疾病后,还要进一步分析,初步了解到的肛肠疾病与发现的肛门溢液表现出的特点是否相符,如不相符,应进行进一步检查,以免发生漏诊。

（4）辨别肛门溢液的伴发症状:了解肛门溢液伴发症状是诊断肛门溢液的重要方法。伴有肛门瘙痒者多为肛门湿疹;伴有便血鲜红、肿物脱出者多为痔;伴有大便时肛门疼痛、便血等,多为肛裂;伴有肛门肿痛,肛外有溃口者多为肛瘘;伴有直肠黏膜或直肠全层呈环形外翻,质地柔软者,多为直肠脱垂;伴有肛门洞开难以闭合,或闭合不严,粪便不自主排出者,为肛门失禁。

2. 辨证分型诊断要点

（1）湿热下注:此型表现为肛门溢液黏滞,液体浑浊,常污染内裤,异味较重,可伴肛周皮肤灼热潮红,肛门坠胀,瘙痒不适,舌红,苔黄腻,脉滑。

（2）脾虚气陷:此型表现为肛门溢液清稀色淡,劳累后加重,多伴有乏力倦怠,大便溏泻,肛门下坠,舌淡,苔薄,脉细弱。

（3）肾气不固:此型表现为肛门溢液量多,常有稀便失控溢出,可伴腰膝酸软,神疲乏力,耳鸣失聪,小便频数而清,舌淡,苔白,脉沉细。

四、鉴别诊断

1. 辨证鉴别诊断

（1）湿热下注证与脾虚气陷证鉴别:两者均可出现肛门溢液量多,均可伴有肛门下坠,但湿热下注证为实证,溢液多浑浊味重,有的为脓性液,有的伴局部红肿疼痛;脾虚气陷证为虚证,溢液多清稀色淡,劳累后症状会加重,多伴有乏力,气短懒言,纳呆食少等。

（2）脾虚气陷证与肾气不固证鉴别:两者均可表现为肛门松弛,闭合不严,溢液量多,劳累后症状加重,腹泻时症状加重。脾虚气陷证溢液较为清稀,多伴有乏力纳呆,脱肛,并且肛门溢液多发生在脱肛发作时。

2. 辨病鉴别诊断

（1）肛周湿疹与痔或直肠脱垂:肛周湿疹与痔或直肠脱垂均可出现非化

脓性液体的肛门溢液,但肛周湿疹多为无色或淡黄色澄清液体,多来自肛周皮肤;而痔或直肠脱垂多为来自直肠肠腔的黏液。常为痔核或直肠反复脱出所致。

(2)肛瘘与肛裂:两者均可表现为脓性肛门溢液,肛瘘溢液量一般较多,常可在肛周找到溃口;肛裂溢液量较少,在肛管内可查见皮肤全层的裂口,常伴有便血、肛门疼痛。

五、处理原则

肛门溢液的处理首先是保持局部清洁,其次是积极治疗原发病,针对病因不同采取治疗措施。此外还应针对证型不同辨证施治。

1. 湿热下注证　治以清热利湿,选方如二妙丸加减。方药:苍术、黄柏、生薏苡仁、川牛膝、陈皮、半夏、马齿苋等。

2. 脾虚气陷证　治以健脾益气,升阳举陷,选方如补中益气汤加减。方药:人参、黄芪、当归、白术、陈皮、柴胡、升麻、山药等。

3. 肾气不固证　治以补益肾气,温阳固脱,选方如金锁固精丸加减。方药:炒沙苑子、芡实、莲子、莲须、煅龙骨、煅牡蛎等。

第七节　大　便　脓　血

一、概述

大便脓血是指大便中可见脓性或脓血相间的液体,表现为下利赤白,或白如胶冻,或红如瓜瓤,或如鱼脑,有的与粪便相混,有的与粪便分离,常伴有腹痛腹胀,大便溏泻,便次增多,肛门下坠,里急后重等。大便脓血不同于泄泻,大便脓血无论大便次数是否正常,只要带脓血即是;而泄泻表现为大便次数增加,便质稀薄,而无脓血。大便脓血是肛肠疾病常见症状,可见于溃疡性结肠炎、直肠炎、肛窦炎、肛瘘、肛周脓肿、结直肠癌等疾病。

二、病因病机

1. 湿热蕴结　外感湿热之邪,或饮食不节,脾胃运化失职,水湿内生,日久化热。湿热蕴结,壅滞于胃肠,下注大肠,阻遏气血运行,热盛肉腐,肠络受损,发而为便脓血。

2. 疫毒壅滞　感受疫毒之邪,疫毒湿热混杂伤人,相互传染,热郁湿蒸,热毒偏盛,疫毒内盛,极易化火,充斥表里内外,病邪搏结,肠腑气机阻滞,积滞腐败于肠间,化为赤白脓血下痢。

3. **寒湿阻遏** 素体阳虚,复加饮食生冷,损伤脾胃,湿从寒化,寒湿内蕴,寒湿阻于胃肠,气血郁滞不畅,肠络受损,而成便脓血。

4. **下焦虚寒** 素体阳虚,加之久泻久利日久伤及脾肾之阳,导致下焦虚寒,大肠失于温养,气血不畅,经络阻滞,肠膜溃腐而成便下脓血。

5. **阴虚内热** 素体阴虚,久泻久利,伤津耗液,阴虚益甚,阴虚生内热,灼伤大肠血络,致大便带脓血。

6. **正虚邪留** 素体中焦虚弱,或治疗不当,苦寒太过,收涩过早,正虚邪留,虚实并见,寒热错杂,迁延不愈,反复不休。

三、诊断

1. **诊断思路** 大便脓血可见于痢疾、溃疡性结肠炎、肛瘘、肛周脓肿、结直肠癌等疾病。在诊断大便脓血时,要通过了解大便脓血的起病急缓、脓血性状、伴发症状等方面来进行判断。

(1) 辨别大便脓血的起病急缓:起病急者,多为痢疾,或为肛周脓肿。痢疾发病急骤,尤其是感受疫毒之痢疾,病情发展快,甚为险恶。肛周脓肿自肠内溃破,脓血随大便排出,发病亦较急速。起病缓者,多为溃疡性结肠炎、肛瘘、结直肠癌。溃疡性结肠炎病程迁延,起病较缓,常反复发作;肛瘘内口较大时,脓血也可自内口溢入肠腔,随大便排出,其继发于肛周脓肿,病程较长;结直肠癌早期多以便血为主,肿瘤进展,表面溃烂,可出现大便脓血。

(2) 辨别大便脓血性状:大便脓血性状可有脓多血少,脓少血多,下痢血水、脓血色紫晦暗等不同。脓多血少,多见于局部溃腐化脓较重者,脓少血多,多见于局部病变进展,病情较重者。从中医辨证上讲,大便赤多白少,多为热毒较重,白多赤少,多为寒湿表现;下痢稀薄,带有黏液白冻,混有微薄血衣者,多为下焦虚寒;纯下血水样便,或紫色晦暗,秽臭异常者,多为热毒炽盛的表现,多见于感受疫毒,病情较重。

(3) 辨别大便脓血伴发症状:大便脓血伴发畏寒发热,腹泻便溏,纳呆食少,恶心呕吐,里急后重者,多为痢疾;病程迁延,腹泻反复发作,伴有腹痛腹胀,痢下赤白脓血,黏稠如胶冻者,多为溃疡性结肠炎,或结直肠癌。

2. **辨证分型诊断要点**

(1) 湿热蕴结证:痢下赤白脓血,黏稠如胶冻,腥臭,伴肛门灼热,小便短赤,大便频繁,腹痛腹泻,大便不爽,里急后重,或有恶心、呕吐、脘腹胀满,舌苔黄腻,脉滑数。

(2) 热毒壅滞证:起病急骤,病势险恶,痢下鲜紫脓血,或血水样便,秽臭异常,伴壮热烦渴,腹痛剧烈,里急后重感显著,甚者出现神志不清,痉厥。舌质红绛,苔黄燥,脉洪数或滑数。

（3）寒湿阻遏证：痢下白多赤少，或纯为白冻，清稀而腥，或如豆汁，伴头身困重，腹痛拘急，里急后重，纳呆，脘腹痞闷不渴，小便清长，舌淡苔白腻，脉沉细。

（4）下焦虚寒证：下痢稀薄，带有赤白脓血，或为白冻，或混有微薄血衣，伴肛门坠胀，便后更甚，腹中隐痛，喜暖喜按，脘腹胀满，纳呆乏力，四肢不温，甚者滑脱不禁。舌淡，苔白，脉沉细。

（5）阴虚内热证：下痢赤白黏冻，伴午后潮热，咽干烦渴，形体消瘦，便意频繁，虚坐怒责，腹痛绵绵。舌红，苔少，或见剥苔，脉细数。

（6）正虚邪留证：大便带脓血反复发作，日久迁延，或为赤白黏冻，或为紫暗如果酱，或为污浊血水，臭秽异常。伴大便无常，或便秘与腹泻交替出现，腹痛隐隐，神疲体倦，形体消瘦。舌淡苔腻，脉细弱。

四、鉴别诊断

1. 辨证鉴别诊断

（1）湿热蕴结证与寒湿阻遏证、热毒壅滞证鉴别：湿热蕴结证与寒湿阻遏证、热毒壅滞证，均为感受外界邪气，内犯中焦脾胃所致，临证以实证为主。湿热蕴结多发于夏秋之交，湿热郁蒸，内蕴于肠道，壅滞肠腑，损伤血络而成下利脓血，湿热壅滞，气机不畅而致腹痛腹胀。临床表现可见腹痛腹泻，呕恶纳呆，里急后重，便出脓血相混，质黏稠，伴肛门灼热，小便短赤，舌红苔黄腻，脉滑数。寒湿阻遏证多因暑湿感寒，损伤脾胃，寒湿阻于中焦，气血壅滞不畅，致大便脓血。临床可见大便脓血，赤少白多，腹痛喜温喜按，里急后重，伴脘腹痞闷，口不欲饮，舌淡苔白腻，脉沉细。热毒壅滞证，起病急骤，病情凶险，可见便下紫色脓血，臭秽难闻，伴见壮热烦渴，腹痛剧烈，甚者可见厥逆喘促，口唇青紫，舌红绛，苔黄燥，脉洪数。

（2）下焦虚寒与阴虚内热、正虚邪留证鉴别：下焦虚寒与阴虚内热、正虚邪留证均表现为虚证，但临证有寒证和热证之分。三者均因久泻久利致虚，久泻久利损伤脾肾之阳则出现下焦虚寒，临床以脾肾阳虚为主要表现，可见大便脓血，白多赤少，质稀薄，腹部隐痛，喜温喜按，倦怠乏力，四肢不温，食少腹胀，舌淡苔薄白，脉沉细。久泻久利损伤阴液，阴虚生内热，临床多见下利赤白，以白黏冻为主，腹痛，午后烦热，心烦口干，时有干呕，舌红少苔，脉细数；久泻久利治疗不当，苦寒太过，收涩过早，则易形成正虚邪留证，以大便带脓血反复发作，日久迁延，为特征。

2. 辨病鉴别诊断

（1）溃疡性结肠炎与直肠炎、结直肠癌：三者均可出现大便脓血，并且都可伴有大便习惯改变。溃疡性结肠炎的特点在于腹泻较重，大便黏液较多，脓血较少；直肠炎的特点在于里急后重、便意频繁较重，大便次数多，但排泄物不多，黏液和脓血均比较少；结直肠癌的特点在于可以是单纯便血，血色暗红，也可以是黏液脓血，量一般较少，腹泻较轻，可见体重下降、腹胀腹痛等症状。三者的诊断及鉴别诊断依据是结肠镜检查及病理检查。

（2）肛瘘与肛周脓肿、肛窦炎：三者均可出现大便脓血，并且均可出现肛门部肿痛，大便均可无异常。大便脓血并非肛瘘、肛周脓肿及肛窦炎常见的症状，只有当内口较宽大，或肛窦化脓较重时方可出现。肛瘘的特点在于病程长，有肛周脓肿病史，肛门部肿痛、溃脓反复发作，在肛周可触及条索状物；肛周脓肿的特点在于发病急，肛旁肿胀疼痛，可触及触痛明显的包块；肛窦炎的特点在于肛门内隐隐作痛，时轻时重，直肠指诊可在齿线某一个部位触及疼痛明显的小结节或小凹陷。

五、处理原则

实证当以祛邪为主，祛邪导滞，调气和血。虚证当扶正祛邪，攻补兼施。

湿热蕴结者，治以清热化湿，调气行血；寒湿阻遏者，治以温中燥湿，调气和血；热毒壅滞者，治以清热凉血，解毒化湿；下焦虚寒者，治以温中健脾，涩肠止泻；阴虚内热者，治以养阴清热化浊为；正虚邪留证，治以温中清肠，调气化滞。

第八节　肛门下坠

一、概述

肛门下坠是指患者自觉肛门坠胀不适的症状。肛门下坠可有肛门外部坠胀、肛门内部坠胀、肛门连同臀部坠胀多种不同表现。肛门坠胀可见于多种肛肠疾病，如痔、肛周脓肿、肛窦炎、便秘、直肠炎、肛瘘、直肠肿瘤等疾病。

二、病因病机

1. 湿热下注　饮食不节，嗜食肥甘厚味及辛辣之品，脾胃损伤，水湿不化，蕴结于内，致湿热内生，下迫大肠，阻遏大肠气机，气血运行不畅而致肛门下坠。

2. 脾虚气陷　素体脾胃虚弱，或年老体衰，脾气亏虚，无力升提，而致肛门下坠。

三、诊断

1. 诊断思路　肛门下坠可见于痔、肛周脓肿、肛瘘、肛窦炎、便秘、直肠炎、直肠脱垂、直肠肿瘤等疾病。在诊断大便脓血时，要通过了解肛门下坠部位、范围、伴发症状等方面来进行判断。

（1）辨别肛门下坠的部位和范围：肛门下坠可表现为外部的坠胀感，如痔、低位肛周脓肿或肛瘘、肛周皮肤的化脓性大汗腺炎、位置较低的肛周囊肿等；也可以表现为内部的坠胀感，如肛窦炎、位置较高的肛周脓肿、直肠炎、直肠脱垂、直肠癌等，有时前列腺增生等泌尿系疾病也可表现为肛门内部的下坠感；肛门部的疾病常表现为肛门局部的下坠感，如表现为整个肛周较大范围，波及会阴部甚至整个臀部的下坠感，常提示病变可能超出了肛门直肠的范围，如会阴下降综合征、盆底松弛综合征等。

（2）辨别肛门下坠的伴发症状：肛门下坠伴有局部疼痛者，常见于内痔脱出嵌顿、血栓性外痔、肛周脓肿、肛瘘、肛窦炎等；肛门下坠伴有便意频繁者，常见于直肠炎、直肠脱垂、直肠肿瘤等；肛门下坠伴有排便困难者，常见于直肠前突、直肠黏膜松弛、会阴下降综合征等；肛门下坠伴有排尿困难，夜尿多者，常见于前列腺肥大等；肛门下坠伴有腰痛、下肢麻、放射状疼痛者，常见于腰椎间盘突出或滑脱等。

2. 辨证分型诊断要点

（1）湿热下注证：肛门坠胀不适，可伴局部肿胀，灼热，肛门渗液，大便黏滞不爽，脘腹胀满，舌红苔黄腻，脉滑数。

（2）脾虚气陷：肛门下坠，重者可伴肛内组织物脱出，神疲乏力，纳差，舌淡边齿痕苔薄，脉弱。

四、鉴别诊断

1. 辨证鉴别诊断　湿热下注证与脾虚气陷证均可出现肛门下坠症状。前者为实证，后者为虚证，两者较易鉴别。湿热下注临床特点是肛门下坠感较重，可伴肛门渗液，甚至滋水淋漓，可有局部瘙痒或疼痛，大便黏滞不爽，便后肛门下坠感加重；脾虚气陷特点是肛门坠胀，重者可伴肛内组织物脱出，神疲乏力，纳差。

2. 辨病鉴别诊断

（1）痔与直肠脱垂：两者均可见肛门下坠，均可伴组织物自肛门脱出。痔的特点在于下坠较直肠脱垂轻，脱出物为痔核，呈花瓣样，环形脱出时呈花环样，色多紫暗，可见扩张血管；直肠脱垂所见肛门下坠感较重，脱出物较多，多数呈环形，甚至圆锥形或圆柱形，表面黏膜皱褶规则，色多接近正常，病程久者颜色变暗。

（2）肛周脓肿与肛瘘及肛窦炎：均可见肛门下坠，均可伴肛门部肿痛、脓血溢出等。肛周脓肿下坠多较重，且疼痛亦重，多局限在肛门及周围某一局部，也可波及肛门环周,有时可出现发热、寒战等;肛瘘下坠感多较轻,疼痛也较轻,多出现在外口闭合,脓液积聚较多时。肛窦炎的下坠感也较轻,患者常常描述为来自肛门内某一个局部的症状,排便后症状会略有加重。

(3)便秘与直肠炎及直肠肿瘤:均可出现肛门坠胀,均可伴大便异常、腹痛腹胀。便秘所见肛门下坠感多出现在大便之前,大便后症状常减轻,伴有大便困难,大便次数减少等;直肠炎所见肛门下坠多为里急后重感,便意频繁,大便次数增多,大便质稀或不成形,带黏液或脓血;直肠肿瘤也可出现直肠炎所见表现,有时仅从肛门下坠等临床特点很难进行鉴别,常常需要通过结肠镜及病理检查明确诊断。

五、处理原则

肛门下坠的治疗原则为,湿热下注者,治以清热利湿;脾虚气陷者,治以补脾益气升阳。

第九节　腹　　胀

一、概述

腹胀是指腹部胀大或腹中胀满不适的症状。腹胀可有满腹胀满、上腹部胀满、下腹部胀满、单侧腹部胀满多种不同表现。腹胀反映了胃肠道排空功能的下降或障碍,可为生理性的,如进食太多,或情绪异常变化等;也可以是病理性的,如炎症、占位等造成肠蠕动功能抑制。腹胀可见于多种肛肠疾病,如便秘、结肠炎、结直肠肿瘤等疾病。

二、病因病机

1. 实热内结　多见于外感邪热入里,壅滞于肠胃,与肠中糟粕互结,阻碍肠道气机而致腹胀。

2. 湿热内蕴　多因感受外界湿热之邪,或平素嗜食肥甘厚味及辛辣之品,致湿热内生,阻于中焦而致腹胀。

3. 寒湿内蕴　多因久居寒湿之地或外界寒邪直中入里,导致中焦寒湿,脾胃气机失调而致腹胀。

4. 脾胃虚寒　素体脾胃亏虚,阳气不足,偏爱进食生冷,或误用、过用寒凉药物,加重脾胃阳气损伤,导致脾胃虚寒,阻遏胃肠气机,发而为腹胀。

5. 宿食停滞　多由于暴饮暴食,脾胃受损,难以运化腐熟水谷,致食物停滞胃肠而致腹胀。

三、诊断

1. 诊断思路　腹胀可见于多种肛肠疾病,如便秘、结肠炎、结直肠肿瘤等疾病。在诊断腹胀时,要通过了解腹胀的诱因、部位、持续时间、伴发症状等方面来进行判断。

(1) 辨别腹胀的诱因:腹胀常见的诱因如饮食不节、大便不通等。暴饮暴食引起的腹胀多为宿食停滞,常伴有嗳腐吞酸,厌闻食臭,大便泄泻,臭如败卵等;如饮食生冷引起的腹胀多为脾胃虚寒证或寒湿内聚证,常伴有神疲乏力,纳呆食少,喜暖喜按等;如大便不通引起的腹胀多为便秘或结直肠肿瘤等。

(2) 辨别腹胀的部位:按部位不同腹胀可分为满腹胀满、上腹部胀满、下腹部胀满、单侧腹部胀满等多种不同。满腹胀满可见于实热内结证,也可见于脾胃虚寒证,当肠道大范围内出现气机不畅,传输障碍时,便可形成范围广泛的腹部胀满。是便秘患者长时间不排便时常见的症状,也是低位占位引起肠梗阻的一个常见症状,此外,也可见于腹腔积液较多者。上腹部胀满多见于宿食停滞证,也可见于上消化道疾患者,是胃肠排空不良的主要表现。下腹部胀满多见于便秘患者,尤其是出口梗阻型便秘,大便排出不畅,结直肠内容物较多则下腹部胀满明显。下腹部胀满也可见于乙状结肠或直肠肿瘤,当占位影响到肠道排空时常可引起下腹部胀满,此外,尿潴留、盆腔占位、盆腔积液等也可出现下腹部胀满。单侧腹部胀满常见的是左侧腹部的胀满,大便不畅或左半结肠、直肠的占位均可导致左半结肠排空障碍,较多内容物滞留不去,可表现为左侧腹胀。右侧腹胀多为回盲部疾患,也有横结肠病变导致肠道堵塞时,由于回盲瓣闭合作用,在盲肠和升结肠形成压力性扩张,出现右侧腹部的胀满。

(3) 辨别腹胀的持续时间:按持续时间不同腹胀可分为阵发性、持续性。阵发性腹胀多见于饮食不节、大便不畅等因素所致腹胀,持续的时间多较短,当诱发因素解除后症状会随之而缓解。而持续性腹胀多见于存在慢性疾患者,如结肠炎、结直肠肿瘤,由于引起腹胀的诱因持续存在,故腹胀持续时间长,甚至长久难以缓解,并随病情的轻重变化而变化。

(4) 辨别腹胀的伴随症状:腹胀的伴随症状包括腹痛、恶心呕吐、大便不通等。腹胀与腹痛常常同时并见,由不伴发腹痛到伴发腹痛的过程常常是病情进一步加重的表现。左下腹部胀满伴疼痛者多见于便秘、肠易激综合征,也可见于直肠肿瘤。伴有恶心呕吐的腹胀,应考虑肠梗阻,也可见于胃炎或胃肠炎。腹胀伴有大便不通者,应考虑是否存在严重的便秘,如便秘合并粪嵌塞时即表现为腹胀伴大便不通。慢传输型便秘,或巨结肠患者多表现为长期的腹胀伴大便间隔时间延长,长时间大便不通。

2. 辨证分型诊断要点

（1）实热内结证：腹部胀满疼痛，拒按，大便秘结，或热结旁流，气味恶臭，汗出口渴，甚则发热，神昏谵语，尿少色黄，舌红苔黄燥，或焦黑起芒刺，脉沉实有力。

（2）湿热内蕴证：脘腹痞满，或小腹胀满下坠，或伴肛门下坠，身重疲乏，神志昏沉，纳呆，大便黏腻不爽，小便不利或黄赤，舌红，苔黄腻，脉滑数。

（3）寒湿内蕴证：腹胀伴腹痛，脘腹拘急，得温则减，遇寒尤甚，恶寒身蜷，手足不温，口淡不渴，小便清长，大便自可，苔薄白，脉沉紧。

（4）脾胃虚寒证：腹胀绵绵，伴腹痛隐隐，喜温喜按，劳累或食冷或受凉后疼痛发作或加重，泛吐清水，食少，神疲乏力，手足不温，大便溏薄，舌淡苔白，脉虚弱。

（5）宿食停滞证：脘腹胀痛，疼痛拒按，嗳腐吞酸，厌食，痛而欲泻，泻后痛减，粪便奇臭，或大便秘结，舌苔厚腻，脉滑。

四、鉴别诊断

1. 辨证鉴别诊断

（1）实热内结证与湿热内蕴证：两者临证均为实证、热证。但实热内结多因外感实热之邪入里所致，起病较急，临床表现以阳明热证为主，可见腹部胀满，大便秘结，手足濈然汗出，若邪热与肠中糟粕相搏结，则可见腹痛、腹硬，舌红苔黄燥，脉沉数。而湿热内蕴，临床湿热并见，腹部胀满，呕恶纳呆，口渴不欲饮，心中烦闷，大便质黏，小便短赤，舌红苔黄腻，脉滑数。

（2）寒湿内蕴证与脾胃虚寒证：两者临床表现均以寒证为主，前者为实寒，后者为虚寒。寒湿内蕴临床多见腹部胀满，按之不减，恶心呕吐，口渴不欲饮，食欲不振，大便溏泻，舌淡苔白腻，脉弦缓。脾胃虚寒临床多见腹部胀满，得温则减，时轻时重，畏寒乏力，纳呆，舌淡胖苔薄白，脉迟。

（3）宿食停滞证需与实热内结证、湿热内蕴证鉴别：三者虽均表现为热证、实证，但饮食停滞多有暴饮暴食史，临床表现以宿食停滞中焦为主，可见腹部胀满，嗳腐吞酸，大便臭如败卵，舌红苔厚腻，脉沉滑。

2. 辨病鉴别诊断　在肛肠科疾病中比较容易引起腹胀症状的疾病包括便秘、结肠炎、结直肠肿瘤等。

（1）便秘与结直肠肿瘤鉴别：两者均可在腹胀的同时出现大便困难，但便秘所出现的腹胀在大便后可明显缓解甚至消失，而结直肠肿瘤所出现的腹胀在大便后缓解不明显，便秘常表现为大便干结，无脓血便，而结直肠肿瘤常表现为大便变细或不成形，多带脓血。

（2）结肠炎与结直肠肿瘤鉴别：两者均可在腹胀的同时出现腹泻、脓血便,但结肠炎多病程长,反复发作,药物治疗可明显缓解;而结直肠肿瘤出现腹胀、腹泻、脓血便等症状的病程较短,多数为进行性加重,药物治疗效果差。两者鉴别的重要依据是结肠镜检查和病理检查。

五、处理原则

实证以祛邪为主,虚证宜扶正祛邪。

实热内结者,治以泻下热结,行气通便;湿热内蕴者,治以清热化湿,行气导滞;饮食停滞者,治以消食导滞;寒湿内蕴者,治以温中散寒,化湿行气;脾胃虚寒者,治以温中补虚,行气散寒。

第十节　腹　　痛

一、概述

腹痛是指胃脘以下,耻骨毛际以上部位发生疼痛的病症。文献中的"脐腹痛""小腹痛""少腹痛""环脐而痛""绕脐痛"等,均属本病范畴。腹胀可有全腹痛、上腹痛、下腹痛等多种不同表现。腹部有中下二焦,内有许多脏腑,并有手足三阴、足少阳、足阳明、冲、任、带等经脉循行。凡外感、内伤、饮食、情志、虫症等因素均可导致腹痛。腹痛可见于多种肛肠疾病,如肠易激综合征、便秘、结肠炎、结直肠肿瘤等疾病。

二、病因病机

1. 阳明热结　多见于外感邪热入里,壅滞于肠胃,与肠中糟粕互结阻碍肠道气机,气机不畅则腹痛。

2. 湿热内蕴　平素嗜食肥甘厚味及辛辣之品,致湿热内生,下迫大肠而致腹痛。

3. 寒湿冷积　多因久居寒湿之地或外界寒邪直中入里,导致中焦寒湿,脾胃气机失调而致腹痛。

4. 肝气郁滞　情志所伤致气机不畅,气血运行受阻而致腹痛。

5. 脾肾阳虚　素体脾肾亏虚,阳气不足,偏爱进食生冷,或误用、过用寒凉药物,加重脾肾阳气损伤,导致腹痛。

6. 饮食停滞　多由于暴饮暴食,脾胃受损,难以运化腐熟水谷,致食物停滞胃肠而致腹痛。

7. 蛔虫内扰　饮食不结,虫生于腹内,动则腹痛难忍。

三、诊断

1. **诊断思路** 腹痛可见于多种肛肠疾病,如肠易激综合征、便秘、结肠炎、结直肠肿瘤等疾病。在诊断腹胀时,要通过了解腹胀的诱因、部位、持续时间、伴发症状等方面来进行判断。

(1)辨别腹痛的诱因:腹痛常见的诱因如情绪变化、饮食不节、大便等。情绪变化诱发腹痛常见于肠易激综合征、溃疡性结肠炎等。饮食不节诱发腹痛常见于暴饮暴食引起的腹胀多为宿食停滞,常伴有嗳腐吞酸,厌闻食臭,大便泄泻,臭如败卵等;如饮食生冷引起的腹胀多为脾胃虚寒证或寒湿内聚证,常伴有神疲乏力,纳呆食少,喜暖喜按等;如大便不通引起的腹胀多为便秘或结直肠肿瘤等。

(2)辨别腹痛的部位:腹部是指剑突以下至耻骨联合以上的所有部位,脐以上称上腹部,中医称胃脘部;左右肋下为左上腹部、右上腹部,中医称左胁、右胁;脐之周谓中腹部,中医称脐部;中腹部两侧分别为左侧腹部和右侧腹部,中医称大腹;中腹部下方称下腹部,中医称小腹;小腹左右两侧为左下腹和右下腹,中医称少腹。由于腹部包括范围较大,各种因素导致腹痛的位置不尽相同。因此辨别腹痛的部位对辨证与辨病均有很大帮助,必须予以重视。全腹部疼痛可见于由结直肠肿瘤引起的低位肠梗阻,或病变较为广泛的溃疡性结肠炎,肠穿孔引起的弥漫性腹膜炎等。仅限于左下腹部或下腹部者多见于肠易激综合征或便秘。

(3)辨别腹痛的持续时间:按持续时间不同腹痛可分为阵发性、持续性和持续性腹痛阵发性加重。阵发性腹痛多见于肠易激综合征、便秘等因素所致腹痛,持续的时间多较短,当诱发因素解除后症状会随之而缓解。持续性腹痛多见于炎症,如溃疡性结肠炎发作期等;持续性腹痛伴有阵发性加重是腹部炎症和空腔脏器穿孔等病变共存的特征。

(4)辨别腹痛的伴随症状:腹痛的伴随症状包括发热、腹泻、便血、腹胀、恶心呕吐、大便不通等。发热与腹痛并见,可见于感染性疾患,如溃疡性结肠炎、肠穿孔等。腹泻与腹痛并见,可见于结肠炎或结直肠肿瘤。便血与腹痛并见,可见于出血性肠炎、结直肠肿瘤等。腹胀与腹痛并见,可见于严重的便秘、巨结肠、肠梗阻等。恶心呕吐与腹痛并见,可见于急性胃肠炎、肠梗阻等。大便不通与腹痛并见,可见于便秘所致粪嵌塞、巨结肠、肠梗阻等。

2. **辨证分型诊断要点**

(1)阳明热结证:脐腹胀满,疼痛拒按,大便秘结不通,甚者神昏谵语,狂乱不得眠,日晡潮热,手足濈然汗出,舌苔黄厚干燥,或起芒刺,甚至苔焦黑燥裂。脉沉实;或滑数。

（2）湿热内蕴证：脘腹痞满疼痛，少腹坠胀，肛门下坠不适，便意频数，大便黏腻不爽，身重疲乏，神志昏沉，不思饮食，小便不利或黄赤，舌苔黄腻，脉滑数。

（3）寒湿冷积证：脘腹痞闷胀痛，饮食减少或不思饮食，口中黏腻，大便溏泄，头重如裹，肢体困倦沉重，面色晦黄，小便短少，舌淡胖，苔白腻，脉濡缓。

（4）肝气郁滞证：脘腹疼痛，胀满不舒，痛引两胁，时聚时散，疼痛部位走窜不定，时痛时歇，得嗳气则痛胀见宽，情绪波动则疼痛加剧，纳呆，便溏，苔薄白，脉弦。

（5）脾肾阳虚证：腹痛绵绵，喜按喜暖，时作时止，饥饿劳累后加重，得食或休息后减轻，神疲乏力，气短懒言，形寒肢冷，胃纳不佳，大便溏薄，面色不华，舌质淡，苔薄白，脉沉细。

（6）饮食停滞证：脘腹胀痛，疼痛拒按，嗳腐吞酸，厌食，痛而欲泻，泻后痛减，粪便奇臭，或大便秘结，舌苔厚腻，脉滑。多有伤食史。

（7）蛔虫内扰证：脐周疼痛，疼痛呈间歇性加剧，食欲不振、恶心、呕吐，严重者可引起营养不良，有时出现情绪不宁、烦躁、磨牙、瘙痒及惊厥等。自患者粪便中检查出虫卵，即可确诊。

四、鉴别诊断

1. 辨证鉴别诊断

（1）阳明热结证与湿热内蕴证鉴别：临证均为实证、热证。但阳明热结多因外感实热之邪入里所致，起病较急，临床表现以阳明热证为主，见腹部疼痛，满硬拒按，大便秘结，手足濈然汗出，舌红苔黄燥，脉沉数。而湿热内蕴，临床湿热并见，腹部疼痛，呕恶纳呆，口渴不欲饮，心中烦闷，大便黏稠臭秽，小便短赤，舌红苔黄腻，脉滑数。

（2）寒湿冷积证与脾肾阳虚证鉴别：临床表现以寒证为主，前者为实寒，后者为虚寒。寒湿冷积临床多见腹部卒然，疼痛剧烈，肠鸣腹冷，得温痛稍减，食欲不振，大便溏泻，舌淡苔白润，脉沉紧。脾肾阳虚临床多见腹部疼痛绵绵，时轻时重，喜温喜按，神疲乏力，畏寒肢冷，大便溏薄，舌淡胖苔薄白，脉沉细。

（3）饮食停滞证与阳明热结证、湿热内蕴证、蛔虫内扰证鉴别：三者虽均表现为热证、实证，但饮食停滞多有暴饮暴食史，临床表现以宿食停滞中焦为主，可见腹部胀满疼痛，泻后痛减，嗳腐吞酸，大便夹杂未消化食物，气味酸腐，舌红苔厚腻，脉沉滑。而阳明热结证以痞满燥实为特点，湿热内蕴证以湿热并见为特点。蛔虫内扰者，多有饮食不洁史，其临床特点是虫积则腹部见积块，虫散则腹部积块消失，腹痛时作时止，发作时疼痛剧烈，痛不可忍，痛止如常。可伴见异食、面部虫斑、大便下虫等，较易鉴别。

2. 辨病鉴别诊断 在肛肠科疾病中比较容易引起腹痛症状的疾病包括肠易激综合征、便秘、结肠炎、结直肠肿瘤等。

（1）肠易激综合征与结直肠肿瘤鉴别：两者均可发生腹痛、腹泻，或便秘，或腹泻与便秘交替出现等，结直肠癌除腹痛、腹泻外，常伴有黏液血便、里急后重或排便不畅等症，后期恶性消耗症状明显。直肠指诊检查、X线钡剂造影检查和结肠镜检查有助于鉴别诊断。

（2）结肠炎与结直肠肿瘤鉴别：结肠炎中的溃疡性结肠炎与结直肠肿瘤鉴别诊断比较困难，临床容易发生误诊。溃疡性结肠炎临床表现为慢性反复发作的腹痛、腹泻、黏液脓血便、大便不尽感，严重者伴有发热、贫血、消瘦等症状，其症状与结直肠癌有相似之处。结肠炎患者，腹痛后欲大便，排便后疼痛缓解，每次均能排除粪便，粪便中混有黏液和浓血，一般无明显的梗阻现象。而结直肠癌一般脓血、黏液与粪便不相混合，而是黏附在粪便表面，腹部坠胀，疼痛多在晚期出现。

五、处理原则

阳明热结者，治以清热泻下，通便止痛；湿热内蕴者，治以清热化湿，理气止痛；寒湿冷积者，治以温中散寒，行气止痛；肝气郁滞者，治以疏肝理气，缓急止痛；脾肾阳虚者，治以补益脾肾，温阳止痛；饮食停滞者，治以消积导滞止痛；蛔虫内扰者，治以安蛔止痛。

第十一节 肛门肿物

一、概述

肛门肿物是肛旁或肛管出现的肿物突起。肛门肿物可有肛门外肿物、肛管内肿物等多种不同表现。肛门肿物可见于多种肛肠疾病，如痔、肛周脓肿、肛乳头肥大、肛门湿疣、肛门癌等疾病。

二、病因病机

1. 实热蕴积 感受风火邪气或嗜食肥甘厚味致湿热内生，下注于肛门，蕴结成肿物。

2. 湿热下注 饮食不节，湿热内生，下注大肠肛门，蕴结于肛门局部，致经络阻塞，气血凝滞，形成肛门肿物突起。

3. 气滞血瘀 久坐久站或负重远行，或长期便秘等，日久使得肛周气血运行不畅，筋脉横解，瘀结不散，形成肛门肿物。

三、诊断

1. 诊断思路 肛门肿物可见于多种肛肠疾病,如痔、肛周脓肿、肛乳头肥大、肛门湿疣、肛门癌等疾病。在诊断肛门肿物时,要通过了解肛门肿物形成的诱因、部位、形态、伴发症状等方面来进行判断。

(1)辨别肛门肿物的诱因:大便干结,排便后形成肛门肿物常见的有血栓性外痔、静脉曲张型外痔;不洁性接触后形成的肛门肿物常见的有肛门湿疣;腹泻或便秘常常可以诱发肛周脓肿。

(2)辨别肛门肿物的部位:发生在左右两侧肛缘部位的肛门肿物常为血栓性外痔;发生于前后正中肛缘部位的肛门肿物常为结缔组织性外痔;发生于母痔区部位的肿物常为痔;肛周脓肿可发生于肛门部任何部位,但临床多见的是后正中,或左右两侧;肛乳头肥大常发生于齿线处;肛门癌常发生于肛管处。

(3)辨别肛门肿物的形态:呈半球形,形态比较规则的肛门肿物多为痔;界限不清,肿胀范围较大,表面皮肤焮红者,多为肛周脓肿;形如珊瑚样或菜花样小突起,相互连接成片者多为肛门湿疣;形态不规则,表面溃烂,质地坚硬的肛门肿物多为肛门癌。

(4)辨别肛门肿物的伴发症状:肛门肿物伴有疼痛症状者多见于血栓性外痔、肛周脓肿等,肛裂常常合并有赘皮外痔,因此,肛门肿物伴有疼痛症状也可见于肛裂;肛门肿物伴有便血者多见于痔、肛管癌,肛门尖锐湿疣也可合并便血。

2. 辨证分型诊断要点

(1)实热蕴结证:肛门突发肿物,表面焮红,肤温较高,疼痛较重,按压疼痛加剧,可伴发热、恶寒、便秘、溲赤;舌红,苔黄,脉数。

(2)湿热下注证:肛门肿物迁延日久,或有疼痛,或无疼痛,可有便血,肛门灼热,重坠不适;舌红,苔黄腻,脉数。

(3)气滞血瘀证:肛门突发肿痛,肿块色紫暗或有紫斑,表面张力高,触痛明显,质地较硬,或内有硬核;舌红或暗,苔白,脉弦,或涩。

四、鉴别诊断

1. 辨证鉴别诊断

(1)实热蕴结证与湿热下注证鉴别:两者均为实证、热证,实热蕴结证多因外感风火之邪或内生热毒,下注于肛内。临床多见肛旁肿物,起病较急,肿势局限,色红,可在短时间内增大,伴大便干结,小便短赤。湿热下注证多因饮食不节,过食肥甘、辛辣、醇酒等物,脾胃运化失职,湿热内生,下注大肠肛门,阻遏气血经络而成。临床可见病程较长,肛门灼热,重坠不适。

（2）实热蕴结证与气滞血瘀证鉴别:两者均为实证,均发病较急。实热蕴结证以热证为主要表现,局部红肿热痛较甚;而气滞血瘀证以经络阻滞,气血运行不畅为主要表现,局部色紫暗,疼痛重,伴急躁易怒、胸胁胀满不舒等,舌暗苔薄白,脉弦。

2. 辨病鉴别诊断　痔、肛周脓肿、肛乳头肥大、肛门尖锐湿疣、肛门癌等均可表现为肛门肿物。痔为肛缘部肿物,也可为由肛内翻出之肿物,质地柔软,多伴有便血;肛周脓肿为肛门周围肿物,常发病突然,局部疼痛,按压时加重,严重者行走困难,不能端坐,可伴有发热、恶寒等;肛门尖锐湿疣发生在肛门周围皮肤浅表,为多发成簇的菜花样突起物,质脆,易出血,伴疼痛,有不洁性接触史;肛门癌多发生于肛管内,形态不规则,表面因溃烂而凸凹不平,质地硬,活动度差。

五、处理原则

实热蕴结者,治以清热解毒,消肿止痛;湿热下注者,治以清热化湿,消肿散结;气滞血瘀者,治以理气活血止痛。

第十二节　大便秘结

一、概述

大便秘结是指粪便在肠内滞留过久,秘结不通,排便周期延长,或周期不长,但粪质干结,排出艰难的病证。

二、病因病机

总体而言,大便秘结的病因包括内因和外因两个方面。内因包括饮食不节、情志失调、年老体虚。外因是指感受外邪。燥热内结于肠胃者,属热秘;气机郁滞者,属气秘;气血阴阳亏虚者,为虚秘;阴寒积滞者,为冷秘或寒秘。四者之中,又以虚实为纲,热秘、气秘、冷秘属实,阴阳气血不足的便秘属虚。而寒、热、虚、实之间,常又相互兼夹或相互转化。如热秘久延,津液渐耗,损及肾阴,病情由实转虚。气郁化火,则气滞与热结并存。气血不足者,易受饮食所伤或情志刺激,则虚实相兼。阳虚阴寒凝结者,如温燥太过,津液被耗,或病久阳损及阴,则可见阴阳俱虚之证。

1. 胃肠实热　或邪入阳明,或嗜食辛辣,或温病入气分,导致胃肠积热,耗液伤津,胃肠燥热成实,则大便秘结难出。

2. 肝郁气滞　因忧思恼怒,气机郁滞,气机不畅则大肠传导受阻,糟粕内停,大便秘结。

3. 肺脾气虚　肺主一身之气,且肺与大肠相表里,肺气虚则大肠传导无力,脾气虚无力推动糟粕运行,故大便秘结。

4. 脾肾阳虚　脾肾阳气亏虚,脾阳虚则运化无力,肾阳虚则无力温煦,肠道失于温煦则推动无力,糟粕内停,致大便秘结。

5. 血虚阴亏　因久病大病耗气伤血,致肠道阴液亏虚,肠道失于津液气血濡养,阴虚津亏,则大便秘结。

三、诊断

1. 诊断思路　大便秘结可见于多种肛肠疾病,如出口梗阻型便秘、慢传输型便秘、先天性巨结肠、痔等疾病。在诊断大便秘结时,要通过了解大便秘结诱发因素、是否缺乏便意、伴发症状等方面来进行判断。

(1)辨别大便秘结的诱发因素:大便秘结常见的诱发因素有外感热病、忽视便意、饮食不当等。外感热病所致大便秘结多为实热内结证,多伴有发热、口干、口臭,或口舌生疮。忽视便意引起的大便秘结,多因大便间隔时间延长,粪便长时间在肠道中滞留所致,多伴有腹胀、纳呆等。偶尔出现此类情况多为生理性的,如果长期忽视便意导致便意迟钝,可引起慢传输型便秘。饮食不当所致大便秘结,多因水分摄入太少,或嗜酒、嗜食辛辣、过食膏粱厚味,助火生热之品等。主要表现为大便干结,伴口干,喜冷饮,肛门灼热,疼痛等。

(2)辨别大便秘结是否缺乏便意:患者每天有便意,但排便困难者多为出口梗阻型便秘,如直肠前突、耻骨直肠肌失弛缓、直肠黏膜内脱垂等;患者长时间无便意,多为慢传输型便秘。

(3)辨别大便秘结伴发症状:大便秘结伴发腹胀、腹痛者,应考虑肠易激综合征或结直肠肿瘤可能;伴发便血应考虑是否存在内痔或肛裂等。

2. 辨证分型诊断要点

(1)胃肠实热证:大便干结,腹胀腹痛,口干口臭,面红心烦或有身热,小便短赤,舌红苔黄燥,脉滑数。

(2)肝郁气滞证:大便干结,或不甚干结,欲便不得出,或便而不爽,肠鸣矢气,腹中胀痛,嗳气频作,纳食减少,胸胁痞满,舌苔薄腻,脉弦。

(3)肺脾气虚证:大便干结或不硬,虽有便意,但排便困难,用力努挣则汗出短气,便后乏力,面白神疲,肢倦懒言,舌淡苔白,脉弱。

(4)脾肾阳虚证:大便干或不干,排出困难,小便清长,面色白,四肢不温,腹中冷痛,或腰膝酸冷,舌淡苔白,脉沉迟。

(5)血虚阴亏证:大便干结,如羊屎状,形体消瘦,头晕耳鸣,两颧红赤,心烦少眠,潮热盗汗,腰膝酸软,舌红少苔,脉细数。

四、鉴别诊断

1. 胃肠实热证与肝郁气滞证鉴别　两者均为实证,前者以热证为主要表现,后者以气滞为主要表现。胃肠实热者,临床以大便干结,腹满疼痛拒按为特点;肝郁气滞者,临床以大便欲便不能,嗳气频作,胁肋胀痛为特点。

2. 肺脾气虚证与脾肾阳虚证、血虚阴亏证鉴别　三者均为虚证,但分别以气虚、阳虚、血虚为主要表现,临床较易鉴别。肺脾气虚临床以大便数日不通,努则汗出,气短喘促,少气懒言为特点;脾肾阳虚临床以大便秘结,食少纳呆,喜热畏寒,四肢不温为特点;血虚阴亏临床以大便秘结,爪甲色淡,心慌头晕为特点。

五、处理原则

实秘以祛邪为主,给予泻热、温散、通导之法,使邪去便通;虚秘以扶正为先,给予益气温阳、滋阴养血之法,使正盛便通。

胃肠实热者,治以清腑泻热,润肠通便;肝郁气滞者,治以疏肝解郁,行气通便;肺脾气虚者,治以补益肺脾,益气通便;脾肾阳虚者,治以温补脾肾,润肠通便;血虚阴亏者,治以养血补阴,润肠通便。

（贾小强　王栋）

第二章

检查方法

第一节 四 诊 检 查

一、概述

四诊是指望、闻、问、切四种诊察疾病的方法,是肛肠科辨病与辨证的重要手段。四诊的内容虽有不同,但临床运用时不可或缺,必须相互参照,进行综合分析,做到"四诊合参",才能对疾病做出正确、全面的判断。人体是一个有机整体,脏腑、气血、经络的病理改变可以从五官、四肢、体表反映出来。肛肠疾病大多可以从肛肠局部的变化直接做出初步的判断,但如果不通过四诊全面了解病情,无法做出准确的诊断和辨证。所以肛肠疾病的诊断必须在局部专科诊察的基础上,与全面的四诊检查相结合。临床中出现的误诊、误治的例子,多由于四诊不全面,或诊察不细所致。现将四诊在肛肠科的应用特点分述于下。

二、望诊

肛肠专科望诊包括望神、色、形态,望舌象,望排泄物,望肛门局部等。

1. 望神、色、形态 通过望诊,观察患者的目光、面部表情和精神意识活动,观察皮肤色泽、营养、发育状况,观察四肢及躯干的运动、姿态等。初步了解患者的全身情况及与肛门直肠疾病的关系。如便血患者,出现神情淡漠、面色苍白,提示可能存在贫血,甚或休克的情况;走路困难,步态沉重,不能端坐,表情痛苦,常见于肛周脓肿、血栓性外痔、混合痔嵌顿等;口颊黏膜、唇周及手足皮肤如有散在的黑色素斑点,应注意是否患有黑斑息肉综合征(Peutz-Jeghers syndrome,PJS)。

2. 望排泄物 主要观察二便及脓液的色、质、量及其变化情况,以帮助诊断。

(1)大便:大便稀溏如糜,色深黄而粘,多属肠中湿热;大便稀薄如水,挟不消化食物,多属寒湿;便如黏冻,挟有脓血,多为痢疾;色白为气分,色赤为血分,赤白兼夹为气血俱病;先血后便,其色鲜红为近血,先便后血,其色暗红为远血。

（2）小便：小便清澈而量多者，属虚寒；小便混浊而黄，或如米泔水样，是湿热下注；色红而浊，为尿血。

（3）脓液：肛周脓肿、肛瘘、肛裂、肛窦炎等均可见有脓液。凡脓液稠厚，色泽鲜明者，多为气血充盛；脓液淡薄，色泽不鲜者，多为气血不足；脓液由稀薄转为稠厚者，多为体质逐渐恢复，向病愈转归；若由稠厚转为稀薄者，多为体质渐弱，正气难以祛邪外出；若溃后脓水直流，其色不晦，味不臭者，多属顺症；若脓稀似粉浆污水，或挟有败絮，色晦腥臭者，多为气血衰竭；不同的致病菌感染常能在脓液色泽上有所表现，如脓液色绿多为铜绿假单胞菌感染；脓液色黄白而臭，多为大肠杆菌感染；脓液稀薄，呈米泔样或挟有败絮状物，多为结核菌感染。

3. 望肛门局部

（1）望肛外有无肿物：根据肛门部肿物形态常可判断其性质。如肛缘有单个或多个柔软肿物，多为外痔；如发病突然，肛缘肿物饱满，表面有瘀斑者，多为血栓性外痔；如肛缘肿胀显著，呈环状，伴有水肿甚或糜烂者，多为嵌顿痔或炎性外痔；如肛周皮肤见散在多发不规则的毛刺样突起肿物，质脆，多为尖锐湿疣。注意，有时肛门外所见肿物系由肛内脱出，应通过仔细观察肿物根部所在位置加以判定。如根部在齿状线上方痔区，便时脱出，质地柔软，色紫暗，便后能还纳者多为内痔；如脱出物为樱桃状带蒂，色鲜红者，多为直肠息肉；若脱出为环状，外观呈球形、圆锥形，或牛角形者，多为直肠脱垂；如脱出物质地较韧、色灰白、带蒂、不易出血者，多为肛乳头瘤（图 1-2-1）。

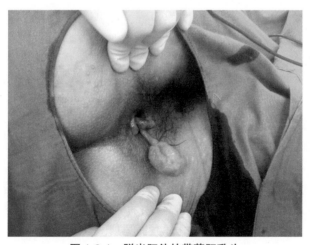

图 1-2-1　脱出肛外的带蒂肛乳头

（2）望肛门有无裂口及溃破口：如发现肛门部有裂口或溃破口，注意裂口或溃破口的位置、形态、数目,以及与肛门的距离。如肛管后正中或前正中有纵行梭状皮肤全层裂口,多为肛裂;肛门外有溃口伴有脓性分泌物,并可触及条索状物者,多为肛瘘。

(3)望肛周皮肤:如肛周皮肤粗糙、潮湿、小丘疹、皮肤纹理增深,甚至有皲裂、抓痕、糜烂等,多为肛周湿疹;如肛周出现界限清楚的红斑、肿胀、丘疹、水疱甚至大疱,多为局部接触致敏物质或用药引起的接触性皮炎;如肛周皮肤出现白色或乳白色斑片者多为肛门部黏膜白斑。

三、闻诊

闻诊是指通过听觉和嗅觉,对患者发出的声音和排泄物发出的气味进行诊察,来分析判断病情的检查方法。包括听声音和嗅气味两方面。

1. 听声音　通过听声音可以了解正气盛衰、脏腑虚实。一般新病、小病声音常无异常,而久病、病情较重者,其声音可有相应的变化。肛肠病诊察时应注意患者的语声、呼吸声、呃逆声、嗳气声等的变化。

(1)语声:患者的说话声音强弱,可反映邪正盛衰,属实证、热证者,多语声高亢、洪亮而多言;反之,语声轻微、低哑而少言者,多属虚证、寒证。

(2)呼吸声:呼吸有力,声粗浊,多为热邪内盛,属实热证;呼吸无力,声低微,多为肺肾气虚,属虚寒证。

(3)呃逆声:呃逆偶尔出现,声音不高不低,无其他不适,多属生理现象。如呃声高亢,短促有力,多属实热;呃声低沉,气弱无力,多属虚寒。久病出现呃逆不止,是胃气衰败的危重之象。

(4)嗳气声:嗳气多是饮食不节,过饱,食滞胃肠,胃气上逆所致。如嗳气声较响亮,酸腐味较重者,多属实证;如声音较弱,酸腐味不重者,多属虚证。如嗳气则声音响亮,频频发作,与情志变化相关者,多属肝气犯胃。

2. 嗅气味　嗅气味是指医生通过鼻的嗅觉分辨患者的气味来帮助诊断疾病的方法。气味包括病体气味和病室气味。

(1)嗅口中气味:口气酸臭,多因宿食不化,大便不畅,浊气上逆所致。

(2)嗅排泄物气味:大便酸臭为肠胃有热;大便腥气而溏稀,为大肠虚寒;小便臊臭混浊,为湿热下注。

(3)嗅病室气味:便血较多的患者,病室可闻到血腥气味;感染较重的患者,如坏死性筋膜炎、位置较深、范围较大的肛周脓肿溃后或术后,病室内可有腐臭味;晚期直肠癌患者病室内常可闻到恶臭味。

四、问诊

问诊不仅是临床诊断的重要依据,而且是选择治疗方案、评估手术风险、观察临床疗效等的重要依据。问诊主要是了解患者的病因、发病时间、既往病史、局部症状、全身情况等,此外还要对患者的工作环境、嗜好和习惯、治疗经过等进行全面了解。明代张景岳在《景岳全书·十问篇》概括了问诊的基本要点,经后人修改而成"十问歌","一问寒热二问汗,三问头身四问便,五问饮食六问胸,七聋八渴俱当辨,九问旧病十问因,再兼服药参机变……"问诊应从整体出发,辨证求因,并应结合肛肠病的特点,有目的、有重点、有次序地加以询问。在询问症状时还应注意区别主证和兼证,注意症状的特点、程度及性质等变化的情况。

1. 问病因 主要询问本次发病的原因或诱因。如是否酗酒、过食辛辣,或工作劳累、熬夜、休息不佳,或排便干燥、腹泻等;如患者因大便干结,排便困难而发生便血,应考虑肛裂、内痔的可能;如体质虚弱,长期反复发作腹泻,出现排便时肿物自肛门脱出,不伴便血等,应考虑直肠脱垂的可能;如过食辛辣、醇酒等刺激性食物,之后出现肛门剧痛,伴有发热者,应考虑肛周脓肿可能。

2. 问发病时间 一般来说,患病时间短者,病情多相对简单;发病时间长,甚至经过多次手术未愈者,病情多较复杂。在询问肛瘘患者时,如肛瘘在肛门周围有多个外口,要问清楚哪一个外口是最先发生的,最早出现的外口常常是主管道的外口,通过此外口可较容易地查到主管与内口。对于多次手术者,要详细询问每次手术的时间、方式等信息,对判断病情,确定手术方案具有重要意义。

3. 问既往史 问诊时应全面了解患者既往疾病史。就肛肠科疾病而言,问诊时应注意重点询问患者以往有无结核、肝硬化、酒精肝等疾患,及有无过敏史等。此外应注意了解患者有无高血压和血液系统的疾患,尤其是凝血障碍性疾病等。对老年男性患者应注意了解是否患有前列腺疾病。

4. 问局部症状 肛肠疾病常见的局部症状包括便血、疼痛、脱出、排便困难等。

(1)便血:询问便血情况,应注意询问便血形式、便血速度、便血与粪便关系、便血颜色、便血频度、便血量等。

1)便血形式:应注意询问便血的表现形式,有血染手纸、粪便表面带血、滴血、喷射状出血等不同。血染手纸多为肛周皮肤皲裂、肛裂、内痔,或肛瘘外口出血等;粪便表面带血多为内痔、直肠肿瘤、肛裂等;滴血多为肛裂、内痔等;喷射状出血多为内痔,也有直肠脱垂因黏膜出现溃烂而见喷射状出血。

2)便血速度:应注意询问大便出血速度,有渗血、活动性出血不同。渗血多见于肛肠手术后创面渗血,也有因混合痔的皮肤黏膜发生糜烂溃疡,或内痔外翻嵌顿而出现渗血者;活动性出血,多见于肛管直肠外伤或肛肠病术后,有时严重的内痔也可出现。活动性出血多需要紧急处理。

3）便血与粪便关系：应注意询问便血与粪便关系，有先血后便、先便后血、大便表面带血或血与粪便相混合等不同。先血后便多为近血，出血部位多较低；先便后血多为远血，出血部位多较高；大便表面带血，出血部位多较低；血与粪便相混合者出血部位常较高，可发生在右半结肠或小肠。

4）便血的颜色：应注意询问便血的颜色，便血颜色有鲜红、淡红、晦暗、果酱色、柏油样便等不同。血色鲜红者出血部位较低；血色愈暗，往往出血部位愈高。但有些低位出血，由于肛管闭合作用，在量较少时不能立即排出，可在直肠壶腹内聚积，一定时间后排出时血色也可变得紫暗，或有血块。鲜红色多见于肛裂或内痔出血；淡红色多见于出血部位较低，伴有贫血者；晦暗色多见于结直肠溃疡、结直肠肿瘤出血；果酱色多见于小肠套叠或出血性小肠炎；柏油样便多见于上消化道出血。便血颜色也是判断辨证分型的重要依据，如大便下血，血色鲜红，量多，兼见口渴便秘，肛门灼热，口舌生疮等症者，为风火下迫大肠之便血；如大便下血，晦暗不鲜，甚者紫黑污浊，兼见胸腹痞满，不欲饮食，便下不爽而秽臭者，多为大肠湿热蕴毒便血；如大便下血，血色深红，点滴而下，血量不多，每便血后体乏难支，兼见口燥咽干，五心烦热，腰酸肢倦等症者，多为肝肾阴虚、虚火扰动阴络所致；如大便下血，脘腹隐痛，面色无华，畏寒肢冷，小便清长者，多为脾肾阳虚便血。

5）便血频度：应注意询问便血频度，有间歇性便血、持续性便血等不同。间歇性便血非常常见，临床所见便血多数属间歇性便血；持续性便血可见于肛门直肠外伤、肛肠手术后，也可见于严重的内痔出血。

6）便血量：应注意询问便血量，便血量有极少量、少量、中等量、大量等不同。临床常见的是极少量便血，出血量一般不超过 20ml；少量便血，出血量不超过 100ml；如超过 100ml，但未超过 400ml 则为中等量便血；如超过 400ml 则为大量便血，也就是临床所说的大出血，常常会出现心率加快、血压下降等循环系统异常，甚至发生休克。

（2）疼痛：疼痛是肛肠病常见的症状之一。应注意询问疼痛的诱因、性质、部位、时间等。

1）疼痛诱因：肛肠病疼痛的诱因包括进食辛辣、大便、触碰等。进食辛辣诱发肛门疼痛者，多属肛管炎、炎性外痔、肛窦炎等；大便诱发肛门疼痛多属肛裂、肛周脓肿、肛管炎、肛窦炎等；触碰诱发或触碰时加重者多见于肛周脓肿、炎性外痔、血栓性外痔等。

2）疼痛性质：肛肠疾病出现的疼痛可表现为灼痛、冷痛、刺痛、胀痛、坠痛等。灼痛多属热证；冷痛多属寒证；痛如针刺，痛处不移而拒按者，多属血瘀；痛处胀闷，时感抽掣，喜缓怒甚者，多属气滞；坠胀痛多属湿热下注或中气下陷。

3）疼痛部位：肛周疼痛者多见于外痔、肛周湿疹、低位肛周脓肿等；肛管疼痛多见于肛裂、肛管炎、肛窦炎等；直肠内疼痛多见于高位肛周脓肿、盆底神经痛、低位直肠癌等。

4）疼痛时间：疼痛时间可分为阵发性疼痛、持续性疼痛、周期性疼痛等。阵发性疼痛多见于肛裂、肛窦炎等；持续性疼痛多见于肛周脓肿、嵌顿痔、肛管炎、肛门癌或直肠癌等；周期性疼痛多见于肛裂。

（3）脱出：脱出多见于内痔、直肠脱垂、直肠息肉、肛乳头瘤等疾病。脱出常见的辨证分型有湿热下注、脾虚气陷、脾肾阳虚等。如排便时肿物脱出，肿痛难收，表面鲜红、糜烂、渗液较多，兼见便秘、尿赤、肛门重坠者，为湿热下注证；如肿物易脱出，肛门松弛，排便无力，兼见面白唇淡、气短懒言者，为脾虚气陷证；如久泻久痢，而见肛门脱出肿物，兼见头晕眼花，腰膝酸软，畏寒肢冷等症者，为脾肾阳虚证。问诊时应注意询问脱出的诱因及还纳方式。

1）脱出的诱因：脱出的诱因常见的有排便、负重、下蹲、剧烈咳嗽、劳累等。一般轻度的脱出只是在大便费力时才会发生；进一步加重则每逢大便就会脱出；严重时不仅在大便时会脱出，而且在负重、下蹲、咳嗽、劳累等情况下均可发生脱出。

2）还纳方式：常见的还纳方式有自行还纳、手托还纳、静卧后方可还纳等。这三种还纳方式反映了疾病的病情轻重。病情轻者，难以脱出容易还纳；病情重者，容易脱出难以还纳。病情愈重则还纳愈加困难。

（4）排便困难：应注意询问排便困难是否有便意、是否伴腹胀、是否干结、是否伴有脓血便等。

如有便意，但欲便不能，伴有腹胀等，多为气机郁滞证便秘；如连续数天没有便意，排便无力，多为气虚证便秘；如大便干结而排便困难，多为阳明热结或阴虚肠燥证；如大便不干，但排便困难，多为气虚或阳虚。

大便困难常见的辨证分型包括胃肠实热证、肝郁气滞证、脾肺气虚证、脾肾阳虚证、阴亏血虚证等。如大便干结，数日不通，腹胀，腹痛拒按，面赤身热，日晡热甚者多为胃肠实热所致；如大便多日不通，后重窘迫，欲便不得，精神抑郁，嗳气脘闷者，多为肝脾气滞所致；如大便燥结或软，数日不通，时有便意但解下困难，努责不出，努则汗出气短者，多为脾肺气虚；如大便秘结兼见面色无华，畏寒肢冷，小便清长者，多为脾肾阳虚；如久病、年老、热病或产后而见长期大便秘结，排便困难，甚者数周一次，伴消瘦、咽干等症者，多为阴亏血虚证便秘。

5. 问全身情况　局部病变严重者可影响全身。如长期便血，可致头晕、心悸、面色苍白、乏力，舌质淡、脉细数等血虚证症状；局部感染重者可出现发热、面色潮红、口渴，舌质红、脉数等实热证症状；结核性肛瘘可有全身乏力、盗汗、低热、消瘦，脉细数等阴虚证症状。

五、切诊

通过切脉以了解患者脉象,分析判断脏腑气血阴阳的强弱和功能变化,对诊断疾病具有重要意义。肛肠疾病常见脉象主要有以下几种:

1. 浮脉 浮脉主表,常见于肛门周围脓肿、肛窦炎、肛瘘感染之早期。症见恶寒发热,肛门局部红、肿、热、痛;脉象多浮数。

2. 沉脉 沉脉主里,见于体虚或肛肠病日久不愈。身体羸弱,阳气虚衰;脉见沉或沉细无力。

3. 数脉 数脉主诸热症。有力为实热,无力为虚热。常见于肛肠疾病局部感染早期,脉象多浮数;若热胜肉腐成脓时,脉象多滑数或数而有力。

4. 虚脉 虚脉主虚症,见于气血双虚的患者。如内痔长期便血,可见面色萎黄、眼睑色淡、身困乏力、头晕心悸、脉虚数等血虚症状。肛瘘久治不愈,脓血淋漓,昼夜无尽,身体虚弱或肛肠病术后气血未复者,多见虚脉。

5. 洪脉 洪脉主热盛、邪盛病进,见于肛肠病实热证。症见高热不退,面目红赤,口渴喜饮,肛门红肿疼痛,大便秘结,小便黄赤,舌苔黄,脉洪大有力。肛周脓肿成脓期或肛瘘继发脓肿等均可出现此脉象。

6. 细脉 主诸虚劳损,多见于气虚、血虚或湿热阻络。如结肠炎后期贫血,久病体虚,肛门痈疽溃后不敛,瘘口脓水淋漓不断,结核性肛瘘久治不愈等,脉象多沉细或细数。

7. 芤脉 芤脉多主亡血伤精,多见于大失血的患者,术后大出血、内痔坏死脱落期大出血,见此脉象。

第二节 专科检查

一、概述

因肛肠疾病具有其特殊性,故在对肛肠患者进行全身检查的基础上,还要进行规范系统的专科检查。忽视了专科检查,往往会给诊断和治疗带来困难甚至是错误。进行专科检查时,应安排患者采取适当的体位,检查者应注意保护患者隐私,注意患者保暖;检查前应向患者进行适当的解释和安慰,消除其紧张情绪,操作过程中也要注意与患者多交流沟通,使其能密切配合;检查操作时要做到细心、动作轻柔,尽量减少患者的痛苦。

二、检查体位

检查肛肠时,为了充分暴露病变部位,有利于观察和检查操作,临床上常

根据患者具体情况、身体条件,选用不同的体位。常用的体位包括以下几种:

1. 侧卧位　包括左侧卧位和右侧卧位两种,常用的是左侧卧位。患者左或右侧身着床,臀部靠近床边,两大腿向腹侧屈曲,下腿稍伸直(图 1-2-2)。此种体位是肛肠病专科检查及治疗时非常常用的体位。多用于肛肠病一般检查、手术、术后换药等,尤其是对于年老体弱、行动不便,甚至卧床的患者,伴有下肢关节活动障碍的患者,或心肺功能较差的患者等,最为合适。

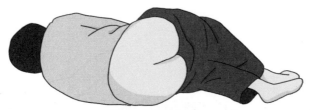

图 1-2-2　侧卧位

2. 膝胸位　患者双膝跪在检查床一端,胸部着床、臀部抬高,头偏向一侧,两上肢沿床面前伸,或环抱两侧床沿,使双膝、胸部与臀部形成一个三角形,以前两者为支撑点(图 1-2-3)。此检查体位是肛肠科常用的专科检查体位,尤其是乙状结肠镜检查最为适合。

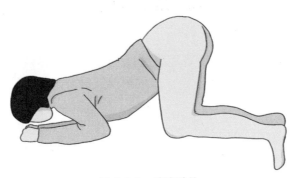

图 1-2-3　膝胸卧位

3. 截石位　患者仰卧在床上,下肢屈曲,小腿上段放在腿架上,大腿分开,臀部靠床下端边缘,膝关节与髋关节屈曲呈 90° 角(图 1-2-4)。此体位常用于肛门直肠病的手术。

4. 俯卧位　又称折刀位,患者俯卧在检查床,两臂放在头前,检查床中部折屈,或在患者下腹部处用软垫垫高,使臀部抬高,头部稍放低(图 1-2-5)。适用于肛肠局部检查或手术。

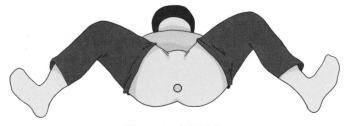

图 1-2-4 截石卧位

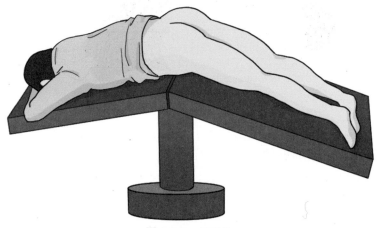

图 1-2-5 俯卧位

5. 蹲位 患者下蹲,用力增加腹压(图 1-2-6)。此体位主要用于检查脱出性肛肠病,如直肠脱垂、有脱出症状的内痔或混合痔、肛乳头肥大、直肠息肉等。

6. 弯腰扶椅位 患者上身向前弯腰,双手扶椅子,髋关节呈 90° 屈曲,充分暴露肛门部局部(图 1-2-7)。此体位主要适用于肛肠病筛查或非针对性的健康体格检查。

7. 屈膝仰卧位 患者仰卧在床上,两腿屈膝向腹侧弯曲,患者两手搬扶两腿膝关节之下,或双手紧抱膝窝(图 1-2-8)。此体位主要适用于肛门部的一般检查。

三、局部望诊

通过局部望诊可以了解患者局部病变的大致情况。检查时,嘱患者侧卧位(或其他体位)于检查床上,调整好灯光。检查者站立与患者一侧,佩戴检查用手套,左右牵开臀部两侧,使肛门充分暴露,必要时,可嘱患者向下用力,使肛门松弛外翻。

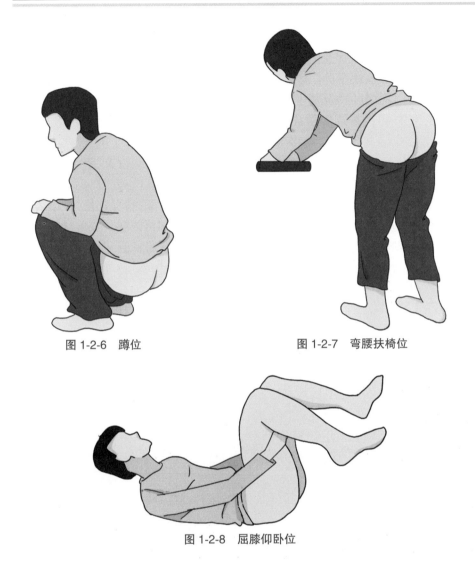

图 1-2-6　蹲位

图 1-2-7　弯腰扶椅位

图 1-2-8　屈膝仰卧位

主要观察的内容如下：

1. 肛门位置和形态　注意观察肛门是否在正常位置，是否存在异位性肛门，是否存在肛门闭锁，是否存在肛门畸形等。肛门紧张度高，常见于肛裂；肛门狭小，常见于肛门狭窄；肛门洞开不闭合，常见于肛门失禁。

2. 肛门周围皮肤　注意肛周皮肤颜色是否正常，皮肤纹理是否异常，皮肤是否有增厚、粗糙、苔癣样改变，是否有糜烂、渗液、抓痕、手术瘢痕、色素沉着或脱失，有无异常斑点或突起物等。

3. 肛门周围污染　肛周皮肤污染常见的有血迹、渗液、脓液、粪便等。肛门周围有血迹应考虑是否患有内痔、肛裂、直肠息肉、肛管癌等；有渗液者常见于肛周湿疹;有脓性分泌物者,则常见于肛瘘或肛周脓肿;有黏液附着应考虑脱出性疾病,如腺瘤样息肉、直肠脱垂等;有粪便附着常见于肛门失禁、肛管皮肤缺损、肛门直肠狭窄等。

4. 肛门周围肿物及赘生物　观察肛门周围有无肿物、赘生物,应注意其大小及位置:肛门外周肿物常见的有肛周脓肿、肛周皮脂腺囊肿、肛周皮样囊肿、尖锐湿疣等;肛缘赘生物多为外痔,也可见于肛管肿瘤。

5. 肛周溃口　如发现肛周溃口,应注意溃口的数目、位置、距肛缘的距离以及与肛门之间的关系。注意溃口与皮肤的关系,溃口与皮肤向平多见于瘘管位置较浅,病程较短;溃口高突多见于瘘管位置较深,病程较长,多属实证;溃口坍陷,边缘潜行多见于虚证。如溃口与肛门之间可以触及条索状物,多为肛瘘;如无法触及条索状物,可能是疖或疔溃后形成的窦道,但也不能排除肛瘘,有的瘘管走行部位比较深在者,条索状物也可触摸不清。肛瘘溃口距肛缘较远的,内口多在后正中齿状线处;溃口距肛缘较近者,如在肛门横线前方,内口多在于溃口相对应的齿状线处;如在肛门横线的后方,内口多在后正中齿状线处。

四、局部触诊

肛肠科专科检查中的局部触诊主要包括肛门触诊和直肠指诊两方面。通过局部触诊可以了解病变部位、范围、大小和深浅。由于局部触诊,尤其是直肠指诊的准确性及重要性,局部触诊一直被视为是肛肠医生的基本功,享有"指诊眼"的美誉,但欲熟练掌握此项检查技术需要不断地在实践中体验和总结。

1. 肛门触诊　触及的范围包括会阴、尾骨、肛门两侧、肛缘等。触及此范围内有无硬结、条索状物或肿物,以及可疑病变与肛门周围组织的关系。发现肛周有肿物时,应注意肿物界限、范围、大小、位置等,还应注意有无波动感、压痛、活动度等;通过触诊可以了解肛瘘瘘管的走行方向。

2. 直肠指诊　肛门直肠指诊是临床上常用的一种简便而又重要的检查方法,有很多肛肠病可以通过直肠指诊明确病变性质。直肠指诊在筛查直肠癌方面具有重要意义。有 70%~80% 的直肠癌可在直肠指诊时被发现,而在直肠癌误诊的病例中约有 90% 是由于忽略了直肠指诊。因此,临床上凡有肛肠病症状者,都应常规作直肠指诊。有肛裂者,若非急需,可暂缓进行直肠指诊。具体检查方法如下:

(1)体位:应根据患者身体情况和检查的具体要求选择不同的体位。常用的体位有侧卧位、膝胸位。

(2)检查步骤:医生佩戴检查用手套,以双手拇指或食中指牵开臀沟,首先观察肛门周围有无污染物、肿物、溃口、脱出物等。然后用润滑油涂抹右手手套的食指。按揉肛缘使患者放松,然后食指缓缓探入肛管。注意了解肛管紧张度,注意有无痉挛性收缩,有无异常触痛,有无松弛无力等。肛管触诊完毕,继续探入进入直肠。直肠部分的指诊应注意以下几个方面:

1)了解直肠内径:正常时直肠能顺利通过成人食指;若无法通过食指,可能存在直肠狭窄;如肛门松弛呈洞开状,回缩乏力,多为肛门失禁。

2)肛门直肠环检查:肛门直肠环是以耻骨直肠肌为主要成分,同时包含多种肌肉共同构成的肌肉束,呈环状,位于齿状线与肛管直肠线之间,其后方和两侧较发达。触诊肛门直肠环时应注意是否肥厚或薄弱,有无纤维化,有无不协调收缩,有无搁板征形成。高位肛瘘或高位脓肿时可见该肌环纤维化,耻骨直肠肌失弛缓症可见此肌环肥厚,不能有效松弛。

3)肛管直肠壁及其周围检查:重点了解有无触痛、波动、肿块及有无狭窄。若有肿块,应注意肿块的大小、形态、硬度、活动性、有无压痛等,还应注意肿物位于肠腔内还是肠壁外、注意与粪块或异物进行鉴别。如有肠腔狭窄应注意狭窄的范围、程度,判断属膜状狭窄还是管状狭窄。直肠后壁指诊注意有无骶前肿瘤、直肠后间隙脓肿等,注意尾骨有无异常,必要时采用双合指诊方法,判断尾骨及周围有无占位或脓肿。直肠前壁指诊,在男性可扪及前列腺,女性可触及子宫颈。检查前列腺时,应注意其大小、硬度,注意有无压痛及结节,中央沟是否存在等。检查宫颈时,注意大小是否正常,有无肿物,有无举痛等。

4)其他:直肠指诊结束后,要仔细察看指套是否有血迹或黏液。必要时应作涂片检查,或进一步采取结肠镜检查。

(3)常见肛肠病在直肠指诊检查中的特征:

1)直肠癌:在肠壁上可扪到肿块,或为包块突入肠腔,或呈环形缩窄直肠,或呈边高中凹,一般质地坚硬,凸凹不平、活动度差,常有肠腔狭窄,指诊毕指套上常染有脓血和黏液。

2)直肠息肉:可扪到质软或中等硬度、可推动的球形肿块,多有蒂,蒂较长时可被手指钩出肛门外。

3)内痔:轻度内痔多较柔软,难以在指诊下触及,但如痔核较大,或内有血栓形成,或曾作过硬化剂注射治疗,则可扪及。

4)肛瘘:可扪到索状物由肛外通向齿状线附近,并在相应齿状线肛隐窝处扪到凹陷或小硬结。

5)肛门直肠周围脓肿:直肠黏膜下脓肿、骨盆直肠脓肿及直肠后间隙脓肿等高位脓肿,均可在直肠内相应位置扪到压痛性肿块。低位脓肿可采用用拇指、食指双合诊方法,进一步了解脓肿的范围,与周围组织关系。

6）直肠脱垂：直肠指诊时,可见肛管、直肠松弛,直肠黏膜堆积,肠腔空隙变小,盆底肌肉松弛薄弱。

7）直肠后肿瘤：这类肿瘤虽少见,但种类繁多,如骶尾部囊肿、畸胎瘤、骨瘤、神经瘤等。直肠指诊直肠后肿块时,应注意肿瘤表面黏膜是否光整,区别肿物位于直肠内还是直肠外,注意了解有无分叶、压痛,注意肿物与周围组织关系及其活动度等。

8）溃疡性结肠炎：直肠指诊时可见直肠黏膜欠光滑,有颗粒感,严重者肠壁僵硬,甚至狭窄,有时可触及肠壁上有息肉突起。指诊毕,指套上可见血、脓血或黏液附着。

9）子宫内膜异位症：直肠指诊时,可在子宫直肠陷凹处扪到一肠壁外肿块,黏膜光滑,月经来潮时腹痛加重、肿物增大,并有压痛。

3. 注意事项

（1）重视心理安抚：许多患者对指诊有畏惧心理,所以,绝不可在患者没有做好思想准备的情况下贸然进行检查,一定要耐心做好解释和心理安抚,缓解患者紧张情绪,告知指诊的重要意义,取得患者的理解和配合。

（2）操作细心轻柔：肛门部感觉敏锐,容易发生疼痛和肌肉痉挛,因此操作一定要做到动作轻柔,指套上涂抹的润滑剂要充足。嘱患者做深呼吸,达到舒缓心情的效果,可先做肛缘按揉,减轻肌肉对刺激的反应。

（3）尽量触及较高位置：直肠指诊可触及的范围有限,一般直肠指诊可触及的范围约6~8cm,如采取改变体位,如采用改变体位、增加腹压等措施,有时可以触及 10~12cm 的范围。

（4）注意有序检查：直肠指诊时,要有次序进行,前后左右,顺时针,逆时针,不可有遗漏,在全面检查的基础上,对可疑病变做重点检查。检查完毕一定要观察指套上有无黏附物,如有疑问,应行乙状结肠镜或结肠镜等检查。

（5）直肠指诊应作为肛肠病常规检查：直肠指诊应作为肛肠病的常规检查,即使是存在肛裂等难以进行直肠指诊的病例,必要时,也应在局麻下进行直肠指诊。

五、肛镜检查

肛门镜检查是肛门直肠疾病的常规检查方法之一,适用于肛管、直肠末端及齿状线附近的病变的检查,还可进行取活体组织检查。该方法不仅简单易行,而且临床价值大。常用的肛门镜有三种,即筒形肛门镜、分叶肛门镜和单叶肛门镜。

1. 适应证及禁忌证　除有肛门狭窄、肛裂和妇女月经期不宜做肛门镜检查外,凡肛管直肠疾病都应行门镜检查。

2. 操作方法 一般采用左侧卧位。检查前选好合适的肛门镜,检查肛门镜筒、镜栓是否配套,并在肛门镜头及前部涂抹一层液体石蜡。首先在肛门口轻柔按压数下,同时嘱患者呼气放松。医生右手握住肛门镜的柄,拇指紧压镜栓后端,徐徐向脐方向插入,当顶端越过肛管直肠环(4~5cm)再调整方向,向骶骨方向推进,直至肛门镜插到极限位置(7~8cm),取出镜栓,借助检查灯观察直肠内黏膜形态,注意观察有无充血、糜烂、水肿、溃疡、出血点、肿物,以及黏膜松弛的程度等情况。然后将肛门镜慢慢后退,边退边观察,当退至齿状线处时,观察痔区有无痔核隆起,如有痔核注意痔核形态、分布,注意黏膜表面有无异常增生物,注意肛窦有无充血、水肿、凹陷、分泌物等,注意齿状线处有无突起物等。退至肛管时注意观察有无裂口等。必要时可反复进退肛门镜以利于更好的检查,防止遗漏。若筒状肛门镜观察不理想,可选择分叶镜、单叶肛门镜或斜口镜帮助检查。

六、探针检查

探针是用于肛瘘、肛周脓肿溃后及肛窦炎等有孔窍、腔道病变的探查及治疗的重要工具。探针有四种,即棒状探针、球头探针、钩状探针、有槽探针、镰状有槽挂线探针等。可用于检查瘘管等各种腔道病变的走行方向、与肛管直肠关系等;也可用于辅助手术切开及挂线等使用。

检查方法:选择正确体位,必要时局部麻醉。一般用质地较软的球头探针,从瘘管的外口轻轻探入,沿瘘管走行探到内口,可用另一手示指在肛门内作引导。比较简单的肛瘘,探针多能顺利探至内口,如遇阻力时,说明管道存在狭窄或阻塞,或管道弯曲复杂,此时不宜强行探查,以免形成假道。如检查仍不顺利,需在麻醉下进行检查,或在手术中边探边切开,部分切开后再循可疑腔道继续探查。对于盲瘘,要在分叶肛门镜协助下用弯钩形探针,由内口探入了解其深度与走向。

七、乙状结肠镜检查

乙状结肠镜检查是进行直肠、乙状结肠疾病检查诊断的重要方法之一,特别是对直肠和乙状结肠的早期癌变的发现和确诊有着十分重要的临床意义。具有简单易行、结果可靠、费用低、痛苦小等优点。乙状结肠镜全长20cm,主要用于观察直肠,也可以观察部分乙状结肠。经改进的新型电子乙状结肠镜,如赛特蓝电子乙状结肠镜(图1-2-9),配有电子乙状结肠镜及配套设备(电脑图像工作站、显示器、水气转换泵、打印机,移动台车)组成,使用一次性护套,可以提供更加清晰的图像,免重复消毒,更加安全高效。所以凡是考虑有直肠病变者,均应进行乙状结肠镜检查。乙状结肠镜检查可以证实直肠指诊发现的疾病,还可以了解肛门直肠指诊无法判断的疾病,对怀疑有直肠炎症、溃疡、息肉等疾患,需进一步明确诊断或作鉴别诊断时有必要做乙状结肠镜检查;对肛瘘、痔疮等也有必要做乙状结肠镜检查。乙状结肠镜可直接观察到直肠癌、乙状结肠远侧段癌,是直肠癌早期筛查的重要手段。

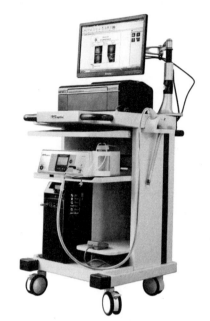

图 1-2-9　电子乙状结肠镜(赛特蓝)

图片来源:雷常军提供

1. 适应证

(1)有大便带血者。

(2)慢性左下腹部坠胀感,腹胀,里急后重,肛门、直肠疼痛,腰骶部痛。

(3)直肠指诊触及肿块,或发现直肠黏膜欠光整者。

(4)便条形状有改变(变细、变扁或带沟槽切迹),或排便习惯改变及大便困难者。

(5)直肠癌高危人群初步筛查。

(6)直肠炎定期检查者。

(7)对直肠可疑性病变取活体组织做病理检查。

2. 禁忌证

(1)肛门狭窄(先天、后天)或直肠内异物不适合内镜检查者。

(2)肛裂触痛较重,肛管紧张度高者。

(3)急腹症,尚不能排除结直肠穿孔等情况者。

(4)近期曾发生急性腰背损伤等,无法满足检查对体位的要求者。

(5)高血压、心脏病及体质极度衰弱者。

(6)经期妇女,或孕妇等。

(7)有出血倾向或凝血障碍的患者。

(8)精神病患者等不能合作者。

3. 检查前准备:检查前用甘油灌肠剂灌肠,排便 2~3 次即可,如未能排净大便,需二次给予甘油灌肠剂灌肠。也可用温生理盐水 500ml 灌肠。

4. 操作方法

(1)体位:常用膝胸位。此体位,可使直肠在重力作用下扩张,有利于乙状结肠镜检查。检查医生站在患者左后方。将内镜监视器摆放在便于术者观看的位置。通常放在患者的头侧左上方。

(2)操作技巧

1)先脐后骶,循腔进镜:先脐后骶,循腔进镜是乙状结肠镜检查必须遵循的原则和方法。先脐后骶是指,进镜时,先使镜管纵轴指向患者脐的方向,当进镜约 5cm 左右时,改变镜管所指方向为指向骶骨方向。这种进镜过程中的角度变化是因为肛直角的缘故。循腔进镜是指,在进镜过程中,尽量将肠腔置于镜头所观察视野的中心,只有在看到肠腔的时候才向前推进镜管。

2)与肠壁保持距离:适当保持镜管前端与肠壁黏膜之间的距离是进镜的一个重要技巧。当镜管前端与肠壁黏膜贴合在一起时,要适当退镜,以保持适当距离。应避免紧贴肠壁黏膜做进镜操作。如果镜管前端触到了肠管的内壁,画面会变得全红的一片,将无法辨认内腔的位置,增加肠壁损伤甚至发生肠穿孔的危险。

3)减少注气:进镜过程中应尽可能少地注入空气,应通过观察肠腔位置、黏膜皱褶的外形、黏膜表面的颜色等一些细微变化来辨别前进方向。

4)观察要点:观察时,要注意黏膜色泽、充血程度、有无出血点、溃疡、脓性分泌物、息肉、结节、肿块等。正常黏膜光滑平整,呈淡红色,黏膜下血管分布清晰可见。有炎症时,黏膜充血、水肿、粗糙、血管缘不清楚,易出血。

5)取活检方法:镜检过程中,如见可疑病变,可用活检钳夹取数小块组织做标本,送病理检查。钳起后创面若有出血,可用棉球蘸肾上腺素液或云南白药等药物按压数分钟。在门诊乙状结肠镜检查过程中,如有取活检操作者,应在乙状结肠镜检查后观察 1 小时,然后再经过直肠指诊等确定无便血时方可离开,若有明显出血时,应视情况不同采取住院观察处理、立即麻醉下止血等措施。

5. 操作注意事项

(1)忌盲目或暴力进镜:一定要在直视下看清肠腔,轻柔而缓慢地推进镜管,遵循循腔进镜原则。当肠镜进行至 15cm 的直乙交接部,可见直肠内径变小黏膜皱褶增多,镜管经过此处时易引起肠痉挛导致进镜困难。遇到此种情况,应稍停片刻,待痉挛解除,肠腔扩张后看清楚肠腔所在再尝试进镜。如果经过尝试仍然无法通过直乙交接部,应当终止进镜,不可碍于面子,勉强为之。有时肠镜进入盲袋或黏膜皱襞窝中,或黏膜松弛堆积,找不到肠腔,此时应将镜管适当退回,必要时适当注入气体,待看清肠腔位置后再继续进镜。

(2)忌注入过多的气体:适当注入气体是保障视野清楚,进镜顺利的重要手段,但过多地注入气体,会增加患者不适感甚至风险,如可引起患者出现腹胀、腹痛,存在结肠溃疡等病变者,有可诱发肠穿孔等。

(3)取活检时忌钳夹过深和用暴力撕拉:取活检应遵循准确到位、少量夹取、轻柔快捷的原则,若钳夹组织过多或动作粗暴,强行撕拉,有引起出血和穿孔的风险。此外,钳夹组织时应避开血管。

（4）注意检查后对患者观察：检查结束后，应仔细观察和询问患者有无不适，若无特别情况方可离开；若有腹痛、腹胀等不适，应嘱患者暂不可离开，待症状缓解后方可离开；若腹痛、腹胀进行性加重，腹部检查有腹膜刺激征，应立即做腹部立位 X 线透视或平片，必要时做腹部 CT 平扫，以明确是否发生消化道穿孔。若一旦确定存在消化道穿孔，应立即安排急诊外科手术，进行剖腹探查。

（5）注意书写报告详细规范：应准确、详细规范地描述检查过程中所发现的阳性病变，包括部位、范围、大小、形状等，并对检查所见结果给予初步判断。

（6）注意防止遗漏：检查过程中，如肠道准备不够充分，可见肠内容物遮挡视野，不仅影响顺利进镜，而且还有可能造成漏诊。如果病灶较小，隐藏在黏膜皱褶中也易发生遗漏。所以，在进行检查时，一旦发现肠道准备不理想，可停止检查，重新进行肠道准备。观察细微病变应注意采取旋转镜口位置、推压直肠瓣、适量注气使肠腔扩张使黏膜舒展等方法，可有利于减少遗漏。

6. 并发症　总体而言，乙状结肠镜检查非常安全，罕有并发症发生，但亦应细心操作，严加防范。有可能发生的并发症如下：

（1）穿孔：穿孔属严重并发症，如果处理不及时有可能危及生命。导致穿孔的原因，最常见的有未在直视下盲目进镜，或肠腔狭窄，或肠吻合口瘢痕挛缩，口径狭小，进镜阻力大，在遇到阻力时暴力操作；或充气过度，加上肠壁因病变而变薄，在高张力的情况下发生穿孔；或取活检时钳夹过深或撕拉等。一旦发现穿孔，应立即组织急诊手术。

（2）出血：乙状结肠镜检查引发的出血非常少见，尤其是大出血就更加罕见。少量出血可见于操作方法不当，镜管前端边缘剐蹭黏膜引起黏膜浅表损伤而出血，也可发生在乙状结肠镜检查同时钳取活组织病理检查时；患者素有血小板减少、凝血机制障碍等疾病者应慎重选择乙状结肠镜检查，检查时应格外小心。出血可发生在检查过程中，也可发生在检查后。一旦发现出血，应立即采取止血措施，应用止血药物，或进行局部止血，可根据情况采用电灼、气囊压迫、明胶海绵压迫、钛夹夹闭等方法止血。大部分经镜下止血和保守治疗可获痊愈。

（3）腹痛：由于检查对肠壁的刺激，会引起患者出现下腹部胀痛，一般程度较轻，持续时间较短，经排便排气后可自行缓解。如疼痛程度较重，持续时间长，经采取一般措施仍无缓解者，应严密观察病情变化，完善检查，确定是否存在肠穿孔等急腹症。

（4）心血管意外：检查对心血管影响轻微，但原有严重心脏病或心律失常者应慎重施行，以免在检查过程中发生心血管意外。对身体虚弱，耐受力差的患者,可采用侧卧位进行检查,动作要格外轻柔,检查中遇到困难,或患者反应强烈,出现严重不适感者,不要勉强进行,及时终止。

八、结肠镜检查

结肠镜检查是诊断和治疗大肠疾病的重要方法之一,不但可直接观察到结直肠内的病变,而且能取活检做病理检查,还可对某些大肠疾病进行内镜下的治疗(图1-2-9)。结肠镜检查操作中因为肠管被牵拉、肠痉挛等因素给患者带来不同程度的痛苦,有约20%的患者因耐受性差而导致检查无法顺利完成。为减轻患者痛苦,同时为了提高结肠镜检查成功率,无痛结肠镜检查技术被越来越多地开展。结肠镜检查因其安全、准确、可靠的特点,常常被作为结直肠癌筛查的重要手段。

1. 适应证

(1)原因不明的下消化道出血,颜色鲜红,或暗红,或柏油便,或鲜血和咖啡色血迹相混。

(2)原因不明的慢性腹泻、黏液便、脓血便、便秘、腹痛、腹胀。

(3)CT等影像学检查结果提示结直肠有占位性病变者。

(4)原因不明的低位慢性不完全性肠梗阻。

(5)炎症性肠病复查。

(6)乙状结肠镜检查发现直肠息肉等病变,需了解病变在结肠分布情况者。

(7)炎症性肠病、结直肠息肉术后、结直肠癌术后等需要定期随访者。

(8)结直肠癌筛查。

2. 禁忌证

(1)急腹症,尤其是疑有肠穿孔者。

(2)严重的心肺功能不全,如严重的高血压、心律失常、冠心病、脑供血不足,包括冠心病的发作期和高血压的不稳定期。若必须检查,应作好检查前相关科室会诊,完善内镜检查前有针对性的诊疗准备,必要时请相关专业内科医生在内镜检查现场协助监护。

(3)多次开腹手术或有肠粘连者,应慎行结肠镜检查。

(4)肛门狭窄,或严重肛裂等。

(5)结肠炎或直肠炎的急性活动期,由于肠壁黏膜水肿质脆容易造成损伤和穿孔。

(6)高热患者、体质严重衰弱者。

(7)术前准备不充分,肠道不理想者。

(8)妇女月经期和孕期、妊娠期。

（9）无痛肠镜检查还应排除麻醉禁忌证。

（10）患者拒绝签署知情同意。

3. 检查前准备 检查前应该向患者做好解释工作,消除患者的紧张情绪和顾虑,讲明检查目的,介绍"患者须知",签署知情同意书,取得患者充分配合。各个医院对肠镜检查前准备的要求和方式大同小异,现以中国中医科学院西苑医院内镜中心提供的肠镜检查前准备方法为例介绍如下。

（1）药物要求:正在服用抗血小板聚集或抗凝药(如阿司匹林、氯吡格雷、华法林、替格瑞洛、达比加群、利伐沙班等)的患者,需在检查前停药一周,若取活检者,肠镜检查取活检后,仍需停用至少 5 天;病情是否允许停药,应请相关科室,如心内科、神经内科医师会诊。

（2）饮食要求:在检查前一天,只能吃稀饭、面条等少量饮食,不能吃蔬菜、水果等带颜色、带籽的食物(如西红柿、西瓜、猕猴桃、芝麻等),以及奶制品、油炸油煎品以及肉类。检查前晚 18 点后不能再进食,检查当日按照约定时间准时来医院等候检查。

（3）清肠剂服用方法:取复方聚乙二醇电解质散(以福静清为例)4 袋,将每袋溶入 1 000ml 温水中,每隔 10~15 分钟服用一次,1 000ml 药液在 1 小时内全部喝完,如出现恶心、呕吐、腹胀等不适者,可加大间隔时间或暂停给药,直到症状消失后再恢复用药。

上午结肠镜检查者,检查前一天晚上 20 点开始服用第一袋,21 点开始服用第二袋;检查当天早晨 3 点开始服用第三袋,4 点开始服用第四袋。

下午结肠镜检查者,检查当天早晨 5 点开始服用第一袋,6 点开始服用第二袋,7 点开始服用第三袋,8 点开始服用第四袋。

（4）肠道准备观察终点:直到排出透明的浅黄色水样便,如未排泄或排泄 2~3 次后仍有大量成形粪便,需联系医生帮助处理。

（5）检查前用药:必要时可在肠镜检查前用丁溴东莨菪碱注射液 10~20mg 或山莨菪碱注射液 5~10mg 肌内注射,以减少患者肠痉挛。

（6）其他注意事项:服用药液期间需来回走动,可用手轻轻按摩腹部,以促进排泄。如患者长期便秘,应提前 2~3 天使用缓泻药。服用清肠剂应尽量在规定时间内服完,但以不出现呕吐为度。

4. 操作方法

（1）双人操作法:患者取左侧卧位,常规做肛门指诊,了解有无肛门狭窄和直肠肿物。循腔进镜是结肠镜操作的基本原则,即视野中见到肠腔才能插镜,否则要退拉一下再找腔。进镜中常有几个急弯肠段,如直乙交界处、乙降交界处、脾曲、肝曲;找肠腔如有困难,可根据见到的肠腔走行方向滑行插入,一般滑行插入 2cm 左右即见肠腔;如仍不见肠腔,应该退镜另找方向再插镜。

插镜时应无明显阻力,若遇到阻力,患者有剧烈疼痛,切忌盲目滑进和暴力插镜。在通过急弯肠段后,有时虽见到肠腔但仍进镜无效,有时出现相反现象,即插镜时镜头所见为退镜,这时要退镜并钩拉取直镜身,缩短肠管,使结肠变直,锐角变钝角,再通过。若插入仍有困难,可改变患者体位或在腹壁相应部位加压。进镜过程要尽量少注气。一定要在视野中见到回盲瓣和阑尾口才能确认镜端已抵达盲肠。必要时可通过回盲瓣进入回肠末端10~20cm进行观察。结肠镜观察和治疗可在进镜过程中进行,但多数情况下应在抵达盲肠后退镜过程中进行,应按先近端后远端的顺序进行。内镜检查过程中如见到阳性病变,应取活检组织1~4块,标本取出后立即放入4%甲醛(10%福尔马林溶液)中,并贴好标签。

(2)单人操作法:一般采取左侧卧位,原则上检查医生站在其身后。将内镜监视器摆放在便于检查者观看的位置,通常放在患者的头部上方。检查者左手放在与胸平行的高度握住内镜的操作部,右手握住距离肛门20~30cm处的内镜镜身软管。

在进镜过程中,保持内镜镜身呈相对直线状态,在缩短肠管的同时推进内镜,这是结肠镜得以顺利进镜的基本要领。在弯曲处,按照镜身取直缩短法的原则,将伸展的肠管缩短到最短程度,并保持镜身的直线状态。适当保持肠管壁与内镜前端之间的距离也非常重要。如果内镜的前端触到了肠管的内壁,画面会变成一片红,将无法辨认肠腔的位置。此时应停止进镜,调整位置方向,适当退镜,寻找正确的肠腔位置。

操作过程中还应注意调节气量。送气量过少,对整个肠管的弯曲程度和正确的走向难以判断;送气过量多,会使肠管过度扩张,导致肠管弯曲的部位形成锐角,致使肠管缩短操作变得更加困难。因此在弯曲处适当地调节肠腔内气体量,通过捕捉皱褶的外形、黏膜表面的颜色等一些极细微的变化来辨别内镜的前进方向。当为了寻找肠腔而不断送气,常常会导致高位的肠管发生更为严重的扭曲。因此在操作不顺利时,应该尝试使用空气抽吸法和向后退镜法,或者用手按压腹部,或变换患者体位等方法。

5. 结肠镜所见正常表现 正常情况下,镜下所见到整个结肠黏膜均湿润光滑,有稀疏的血管分支。回肠黏膜则如天鹅绒状,有环形皱襞,回肠末段可见到分散的淋巴滤泡突起。由升结肠到盲肠可见鱼骨状皱襞,末端分叉呈Y形或三叉状。阑尾开口呈裂隙状,或圆孔状,或突起内翻状。在分叉的近侧可见回盲瓣开口,呈唇状、裂隙状、宫颈状,或乳突状,并可见不时有肠内容物溢出。升结肠如隧道状,结肠皱襞排列呈正三角形。肝曲较膨大,外侧透过肠壁可见到紫色的胆囊或肝脏。横结肠如筒状,皱襞排列呈倒三角形,中段可见到由腹主动脉传来的搏动。脾曲也较膨大,可见肠壁随呼吸活动,内侧为横结肠进口,下缘往往有一半月形的皱襞,上方常可透见紫蓝色的脾脏。降结肠如筒状,皱襞较少。乙状结肠从降乙交界开始,皱襞变得宽大,并相互掩盖,盲区较多,在此区域要更加仔细,反复检查。直肠黏膜下血管增多成网状,有时可透见黏膜下的紫蓝色静脉血管走行。直肠内有 3 个较为宽大的直肠瓣,瓣膜反面是盲区应注意仔细检查。对痔区的观察往往需要将肠镜倒转 180° 才能观察清楚。退到肛门时可见黏膜皱襞纵行排列,此为直肠柱,并可见隆起的肛垫、弯曲的齿状线和光滑的肛管皮肤。

6. 结肠镜所见相关疾病

(1)结肠息肉:在肠镜下可见息肉的形态大多为椭圆形和圆形,分无蒂和有蒂两种。无蒂息肉基底部较宽,呈半球形隆起;有蒂息肉多呈球形,蒂或短或长。息肉外表色泽与肠黏膜色泽多相似,但如发生充血、水肿、糜烂及出血,色泽会变为鲜红色会暗红色。结肠息肉大多为单发,少数为多发,从数个到数十个,甚至数百个,如数量超过百个称之为"息肉病"。凡遇息肉,应尽可能进行常规活体组织病理检查。

(2)溃疡性结肠炎:溃疡性结肠炎多累及左半结肠及直肠。肠镜检查是诊断溃疡性结肠炎的重要依据。肠镜下可见黏膜充血、水肿、血管纹理紊乱或模糊不清;黏膜表面粗糙,呈颗粒状,质地变脆,触之易出血,有糜烂及溃疡形成。溃疡小者如针尖,大者为斑块状,不规则,表浅,有脓性分泌物,周围充血。病程较长者可见假性息肉形成,黏膜苍白,肠壁僵直,肠袋消失。

(3)克罗恩病:肠镜对克罗恩病的诊断正确率可达 80%。肠镜下见肠黏膜有纵行溃疡、鹅卵石症及肠腔狭窄。纵行溃疡多呈沟槽状或线状。溃疡周围黏膜呈铺路石样。克罗恩病的病变呈跳跃式分布,病变之间肠黏膜多无异常改变。早期病变多累及肠管的一侧;晚期肠壁因广泛纤维化引起环形狭窄,呈多发性、节段性损害。

(4)结肠憩室:结肠憩室的肠镜检出率较低。憩室以发生在回肠末端、盲肠及升结肠较为多见,其次为乙状结肠和降结肠。一般直径为 0.5~1cm,边缘清楚,呈圆形或椭圆形开口。周围黏膜正常,有的憩室内有粪渣。

(5)直肠孤立性溃疡:肠镜见溃疡多位于距肛缘 3~15cm 处的直肠前壁,但以直肠中段多见,一般为单个,少数为多个。溃疡直径多数为 0.2~2cm,呈圆形或不规则形,边界清楚,基底部有脓苔覆盖,溃疡边缘有充血水肿。

(6)慢性结肠炎:病变可呈连续性或区域性,即炎症可累及全结肠或一段结肠。病变黏膜有充血、水肿或有散在细小出血点,血管纹理增粗、紊乱、网状结构消失,黏膜皱襞变浅或消失,有的有乳白色黏膜。肠管易痉挛。

(7)结肠血管瘤:肠镜下可见稍隆起的红色或淡红色、柔软的、折光强的团块状病变,直径多在 0.5cm 以下。血管瘤也可呈散在、点状的红色小团块,类似皮肤的小蜘蛛痣或呈溃疡红斑样的改变等。如有出血,可直接观察到出血灶和血液附着在结肠黏膜表面。

（8）肠结核:肠镜可见病变肠段有多个大小不等的溃疡,呈环形潜行性,深浅不一,深的可达肌层。溃疡不规则,边缘隆起,周围黏膜有充血、糜烂,常伴有假性息肉形成,使肠壁僵硬,肠腔狭窄,活组织病理检查可明确诊断。

（9）缺血性结肠炎:病变随肠系膜缺血程度而异,通常呈区域性分布,境界清楚。黏膜呈现水肿、紫绀、出血、脆性增加及溃疡。少见的为节段性蓝黑色坏疽。病变随着侧支循环的建立,短时间内可以好转或完全恢复。病变愈合较快为本病的特点。

（10）结直肠癌:根据结直肠癌在肠镜下所见的特点,可分为肿块型、溃疡型、浸润型。

1）肿块型:肿瘤呈菜花状突向肠腔（图1-2-10）,表面有糜烂、出血坏死,组织脆,触之易出血。肿块僵硬,如肿瘤较大可致肠腔狭窄。该型肿瘤在早期,表面较光滑,易误诊。

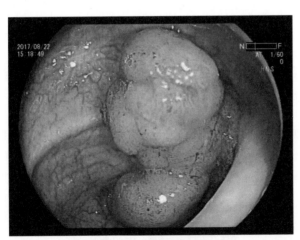

图1-2-10　结肠癌肠镜下所见

图片来源:蔡毅东提供

2）溃疡型:溃疡较大,不规则,边缘呈结节状的围堤样翻起,似火山口状。溃疡底有污秽黄白色脓苔,组织脆,易出血。

3）浸润型:该型因结缔组织明显增生使病变区域变得僵硬,肿瘤呈环形浸润性生长,易致肠腔狭窄,肿瘤表面糜烂,有散的小溃疡。

7. 肠镜检查并发症及预防

（1）并发症:

1）穿孔:由于解剖上的特点,肠镜检查引起的穿孔最易发生在直乙交接处、乙降交界处,其次在脾曲和肝曲。这些部位由于弯度大,肠腔口径较小,所以较易在检查的过程中损伤。另一原因是当肠壁由于某种病变而变薄时,在检查过程中正常的外力作用下也有可能出现破损。对浸润型癌,或溃疡型癌,活检时钳取组织过深,或由于出血而视野不清,盲目取活检组织,也有可能发生穿孔。电烧灼时电流强度过大,也有引发穿孔的可能。

2)出血:大量出血几乎都发生在活检处,也有发生在息肉切除后,通常由于损伤黏膜下血管而出血。

3)其他:此外还有一些较为罕见的肠镜检查并发症,如腹膜后气肿、脾破裂、结肠黏膜下空气滞留、栓塞性静脉炎、感染、心肺并发症等。

(2)预防

1)掌握好适应证和禁忌证:要完善术前各项检查,准确把握肠镜检查的适应证和禁忌证。

2)做好术前准备:尤其是肠道准备一定要按照规范严格进行,不可贪图省事。

3)严格操作规范和原则:强调循腔进镜,动作轻柔,禁忌粗暴动作和盲目进镜。尤其是对于患有溃疡性结肠炎、结直肠癌等疾患者,更应小心谨慎,严防并发症发生。

4)取活组织病理标本切忌过深:取活检标本时切忌钳取太深,要尽量选在溃疡病灶接近正常组织处。尽量不在溃疡中心深凹处,此处不仅容易穿透肠壁造成穿孔,而且所钳取的标本可能仅为坏死组织。

5)注意观察:为防止大出血的发生,肠镜下取活检后应常规短暂观察病灶处,确认无出血时再退镜。如检查中发现轻度渗血,可采用 1:10 000 肾上腺素盐水局部喷洒止血;如出血较多可电灼止血,必要时采用止血夹夹闭止血。

第三节　辅助检查

一、化验检查

1. 血常规　血红蛋白和红细胞计数不仅能反映患者的贫血程度,动态观察时还能提示有无继续存在的出血及是否需要及时输血,如下消化道大出血时,血红蛋白常下降至 50g/L 以下,提示失血量非常大,有失血性休克的可能,需尽快补充血容量。另外,还可根据平均红细胞体积、平均红细胞血红蛋白含量、平均红细胞血红蛋白浓度、红细胞分布宽度等指标对贫血种类进行判断。白细胞的计数与分类对感染性肛肠疾病、肠寄生虫病、结直肠癌放化疗等均有重要意义。肛肠感染性疾病,如肛周脓肿等均会出现白细胞增高,多数情况下,白细胞增高的程度与肛周感染的严重程度成正比。结直肠癌患者在辅助放化疗期间常常会出现骨髓抑制,表现为白细胞降低,如白细胞低于正常值下限（$4.0 \times 10^9/L$）时,需考虑配合升白细胞药物治疗。

2. 尿常规　尿常规检测项目包括尿液颜色、透明度、酸碱度、红细胞、白细胞、蛋白、酮体、胆红素等。如果检查结果显示红细胞增多,提示泌尿系统结石、肾盂肾炎、肾炎、急性膀胱炎、泌尿系统肿瘤等;白细胞增多,提示泌尿系统感染、结核等;尿中出现蛋白或管型,需进一步查肾功能;颗粒管型持续多量出现见于急、慢性肾炎,透明管型可见于肾炎、肾盂肾炎、发热性疾病;尿糖出现阳性提示糖尿病;大出血后,观察尿量有很重要的价值,如尿比重在1.020以上,每小时尿量又少于20ml,提示血容量不足,应迅速补液。

3. 粪便检测　粪便检测包括观察粪便外形、硬度、颜色、气味以及有无黏液、脓血及肉眼所见的寄生虫等,还包括显微镜检测。习惯性便秘者,大便为球形;慢性肠炎患者大便不成形,溃疡性结肠炎者伴有黏液、脓血;上消化道出血,大便为柏油色;下消化道出血,大便鲜红或暗红;直肠癌大便变细,常伴有黏液脓血;患细菌性痢疾的患者,粪便次数多、量少,带脓血;阿米巴痢疾粪便多为果酱样。粪便的颜色还有助于疾病的鉴别,如阻塞性黄疸,粪便为白陶土样便。显微镜检查,如发现红细胞增多,见于肠道出血、阿米巴痢疾、细菌性痢疾等;白细胞增多,多见于肠炎、细菌性痢疾等;如查到寄生虫卵,可明确肠道寄生虫感染。

4. 生化及免疫学检查　生化检查主要包括肝功、肾功、血糖、血电解质等项目。此外,术前应常规进行感染疾病筛查。免疫检查主要是自身抗体的检测,如类风湿因子检测等。肿瘤标记物检测主要用于恶性肿瘤的检测。

二、超声检查

超声检查可以用于肛管直肠炎症性、占位性和结构损伤性病变的诊断,也可以用于盆底功能的评价与肛周软组织病变的鉴别诊断。由于此项检查无创伤、无痛苦,比其他形式的影像学检查如计算机断层扫描（CT）、磁共振成像（MRI）都要费用低,检查也更为快捷,而且无射线辐射,患者依从性好。由于超声检查设备是可移动的,可以在手术室或门诊检查室内进行检查,所以超声检查在肛肠疾病诊断中具有非常大的优势。

超声检查在术前可以描述病变的形态特征,识别病灶与括约肌或直肠壁的解剖关系,帮助制订适宜的手术方案;术中用于准确定位病变位置,引导手术的路径;术后可以评价预后,及早发现未清除的病灶和可能出现的并发症。三维直肠腔内超声技术还可以从任意角度观察病变,辨识复杂的解剖学结构,使诊断信息更加丰富。

1. 检查方式　肛管直肠超声检查方式包括经肛管直肠腔内超声和经会阴部超声,有时也会应用到经阴道超声检查配合诊断。

2. 探头种类:结合这些检查方式,使用到的腔内超声探头主要有:旋转式腔内探头、线阵腔内探头和端扫式凸阵腔内探头三种类型。

(1)旋转式腔内探头:换能器位于探头顶部,可以垂直探头侧方的表面连续发射声波并做 360° 旋转,探头频率一般在 6~16MHz,可以获取肛管直肠不同层次完整的 360° 横断面图像,用于评价病变与肛管直肠的解剖关系和观察括约肌结构的完整性。

(2)经直肠双平面腔内探头:主要有线阵双平面探头和凸阵双平面探头。线阵双平面探头的线阵换能器位于探头的侧方,长度一般为 6cm,频率在 6~12MHz,成像肛管直肠的矢状切面。凸阵换能器位于探头顶端一侧,可以成像 120°~200° 的肛管直肠轴向切面。两者可切换使用,从不同视角观察病变。此外,高频探头可以清晰显示肛管直肠壁的层次结构,能够发现黏膜下或括约肌间隙内的微小病变,可以更加清晰地判识肿瘤侵犯肠壁的程度。凸阵双平面探头,经常被应用到经直肠前列腺超声检查中,该探头可以同时显示肠壁或组织的长轴与短轴切面,不仅具有端扫式凸阵腔内探头的优势,同时还兼顾了肠壁结构层次的评估,可以简化检查者的操作。

(3)端扫式凸阵腔内探头:换能器位于探头顶端,呈扇形切面,扫查角度为 120°~200°,可以展示肛管直肠的冠状切面、矢状切面及任意斜切面。5~9MHz 的探头频率可以增加扫查的深度,便于中远场组织的观察。端扫式凸阵腔内探头与前两种探头相比较的优势在于,它既可以置于肛管直肠腔内也可以用于经会阴部的检查,经会阴部的扫查可以扩大肛周疾病的诊断范围,避免病灶的遗漏,帮助完成鉴别诊断。因换能器位于探头的顶端,便于观察前方肠管的情况,循肠管的自然弯曲推进,避开狭窄病变,将探头更贴近病灶扫查。但由于探头进入肛管直肠腔内后,受束于管腔,声波难以垂直肛管直肠壁发射,不适于肠壁结构层次的评估。

(4)三维直肠腔内探头:探头频率在 6~16MHz,可以自动三维成像,生成一段三维立体影像。检查者可以对三维影像进行旋转、多角度切割或多平面的同时观察,图像后处理技术的应用又可以极大丰富组织解剖结构信息的获取,缩短检查时间,因此,它在复杂病变的诊断中体现的意义更为突出。

3. 适应证　直肠腔内超声检查主要应用于肛管直肠周围脓肿、肛瘘、肛管直肠肿瘤、肛门失禁、便秘、先天性肛门括约肌异常等肛门直肠疾病的术前和术后检查,另外还可用于前列腺、精囊、膀胱、后尿道等器官和疾病的检查。

4. 检查前准备

（1）充分了解病情：检查前需要询问病情、现病史与手术史，同时向患者说明检查方式，以平缓患者紧张情绪。检查者需要观察肛门及周围的情况，如肛周皮肤是否存在破溃增厚以及色泽的改变、肛周是否有手术瘢痕或手术造成的肛周组织缺损、肛周是否有外口、结节、分泌物等。此外，必要时需要进行指诊来定位病变，寻找疼痛点，感知病变的软硬程度、轮廓形态和活动度。对于存在肛管紧张的患者，检查前的指诊可以有效地松解肛管，便于探头的置入。肛管狭窄的患者，指诊可以预判探头是否能顺利通过。

（2）肠道准备：清洁灌肠对于观察直肠水平的病变是十分必要的，可以避免肠内容物与气体的遮挡和干扰。应用耦合剂适当地充盈肠管，可以将褶皱堆积的肠壁延展开，方便确定病灶的位置，观察病灶的层次，了解病灶的自然形态。

5. 检查方法　检查一般在患者左侧卧位下进行，也可以根据病灶的部位采用截石位。检查时，探头戴上保护套，并在保护套上涂耦合剂，缓缓置入肛管直肠腔内，探头的推进要循着肛管直肠的走向，动作轻柔，绝对不能使用暴力插入超声探头。疼痛剧烈的患者，检查时可以按从周边至中心的顺序检查病灶，避免大力按压，增加患者检查的不适体验。通过调节探头的深度和角度寻找到病变后，进一步完成病变的诊断。

三、瘘道造影检查

瘘道造影检查是通过在瘘道中注入造影剂，借助 X 线数字胃肠机，动态观察并点摄照片，了解瘘道走行、范围、与肠腔及其他器官关系、内口位置等情况的检查方法。

1. 造影剂　一般选用 40% 碘化油，但如预判瘘道与腹腔相通者禁用。泛影葡胺可作为替代造影剂。碘剂造影检查前应常规做碘过敏试验。

2. 检查方法　患者一般取卧位，有时需侧卧位，检查过程中常根据具体情况调整体位。注入造影剂时，以使外口朝上为宜。若外口暂时闭合，可用血管钳将其扩开，必要时用探针初步探查瘘管，了解其方向及深度。在外口处贴标记物。将吸有造影剂的注射器，前端安装头皮针用的细软管，使软管尽量多地由外口插入瘘道，缓慢推入造影剂，待瘘道显影较为理想后，擦去体表的造影剂，调整患者体位，选择摄取局部正侧位片，也可据病情选择其他不同的角度拍摄照片。

四、CT 检查

CT（computed tomography, CT）又称为 X 线电子计算机断层扫描。具有高分辨率,可根据 CT 值估算出组织密度,推测组织成分,还可避免因体内各组织器官的相互重叠造成的定位模糊;采用增强 CT 检查,可以通过组织强化程度及方式,分析组织器官及病变的血供特征,为判断病变的性质提供依据。对于许多肛肠病来说 CT 检查都是极为重要的检查手段和诊断依据。CT 检查不仅能显示结直肠肠腔内病变情况,还可以显示肠壁及其周围组织、器官。主要是用于为结直肠肿瘤、肛门直肠周围脓肿、肛瘘、骶尾部周围囊肿、肠梗阻、炎症性肠病等疾病的诊断、病情评估、疗效评价等提供依据。

CT 检查有助于确定病变的部位、范围、与周围组织器官关系、初步判断病变性质,同时可以了解 CT 扫描所及范围内其他组织器官有无合并病变,初步判断肿瘤是否存在远处转移。通过测量 CT 值,尤其是在 CT 增强扫描条件下,可鉴别占位性病变的内容物特质,分辨出是属囊性还是实性病变,尤其对骶前囊肿、结直肠癌、脂肪瘤、血管瘤具有重要的诊断价值。CT 是结直肠癌术后是否复发的重要监测手段。此外,通过 CT 检查还可判断病变有无出血、坏死、钙化和气体存留。

五、磁共振成像检查

磁共振成像(magnetic resonance imaging,MRI)是利用原子核在磁场内所产生的信号经重建成像的一种影像技术。它可行横断面、矢状面以及任意斜面的直接成像,同时可获得多种参数的图像。MRI 的出现为检查诊断肛肠疾病提供了新的方法。在肛肠疾病的检查中,MRI 常用于先天性肛门直肠疾病、结直肠肿瘤、肛门直肠周围脓肿、肛瘘、便秘、肛周肿物的诊断和评估。

MRI 检查时可使用体表或直肠线圈以克服腔内超声的缺点和局限性。直肠线圈能增加局部组织的信号噪音比,使肛管直肠周围组织结构高质量成像。通过 MRI,提高了我们对肛门直肠括约肌解剖的认识,有助于外科手术前和手术后评价括约肌损伤程度。MRI 还提高了肛瘘的诊断和分型的准确性。MRI 已经成为直肠癌术前分期的主要依据,特别是高分辨率 MRI 对于直肠癌 T 分期有较高的诊断准确性,对制订直肠癌合理的治疗方案具有重要意义。

MRI 是一种无损伤及具有高分辨率的肛瘘检查方法,能显示括约肌间隙的异常、瘘管的走行及其与括约肌的关系、瘘道内口和外口的可能位置。采用梯度回波序列增强扫描,肛门直肠周围的脂肪信号被有效抑制,增强的瘘管及脓肿壁显示更加清楚,病变位置更加确切。

需要注意的是,由于 MRI 设备存在很强的磁场,因此,装有心脏起搏器者,以及血管手术后留有金属夹、金属支架者,或食管、肠道、前列腺、胆道置入金属支架者,均禁做 MRI 检查。身体内有不能除去的其他金属异物,如金属内固定物、人工关节、金属假牙、支架、银夹、弹片等金属存留者,为检查的相对禁忌,必须检查时,应严密观察,以防检查中金属在强大磁场的作用下发生移动而损伤邻近大血管和重要组织产生严重后果,如无特殊必要一般不要接受MRI检查。

六、排粪造影检查

排粪造影是一种专门用于研究出口梗阻型便秘的 X 线检查方法,国外始于 20 世纪 60 年代后期,但一度未能推广运用,直至 20 世纪 80 年代初期再度兴起。国内由上海长海医院于 1985 年最先开展此项检查。出口梗阻型便秘包括耻骨直肠肌肥厚、耻骨直肠肌痉挛、肛管内括约肌失弛缓、直肠黏膜内脱垂、直肠黏膜内套叠、直肠前膨出、乙状结肠或小肠疝、盆底及会阴下降等。这些功能性异常若用结肠双对比造影或结肠镜检查都无从发现。有些功能性异常虽然可经肛门指诊查出,但亦需有经验的专门从事便秘诊治的临床医师进行,且难以表达准确,而一般意义上的肛门指诊则难以明确诊断。排便造影是诊断功能性出口梗阻型便秘的重要手段。

1. 方法

(1)检查前准备:一般只要求直肠、乙状结肠空虚,并不要求肠道清洁,可于造影前日傍晚服用缓泻剂,排净远端大肠积粪即可。平时靠服用泻药方可排便者,造影前日用药量不宜过大,服药时间不可过晚,以免药物作用持续至次日晨影响检查的真实性。检查日晨起禁食、禁水。

(2)造影:造影剂主要有钡液和钡糊两种。将造影剂灌入直肠后,患者坐于特制的排便桶上,分别摄取侧位静息、提肛、用力排便及排粪终末黏膜相照片。照片须上包括骶 1,下包括肛门,前包括耻骨联合,后包括骶尾骨。正位片不列为常规摄片。当直肠远端向左或向右弯曲致使侧位排便出现类似黏膜脱垂、内套叠假象时,或侧位观察疑有乙状结肠前压者,需摄正位片予以鉴别。

(3)测量及正常值:根据不同型号 X 线机实际检查时所用靶片距离,以患者侧坐位时骶骨中线位置为投照物,制作放大尺或缩小尺。

1)耻尾线肛上距(PCL):自耻骨联合下缘至尾骨尖作一连线,称耻尾线,相当于盆底位置。肛管与直肠结合部中点至耻尾线的垂直距离称作肛上距,位于耻尾线以上者以负值表示,位于耻尾线以下者以正值表示。通常静息时肛上距接近零,提肛时为负值,用力排便时正常值不超过 30cm,经产妇可至 35cm。而肛上距变化幅度大说明耻骨直肠肌功能良好,反之则表明耻骨直肠肌功能不佳。

2)乙耻距(DSPC)和小耻距:分别为充盈钡剂的乙状结肠或小肠的最低

点至耻尾线的垂直距离,正常均应位于耻尾线之上,为负值。如果在耻线以下则称为内脏下垂。

3)肛直角(ARA):系肛管轴线与直肠轴线的夹角。我国正常人静息肛直角为101.9°±16.4°,提肛时缩小,用力排粪时肛直角增大为120.2°±16.7°。提肛与用力排粪时肛直角可以相差约50°,甚至更大。肛直角的变化亦反映耻骨直肠肌的功能。

4)直肠骶前间距(DSR):为充盈钡剂时测量的直肠后缘至骶骨前缘的距离,分别在骶2、骶3、骶4、骶尾关节及尾骨尖5个水平位置测量。当力排时直肠骶前间距大于20mm,称之为骶直分离。

2. 功能性出口梗阻型便秘的诊断

(1)耻骨直肠肌肥厚、粘连:静息、提肛及用力排便时肛直角和肛上距不变或变化轻微,造影剂排出少,甚至不能排出。耻骨直肠肌肥厚的特征性表现为直肠远端后壁平直呈"搁架"征,肛直角多维持90°左右,甚至更小,同时肛管延长,有时呈上小下大的圆锥状。肛周脓肿所致耻骨直肠肌粘连,硬结如板块,肛直角多大于90°,直肠远端后壁常不规整,局部骶直间距增宽,结合肛周脓肿、肛瘘病史不难作出诊断。

(2)耻骨直肠肌痉挛:用力排粪时肛直角不增大甚至小于静息值,直肠远端后壁出现耻骨直肠肌压迹,造影剂排出困难。严重者静息时即可显示耻骨直肠肌压迹,用力排粪时压迹加深。压迹两端的距离为压迹长度,压迹两端连线至凹陷最深处的垂直距离为压迹深度。耻骨直肠肌痉挛常合并其他异常,有人将此种情况称为盆底痉挛综合征。

(3)肛管内括约肌失弛缓:做直肠指诊时手指通过肛管困难,排粪造影做力排动作时,肛直角虽增大,但肛管窄、长而难开,排粪动作短暂不能连续,排钡费力、排出量少,钡流涓细。长期患病、体质衰弱者及老年人的直肠无力者,其排粪造影表现与肛管内括约肌失弛缓有相似之处,但直肠指诊无紧缩感可予鉴别。

(4)直肠黏膜内脱垂(AMP)、内套叠(IRI):可单独出现于直肠前壁或后壁,可出现呈环状直肠黏膜折叠。轻度或中度的黏膜脱垂可存在于无排便困难者之中,黏膜折叠10mm以下者多无明显临床意义。发生于直肠远端前壁的黏膜脱垂表现为局部黏膜下坠,叠盖于肛管之上堵塞粪便出路,甚至于脱入肛管之中,称直肠前壁黏膜脱垂。环状黏膜脱垂较深,能清楚显示中央管及鞘管者称黏膜内套叠;重度者黏膜可脱至肛门外,即为直肠黏膜外脱垂。折叠的黏膜间距明显增宽者有可能为直肠全层脱垂。分析直肠黏膜内脱垂或内套叠不仅要看脱垂或套入的深度,更要注意黏膜套入部或中央管的内径宽度及造影剂滞留的程度。造影剂滞留多者有明显的临床意义。

（5）直肠前突（RC）：直肠远端前壁向阴道方向突出呈疝囊状者，称直肠前突。造影时可见直肠远端呈"鹅头"样改变或"口袋样"向前突起。用量角器的圆形边缘划出模拟正常直肠前壁轮廓线后，可量出前膨出的深度及疝囊口部的高度。直肠前突在女性，尤其是经产道分娩者中十分常见，甚至有前膨出深度达25mm而无排粪困难者，因此，有人提出前突深达30mm以上方有意义。实际上直肠前突的临床意义并不完全取决于前膨出的深度，很大程度上取决于疝囊口部的大小，即疝囊的高度和进入疝囊内的造影剂能否排出。疝囊口部愈小或疝囊内进入钡糊不能排出者其临床意义较大。

（6）乙状结肠或小肠疝、前压：充钡的乙状结肠或小肠的最低点低于耻尾线者为乙状结肠或小肠疝。结合正位片所见，疝入的肠管压于直肠前壁形成明显压痕者称前压。

（7）会阴下降（PD）：PD为一种继发性变化，正常情况下，肛管上方恰好位于耻尾线以下或同一水平，在正常排便时会阴下降应不低于25~30mm。虽然当用力排粪时肛上距以35mm为正常最大值，但实际上绝大多数便秘者排粪造影时肛上距都大于35mm。这是长期用力排粪所致，属解剖生理功能性改变，也可认为是长期便秘所形成的结果。因此对盆底及会阴下降的诊断应从严掌握，以肛上距大于40mm为诊断依据较适宜。

上述异常情况常合并两种以上同时出现。直肠前突合并耻骨直肠肌痉挛者可表现为较为特殊的影像，称之为"鹅征"，即把X线照片侧放，肛管似"鹅嘴"，前膨出的疝囊似"鹅头"，耻骨直肠肌切迹似"鹅颈"，充钡的乙状结肠和直肠似浮于水面的"鹅身"。排粪造影有时可以显示肛瘘，还可用于低位直肠癌根治人工肛门重建术后的功能测试与评价。

七、钡剂灌肠造影

钡剂灌肠造影检查是了解结肠形态有无异常的重要检查方法。钡剂灌肠造影可以发现是否存在结肠冗长、结肠狭窄、结肠占位、肠外压迫等，对诊断结肠肿瘤、结肠憩室病、结肠炎性疾病、结直肠先天性异常和结直肠腔内外病变等均有重要意义，通过此项检查，也可了解结肠梗阻的位置，协助诊断急性阑尾炎和阑尾周围脓肿，有时也可用于肠扭转和肠套叠的复位治疗。双重对比造影（如气钡）检查在诊断炎症性肠病和小的结肠黏膜病变方面优于单对比钡剂造影。良好的肠道准是钡剂灌肠造影检查取得成功的重要条件。如果肠道不清洁，残便积留多，有时无法区分肿瘤和大便，对体积较小的肿瘤也不容易识别。钡剂灌肠造影检查的肠道准备的方法不同医院差异比较大，一般是在检查前一天少渣饮食，晚餐为清流质饮食，检查当天服清肠药物，同时可用灌肠剂。

1. 检查方法

（1）单对比法钡剂灌肠结肠造影：此为常规钡剂灌肠结肠造影。患者取俯卧位或侧卧位，经肛门将造影剂（稀钡）注入结肠。随着钡剂的流入，可观察到钡剂扩散状态是否有异常。检查过程中可通过让患者变换体位，透视下更好观察肠段形态变化，了解肠管有无狭窄、梗阻、充盈缺损、憩室、痉挛激惹等异常改变。常规对直乙交界部、结肠脾曲、肝曲、回盲部及发现的异常部位拍摄照片。

（2）双重（气钡）对比造影术：在结肠内注入钡剂后，再注入空气扩张结肠，或钡剂和空气一起灌注，尽量使更多的肠壁布满造影剂，通过此方法重点观察结肠黏膜形态。一般使用的钡剂密度高，较黏稠，为了使钡剂能够顺利注入肠腔，常需用口径较大的灌肠管，灌肠管的尖端柔软，并带有充气皮囊。该方法在发现较小病变和结直肠溃疡性病变方面具有明显的优势。

2. 并发症的防治　钡剂灌肠造影检查总体是安全的，并发症较少见。其并发症如钡剂性腹膜炎、直肠穿孔、直肠撕裂或出血、结肠穿孔、钡剂相关性黏膜下肉芽肿、中毒性巨结肠等。为了预防钡剂灌肠造影检查引发并发症发生，应注意以下几点：

（1）在钡灌肠之前行直乙状结肠镜检查。

（2）避免使用直肠气囊，尤其是当明确或怀疑有直肠病变时。

（3）避免对活动性结肠炎的患者做此项检查。

（4）灌肠的压力控制在安全范围，尽可能采用低浓度的钡剂。

（5）结肠活检后 2 周内不做钡灌肠检查。

当在检查过程中或检查后发现结肠穿孔后，应立即安排急诊手术。打开腹腔后应尽可能清除腹膜腔内的污染物。由于钡剂为糊状，故清除起来十分费力，可用尿激酶溶于生理盐水（72 000U/500ml）后做腹腔灌洗，通过反复灌洗和机械清除，基本可清除腹膜表面的钡剂。最后应切除穿孔肠段，并做造口术。钡剂和大便可导致严重的渗出性腹膜炎，引起大量体液和蛋白丢失。如果患者有幸存活下来，以后出现肠梗阻的风险较大，因为腹膜炎会形成致密的粘连。气钡双重对比造影也可能发生直肠结肠穿孔，可出现非常细小的穿孔，仅为空气泄漏，不一定有钡剂泄漏，此时由于腹膜炎不明显，建议对影像学发现的直肠周围、纵隔和颈部气肿的无症状患者收住院观察治疗，严密监测病情变化，可不急于手术。如果检查前进行了充分的肠道准备，保守治疗成功的可能性就比较大。

八、结肠传输实验

结肠运输试验是借助特制的标记物，经口进入胃肠，通过定时拍摄 X 线片,根据不同时间段标记物在肠道内分布及排出体外的情况变化,来分析判断结肠传输功能的一种检查方法。

1. 标记物　标记物的主要成分是硫酸钡,在 X 线下可以清晰地显影。标记物具有无毒性、无刺激性、在消化道内不裂解、不溶解、不破碎、不被消化吸收,其比重与食糜或粪便相似,易于与食糜或粪便混合并进等特点。标记物的形状有环形、柱形、条形、Y 形、球形等不同。

2. 检查方法　检查当日上午某个约定时间,如 9:00,一次性吞服含有 20 枚标志物胶囊 1 粒,于服标志物后第 24 小时、48 小时、72 小时各摄腹部平片一张,然后根据平片结果进行评价;也有采用每 24 小时拍摄一次腹部平片,直至标记物排出 80% 以上时停止,但最长不超过 7 天。

3. 评价方法　观察标记物在结肠内的运输、分布和排出情况,据此评价结肠传输功能。正常情况下,吞服标记物后 24 小时,标记物应全部进入大肠,否则认为胃或小肠传输功能存在异常;48 小时右半结肠及以上区域标记物存留 <5%,否则认为右半结肠存在传输功能异常;72 小时全结肠标记物存留 <20%,否则认为结肠存在传输功能异常,可考虑为结肠慢传输型;如果标记物不仅在结肠传输慢,而且在乙状结肠、直肠堆积,则应考虑混合型。

4. 检查期间注意事项　在检查前 3 天起不得行钡剂或碘剂胃肠道造影,也不得服用其他重金属药物。对于已有多日未能排便,估计难以继续坚持完成检查者,待其排便后再按要求进行准备。因黄体期肠道转运变慢,故育龄妇女作此项检查时,应避开黄体期。从检查前 3 天到检查结束期间,不使用任何影响消化功能及胃肠道动力的药物、泻剂、润肠剂,不清洁灌肠。检查期间要求受试者保持正常的起居和生活规律,膳食合理,情绪稳定。拍摄的片子应上至剑突,下至尾骨尖,将全部结直肠包括其中,以免遗漏。

九、病理检查

许多肛肠疾病,尤其是结直肠肿瘤及一些特异性炎症病变,虽然可以通过专科检查、实验室检查、X 线摄片等方法进行诊断,但往往需要经过病理检查才能明确诊断。病理检查对于明确病变性质、制定治疗方案、评估预后、确定有无复发等都具有重要意义。病理检查按其检查的对象及方法不同,分为活体组织病理学检查及细胞病理学检查两种。所谓活体组织病理学检查,是通过手术将病变的一部分或全部组织切取下来进行病理检查的方法。细胞病理学检查包含脱落细胞学检查和细针穿刺细胞学检查,脱落细胞学检查是通过收集黏膜表面的脱落细胞,或抽取的浆膜腔积液中的脱落细胞;细针穿刺细胞学检查采用细针穿刺病变组织,获得病变部位的穿刺细胞,将收集来的病变组织细胞制作涂片的病理检查方法。肛肠科应用比较多的是活体组织病理学检查。

活体组织病理学检查从临床的角度来讲,主要有普通活体组织病理学检查和手术中快速活体组织病理学检查,其中普通活体组织病理学检查又分为术前活体组织病理学检查和手术切除标本的病理学检查两种。

1. 术前活体组织病理检查　主要是借助内镜和活检钳,钳取部分病变组织,进行病理切片检查。此法的优点是安全可靠,在短时间内可获得明确诊断。在内镜下钳取活体组织时应注意以下事项:

(1)取标本的器具要求:取标本的器具,如活检钳,应足够锐利,严禁钝器牵扯挤压。因为钝器钳取往往造成组织细胞被破坏,使组织结构发生人为的改变,给病理诊断带来困难。

(2)所取组织要求:所钳取的组织不宜太小。因为一方面太小的组织局限性大,病理诊断易产生片面性,另一方面太小之组织块在制片过程中容易丢失。一般来说,钳取的组织块不应小于粟粒大小。

(3)钳取组织的部位要求:肿块较大者,应钳切肿块周边之病变组织。钳切要有一定的深度,禁忌只钳取表层之分泌物或坏死组织。如为溃疡性病变,应在溃疡底及边缘部分别取材。

(4)对获得的组织标本处理的要求:获得活组织后应小心保存,取组织时可先将钳取的小组织块放置于干滤纸片上,但应及时投入固定液中,防止组织腐败自溶。常用的固定液是 10% 的中性福尔马林。

2. 手术切除标本的病理检查　手术切除的病变组织,应进一步送病理检查,切不可随意弃之。手术切除的标本要想获得理想的病理检查结果,在送验这类标本之前,必须注意以下几点:

(1)标记标本的上、下端(或近、远端):最简单的方法是在切除标本的某一端用手术线缝个结,并在申请单上注明有缝线端为上(近)端或下(远)端。这样有利于病理医生在报告中准确地说明。

(2)标本较多时应编序号:如标本数量较多且体积小,如术中摘取的淋巴结,应对标本进行编号,并在病理申请单上说明每个编号所属的标本的具体部位。

(3)尽量保证标本的完整性:如送病理检查前术者需要检视标本时,应尽量保证标本的完整性,确保能够还原形态,避免对病灶造成破坏。比如病灶位于被切除的肠管一侧,打开肠管时要在病灶对侧剪开。

(4)标本应及时固定:标本获得后应及时放入盛有固定液的容器中。容器应该是密封较好的广口瓶或特制的标本储存袋。

(5)固定液应足够多:固定液不应太少,至少为标本体积的 5 倍。若标本漂浮于固定液表面应覆盖纱布。

3. 手术中快速活体组织病理学检查 是临床医师针对与手术方案有关的疾病诊断问题,请求在手术过程中,将术中获得的标本送达病理科,要求病理医师快速完成的病理学检查和会诊。需注意以下几点:

(1) 以提前预约为宜:主持手术的临床医师应充分了解术中快速活检的局限性、适用范围、不宜应用、慎用范围,在手术前一天向病理科预约,说明患者的临床信息,拟进行的手术和申请术中快速活检的目的等。尽可能不在手术进行过程中临时申请快速活检。

(2) 适用范围:主要适用于下列情况,①需要确定病变的性质(如良性肿瘤或恶性肿瘤);②了解恶性肿瘤的扩散情况,包括肿瘤是否浸润相邻组织,有无区域淋巴结转移等;③确定手术切缘有无肿瘤组织残留;④确认切除组织,如输尿管、甲状腺等。

(3) 不宜应用范围:下列情况不宜应用,①疑为恶性淋巴瘤;②过小的标本(直径小于 2mm 者);③术前易于进行常规活检者;④脂肪组织、骨组织和钙化组织;⑤需要依据核分裂像计数判断良、恶性的软组织肿瘤;⑥主要依据肿瘤生物学行为特征而不能依据组织形态判断良、恶性的肿瘤;⑦已知具有传染性的标本(如艾滋病、病毒性肝炎等)。

(4) 慎用范围:涉及截肢和其他会严重致残的根治术,其病变性质宜在手术前通过常规活检确定者,应慎用。

(5) 尽量保证标本的完整性:如送病理检查前术者需要检视标本时,应尽量保证标本的完整性,确保能够还原形态,避免对病灶造成破坏。只能部分送检的应选取病变有代表性部分。

(6) 必要时做标记:涉及切缘判断的标本,可用缝线标记,并在申请单上注明。

(7) 其他:术中标本应及时送至病理科,并附快速活检申请单,申请单包含患者的信息,重要的影像学、实验室检查结果、术中所见和提请病理医师特别关注的问题等。

第四节　病历书写

一、专科病历

病历是指医务人员在医疗活动过程中形成的文字、符号、图表、影像、切片等资料的总和,包括门(急)诊病历和住院病历。病历书写是指医务人员通过问诊、查体、辅助检查、诊断、治疗、护理等医疗活动获得有关资料,并进行归纳、分析、整理形成医疗活动记录的行为。病历是记载患者疾病发生发展、演变预后、诊断治疗、防护调摄及其结果的原始档案,也是复诊、转诊、会诊及解决医疗纠纷、判定法律责任、医疗保险等事项的重要资料和依据。病历作为第一手信息资料,对医疗、保健、教学、科研、医院管理起着重要的作用。病历书写是临床医师必要的基本功,它反映着临床医务工作者医疗技术、科学作风和文化修养的水平。肛肠外科专科病历可分为门诊病历和住院病历两种。

1. 门诊病历 肛肠科门诊病历有表格式病历与普通病历。表格式病历具有书写简便、专科特色突出等优点,但目前尚无统一的格式。普通病历重点在主诉、现病史、专科检查、诊断、处理等。既往史、个人史等只写有相关问题的内容,无相关问题可以省略。

在门诊病历中,专科检查应做重点记述,内容以阳性体征为主,还应记录必要的阴性体征和辅助检查结果,必要时应采用图文并茂的形式,以图示将病情表达得更清晰准确。

此外还应注意记录患者望闻问切四诊检查的相关信息。

2. 住院病历 主要包括住院病案首页、入院记录、特殊检查(治疗)同意书、手术同意书、病程记录(含抢救记录)、手术记录、术前讨论记录、疑难病例讨论记录、会诊意见、上级医师查房记录、死亡病例讨论记录、出院记录(或死亡记录)等。院病历的书写与一般住院病历要求大致相同,只是在记录病史和体格检查时应注意突出肛肠专科的特点。以下就入院记录、病程记录、术前小结、术前讨论、手术记录、术后首次病程记录、手术记录等内容的书写要求和注意点简述如下。

(1)入院记录:入院记录是指患者入院后,由经治医师通过望、闻、问、切、体格检查及辅助检查获得有关资料,并对这些资料归纳分析书写而成的记录。入院记录包括患者一般情况、主诉、现病史、既往史、个人史、婚育史、月经史、家族史、望诊、闻诊、切诊、体格检查、专科情况、辅助检查、初步诊断、书写入院记录的医师签名。

1)主诉:是指促使患者就诊的主要症状(或体征)及其所持续时间。

2)现病史:是指患者本次疾病的发生、演变、诊疗等方面的详细情况,应当按时间顺序书写,并结合中医问诊,记录目前的情况。内容包括发病情况、主要症状特点及其发展变化情况、伴随症状、发病后诊疗经过及结果、睡眠和饮食等一般情况的变化,以及与鉴别诊断有关的阳性或阴性资料等。

3)既往史:是指患者过去的健康和疾病情况。内容包括既往一般健康状况、疾病史、传染病史、预防接种史、手术外伤史、输血史、食物或药物过敏史等。

4)个人史:主要记录出生地及长期居留地,生活习惯及有无烟、酒、药物等嗜好,职业与工作条件及有无工业毒物、粉尘、放射性物质接触史,有无冶游史。

5)婚育史、月经史:包括婚姻状况、结婚年龄、配偶健康状况、有无子女等。女性患者记录经带胎产史,初潮年龄、行经期天数、间隔天数、末次月经时间(或闭经年龄),月经量、痛经及生育等情况。

6)家族史:是指父母、兄弟、姐妹健康状况,有无与患者类似疾病,有无家族遗传倾向的疾病。

7)中医望、闻、切诊:应当记录神色、形态、语声、气息、舌象、脉象等。

8)体格检查:应当按照系统循序进行书写。内容包括体温、脉搏、呼吸、血压,一般情况皮肤、黏膜,全身浅表淋巴结,头部及其器官,颈部,胸部(胸廓、肺部、心脏、血管),腹部(肝、脾等),直肠肛门,外生殖器,脊柱,四肢,神经系统等。

9)专科情况:包括肛门局部望诊、肛门镜检查、肛门直肠指诊等专科检查所采集到的信息。注意正确规范使用专业术语,尤其是对部位的描述,一般应用以截石卧位体位为参照的钟表记位法。同时还有正确使用解剖标志,如尾骨尖、坐骨结节、会阴部、肛缘线、肛白线、齿状线、痔区、肛管直肠线(或耻骨直肠肌上缘)等。

10)辅助检查:指入院前所作的与本次疾病相关的主要检查及其结果。应分类按检查时间顺序记录检查结果,如系在其他医疗机构所作检查,应当写明该机构名称及检查号。

11)初步诊断:是指经治医师根据患者入院时情况,综合分析所作出的诊断。如初步诊断为多项时,应当主次分明。对待查病例应列出可能性较大的诊断。

(2)病程记录:病程记录是指继入院记录之后,对患者病情和诊疗过程所进行的连续性记录。内容包括患者的病情变化情况及证候演变情况、重要的辅助检查结果及临床意义、上级医师查房意见、会诊意见、医师分析讨论意见、所采取的诊疗措施及效果、医嘱更改及理由、向患者及其近亲属告知的重要事项等。病程记录中应注意突出中医特色,注意有关四诊情况、辨证论治、理法方药内容的记录,尤其是治法、方药变化及其变化依据等。

(3)术前讨论:术前讨论记录是指因患者病情较重或手术难度较大,手术前在上级医师主持下,对拟实施手术方式和术中可能出现的问题及应对措施等进行讨论的记录。内容包括术前准备情况、手术指征、手术方案、可能出现的意外及防范措施、参加讨论者的姓名、专业技术职务、讨论日期、记录者的签名等。

(4)术前小结:术前小结是指在患者手术前,由经治医师对患者病情所作的总结。内容包括简要病情、术前诊断、手术指征、拟施手术名称和方式、拟施麻醉方式、注意事项,并记录手术者术前查看患者相关情况等。

(5)手术记录:手术记录是指手术者书写的反映手术一般情况、手术经过、术中发现及处理等情况的特殊记录,应当在术后 24 小时内完成。特殊情况下由第一助手书写时,应有手术者签名。手术记录应当另页书写,内容包括一般项目(患者姓名、性别、科别、病房、床位号、住院病历号或病案号)、手术日期、术前诊断、术中诊断、手术名称、手术者及助手姓名、麻醉方法、手术经过、术中出现的情况及处理等。

(6)术后首次病程记录:术后首次病程记录是指参加手术的医师在患者术后即时完成的病程记录。内容包括手术时间、术中诊断、麻醉方式、手术方式、手术简要经过、术后处理措施、术后应当特别注意观察的事项等。

二、局部检查常用图示标记法

局部检查常用图示标记法,可以简明扼要地概括疾病的基本信息,不仅对病历书写都有很大帮助,而且有助临床对病情准确判断、正确选择治疗方法。

1. 钟表记位法 以两个同心圆代表肛门,外环表示肛缘,内环表示齿状线。以截石卧位为标准体位,以钟表时刻为定位标准,圆的正上方位置代表肛门前正中,为 12 点,圆的正下方位置代表肛门后正中,为 6 点,余依次类推,分别标出 12 个刻度,表示肛门相应的各个方位(图 1-2-11)。

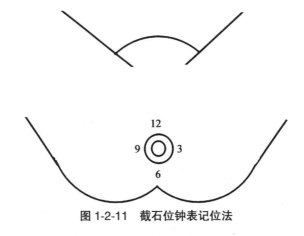

图 1-2-11 截石位钟表记位法

2. 肛肠常见病图案标识法 用不同的图案标识来代表不同的疾病类型(图 1-2-12)。

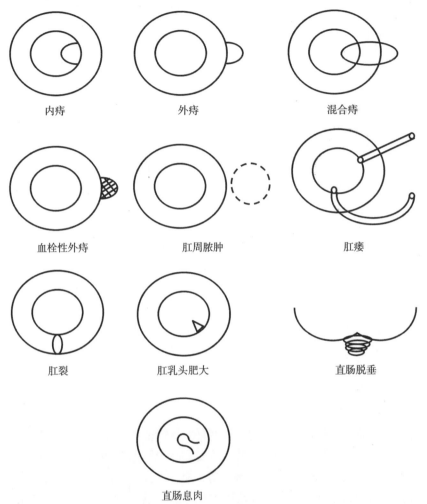

图 1-2-12　肛肠常用病图案标识法

（贾小强　崔春辉　冯六泉）

第三章

辨证

第一节　辨　阴　阳

一、基本原则

　　肛肠疾病的阴阳辨证虽以辨局部症状为主,但也必须结合全身辨证,只有从整体出发,才能对疾病有全面的认识。临床上有些肛肠疾病虽属于阳证但貌似阴证,或虽属阴证但貌似阳证,如果没有全面、细致的分析病情,就无法鉴别阴阳的真假,把握疾病的本质。在临床辨证诊断过程中,还应注意,随着疾病的发展变化,阴证和阳证之间也可以相互转化。阴阳的转化与疾病本身的特点及治疗有关,尤其与邪正盛衰变化关系密切,正气由衰转盛时,证候常常由阴转阳;正气由盛转衰时,证候由阳转阴。

二、辨证要点

　　1. 辨阳证　泛指以机能亢进、躁动为主要特征的证候。肛肠疾病属阳证者,多急性发作,病程较短。多伴躁动不安,面红目赤,呼吸气粗,身热,大便秘结,小便短赤,舌红,苔黄,脉滑数有力等。如属脱出性肛肠疾病,则可见突发性肿物脱出,难以还纳,若不及时处理,可迅速发生剧烈肿痛;如属痈疡性肛肠疾病,则起病迅速,局部红、肿、热、痛明显,肿势局限,根盘收束,溃脓较早,脓质稠厚,溃后易敛;如属下利性肛肠疾病,则大便秽浊、黏稠,或粪水混杂,臭秽难闻,腹痛较甚,肛门常有灼热感,病情变化较快。

　　2. 辨阴证　泛指以机能衰减为主要特征的证候。肛肠疾病属阴证者,多慢性发作、病程较长。多伴精神疲惫,面色晦暗或苍白,声低气弱,形寒肢冷,倦怠无力,大便稀溏,小便清长,舌淡,脉沉迟无力等。如属脱出性肛肠疾病,则脱出物难以还纳,肛门有潮湿感;如属痈疡性肛肠疾病,则起病迟缓,局部皮色苍白或紫暗或不变,皮温凉或不热,肿势平塌下陷,根盘散漫,溃脓较晚,脓质稀薄,溃后难敛;如属下利性肛肠疾病,则大便清稀,完谷不化,肛门控便力差,腹痛隐隐,喜温喜按,反复发作,迁延难愈。

三、临床意义

阴阳辨证不仅是八纲辨证的总纲,也是肛肠疾病的辨证总纲。正如《疡医大全》所言:"凡诊视痈疽,施治必须先审阴阳,乃医道之纲领。阴阳无谬,治焉有差。医道虽繁,可以一言蔽之者,曰阴阳而已"。只要我们辨证时辨清疾病的阴阳属性,抓住这个辨证总纲,就可以在疾病的诊断、治疗和预后判断方面避免出现原则性错误。

第二节 辨邪正盛衰

一、基本原则

凡疾病无不是正气与邪气盛衰变化的结果和表现,或因病邪损伤而正气衰退,或因正气为病邪所扰而亢奋。肛肠疾病的临床辨证必须注意辨别正气的盛衰及正邪斗争的形势。如正气旺盛,病邪亦盛,则为正盛邪实,此时多为实证;如正气已虚,余邪未尽,由于正气难复,致使疾病处于缠绵难愈的病理过程,则为正虚邪恋;如病邪尚盛,正气却明显不足,则为邪盛正虚。

二、辨证要点

肛肠疾病形成和发展过程中,正气盛衰具有主导作用。正气旺盛,临床上多为阳证、实证,正气不足则表现为阴证、虚证。

正盛邪实者易消、易溃、易敛,预后良好。可表现为发热,烦躁,舌苔黄,舌质红,脉实有力等。可见大便秘结,局部肿物高突,根脚收束,焮热灼痛,脓出稠厚,易溃易敛,便后肛内组织物脱出,肿痛显著等。

正虚邪恋者难消、难溃、难敛,预后较差。多见于素有内伤,正气不足,复感邪气,邪气入里,火毒内郁,毒陷夹瘀,络脉阻滞,气血不畅,日久损及阴阳。火毒内郁则身热,脉数;毒陷夹瘀,阻滞络脉,则肿胀刺痛;损及阴阳,气血不畅,神失所养,可表现为面倦神疲,低热或潮热盗汗,大便稀溏,或大便干结,排便困难,病灶局部色淡或晦暗、肿形平塌,肿物质软或坚硬结块,脓出清稀,久不收口,迁延难愈,便后肛内组织物脱出,难以还纳。正虚邪恋时容易逆变,若毒盛内陷脏腑,则有可能危及生命,预后多不良。

邪盛正虚又称为正虚邪实。指虚证、实证同时出现。邪盛正虚多因疾病治疗不当,或邪气过盛,使正气已虚而邪实仍在。多见于素体虚弱之人,感受实邪,出现正虚邪实的证候。正如《素问·通评虚实论》所言"邪气盛则实,精气夺则虚"。通常以正虚为本,邪实为标。临床表现为肛门肿痛坠胀,大便困难,伴面色萎黄,体倦乏力,少气懒言,潮热盗汗,舌淡,脉细弱。

三、临床意义

肛肠疾病与其他疾病一样,邪正斗争是贯穿疾病全过程的基本矛盾。正气不足是肛肠疾病发生的内在依据,如《素问·刺法论》所云:"正气存内,邪不可干,邪之所凑,其气必虚";邪气侵袭是肛肠疾病发生的重要条件。邪正斗争的结果直接影响疾病的预后与转归。同时,邪正盛衰的变化也受治疗用药的影响,临床治疗应以祛邪不伤正,扶正不助邪为原则。

第三节 辨 寒 热

一、基本原则

辨寒热是辨别疾病性质的纲领。寒热突出反映了疾病中病邪的属性及机体阴阳的盛衰。阴盛可表现为寒的证候,为实寒证;阳虚亦可表现为寒的证候,为虚寒证。阳盛可表现为热的证候,为实热证;阴虚亦可表现为热的证候,为虚热证。《素问·阴阳应象大论》有言:"重阴必阳,重阳必阴。"当病情发展到寒极或热极的时候,阴阳格拒,有可能会出现一些与寒、热本质相反的症状或体征,即所谓真寒假热、真热假寒。真寒假热是指疾病的本质是寒而外见某些假热症候。真热假寒是指疾病的本质是热而外见某些假寒症候。所以临床中在辨别寒热虚实的同时还需要辨别寒热的真假。

二、辨证要点

1. 辨寒证 寒证是人体受寒邪侵袭,或人体阳气不足证候的总称,以冷、凉为证候特点。实寒证多起病急骤,症状多为恶寒,面色苍白,四肢欠温,头痛或肢节疼痛,舌苔白而润滑,脉紧。肛肠相关症状为腹痛喜温,或腹泻,局部肿块皮色紫暗或不变,质地较硬,推之不移。虚寒证多为内伤久病,症状多为畏寒怯冷,喜热饮,四肢不温,喜静蜷卧,舌苔白,脉迟。肛肠相关症状主要为便溏、完谷不化或便秘。真寒假热证患者除虚寒证的典型症状外,尚有自觉发热,但触之胸腹无灼热,且欲盖衣被,面色苍白而泛红如妆,口渴却欲热饮,且饮水不多,脉虽浮大或数但按之无力等表现。

2. 辨热证 热证是人体受热邪侵袭,或人体阴液不足证候的总称。以温、热为证候特点。实热证多病势急骤,症状多为发热,面赤,烦躁不安,咽干口燥,舌红,苔黄,脉洪大滑数。肛肠相关症状为大便秘结,或便脓血,突发性便后肛内组织物脱出,可伴有剧烈肿痛,肛门潮湿、瘙痒感,局部红肿热痛明显,易破溃流脓。虚热证多为内伤久病,症状多为潮热,咽干口燥,渴喜冷饮,舌燥少津,脉细数。肛肠相关症状为大便干结,或伴有便血,肛门瘙痒感,局部肿痛破溃后久不收口,迁延难愈。真热假寒患者除虚热证的典型症状外,尚有四肢虽厥冷但胸腹必灼热,脉虽迟而按之必有力等表现。

三、临床意义

寒证、热证是对疾病的本质作出判断。在辨别寒热之虚实的同时,还需对寒热之真假进行认真辨别,如此才能去伪存真,抓住疾病的本质,对病情做出准确的判断。《素问·至真要大论》明确提出了"寒者热之,热者寒之"的观点。而《神农本草经》则进一步提出了"疗寒以热药,疗热以寒药"的用药原则。辨疾病的寒热属性对选择治疗用药起决定性的作用。

第四节　辨　虚　实

一、基本原则

虚实是辨别邪正盛衰的纲领,主要反映了疾病发展过程中人体正气的强弱与致病病邪的盛衰。正如《素问·通评虚实论》所言:"邪气盛则实,精气夺则虚"。在疾病发展过程中凡机体功能衰退,或维持生理活动的物质不足所引起的证候,称为虚证;凡邪气较盛而正虚不明显的病证,均称为实证。临床上单纯虚证较少,而单纯实证较多,更为多见的是虚实夹杂证。当实邪阻滞,阳气受遏或气血流行受阻时,可出现貌似虚证的临床表现,即所谓真实假虚。当机体功能减弱,以致气血流行缓慢但尚未形成瘀血、气机运行不畅但尚无痰湿阻滞,即所谓真虚假实。《内经知要》有言:"大实有羸状,至虚有盛候"。临床应注意真虚假实证应与因虚致实所致的虚实夹杂证相区分。

二、辨证要点

1. 辨虚证　虚证是指人体正气亏虚,而邪气不著,以不足、松弛、衰退为特征表现。疾病多为久病势缓,临床表现多为面色不华,神疲乏力,短气懒言,畏寒怯冷,舌淡胖,苔光剥,脉虚大细弱无力。肛肠相关症状为大便滑脱,小便失禁,肛门下坠感,便后肛内组织物脱出,难以还纳,局部硬块,不红不热,破溃后久不收口,迁延难愈。

2. 辨实证　实证是指人体感受外邪,或疾病过程中体内病理产物蓄积,以邪气盛、正气不虚为基本病理,以有余、亢盛、停聚为特征表现。疾病多为新起暴病,临床表现多高热,寒战,烦躁谵妄,痰多气粗,舌苔厚腻,脉大滑实。肛肠相关症状为大便秘结,腹痛拒按,肛门潮湿感,局部焮热肿痛,根盘收束,脓出稠厚,易溃易敛。

3. 辨真实假虚证 真实假虚证指本质为实证,反见某些虚羸现象的证候。如实邪内盛者,可有神疲懒言,身体羸瘦,脉象沉细等貌似"虚羸"的表现。但此时患者虽神疲懒言却动之觉舒,脉虽沉细却按之有力。

4. 辨真虚假实证 真虚假实证指本质为虚证,反见某些盛实现象的证候。如正气严重虚弱者,可有腹部胀满,二便闭塞,脉数等貌似"盛实"的表现。但此时患者虽腹部胀满却时有缓解,大便闭塞而腹部不甚硬满,脉虽数却按之无力。

5. 辨虚实夹杂证 虚实夹杂证在临床上较为多见,指患者同时存在虚、实两种证候。虚实夹杂有时也是疾病发展过程的一个阶段。临床辨证时,应区分虚实的孰轻孰重,并分析其间的因果关系。

三、临床意义

虚证多意味着人体阳气、阴液不足。阳气不足则推动无力、温煦不足、固摄不能,从而出现机体功能衰退、迟缓,并有寒象;阴液不足则滋养不足、濡润缺乏,从而出现枯燥干涸,并有热象。

实证多意味着病邪的存在,同时正气不虚。一般来说,不同病邪有不同的见症,但有时一种病邪也可以表现出多种见症。因此,分析实证病情时,必须注意各种病邪的兼杂。

《黄帝内经》明确提出了"实则泻之,虚则补之"的治疗法则。因此,辨虚实不仅能辨别疾病的本质,还有助于指导临床的遣方用药。

第五节 辨 脏 腑

一、基本原则

辨脏腑是根据脏腑的生理功能和病理特点,辨别疾病的脏腑病位、阴阳、气血、虚实、寒热等变化,为临床诊治提供依据。人体是一个有机整体,肛肠的生理功能与脏腑生理功能密切相关。肛肠的病理变化,肛肠病的发生、发展也与五脏六腑之间相互影响。《素问》曰:"魄门亦为五脏使。"肛肠疾病虽病位在于肛门大肠,却与五脏功能密切相关,尤其是与脾胃、肺、肾的关系最为密切。因此,肛肠疾病辨证时,在明确病位后,还需要辨别疾病与脾胃、肺、肾等脏腑的关系。脾胃是人体气机升降枢纽,脾主升清,胃主降浊,脾胃升降得序,才能维持阴平阳秘的生理状态。实际上,大肠"变化出焉"的功能也是胃降浊功能的延伸。《素问·五常政大论》云："肾主二阴。"肾气的固藏功能对于肛门固摄粪便起重要作用。同时,肾为阴阳之本,若肾水亏虚,人体真阴不足,肛门大肠失润,也可导致肛门大肠功能失常。肺与大肠相表里,肺气宣发肃降有助于大肠向下传导糟粕。如《医经精义·脏腑之言》所言："大肠之所以能传导者,以其为肺之腑。肺气下达,故能传导"。

二、辨证要点

从脏腑辨证出发,肛肠疾病临床常见的证型如脾虚湿蕴证、脾虚气陷证、肺气虚证、肺阴虚证、肾阴亏虚证、脾肾阳虚证、大肠湿热证、大肠热结证等。

1. 脾虚湿蕴证　可表现为,发病较缓,肛门潮湿瘙痒,皮损潮红,有丘疹,抓后糜烂渗出,也可见腹胀便溏,易疲乏,舌淡,苔腻,脉滑。

2. 脾虚气陷证　可表现为,长期便血,色淡,量多,便时脱肛或有肿块自肛内脱出,脱出物不易还纳,伴有头昏乏力,纳差,舌淡,脉细弱。

3. 肺气虚证　可表现为排便无力,欲便不能,少气短息,动则益甚,语声低怯,或有自汗、畏风,易于感冒,神疲体倦,面色淡白等。

4. 肺阴虚证　可表现为肛门肿痛迁延不愈,脓液稀薄,伴干咳少痰,口燥咽干,形体消瘦,五心烦热,午后潮热,盗汗,颧红,或痰中带血,声音嘶哑等。

5. 肾阴亏虚证　可表现为大便下血,色鲜红,大便干结,排便困难,头晕耳鸣,腰酸膝软,五心烦热,或潮热盗汗,口燥咽干等。

6. 脾肾阳虚证　可表现为下利清谷,甚则滑脱不禁,五更泄泻,少腹冷痛,腰膝酸软无力,形寒肢冷,面色苍白等。

7. 大肠湿热证　可表现为下利黏冻,脓血便,便次增多,也可见肛门肿痛、下坠,大便下血,色晦暗等。

8. 大肠热结证　可表现为腹痛拒按,大便秘结,或发热呕吐,或烦渴谵语,舌干苔黄,脉沉实。

三、临床意义

脏腑辨证是中医辨证体系的重要组成部分,也是肛肠疾病辨证的基础,具有广泛的适用性。脏腑在功能上是相互协调、相互为用,在病理上相互影响。辨脏腑能较为准确地辨明病变的部位,通过与辨病的有机结合,形成完整的证候诊断,从而指导临床用药。

第六节　辨气血津液

一、基本原则

气血津液是构成人体的基本物质,也是人体各种生理功能的物质基础。正如《素问·调经论篇》所言:"血气不和,百病乃变化而生。"气血津液异常是肛肠疾病常见的病理变化。辨气血津液实际上是根据患者所表现的症状体征,对照气血津液的生理功能、病理特点,通过分析,辨别疾病中气血津液有无亏损或运行障碍。气血津液的辨证对肛肠疾病的诊断具有重要的意义。

二、辨证要点

从气血津液辨证出发,肛肠疾病临床常见的证型如气虚证、气陷证、气滞证、血虚证、血瘀证、血热证、水湿停聚证、大肠津亏证、津伤液耗证等。

1. 气虚证　气虚证常见于年老体弱、久病、先天不足或后天失养者。临床表现主要为神疲乏力,少气懒言,自汗头晕,舌淡,或淡胖有齿痕,脉细或虚软无力。若脾肺气虚者,可表现为腹胀纳呆,大便溏薄或便秘,排出费力,便时汗出,便后乏力,或便时带血,血色红质稀。若肾虚不固者,可表现为肛门失禁,滑泄不止,伴有耳鸣,腰膝酸软。

2. 气陷证　气陷证是气虚证的一种特殊表现形式,或为气虚的进一步发展。常以大便溏薄,腹部及肛门坠胀,甚或脱肛,肛内肿物脱出而难以回纳为特征,伴有头晕眼花,气短疲乏等症。

3. 气滞证　气滞证多见于情志不畅或术后排气不畅者。临床表现主要为腹胀肠鸣,肛门胀痛,大便秘结,得矢气则舒,或腹痛即泻,泻后痛减,随后又作,或有内痔嵌顿。舌苔薄,脉弦。

4. 血虚证　血虚证多见于痔疮长期便血或脾胃素虚者。临床表现主要为面白无华或萎黄,唇甲色淡,头晕眼花,心悸多梦,手足发麻,大便干燥难排,舌淡,脉细无力。若血虚生风者,则可见肛门瘙痒。

5. 血瘀证　血瘀证是肛肠疾病常见证候之一。临床表现主要为疼痛和局部肿块。疼痛特征为痛如针刺、刀割,痛处固定,拒按。肿块特征为范围局限,质地较硬。瘀结于肛周皮下者,肿块呈青紫色或表面有青紫瘀点,按之内有硬结;瘀结腹内肠腔者,则病位固定,推之不移,触之坚硬。血瘀证也可伴有便血,色多紫暗或夹有血块。

6. 血热证　血热证临床表现主要为便血和疼痛。便血多具有下血暴急、量多、色深红的特点;疼痛多具有红、肿、热、痛俱重的特点。多兼有心烦,口渴,舌红绛,脉滑数。

7. **水湿停聚证**　水湿停聚证的临床表现主要为腹胀纳少,肠鸣辘辘,口淡不渴,时有泛恶,大便溏稀,小便不利,头身困重,甚至肢体浮肿,苔多白滑,脉沉弦。

8. **大肠津亏证**　大肠津亏证常见于素体阴亏或嗜食辛辣者。临床表现主要为大便秘结,甚者干结如羊屎,数日一行,常伴有口干咽燥,舌红少津,苔黄燥,脉细涩。

9. **津伤液耗证**　津伤液耗证常见于壮热、大汗、大泻、大吐等津液损伤较重者。临床表现主要为口干咽燥,唇舌焦裂,眼眶凹陷,小便短少,大便干结,表情淡漠,头晕目眩,甚为痉挛抽痛及昏迷。舌红而干,脉多细数无力。

三、临床意义

气血津液与肛肠疾病密切相关,气血津液的正常运行是大肠肛门正常生理活动的物质基础。因此,在肛肠疾病的诊疗中,应始终贯穿气血津液辨证。同时气血津液之间关系密切,病理上亦常相互影响,或互为因果。在临床诊疗中,气血津液辨证结合脏腑辨证或其他辨证方法,能更透彻地把握疾病的病机,提高临床疗效。

（贾小强　苏亮）

第四章

治法

中医肛肠专科治法伴随着中医发展而不断完善,内容极其丰富,总体而言,可概括为内治法和外治法两大类。其中许多治法属于针对肛肠疾病特点的特色治法,如固脱法、挂线法、枯痔法、脱管法、熏洗坐浴法、保留灌肠法、直肠给药法等。现代中医肛肠学科在继承传统的基础上,结合现代医学的理论和技术,使许多古老的治疗方法得到了创新和发展,在临床诊治中发挥了更加重要的作用。

第一节 内 治 法

内治法可广泛应用于肛肠疾病的各个阶段,有时充当主要的治疗手段,有时作为辅助治疗手段配合手术、外治法,尤其是在患者出现全身症状,或兼有其他需要合并治疗的内科疾病,或年老体弱的患者,更应重视内治法的应用。肛肠疾病的病因病机具有许多自身特点,其病位在下,其致病因素多为"风、湿、燥、热、气虚、血虚",与脾胃、肺、肾关系密切等。所以,在临床施治时,有一定的规律可循。肛肠疾病虽病证繁多,但究其治则,仍可以消、托、补三法概括之。

一、消法

消法是指运用不同的药物和治法,使肛肠病初起的病变得以消散的治法。此法适用于肛肠病变发生的早期阶段。肛肠专科常用的消法有清肠疏风、清热利湿、泻火解毒、清热凉血、养阴清热、活血化瘀、理气宽肠、通里攻下、解表散邪等法。

1. 清肠疏风　清肠疏风法是用清热疏风的药物使壅滞于大肠的风邪热毒得以疏解的治法。此法适用于风火交迫大肠的肠风下血等症。

方剂举例:槐花散、槐角丸。

常用药物:槐花、槐角、地榆、黄芩、荆芥穗、防风等。

2. 清热利湿　清热利湿法是用清热利湿的药物使蕴阻于肛肠的湿热毒邪得以化解的治法。此法适用于湿热下注大肠肛门所致的便血、肛门肿痛、下利、脱出等症。

方剂举例:止痛如神汤、龙胆泻肝汤等。

常用药物:黄连、黄柏、黄芩、苍术、秦艽、地榆、龙胆草等。

3. 泻火解毒　泻火解毒法是用泻火解毒的药物使结聚于肛肠的火热之毒得以消除的治法。此法适用于病变局部以红、肿、热、痛为主证的阳、热、实证。如肛周脓肿、肛瘘急性发作、肛肠病术后继发感染等。

方剂举例:黄连解毒汤、五味消毒饮等。

常用药物:黄连、黄柏、黄芩、栀子、蒲公英、金银花、野菊花等。

4. 清热凉血　清热凉血法适用于高热,局部焮红灼热,热入营血之证。如因注射治疗痔核或直肠脱垂引起感染,并发肠壁坏死而继发出血,甚或有明显全身脓毒血症;或并发胃肠道黏膜应激性出血,证见高热,口渴,舌红绛,苔黄厚,脉洪数或细数等。此刻,应清热凉血之品,以遏制毒邪横逆,使热势得挫,邪得以除。如热毒炽盛,应将清热凉血之法与泻火解毒之法并用,只有火毒之势得到有效遏制,血分之热方可釜底抽薪。黄乃健认为,纵然热毒已入营血,或患者体质较差,也可不拘泥于"入血直须凉血止血"的法则。可重用苦寒泻火之剂如黄连解毒汤等。而且往往只服几剂,即能收到迅速控制感染,使热势大减,体温速降,血行循经,出血即止的效果。

方剂举例:凉血地黄汤等。

常用药物:丹皮、生地黄、赤芍、玄参等。

5. 养阴清热　养阴清热法适用于肛肠疾病术后阴液耗伤证,可见午后潮热,盗汗,颧红,舌红少津,脉细数等。

方剂举例:知柏地黄丸或青蒿鳖甲汤等,如治骨蒸潮热可用清骨散。

常用药物:生地、知母、黄柏、丹皮、青蒿、鳖甲、地骨皮、胡黄连、银柴胡等。

6. 活血化瘀　活血化瘀法在临床应用范围较广,可据病位病性的不同,分清主次缓急。同时不应局限于血瘀见症突出的病变,无论其证属热属寒、属实属虚,病在腑内或在皮肉,都应注意肛肠病存在局部经络易阻、气血易滞的特点。在针对主证选方用药的同时,可适当配合活血化瘀之味,以使标本兼治,瘀血诸证得以消除。

方剂举例:如血瘀脉阻,气血不畅而肛门肿痛,形成血栓性外痔、炎性外痔、内痔脱垂嵌顿等,治以活血散瘀、消肿止痛,方用活血散瘀汤;如热毒壅聚,气滞血瘀,热盛肉腐,化脓成痈者,应以清热解毒为主,辅以活血止痛,方用仙方活命饮;如湿与热互结于肛肠,经络阻隔而致肿痛者,治以清热除湿,活血止痛,方用止痛如神汤;如寒邪内中肛肠,经络凝滞不通所致诸证,治以散寒、通经、活血化瘀,方用少腹逐瘀汤或失笑散;如血瘀大肠而腹痛,便血紫黑,甚者腹中结块者,治以活血破瘀、止痛散结,方用桃仁承气汤;如腹部外伤,大肠受损者,可用复元活血汤;如气滞血瘀俱重,肛门坠胀肿痛者,可选用行气止痛汤以行气活血并举。

常用药物:丹参、当归、赤芍、川芎、桃仁、红花、枳壳、木香等。韩生先所用之活血化瘀通脉之剂,除上述常用药物外,加用水蛭、全蝎、蜈蚣、地龙、土元等虫类活血之品,治疗便血不用止血药物而血自止,此即活血止血之意也。

7. 行气法 行气法是指应用理气的药物,使气机畅通、气血调和,从而达到消肿散坚止痛的目的的治法。常用的行气法有两种:

(1)疏肝解郁:用于因情志失和肝脾之气郁结,症见大便滞涩,欲便不解,嗳气频作,胸胁痞满,甚则腹胀痛,纳食减少,舌苔薄腻,脉弦。

方剂举例:六磨汤、逍遥散等。

常用药物:柴胡、木香、白芍、乌药、枳壳、玄胡、郁金等。

(2)理气宽肠:适用于积滞内停,腑气不通等证。如消化不良引起的肠胀气,气机不畅之肠鸣腹痛,痛无定处,手术后腹胀、肠粘连、肠麻痹等。

方剂举例:泻热宽肠用木香槟榔丸,散寒理气,选厚朴温中汤,挟有积滞用枳实导滞丸,痛甚用行气止痛汤。彭显光以通气汤用于直肠癌、结肠癌术后,有促进肠蠕动,使肠中积气下行,恢复正常排气功能,认为通气汤是防治肠麻痹的有效方剂。

常用的药物有厚朴、木香、枳实、香附、川楝、乌药等。

8. 软坚散结 软坚散结法是以软坚散结的药物,涤痰去积,通滞散凝,而达化痰消肿之目的的治法,即"坚者软之"、"结者散之"之法。适用于结块坚硬,难溃难消,如肛周脓肿应用抗感染药物后,炎症已得到控制,但局部仍肿硬不消者。亦可用于肠道多发性息肉及某些恶性肿瘤等。

方剂举例:消瘰丸、犀黄丸、醒消丸等。

常用药物:鳖甲、壁虎、海蛤壳、牡蛎、山慈姑、僵蚕等。

9. 散寒通滞 散寒通滞法适用阳虚、寒痰凝结之证,如肛周脓肿患处漫肿,隐痛,不红不热,口不渴,形寒肢冷,舌苔白,脉迟等。

方剂举例:阳和汤。

常用药物:熟地黄、白芥子、炮姜、麻黄、肉桂、鹿角胶等。

10. 通下法 下者,攻也,攻其肠腑实邪。此法是用泻下之药通降腑气、荡涤肠胃、除积导滞,使病邪随大便而出。常用的通下法有攻下、润下、温下、和攻补兼施等。

(1)攻下法:适用于肠腑热结的里实证,即"实则泻之","其在下者引而竭之"。肛肠病而属肠腑热结证者,见肛门红肿热痛俱甚,燥热烦渴,便秘,溺赤,下腹胀痛,舌红,苔黄甚或焦黑,脉沉实有力或数。

方剂举例:大承气汤、小承气汤、调胃承气汤、凉膈散、通便散等。

常用药物:大黄、芒硝、番泻叶等。

凡大便燥结而证属实热者,均可应用本法。但临证应根据兼症不同而灵活变通。如痞满燥实俱在者,常选用大承气汤;便闭,燥屎结而不坚者,选用小承气汤;燥实内阻而痞满较轻者,选用调胃承气汤;若便秘而身热较甚,胸膈烦热者,可用凉膈散;若肛肠病术后肛门疼痛、大便秘结者,可用通便散。

应用本法应慎重选择适应证,不可乱投。对年老体衰、妇女妊娠或月经期者更应慎用。由于该法所用方药大多苦寒,易损耗正气,故应中病即止,不可过剂。尤其在肛痈化脓阶段,过下之则难腐难透,使病情加重。若属热毒较甚者,应适当配伍清热解毒之品。

(2)润下法:适用于津液不足,脾约肠燥,脘腹胀满,大便秘结,舌红苔黄少津者。

方剂举例:麻子仁丸、五仁汤、增液汤、润肠汤等。

常用药物:火麻仁、郁李仁、生地、玄参、寸冬等。

(3)温下法:适用于冷积内停形成的里寒实证。证见大便不通,腹部胀痛,手足不温,舌淡苔白,脉沉。此类病症多属实中夹虚。实者,阴寒之邪凝聚大肠;虚者,阳气不足,传送无力,故治疗应以泻下药配合温里药共成温下之剂。

方剂举例:偏实者可选用《本事方》的温脾汤;积滞甚或来势较急者可用三物备急丸或大黄附子汤;偏虚者可用《千金方》中之温脾汤。

常用药物:附子、肉桂、干姜、肉苁蓉、锁阳等。

(4)攻补兼施法:适用于正虚邪实的大便秘结者。又可分为益气通便法、养血通便法、滋阴通便法、温阳通便法等四法。

1)益气通便法:用于气虚便秘者。每见大便困难,临厕努挣乏力,挣则汗出短气,白色㿠白,神疲肢倦,大便不硬,舌淡,苔白,脉虚。

方剂举例:黄芪汤等。

常用药物:黄芪、党参、麻仁、蜂蜜等。

2)养血通便法:适用于血虚便秘证。多见大便秘结,面色无华,头昏目眩,心悸,舌淡苔白,脉细弱等。

方剂举例:润肠汤等。

常用药物:熟地、生地、当归、白芍、麻仁等。

3)滋阴通便法:适用于阴虚便秘证。凡大便燥结不行,下之不通,腹部胀满,面红口干,舌红少津者。

方剂举例:增液承气汤等。

常用药物:玄参、麦冬、生地、熟大黄等。

4)温阳通便法:适用于阳虚便秘证。凡大便艰涩,排出困难、小便清长,面色㿠白,四肢不温,喜热怕冷,腹中疼痛,或腰膝酸软,舌淡苔白,脉沉迟者。

方剂举例:济川煎等。

常用药物:肉苁蓉、牛膝、当归、益智仁等。

11. **解表法** 应用解表发汗的药物,使邪从汗解,亦即汗法。经云:"汗之则疮已","邪在皮毛者,汗而发之"。凡肛门炎性疾病,如肛痈等,发病初起,表证明显,全身有发热、恶寒现象,局部肿痛者,可用疏表发散之药,其意在解表散邪,促使炎症消退。肛肠科应用本法所治之表证,多为并发,使用时应审明表里主次。根据病情,或先表后里,或表里兼顾。术后发热不甚,血象不高,口干,尿赤,舌红,苔薄,脉浮数,为手术后反应所致,也可用银翘散疏风清热以治之。但应注意,此时不可过汗,如肛痈溃后体虚者,亦应慎用此法,以免过汗误伤正气,影响创口愈合。

方剂举例:风热表证者,治以疏风清热,以银翘散为主;风寒表证者,治以解表散寒,方用荆防败毒散。

常用药物:辛凉解表药如银花、连翘、荆芥、牛蒡子、薄荷等;辛温解表药如荆芥、防风、桂枝、细辛等。

消法适用于肛周痈疽初期、炎性外痔、血栓性外痔和肛裂感染较重者。消者,消其壅也。经云:"坚者削之。"在病邪初聚之际,邪盛正实,应用消散、祛邪之药物以消除邪毒,解除气血经络之壅滞,从而使疾病的形症一并消除,避免溃脓和手术之痛苦。《外科大成》说:"消者,灭也。初起红肿结聚之际,施行气、活血、解毒、消肿之剂,……使气血各得其常,则可内消也。"

临床具体应用需结合病因和临床证候辨证施治。如有表邪者解表,里实者通里,热毒蕴结者清热解毒,寒邪凝结者温通,痰凝者祛痰,湿阻者理湿,气滞者行气,血瘀者和营化瘀等。此外,还应结合患者的体质强弱,病位所属经络等,应用不同的方药,则使未成脓者可以内消,即使不能消散,也可移深居浅,转重为轻。正如《疡科纲要》说:"治疡之要,未成者必求其消,治之于早,虽有大证,而可以消散于无形。"若疮形已成,则不可用内消之法,以免毒散不收,气血受损,脓毒内蓄,侵蚀好肉,甚至腐烂筋骨,反使溃后难敛,不易速愈。故《外科启玄》云:"如形症已成,不可此法也。"

二、托法

托法就是用补益气血和透脓的法则,扶助正气,托毒外出,以免毒邪内陷,使毒邪移深就浅,早日液化成脓,并使扩散的证候趋于局限化,而邪盛者不致脓毒旁窜深溃,正虚者不致毒邪内陷,从而达到脓出毒泄、肿痛消退的目的,寓有"扶正达邪"之意。正如《外科启玄》所说:"托者,起也,上也。"《外科精义》中云:"凡为疮医,不可一日无托里之药。""脓未成者使脓早成,脓已溃者使新肉早生,气血虚者托里补之,阴阳不和托里调之。"

托法有透托和补托之分。

1. **透托法**　适用于肛痈已成,毒盛而正气不虚,尚未溃破或溃而脓出不畅之实证。

方剂举例:透脓散等。

常用药物:当归、皂刺、穿山甲等。

2. **补托法**　适用于肿疡毒势虽减,但正气已虚,不能托毒外出,以致疮形平塌,根盘散漫,难溃难腐,腐肉不脱,新肉不生之虚证。

方剂举例:托里消毒散、薏苡附子败酱散等。

常用药物:生黄芪、党参、白术、茯苓、川芎、皂角刺、当归、附子、薏苡仁、败酱草等。

需要注意的是透脓法不宜用之过早,肿疡初起未成脓时勿用。补托法在正实毒盛的情况下,不可施用,否则不但无益,反能滋长毒邪,使病势加剧,而犯"实实之戒"。另外,托法须根据辨证与和营、清热、滋阴、益气等法同用。

三、补法

补法就是用补虚扶正的药物,使体内气血充足,得以消除各种虚弱现象,恢复人体正气,助养新肉生长,使疮口早日愈合。补者,补其虚,《黄帝内经》云:"虚者补之","损者益之","形不足者,温之以气;精不足者,补之以味"。《外科启玄》说:"言补者,治虚之法也。"此法适用于年老体弱者,气血虚弱,疮疡后期。如肛肠疾病手术后热毒已消,病灶已除,精神衰弱,面色苍白,语气低微,脓水清稀,疮口难敛者,以及长期便血或直肠脱垂的患者。

补法通常分为益气、养血、滋阴、助阳等四个方面。疾病有单纯气虚或血虚,阴虚或阳虚,也有气血两虚,阴阳互伤,所以应用补法,也当灵活,但以"见不足者补之"为原则。例如小儿、老年人的脱肛,属气虚下陷,可给予补中益气汤以补气升提。又如便血失血过多者,每能伤气,气虚更无以摄血,故必须气血双补;又因孤阳则不生,独阴则不长,阴阳互根,故助阳法中每佐一二味滋阴之品;滋阴法中常用二味助阳药,除互相配合外,且更增药效。此外,补法在一般阳证溃后,多不应用,如需应用,也多以清热养阴醒胃之法,确显虚象之时,方加补益之品。应用补法应密切注意邪正情况,若正盛邪实忌用此法;若邪实兼见正虚,应以祛邪为主,佐以补益,切忌大补,以免留邪。只有正虚邪退,以虚为主时方可专攻。

肛肠专科常用的补法又可分为补中益气、养血益阴、温补脾肾等。

1. **补中益气法**　适用于脾气虚弱,中气下陷所致的直肠脱垂、久泄、便血、失禁等肛肠疾患。

方剂举例:补中益气汤、补气升阳汤、提肛散等。

常用药物:人参、黄芪、白术、升麻、柴胡等。

2. 养血益阴法 适用于因长期便血或溃疡或泄痢而致阴血亏虚诸证。

方剂举例：四物汤、固阴煎、六味地黄丸、益胃汤等。

常用药物：当归、熟地、白芍、五味子、山萸肉等。

3. 温补脾肾法 适用于脾肾阳虚所致的便血、泄痢、便秘、痔疮等疾患。

方剂举例：四神丸、真人养脏汤、右归丸等。

常用药物：附子、吴茱萸、肉桂、仙灵脾等。

总之，内治法初期宜"消散"，中期宜"内托"，后期宜"补养"。然临床实际错综复杂，千姿百态，在复杂的实际情况下，不可拘泥，往往需要数法合并使用，灵活变通。此外，中医学还有很多应用药膳疗法治疗肛肠疾病，通过药物和食物共同发挥治疗作用，亦属内治之法，在此不再赘述。

第二节 外 治 法

外治法是运用药物或配合一定的器械等，直接作用于患者体表某部或病变部位以达到治疗目的的一种治疗方法。外治法是与内治法相对而言，《理瀹骈文》说："外治之理，即内治之理，外治之药，即内治之药，所异者法耳。"指出了外治法与内治法只是在给药途径上不同，而其遵循的基本原则和追求的目的是一致的。《医学源流》说："外科之法，最重外治。"外治法不但可以配合内治法以提高疗效，而且许多较轻的肛肠病，仅用外治法就可以达到治愈的目的；而那些已经引起全身反应，波及其他脏腑的较为复杂严重的肛肠病，就必须与内治法联合应用，根据病证演变的不同阶段，有时仅用外治法，有时以外治法为主配合内治法，有时以内治法为主配合外治法。

肛肠科常用的外治法有熏洗法、敷药法、灌肠法、直肠给药法、脐疗法、耳穴压豆法、药物敷贴法、穴位封闭法、针刺法、艾灸法等。现将其介绍如下：

一、熏洗法

熏洗法又称坐浴法，是指将药物水煎或用热水浸冲后，借助药液的热力及中药药理作用，直接作用在病患局部的一种外治技术。以中药蒸气为载体，辅于温度、湿度、力度的作用，促进药物作用的发挥，增强药物活血化瘀、舒筋活络、消肿止痛等作用。古文献中称之为"气熨"、"溻渍"或"淋洗"等。《证治准绳》论述该法时写道："淋洗之功，痈疽初发，则宜拔邪气，可使消退；已成洗之，则疏导腠理，调和血脉，探引热毒，从内达外，易深为浅，缩大为小；红肿蔓延，洗之则收；殷紫黑，洗之红活；逐恶气，祛风邪，除旧生新。"

1. 适应证及禁忌证

（1）适应证：熏洗法临床应用广泛，适应于痔漏病急性发作，局部肿痛，肛门皮肤病及肛肠病手术后等。

（2）禁忌证

1）肛周伤口缝合术后者。

2）急性传染病、严重心脏病、严重高血压病等，不宜熏蒸。

3）妇女妊娠和月经期间，均不宜熏蒸。

4）饱食、饥饿，以及过度疲劳时，均不宜熏蒸。

5）饭前饭后半小时内，不宜熏蒸。

6）热毒炽盛证者不宜熏蒸。

7）对所用药物过敏者。

2. 用法　熏洗前建议患者排空大便，将温热药液倒入盆中，用量一般为1 500ml 左右。将肛门先以药液热气熏蒸，待温度降至约 40℃左右时，将肛门浸泡在药液中，坐浴 10 分钟为宜。每日可坐浴 2~3 次。有时也可不用熏蒸，直接将药液调至适宜温度（约 40℃），坐浴即可。

3. 临床应用　多数情况下，应用熏洗法治疗肛肠病，基本的功效是清洁去污，祛腐生新，疏通腠理、活血通络、消肿止痛、祛风止痒之功效。临床根据局部及全身表现，根据辨证分型不同、病位、病性、病期不同，选择不同的治法和方药。熏洗法常用的治法为清热解毒消肿止痛、祛风除湿杀虫止痒、活血化瘀软坚散结等。

（1）清热解毒、消肿止痛：适用于急性痔漏发作、肛肠疾病术后初起等属于热毒蕴结、湿热下注证者。

方剂举例：祛毒二黄汤、复方荆芥散、黄柏洗剂等。

常用药物：黄连、黄柏、侧柏叶、芒硝、马齿苋、蒲公英、野菊花、紫花地丁等。

（2）祛风除湿、杀虫止痒：适用于肛门瘙痒症或肛周湿疹等属于风袭虫扰，湿浊阻络证者。

方剂举例：湿疡宁洗方（贾小强方）等。

常用药物：苦参、荆芥、防风、白鲜皮、大腹皮、蛇床子、蝉蜕等。

（3）活血化瘀，软坚散结：适用于肛门肿痛，局部肿块或瘢痕疼痛，属气血瘀滞证者。

方剂举例：活血洗剂等。

常用药物：泽兰、当归、赤芍、皂角刺、红花、虎杖等。

药物熏蒸法有可能出现药物过敏性皮疹的不良反应，一旦出现建议立即停用，皮疹一般无需特殊处理即可消退，但偶遇严重皮疹病例需用抗过敏药物治疗。

二、敷药法

敷药法是指将药物制成不同的剂型,如油膏、膏药、箍围药、掺药等,直接作用于患处,依靠药物的性能而发挥治疗作用。本法在肛肠专科应用广泛,如各期内痔、外痔、混合痔、肛裂、肛痈、肛瘘、脱肛等病症,以及肛肠疾病术后常规换药和术后并发症的治疗等。

1. 油膏 油膏就是将具有一定功效的油膏配方中的药物加工成细粉,或经溶媒提取后浓缩成流浸膏,加入适宜的基质中均匀混合而成。调制的油类基质有猪油脂、羊脂、麻油、黄蜡、凡士林等。现代一般选用凡士林或麻油作为基质。油膏的优点是,质地细腻、柔软、滑润、易于涂抹,药性稳定,无刺激性等。

(1)适应证:适用于内痔、外痔、肛裂、肛痈、肛门瘙痒症等多种肛肠疾病,特别是术后使用尤为适宜。

(2)用法:使用时如病位在肛周或肛缘,可将油膏均匀涂于创面,外覆盖清洁纱布或药棉;如病变位于肛管直肠内,可将油膏注入肛内,或用棉球蘸油膏后纳入肛内;如病变为以较深创面,可用油膏涂于无菌纱条上填塞创腔或覆盖创面。

在具体使用时,应根据局部及全身情况进行辨证用药。常用油膏有十味金黄膏、湿毒膏、蓝药膏、九华膏、生肌玉红膏、马应龙麝香痔疮膏等。

2. 箍围药 箍围药是药粉和液体调成的糊剂,具有箍集围聚、收束疮毒的作用。箍围药能够促进初起的肿疡消散,即使毒邪结聚,而一时又难以消散者,也可使肿疡缩小,促其早日成脓和破溃,避免毒邪蔓延,波及周围组织间隙。如溃破后,余肿未消,又可起到消肿及解除余毒的作用。

(1)适应证:用于肛痈等肛肠病属于感染化脓性疾病,尚未成脓的初期阶段。

(2)用法:根据临床辨证分型,确定治则方药。使用时,将根据配方制成的药粉和液体调成糊状外敷。并视局部情况可选用有关液体调敷。大凡以醋调者,能散瘀解毒;以酒调者,能加强药力;以葱、姜蒜汁调者,能辛香散邪;以菊花汁、银花露调者,能清凉解毒;以鸡蛋清、蜂蜜调者,能缓和刺激;以油类调者,能润泽肌肤。临床应用多为临时配制使用。具体应用时,又应根据其寒热不同,随证选用。

1)清热解毒:适用于肛肠病表现为红肿痛热的一切阳证。

方剂举例:如意金黄散、玉露散等。

常用药物:大黄、黄柏、天花粉、寒水石、石膏等。

2)温经活血:适用于肛肠病表现为不红不热的一切阴证。

方剂举例:回阳玉龙膏等。

常用药物:草乌、干姜、白芷、天南星、肉桂等。

3)祛瘀化痰:适用于肛肠病属于半阴半阳证者。

方剂举例:冲和膏等。

常用药物:赤芍、白芷、防风、独活、龙脑、石菖蒲等。

3. 掺药 掺药是将各种不同的药物研成粉末,即成散剂,根据制方规律,按其不同的作用,配成不同成方,直接掺布于患处的一种外治法。掺药的种类很多,在肛肠科的应用广泛。

(1)适应证:不论肛周脓肿溃疡、瘘管、肛肠疾病术后及肛门皮肤病,凡需要腐蚀、平胬、提脓、拔毒、生肌、止血、收口等都可使用。

(2)用法:根据病情发展的不同阶段及辨证分型进行选方用药。可直接掺布于疮面上;也可掺布于油膏上敷贴患处;有时又需粘于纸捻上,再插入疮口内;也有将药粉时时扑于患处。肛肠科常用掺药有以下几类:

1)提脓祛腐药:具有提脓祛腐作用,能使滋水排出,腐肉脱消,适用于脓肿溃破期,脓水未净,腐肉未脱,或瘘管滋水淋滴者。

方剂举例:九一丹、八二丹等。

常用药物:朱砂、雄黄、水银、火硝、白矾、皂矾等。

2)腐蚀药与平胬药:腐蚀药具有腐蚀组织的功效,撒布或外敷患处,能使病变组织腐蚀脱落,适用于内痔、肛瘘患者。平胬药具有平复胬肉的作用能使创口过长的肉芽或腐肉脱去。

方剂举例:肛肠痔科常用的腐蚀药有枯痔散、白降丹等。常用的平胬药如平胬散等。

常用药物:信石、明矾、明雄黄等。

3)止血药:具有收敛止血功效。掺布于出血创面,外用纱布包扎固定,可以达到止血的目的。适用于手术后创面止血。

方剂举例:止血散、白芨散等。

常用药物:龙骨、乳香、没药、五倍子、白矾等。

4)生肌药:具有生肌收口等作用。掺布于创面,能加速创面愈合。适用于肛肠病术后之创面或肛裂初期,以及肛肠病溃疡腐肉已脱,脓水将尽之创面。

方剂举例:生肌散、复方珠黄散等。

常用药物:象皮、乳香、没药、血竭、儿茶、冰片、龙骨(煅)、赤石脂等。

5)清热收敛药:具有清热、收敛、止痒等作用,适用于肛周急慢性湿疹,肛门瘙痒等。

方剂举例:青黛散等。

常用药物:青黛、铜绿、黄矾、黄柏、黄连、藜芦、枯矾、芒硝等。

三、保留灌肠法

保留灌肠法是将中药药液借助灌肠器械自肛门灌入直肠及结肠,已达治疗目的的一种外治法。

1. 适应证 主要用于治疗肛管直肠炎性疾病,如溃疡性结肠炎、直肠炎、放射性肠炎、肛窦炎,也可用于治疗直肠肿瘤、肠道寄生虫等病症。

2. 用法 灌肠时间以选择在晚上睡前为宜,如果每天两次灌肠,可选择午睡前一次、晚上睡前一次。一般配制药液温度在 39~41℃,可将药液滴于手背,感到温度略高于肤温即可;药液量可以 100ml 起步,如能够保留则逐渐加量,如不能保留则逐渐减量。治疗前患者需排空二便。患者取左侧屈膝卧位,臀部垫高 10~20cm。将肛管轻轻插入直肠 10~12cm,如患者肛门括约肌痉挛等原因致肛管难以插入时,可让患者放松或用指腹按摩肛周,待患者放松后再将肛管缓缓插入。一般滴速为 60~90 滴/min。用胶布将肛管固定于臀部。为使灌肠液能较好保留,药液滴注完成后可保持头低足高位 20 分钟。一般保留 4 小时左右为宜,我们的经验是保留时间越长,疗效越好。

保留灌肠法发挥作用的关键在于保留的时间应足够长,一般以保留 2 小时为低限,以保留 4 小时以上为佳。能否保留足够时间取决于七个方面因素,一是药性不合者难以保留,如热证用热药,或寒证用寒药;二是药物刺激性强者难以保留;三是药温不适宜者不易保留,过高或过低均不可,应以略高于肤温(39℃)为宜;四是注药速度过快者不易保留,以滴入为宜;五是灌肠管插入过浅者不易保留,以插入 10cm 为宜;六是灌肠后卧床时间短者不易保留,以灌肠后长时间卧床休息为宜,故常选在睡前灌肠;七是灌肠药量过大不易保留,灌肠药量一般选择 100ml,如满足前述六条仍不能保留足够时间,则应减少灌入量,直至能够保留够时间为度。

3. 临床应用 中药保留灌肠常常使用具有清热解毒、软坚散结、活血化瘀的配方制成的药液,保留于肠道内,通过局部作用和经直肠吸收后的全身作用达到治疗目的,对改善结直肠炎症引起的黏液脓血便,腹痛,腹泻及里急后重等症状具有较好的临床疗效。此外,还可用于治疗便秘、直肠息肉等。

1)溃疡性结肠炎:溃疡性结肠炎以直肠为主要病变范围的应用保留灌肠法治疗效果较好。

方剂举例:锡类散、秦艽椿皮汤、二黄三白汤(贾小强方)等。

常用药物:青黛、珍珠、秦艽、当归、黄柏、白芍、椿根白皮等。

2)便秘:适用于胃肠积热,阴虚肠燥,大便干结,排便困难,热结旁流者。

方剂举例:大承气汤等。

常用药物:大黄、芒硝、厚朴、枳实、生槟榔等。

3）直肠息肉：对于直肠多发息肉，数量多而体积小，尤其是虽经内镜下治疗，但反复发作者，可以应用保留灌肠法治疗。

方剂举例：行消汤（贾小强方）等。

常用药物：苏木、郁金、当归、川芎、乌梅、石榴皮、白芨等。

四、塞药法

塞药法又称坐药法，是将药物制成栓剂，纳入肛内，药物在直肠内自行溶化，由肠道吸收或直接作用于肠壁病灶部位而达到治疗目的的一种外治法。由于其操作方便、疗效明显，在肛肠专科临床中广泛应用。

1. 适应证　适用于痔、肛窦炎、肛裂、肛瘘、肛周脓肿等肛肠疾患的保守治疗及肛肠病手术后治疗。

2. 用法　可在医生的帮助下，也可自行操作，将药栓塞入肛内。应用时嘱患者先排空大便，清洗肛门。戴一次性检查用手套或指套，将药栓前端对准肛门，手指抵住药栓尾部，向肛内推送，约推入 3~5cm 药栓即到达直肠。药栓前端涂敷药膏可使操作更加容易。如果是医师协助操作，可以用镊子或棉球辅助将药栓推入直肠。每次 1 枚，每日 1~2 次。

塞药时，动作要轻柔，避免损伤或引起疼痛，塞药后应嘱患者适当平卧休息，以减轻药物对直肠的刺激。如塞药后有便意感，应尽量忍耐，不可立即就厕，否则短时间排出，无法达到治疗效果。

常用的栓剂有痔疮宁栓、化痔栓、肛泰栓、普济痔疮栓、消炎栓等。

五、耳穴压豆法

耳穴压豆法，是用胶布将药豆准确地粘贴于耳穴处，给予适度的揉、按、捏、压，使其产生酸、麻、胀、痛等刺激感应，以达到治疗目的的一种外治法。又称耳廓穴区压迫疗法。中医认为，人的五脏六腑均可以在耳朵上找到相应的位置，当人体有病时，往往会在耳廓上的相关穴区出现反应，刺激这些相应的反应点及穴位，可起到治疗作用。肛肠专科临床中常见病症与耳穴对应见表 1-4-1。

表 1-4-1　肛肠专科病症与耳穴选穴对应表

病症名	耳穴选穴
便秘	大肠、小肠、直肠下段、肝
小便不畅	膀胱、尿道、肾、交感
肛门坠胀	肛门、直肠、皮质下、神门

病症名	耳穴选穴
肛门疼痛	肛门、神门、皮质下、直肠
发热	耳尖、神门、肾上腺、肺
便血	肛门、直肠、脾、三焦、神门
腹泻	脾、大肠、小肠、三焦、腹
腹胀	大肠、小肠、脾、胃

六、药物敷贴法

药物敷贴法是以中医经络学说为理论依据，把药物按不同配方研成细末，用液体调成糊状，或用凡士林制成软膏或饼剂，或将中药汤剂熬成膏，或将药末散于膏药上，贴敷选择的穴位上，用来治疗肛肠疾病的一种外治法。

1. 适应证及禁忌证

（1）适应证：便秘、肛门部坠胀不适、腹泻、腹胀等。

（2）禁忌证：孕妇、皮肤过敏、皮肤破溃者禁用，糖尿病血糖控制不佳、瘢痕体质者慎用。

2. 用法　将药物制成丸剂，每粒丸药重 1 克，压成圆形药饼，大小近似壹元硬币，放入贴膜中备用，未用的药丸及药饼注意密封保存，以免干燥变硬。将附有药饼贴膜贴敷于预贴的穴位，每次贴敷 6 小时后取下。每日一次即可。临床常用于治疗便秘、肛门不适等。

（1）便秘：主要用于慢性功能性便秘，由于衰老引起的便秘，尤其是对慢传输型便秘更为适宜。

方剂举例：助便贴等。

常用药物：大黄、木香、生槟榔、白芷、皂角等。

贴敷穴位：①神阙，属任脉，位于脐窝正中；②天枢，属足阳明胃经，是手阳明大肠经募穴，位于腹部，横平脐中，前正中线旁开 2 寸；③大肠俞，属足太阳膀胱经，大肠之背俞穴，在腰部，当第 4 腰椎棘突下，旁开 1.5 寸。

（2）肛门不适：主要用于肛门下坠、憋胀、便意频繁、疼痛不适者，尤其是肛肠病术后更为适宜。

方剂举例：舒肛贴等。

常用药物：秦艽、桃仁、皂角子、黄柏、当归尾、槟榔等。

贴敷穴位：①神阙，属任脉，位于脐窝正中；②关元穴，属任脉，位于脐下三寸处。

七、穴位封闭法

穴位封闭法指将药液注射在特定穴位以治疗疾病的方法,又称水针、小剂量穴位注射法。此法兼备针刺和药物的双重作用。

1. 适应证 术后肛门疼痛、术后尿潴留、呃逆等。

2. 用法 操作时,先选取穴位,然后按肌内注射的要求刺入穴位至预定深度,微加提插,得气后,缓慢推入药液。注射量根据药液品种和所选穴位而定,一般为常规剂量的 1/10~1/2。

肛肠科常用穴位封闭疗法有:术后肛门疼痛,可用 1% 利多卡因 + 罗哌卡因各 1ml 长强穴皮下注射;术后尿潴留可用新斯的明注射液 0.5mg 足三里穴位注射;呃逆可用新斯的明注射液 0.5mg 内关穴位注射。

注意不可伤及神经干或将药液误入血管。

八、针刺法

针刺疗法是以中医理论为指导,运用针刺治疗疾病的一种方法。针刺疗法具有适应证广、疗效明显、操作方便、经济安全等优点,深受广大群众和患者欢迎。

1. 适应证及禁忌证

(1)适应证:在肛肠可常用于镇痛、术后排尿困难、促进肠蠕动等。

(2)禁忌证

1)皮肤有感染、瘢痕或肿痛部位。

2)出血倾向及局部水肿。

3)肠梗阻时禁腹部施针。

2. 操作方法 备齐用物,嘱患者取合适体位,暴露针刺部位;先用手指按压选择好的腧穴,以定位;消毒进针部位,根据针刺部位,选择相应的进针方法,正确进针;当刺入一定深度时,患者有"得气"感后留针,一般留针 20 分钟;起针时一手按压针刺周围皮肤处,一手持针柄慢慢捻动将针尖退至皮下,迅速拔出,随即用无菌干棉球轻压针孔片刻,检查针数,以防遗漏;操作完毕后,嘱患者穿好衣物,休息片刻。

3. 针刺镇痛取穴

(1)肛门疼痛:选穴如承山、长强、八髎、白环俞穴等。

(2)术后排尿困难:选穴如中极、关元、气海、阴陵泉、三阴交等。

(3)促进肠蠕动:选穴如内关、列缺、合谷、足三里。

(4)脱肛:选穴如足三里、长强穴。

九、艾灸法

艾灸疗法简称"灸法"或"灸疗",是一种用艾绒制成的艾炷或艾条,或掺合其他药物点燃后对准或放置在体表一定的部位或穴位上燃烧,通过温热刺激穴位、经络,起到治疗作用的治法。艾灸借灸火的温和热力和药物的作用透入肌肤,通过经络的传导作用,深入脏腑、温通经络、调和气血、扶正祛邪、调整生理功能,起到治疗疾病,保健强身之功效。

1. 适应证及禁忌证

(1)适应证:主要用于肛肠病中气下陷、肾气不足、脾肾阳虚证,表现为脱肛、坠胀、疼痛、慢性腹泻、慢性便秘等。

(2)禁忌证:证属阳热实证者、情绪不稳者、妇女经期或妊娠期者。

2. 用法　艾灸又根据适用药物形态不同可分为药卷灸法、艾条灸法、艾炷灸法、温灸器灸疗法等。根据使用方法不同又分为直接灸、间接灸、隔姜灸、隔蒜灸、隔盐灸、隔附子饼灸等。

第三节　手　术　疗　法

一、注射术

注射术是指将药物直接注射于痔核内而达到治疗目的的治疗方法。注射所用药物分为硬化剂和坏死剂,因采用药物不同又可将注射术可分硬化剂注射术和坏死剂注射术两种。

1. 硬化剂注射术　主要用于治疗内痔、混合痔的内痔部分和直肠脱垂等。注药后可使病变部位发生纤维化、组织间粘连固定,从而达到病变体萎缩,症状消除的治疗目的。常用药液如消痔灵注射液、芍倍注射液、矾藤痔注射液、5%鱼肝油酸钠等。目前常用的硬化剂注射术适用于各期内痔,尤其是Ⅰ、Ⅱ期内痔,也可用于混合痔,对痔出血和轻度脱垂者疗效较好。硬化剂注射术还可应用于直肠脱垂、直肠前突等治疗,又称注射固脱技术。硬化剂注射治疗直肠黏膜脱垂,将硬化剂注射于黏膜下层,松弛黏膜与肌层粘连固定而达到治疗目的;硬化剂注射治疗直肠全层脱垂,将硬化剂注射于高位的直肠周围间隙,使肠壁与周围组织粘连固定,达到收敛固脱的治疗效果。硬化剂注射术因损伤小、术后疼痛轻、疗效确切在临床中得到广泛开展。

2. 坏死剂注射术　主要用于治疗内痔、混合痔。注药后可使痔核发生坏死脱落。常用药物有痔全息注射液、新六号枯痔注射液、内痔枯脱油、10%氯化钙等。目前在临床应用较少。

具体操作详见本书有关章节。

二、枯脱术

枯脱术为传统治痔和肛瘘的主要疗法,又称为枯痔法。因剂型和用药方式不同,又分为枯痔散疗法、枯痔钉疗法。所用枯脱药物有含砒(砷)和不含砒之别,如含砒枯痔散、枯痔钉和不含砒枯痔散、枯痔钉等。因含砒药物毒性大、腐蚀力强,毒副作用和并发症均较严重,当前已经被淘汰。

1. 枯痔散疗法 是将枯痔散涂敷在痔核表面,并加以保护,经过一段时间,痔核逐渐焦枯脱落,然后用生肌收口药物局部换药,使其逐渐愈合。

2. 枯痔钉疗法 又称插药疗法,是将以药物制成地两端尖锐、质地较硬地药条,插入痔核或瘘管中,通过使病变组织坏死脱落达到治疗目的。治疗痔疮时,将枯痔丁插入内痔核,使痔组织发生坏死或炎性反应继而脱落,然后经局部换药逐渐愈合。治疗肛瘘,又称脱管疗法,应用具有腐蚀性作用的药条插入瘘管,使管壁坏死剥脱,再用生肌药收口治疗直至痊愈。

由于枯脱术所用药物中多含有砷、汞等有毒有害成分,容易引起中毒,甚至导致死亡,近现代虽演变出一些无砒枯痔散、无砒枯痔钉,但仍然存在诸如刺激性强、副作用大、治疗痛苦大等问题,所以临床已很少有应用。

具体操作详见本书有关章节。

三、结扎术

结扎法又称缠扎法,是借助扎线阻断病变体经络气血,使病变体逐渐坏死脱落,从而达到治愈之目的的治疗方法。结扎术很早就广泛应用于外科疾病的治疗。如成书于两千多年前的《五十二病方》中有治疗牡痔"系以小绳,剖以刀"的记载,宋·《外科十三方》中记载有"翻肛结扎法",宋·《太平圣惠方》有"蜘蛛丝缠系痔鼠乳头"的记载,元·《世医得效方》记载用药线结扎痔核,明·《外科正宗》中有用头发结扎脱疽、用药线结扎痔核的记载,明·《景岳全书》中有用蜘蛛丝缠扎赘瘤的记载,明·《疡科选粹·痔疮》中记载了外痔扎疗法,清·《医宗金鉴》记载了用药线勒痔根,每日紧线的技术等。现代中医肛肠专科一般多采用丝线结扎,但仍有应用药线结扎者。

结扎法一般多用于痔、息肉、肛门皮肤疣等治疗。凡内外痔,或头大蒂小的直肠息肉、肛门皮肤赘疣等均可应用此法。对基底部较宽者,可用8字贯穿结扎法。对于混合痔,可用高悬低切术或外剥内扎法。对于环状混合痔可用分段齿形结扎法。

具体操作详见本书有关章节。

四、挂线术

挂线术是利用药线、橡皮筋、丝线等材料,强力系扎瘘道,以线代刀,缓慢切割从而达到治疗目的的治疗方法。挂线术主要用于治疗肛漏及肛痈等,尤其对高位肛漏、肛痈的治疗,也可用于治疗肛管直肠狭窄等。

挂线术是中医肛肠专科的重要特色疗法之一,最早记载见于元代的《永类钤方》,后在明代得以发展并广泛应用。古代多用药线,现主要应用橡皮筋条或丝线。挂线后,通过橡皮筋自身之张力,一方面保持了局部的引流通畅,一方面缓慢勒开,边切边长,避免了肌肉断离带来的功能丧失。挂线术可有效减少括约肌损伤,较好地保护肛门功能。

具体操作详见本书有关章节。

参考文献

1. 黄乃健. 中医肛肠病学[M]. 北京:科学出版社,1996:94-111.
2. 李曰庆. 中医外科学[M]. 北京:中国中医药出版社,2017:27-47.

（贾小强　曹威巍）

第五章

麻醉与术后止痛

第一节 麻醉前准备

麻醉前准备工作不仅关系到麻醉效果,更是关系到麻醉安全。充分的麻醉前准备,可以提高患者对麻醉和手术的耐受能力,可以有效减少围手术期并发症的发生率,降低手术死亡率。因此,麻醉前准备工作应引起足够重视。

一、麻醉前准备的基本工作

1. **麻醉前病情评估** 麻醉师应于术前访视患者,全面了解患者的病史、手术史与麻醉史,烟酒嗜好,有无特殊药物使用史,如降压药、洋地黄、抗凝药等,以及药物过敏史。对患者进行必要的体格检查,详细了解化验结果及各项有关检查,了解心、肺、肾、脑等重要器官的功能,注意患者的全身情况和精神状态,对患者的重要器官的功能、全身的整体状态,以及手术风险作出准确的评估。判断是否需要做进一步检查或完善术前准备,并根据评价结果,制定麻醉方案。

2. **患者心理准备** 麻醉师应与患者和家属进行沟通,了解患者及家属的心理状态,通过耐心解释和安慰,消除患者存在的不良情绪,取得患者的理解、信任和配合。对于过度紧张难以自控者,可以适当配合麻醉前药物治疗。

3. **改善患者体质** 麻醉前应针对患者存在的问题,尽力改善患者的营养状态,纠正紊乱的生理功能,治疗潜在的内科疾病,使患者各器官功能尽可能处于最佳状态,增强患者对麻醉和手术的耐受力。

4. **胃肠道准备** 成人择期手术前禁食 8 小时,禁饮 4 小时。小儿术前禁食(奶)4~8 小时,禁水 2~3 小时。急诊饱胃者,放置胃管,清醒气管插管。

美国麻醉医师学会(ASA)提出术前禁食、水指南可供临床参考,见表 1-5-1。

表 1-5-1 美国麻醉医师学会(ASA)术前禁食、水指南(非妊娠患者)

年龄段	清淡液体 /h	母乳 /h	非人类乳 / 清淡快餐 /h	煎炸脂类食物 / 肉类 /h
婴儿	2	4	6	8

年龄段	清淡液体 /h	母乳 /h	非人类乳 / 清淡快餐 /h	煎炸脂类食物 / 肉类 /h
儿童	2	4	6	8
成人	2		6	8

5. 麻醉药品、设备及器械准备　根据麻醉方式不同,做好麻醉药物的准备及相关药物的过敏试验;麻醉机、急救设备等要认真检查、核对、调试。全面估计麻醉过程中可能出现的风险,准备好各种抢救器械和药品。

二、麻醉前用药

1. 目的　麻醉前用药目的在于使患者情绪安定而合作,减轻患者的紧张、焦虑或恐惧的心情,同时可增强全身麻醉药的效果,减少麻醉药的用量;抗胆碱能药可抑制腺体分泌,减少分泌物,以防发生误吸;术前镇痛药的使用,提高患者痛阈,可缓解术前疼痛,使麻醉过程平稳,提高麻醉和手术的安全性。

2. 常用药物

(1)安定类:主要用苯二氮䓬类药物,常用药物有地西泮、咪达唑仑等。

(2)催眠类:主要用巴比妥类药物,常用的药物有苯巴比妥、戊巴比妥等。

(3)镇痛药:常用的药物有吗啡,哌替啶和芬太尼等。

(4)抗胆碱药:常用的药物有阿托品、东莨菪碱和戊己奎醚。

(5)特殊用药:如糖尿病者应准备胰岛素,有过敏史者应备有苯海拉明或异丙嗪,有支气管哮喘者,应给予氨茶碱等。

3. 特殊注意事项

(1)有关镇静或镇痛药物使用:一般状况欠佳、高龄、体弱、恶病质、急性中毒、上呼吸道梗阻、创伤、中枢性呼吸暂停、神经病变、严重的肺及心脏瓣膜病患者、休克或甲状腺功能低下的患者,镇静药和镇痛药应该减量或不用。呼吸功能不全、颅内压升高或临产妇,禁用吗啡或哌替啶。

(2)有关用药量:年轻、体壮、情绪紧张和甲状腺功能亢进的患者,麻醉药用量应适当增加。对阿片类和巴比妥类药物成瘾者及慢性疼痛治疗的患者,术前用药应给予充足量,以克服药物耐受和防止术中或术后早期出现戒断症状。

(3)有关抗胆碱药物使用:心动过速或甲状腺功能亢进的患者以及高热、暑天、热带地区患者应不用或少用抗胆碱药,必用者宜用东莨菪碱为宜。

(4)有关阿托品药物使用:施行硫喷妥钠或氟烷麻醉时,阿托品剂量应增大,以预防硫喷妥钠麻醉时迷走神经兴奋而引起的喉痉挛,能对抗氟烷引起的心率减慢。

（5）有关小儿用药:小儿对吗啡的耐受量小,剂量应酌减,但因腺体分泌旺盛,全麻前特别是在拟用吸入麻醉时,抗胆碱药的剂量应增大。

第二节　麻醉方式选择

一、选择麻醉应考虑的因素

1. 患者的年龄及身体状况　患者的年龄和身体状况及 ASA 分级能够准确地预测患者的不良后果,有助于全面评估患者围手术期的预后。

2. 患者最近是否曾发生并发症或接受药物治疗　明确并存疾病的治疗方案、药物种类及剂量。尤其应注意抗高血压、抗心绞痛、抗心律失常、抗凝血、抗惊厥及内分泌系统(如胰岛素等)药物的用法和用量等。

3. 手术体位　术前了解患者手术体位,手术中可选择合适的静脉,体位达到既能保证术野显露明显,又能使患者舒适,且不影响正常的循环、呼吸及神经功能的要求。麻醉医生在体位摆放过程中,要密切关注生命体征的变化,防止过度牵拉肢体,导致神经、肌肉的损伤。

4. 患者既往的麻醉经历　了解患者既往的麻醉史,可了解患者对镇静药、镇痛药和麻醉药的反应;以及麻醉药的不良反应等。

5. 手术分类、位置和时间长短　了解手术分类,位置和时间长短,可有效制定合理的麻醉方案及是否需要有创监测等。

6. 麻醉药的毒性和副作用　有助于制定麻醉诱导、术中维持及术后镇痛药物的需要量,减少副作用。

7. 麻醉医师个人的经验　选择麻醉医师本人最熟悉的麻醉方式,考虑禁忌证,不犯原则错误,控制风险的发生。

二、选择原则

多种方案均可保障肛肠手术的麻醉、镇痛、血流动力学平稳。局部麻醉、椎管内麻醉、全身麻醉等均可考虑,最终根据患者病情、合并症、手术方式等选择最适宜的麻醉方案。

第三节　局　部　麻　醉

一、概念

局部麻醉(local anesthesia)是将局部麻药物注入肛门直肠周围,从而达到肛门括约肌松弛、痛觉消失的目的。此方法操作简便、安全,因而肛门部一般小手术,多选用此方法。这种阻滞是暂时的和完全可逆的。

二、适应证、禁忌证

1. 适应证　多用于成人,且有自制力者。手术位置浅、范围小、手术时间短者。或用于骶管阻滞后麻醉不全,以及身体状况不适合做椎管内麻醉者。临床常见有内痔、外痔、混合痔、肛裂、单纯肛瘘、低位直肠息肉、肛乳头肥大、肛门尖锐湿疣、表浅的肛周脓肿等手术,内痔脱出嵌顿复位时也常用局部麻醉。

2. 禁忌证　肛周脓肿,或伴有肛门部湿疹等感染性疾病时,禁用局部麻醉(容易造成感染扩散)。

三、常用的局麻药品

1. 普鲁卡因　常用浓度为 0.5%~1%。
2. 丁卡因　常用浓度为 0.25%。
3. 利多卡因　常用浓度为 0.25%~0.5%。
4. 罗哌卡因　常用浓度为 0.25%。

四、局麻方法

肛肠科常用的局麻方法为局部浸润麻醉,即将局麻药物直接注射于预手术区域。其操作方法有分层注射、重复浸润、或广泛浸润等。现将贾小强教授常用的三点法肛周局部浸润麻醉操作要点介绍如下。

常规消毒铺巾后,取装有 0.5% 利多卡因注射液的注射器,针头选球后注射用针头为宜,于肛门后正中 6 点位距肛缘 1.5cm 处进针,进针时嘱患者咳嗽一声以分散注意力,减轻进针时引起的紧张和疼痛。先在皮下注射一皮丘,再呈扇形在肛门后部区域做浸润注射,注意肌肉间、皮下分层均匀注药。注射过程中还要注意患者反应。后部注射完毕后,分别于左侧 3 点位和右侧 9 点位同理同法注射。注射完毕后,轻轻按揉注射区域,使药液分布均匀。此时,可以观察到肛门明显松弛扩张,说明麻醉效果充分发挥。

五、注意事项

1. 因局麻可出现过敏或中毒反应,故术前应明确患者有无麻醉药过敏史,必要时做麻药过敏试验,还应根据需要给予术前用药,并做好应急预案。
2. 要严格把握用药浓度、药量,防止局麻药毒性的发生。
3. 严格无菌操作,防止局部感染的发生。
4. 注药过程应缓慢,深浅适度。

六、局麻药的中毒、过敏及处理办法

1. 中毒反应　局麻药的中毒反应是指局麻药吸收过多引起血浆药物浓度过高而导致全身毒性反应。即单位时间内血液中局麻药浓度超过了机体的耐受力而引起中毒。

（1）临床表现：可表现为头痛，耳鸣，目眩，恶心，心悸，呼吸加深加快，严重者出现烦躁、谵妄及惊厥，甚至神志模糊，四肢抽搐，继之呼吸衰弱，脉搏缓慢，血压下降，四肢冷汗，口唇发绀，甚者呼吸困难，窒息死亡。

（2）处理原则：

1）立即停用麻醉药，寻求帮助，检查患者的全身情况。

2）维持气道通畅，给予 100% 的氧气，必要时行人工呼吸，或面罩给氧，或气管内插管。

3）循环功能不稳定者应及时建立静脉通道，血压下降时，使用升压药。局麻药中毒导致心搏骤停，立即 CPR 心肺复苏。

4）患者烦躁不安和惊厥时，可静脉注射咪达唑仑（1~2mg）或丙泊酚 2~5ml 抗惊厥处理，如需气管插管，则用琥珀酰胆碱 30~50mg 静注（成人量）以利于插管。

5）在上述治疗基础上，可配合针刺内关、人中、涌泉、少商等穴，强刺激。

2. 过敏反应　过敏反应主要有速发型及迟发型（或缓发型）。

（1）临床表现：一般表现为荨麻疹、虚脱、抽搐、发绀、惊厥、神志不清，严重者发生喉头水肿，或发生肺水肿，如不紧急处理，可造成死亡。

（2）处理原则：一旦发现有过敏反应，应立即停止使用局麻药，除按中毒反应的处理原则立即处理外，还应给予抗过敏和复苏处理。

第四节　硬膜外麻醉

一、概念

硬膜外麻醉（epidural anesthesia）是指硬膜外间隙阻滞麻醉，即将局麻药注入硬膜外腔，阻滞脊神经根，暂时使其支配区域产生麻痹，称为硬膜外间隙阻滞麻醉，简称为硬膜外麻醉。根据给药的方式可分为单次法和连续法；根据穿刺部位可分为高位、中位、低位及骶管阻滞。

二、适应证与禁忌证

1. 适应证　结直肠肿瘤等腹部手术或腹会阴联合手术。

2. 禁忌证　穿刺部位皮肤局部感染,脓毒血症或菌血症,凝血功能异常,严重低血容量(未纠正的),颅内压增加,休克,中枢神经系统疾病和慢性腰背痛等。

三、常用药物

常用药物为利多卡因,浓度一般为 1%~2%,有时也可用 1% 利多卡因和 0.375% 布比卡因的混合液,或 1% 利多卡因和 0.375% 罗哌卡因的混合液。此外,常用药物还有丁卡因,常用浓度为 0.15%~0.3%。

四、注意事项

1. 要严格掌握适应证,认真检查穿刺部位及脊柱活动情况等。
2. 穿刺时当针尖穿过黄韧带有明显的落空感,切忌进针过深。
3. 在注药的过程中,应密切观察患者。
4. 若患者仍然精神紧张或有内脏牵引痛时,可静脉给予镇痛药。

五、并发症及其处理

1. 血压下降　麻黄素、甲氧明、多巴胺及去甲肾上腺素等静脉注射。
2. 全脊髓麻醉　立即进行人工呼吸,争取气管插管;吸氧;静脉点滴升压药;心跳停止者立即进行 CPR 复苏等各项处理。
3. 导管拔出困难和导管折断　取硬膜外穿刺时体位,一般即可拔出;或导管四周注射局麻药,解除肌痉挛;或在控制呼吸下注射肌松药。经上述方法未见效,或导管拉长变细,可暂停拔管,将导管用消毒巾妥善包好,连同患者送回病房,过一二天后再拔,必要时手术取出。
4. 脊髓损伤　可选用营养神经药物,必要时应用氢化可的松、甲泼尼龙等。
5. 硬膜穿破后引起的头痛　对症处理,包括补充液体,保持仰卧位,应用阿片类镇痛药和咖啡因。如初始治疗失败或头痛严重并持续 24 小时以上者,可用硬膜外注射生理盐水或自体血填充治疗。
6. 硬膜外脓肿　应用抗生素,必要时椎板切开减压术。

第五节　骶 管 麻 醉

一、概念

骶管麻醉又称腰俞麻醉(lumbar acupoint anesthesia),是通过腰俞穴穿刺,将局部麻药注入骶管腔内以阻滞骶神经，达到麻醉效果的方法。它是硬膜外阻滞的一种方法。腰俞麻醉用于病变范围较深，对肛周肌肉松弛程度要求较高，但手术操作仅限用于肛门及会阴部者。此外长期服用水杨酸类制剂的患者，因局麻效果差，也可选择骶管麻醉。

二、适应证与禁忌证

1. 适应证　适用于直肠、肛门、会阴部的手术。
2. 禁忌证　穿刺部位感染、骶部畸形者、凝血异常和接受抗凝治疗者。

三、常用药物

1. 利多卡因　常用浓度为 1%~2%。
2. 罗哌卡因　常用浓度为 0.375%~0.5%。
3. 布比卡因　常用浓度为 0.5%。

四、常见并发症及处理

见硬膜外麻醉。

第六节　蛛网膜下腔阻滞麻醉

一、概念

蛛网膜下腔阻滞（subarachnoid block）麻醉是将局麻药注入蛛网膜下腔内，使部分脊髓、脊神经根产生可逆性阻滞作用的一种麻醉方法。蛛网膜下腔阻滞麻醉又称为"脊麻"或"腰麻"。

近年来腰硬联合阻滞（CSEA）广泛应用。腰硬联合阻滞是将腰麻和硬膜外麻醉两种方法联合使用一种麻醉方法。腰硬联合阻滞具有腰麻起效迅速，镇痛及运动神经阻滞完善的优点，同时也发挥出硬膜外麻醉经导管间断给药以满足长时间手术需要。腰硬联合阻滞以小剂量的腰麻和硬膜外麻醉相配合，只要阻滞平面控制在胸 10 以下，血流动力学平稳，对老年人同时合并其他系统疾病患者安全性高，尤其对较严重合并症的高龄老年患者进行结直肠手术有利，术后还可以硬膜外镇痛。

二、适应证与禁忌证

同硬膜外麻醉。

三、常用药物

1. 布比卡因 常用浓度剂量为 0.5%,5~15mg。
2. 罗哌卡因 常用浓度剂量为 0.5%,5~15mg。
3. 丁卡因 通常将 1% 丁卡因 1ml 与 10% 葡萄糖注射液 1ml、3% 盐酸麻黄素 1ml 混合使用,一次常用量为 10mg,15mg 为限量,20mg 为极量。

四、并发症及其处理

1. 神经损伤 神经损伤的发生率很低,然而是一个非常严重的问题。以下是可能发生的几种神经损伤。

(1) 穿刺或置管时直接损伤神经:置管或注药过程中患者疼痛,可能是穿刺针或导管引起潜在神经损伤的警示信号。处理原则是拔出穿刺针,需要重新定位穿刺或放置导管,神经阻滞过程中出现短暂的疼痛,通常不会造成远期后遗症。

(2) 短暂的神经综合征(TNS):是椎管内麻醉所引起的脊神经暂时性功能障碍。其临床表现为术后 24 小时内出现腰背部持续性疼痛,可放射到双侧臀部和下肢。疼痛区痛觉过敏或感觉迟钝。处理原则是可以选择非甾体抗炎药,缓解症状;维生素 B_{12} 肌注营养神经;或口服甲钴胺片及复合 B 族维生素。疼痛具有自限性,一般可在 2~5 天内消退。肥胖、门诊手术、截石体位等是附加危险因素。

(3) 脊麻后背痛:可能与麻醉时背部韧带松弛有关,一般不需要特殊处理。

(4) 硬膜穿破后头痛:主要是硬脊膜穿透后脑脊液从穿破孔漏出,造成脑脊液丢失与生成速度失去平衡,脑脊液减少,颅内压降低而引起颅底血管和脑膜受到牵拉出现头痛,或多种原因引起化学性刺激产生假性脑膜类头痛。典型症状是体位性头痛,即坐位或站位时头痛加重,平卧后头痛减轻,表现为头枕部、额部或两侧同时出现,头痛多在术后 48 小时内出现,可持续 7~14 天。处理原则是一般经平卧休息 24~72 小时、镇痛、液体疗法(每天补液 2 500~3 000ml)咖啡因类缩血管药物治疗,疼痛缓解消失。

(5) 血性穿刺液:进针时刺破硬膜外静脉可以导致血液或血液与脑脊液混合液自穿刺针流出。处理原则是如果此种液体不能很快变清澈,应拔出穿刺针,重新定位穿刺。

(6) 脊髓血肿:是外科急症。通常在 48 小时内表现出严重的背痛和持续的神经功能丧失的症状与体征。凝血功能异常或应用抗凝药的患者危险性增加。治疗原则是急诊手术清除血肿。

2. 心血管系统

（1）低血压：用麻黄碱、甲氧明、多巴胺或去甲肾上腺素。

（2）心动过缓：用阿托品、麻黄碱或异丙肾上腺素。

3. 呼吸系统

（1）呼吸困难：吸氧，保证患者充足通气。

（2）呼吸停止：可因严重低血压导致延髓供血减少或直接阻滞到 C_3-C_5 脊神经、抑制膈神经功能所引起。须立即给予呼吸支持。

4. 尿潴留　麻醉与镇痛需维持较长时间时有可能导致尿潴留的发生，当尿潴留发生时，应留置尿管。

5. 恶心和呕吐　一般经提升血压、吸氧和静脉给予阿托品等处理即可缓解，必要时应用抗呕吐药物。

6. 感染　蛛网膜下腔麻醉有时可引起脑膜炎、蛛网膜炎或硬膜外脓肿发生。应早会诊、早确诊、早处理。

7. 瘙痒　椎管内使用阿片类药物有时可出现瘙痒，药物治疗包括纳洛酮、盐酸纳曲酮和苯海拉明。

8. 寒战　排除过敏因素，可静脉注射地塞米松、咪达唑仑、曲马多等治疗，或右美托咪定静脉注射。

第七节　全身麻醉

一、概念

全身麻醉是将麻醉药经呼吸道吸入，或经静脉、肌肉注入体内，使中枢神经受抑制的一种麻醉方法。全身麻醉状态下患者意识消失，全身痛觉丧失，遗忘，出现反射抑制和一定程度的肌肉松弛。对中枢神经系统抑制的程度与血中的药物浓度有关，是可控可逆的。

二、适应证及禁忌证

肛肠科所有手术都可选择全身麻醉。

三、常用药物

1. 镇静类药　如地西泮、咪达唑仑、右美托咪定等。

2. 镇痛类药　如芬太尼、舒芬太尼、瑞芬太尼、羟考酮等。

3. 肌松类药　包括去极化肌松药，如琥珀胆碱；非去极化肌松药，如泮库溴铵、罗库溴铵、维库溴铵、阿曲库铵等。

4. 麻醉类药 如丙泊酚、依托咪酯、氯胺酮等。

5. 吸入麻醉药 如异氟烷、七氟烷、地氟烷、笑气等。

四、分类

1. 按给药方式分类 分为吸入全麻、静脉全麻及静吸复合全麻。

2. 按插管方式分类 分为插管全麻(气管插管和喉罩)和无插管全麻。

3. 复合麻醉 是新近应用得比较多的全身麻醉方法。复合麻醉是指在麻醉过程中,同时或先后应用两种以上的全身麻醉药物或麻醉技术,达到镇痛、遗忘、肌松、自主反射抑制并维持生命体征稳定的麻醉方法,称之为复合麻醉(平衡麻醉)。复合麻醉强调联合用药,联合用药不仅可以最大限度地体现每类药物的药理作用,而且还可减少各类药物的用量及副作用。复合麻醉可分为静脉复合麻醉、静吸复合麻醉、椎管内麻醉联合全身麻醉等。

五、并发症及处理

1. 反流、误吸和吸入性肺炎 全麻可抑制气道反射从而使患者易于发生反流误吸和吸入性肺炎。吸入呕吐或反流的胃内容物可引起支气管痉挛、缺氧、肺不张、呼吸急促、心动过速和低血压。处理原则是,严格禁食、禁水时间,麻醉时头偏向一侧,应将气道吸引干净并清除异物,胸片检查,同时可使用支气管扩张药,必要时呼吸机支持通气。

2. 躁动 躁动是指在全麻苏醒期变现为兴奋,躁动和定向障碍并存,出现不适当行为,如肢体的无意识动作、语无伦次、无理性言语、哭喊或呻吟、妄想思维等。引起躁动的原因有术前用药、麻醉药、手术原因、术后不良刺激、术后催醒药等因素。发生躁动,应对症处理,减少气管导管刺激、保证供氧及气道通畅、良好的术后镇痛,适当镇静等处理。

3. 全麻后苏醒延迟 全麻后苏醒延迟是指停止输注麻醉药后,患者若不能在1小时内意识恢复且不能对言语或刺激等做出有思维的回答或动作。可能的原因有麻醉药绝对或相对过量、中枢神经系统损伤或功能障碍、代谢性疾病、低氧血症或二氧化碳蓄积、体温过低、精神压力大等。发生苏醒延迟应积极寻找或排除可能的原因,对症处理。

4. 术后恶心与呕吐 术后恶心与呕吐是患者手术后最常见症状,受手术类型、手术持续时间、麻醉药物和方法及术前焦虑等多种因素的影响。绝大多数患者在术后24小时发生,呕吐前会出现明显恶心。其发生与手术因素、麻醉因素及患者本身均有关系。麻醉后可预防应用抗呕吐药物,如托烷司琼;对急性胃扩张者应持续胃肠减压24小时以上。

5. 支气管痉挛 支气管痉挛表现为支气管平滑肌痉挛性收缩,气道变窄,通气阻力骤然增加,呼气性呼吸困难,从而引起严重的缺氧和二氧化碳蓄积,处理不当可导致死亡。可能的原因有手术麻醉的操作、迷走神经兴奋、机械或化学刺激、组胺释放、药物直接作用等。气道高反应患者对这些诱因更为敏感。发生支气管痉挛应立即查明原因,对症处理。应立即停止刺激性操作,并积极实施综合治疗,包括药物治疗和呼吸管理。

6. **急性肺不张**　急性肺不张是指患者骤然出现肺段、肺叶或一侧肺的萎陷,从而丧失通气功能。急性肺不张是手术后严重的并发症之一,尤其多见于全身麻醉之后。大面积急性肺不张,可因呼吸功能代偿不足,使患者因严重缺氧而致死。急性肺不张的发生与手术时间较长、术后疼痛、年老或身体衰弱及长期吸烟或有呼吸道慢性疾病者等有关。术中发生应对症处理,吸痰、雾化、膨肺、呼吸模式改变等措施;术后严重者气管切开,全身应用广谱抗生素等。

7. **低氧血症和通气不足综合征**　低氧血症不仅是全身麻醉后常见的并发症,而且可导致严重的后果,甚至昏迷、死亡。全麻后通气不足是因肺泡通气的降低引起 $PaCO_2$ 的增高。呼吸系统的并发症,仍是全身麻醉后延缓术后康复、威胁患者生命安危的主要原因之一。应需密切观察,积极对症处理,解除气道阻塞。

8. **低血压**　血压降低幅度超过麻醉前 20% 或收缩压降低达 80mmHg 以下。发生的原因有麻醉因素、手术因素和患者本身的因素。术中发生要立即减浅麻醉,注意血氧饱和度、呼吸末二氧化碳分压的变化;加快输血输液,合理使用升压药;针对病因进行处理。

9. **高血压**　血压升高超过麻醉前 20% 或血压超过 160/95mmHg。发生的原因有疼痛、紧张、麻醉操作刺激、术中补液超负荷、升压药使用不当;患者病情因素如甲状腺功能亢进、嗜铬细胞瘤、原发高血压等。术中发生要查明原因,对症处理,维持足够麻醉深度,以及合理使用降压药。

10. **中枢神经系统并发症**　全麻后中枢神经系统损伤的范畴包括行为和认知功能的变化,也可有严重的甚至是致命的脑损伤,如脑出血或脑梗死。预防发生是关键,包括充分的术前准备、合适的手术方式、合适的麻醉药和麻醉深度、维持一定的脑血流和脑灌注压、维持脑氧供需平衡、采取积极的脑保护措施。治疗的重点在于去除病因,支持疗法。

11. **恶性高热**　临床上多因吸入强效的全身麻醉药并同时用琥珀胆碱而诱发,以肌肉强直、挛缩为特征的骨骼肌高代谢状态,呼出二氧化碳和体温骤然升高。心动过速,并出现肌红蛋白尿等综合征。原因是可能存在常染色体显性遗传。处理措施是立即停用琥珀胆碱和吸入麻醉药、尽快终止手术、纯氧吸入、更换麻醉机管路、纠正酸中毒、降温、维持酸碱水电平衡等对症处理,单曲洛林静脉快速推注 1mg/kg 始,可逐渐增量达 2.4mg/kg,必要时间隔 15 分钟可重复上述剂量。

第八节 术 后 镇 痛

肠肠疾病是常见病和多发病,手术治疗是肛肠疾病的重要治疗方法。但手术后的疼痛则是困扰医患的一个棘手问题,甚至由于对手术后疼痛的恐惧而使许多患者闻"手术"而色变。术后镇痛可以减轻或消除患者因手术创伤引起的急性疼痛,减轻和防止手术创伤引起的一系列应激反应,减少术后并发症的发生。良好的术后镇痛有利于患者的康复,同时还能缩短住院时间和相应费用。因此,肛肠手术的术后镇痛是临床应重点关注的重要问题。

一、常用的术后镇痛剂

1. 长效局部麻醉药 常用药物如罗哌卡因或布比卡因。

2. 口服镇痛剂 常用药物如吲哚美辛、芬必得、索米痛片、双氯芬酸钠缓释片、盐酸羟考酮、美施康定等。

3. 长效止痛注射剂 将长效止痛注射剂局部注射于手术创面,可有效缓解术后疼痛。临床有许多长效止痛注射剂配方,一般多选用亚甲蓝 + 长效局部麻醉药(罗哌卡因)。我们常用的配方为:① 1% 亚甲蓝 1ml+0.75% 罗哌卡因 2ml+ 生理盐水 7ml;② 1% 亚甲蓝 1ml+2% 利多卡因 2.5ml+ 生理盐水 6.5ml。

二、其他手术后镇痛方法

1. 理疗 理疗作为肛肠手术后的辅助治疗手段,其镇痛作用显著,尤其是对合并有肛门炎症及水肿者,通过改善局部血液循环和淋巴回流,改善毛细血管的通透性,缓解了平滑肌痉挛,达到镇痛作用。

2. 外用药物

(1) 栓剂:如吲哚美辛栓、双氯芬酸钠栓可有效缓解肛肠手术术后疼痛。

(2) 药膏外敷:如创愈膏局部外敷对肛门病术后疼痛有改善作用。

(3) 中药熏洗的止痛:中药熏洗,使药物的有效成分直接作用于患部。先熏蒸、后坐浴,取其蒸气上熏,使局部腠理疏通,气血流畅,一方面能使创面洁净,另一方面能活血化瘀,祛湿解毒,从而达到缓解术后疼痛的作用。

(4) 针灸:针灸能够疏通经络、调和气血,对肛肠术后止痛更具有明显的作用。

三、有关术后镇痛的新进展

1. 超前镇痛(preemptive analgesia) 基于对疼痛机制和神经生理学研究

的认知,提出了超前镇痛或先发镇痛的新概念。超前镇痛是一种对抗中枢敏感化疼痛的治疗方法,在手术切割前,应用镇痛药,达到术后疼痛减轻、镇痛时间延长及减少镇痛药量的目的。术前预先使用,术后镇痛效果确切,患者行动自如,能较早进食、排尿、排便,减少了不良反应发生,也缩短了住院时间。

2. 自控镇痛法(patient controlled analgesia,PCA)　PCA 运用程序化微泵技术,具有连续给药的优点,通过静脉内注射阿片类止痛药物如舒芬太尼、芬太尼、曲马多等,或非甾体抗炎药达到患者自我控制疼痛的目的。有利于患者在不同时刻、不同程度疼痛强度下及时、迅速进行镇痛,是目前临床常用的方法。

3. 平衡镇痛法(balanced analgesia)　平衡镇痛法又称"联合镇痛"、"多模式镇痛",是利用不同种止痛药物协同作用,以达到充分镇痛的效果,同时用药量减低而副作用减少的一种镇痛方法。阿片类药为一种良好的镇痛剂,但因其抑制呼吸、成瘾等严重不良反应,使其在临床应用受限。

4. 透皮贴剂(transdermal patch)　透皮芬太尼(TDF)是唯一通过透皮吸收产生镇痛效果的阿片类药物,72 小时内提供持久、稳定的镇痛作用,在肛肠疾病术后止痛起到明显作用。

综上所述,近年来关于肛肠疾病术后的止痛进行了大量的研究,取得了很好的临床疗效,尤其是中医药外用止痛和针刺止痛方面取得很大进展,中西医结合、中医药及针刺的使用可以避免因使用吗啡类而产生的副作用。未来要进一步加强中医治疗疼痛方面的研究,充分发挥中医的优势,提高肛肠手术麻醉及术后镇痛的效果。

─────────●　**参考文献**　●─────────

1. Wilton C.LEVINE. 麻省总医院临床麻醉手册. 王俊科,于布为,黄宇光,等,译. 北京:科学出版社,2014,11(1):3.

2. Ronald D.Miller. 米勒麻醉学. 邓小明,曾因明,黄宇光,等,译. 北京:北京大学医学出版社,2016,8(1):1 038.

3. Richard D.Urman,Jesse M.Ehrenfeld. 麻醉口袋书. 黄宇光,姚尚龙,等,译. 武汉:华中科技大学出版社,2019,4(1):21-49.

（高秀梅　任毅）

第六章

手术前准备与手术后处理

第一节　手术前准备

术前准备是每一台手术的必备步骤。术前准备是否充分,是否细致,对手术效果有直接影响,完善的术前准备可以起到事半功倍的作用。一个有经验的外科医生应养成在手术开始前对患者的术前病历资料等进行全面地回顾及复习,进行必要地完善和补充。如果对术前准备有犹豫或者信心不足,特别是发现有对于手术及预后有影响的情况,考虑到手术的安全性,延期手术是明智的选择。完备的术前准备是关系到手术安全性的重要因素,需要认真加以对待。

一、一般患者的术前准备

1. 术前常规检查　术前的常规检查包括血常规和血型、尿常规、便常规加潜血、血生化(肝肾功能、电解质、血脂)、凝血功能、感染疾病筛查、心电图、胸片等。应全面细致地询问病史,进行体格检查及肛肠专科检查,通过这些检查以明确诊断,明确手术的适应证和禁忌证。

2. 心理准备　肛肠疾病是常见病及多发病,但由于其解剖位置、神经分布、功能特点,患者常常对于肛肠手术非常恐惧,存在着一定的心理障碍。所以手术方案确定后,应对患者及家属进行详细和必要的讲解,使患者能够充分认识到手术的必要性,了解到手术步骤、术前术后可能出现的情况,使患者消除疑虑,能够增加信心,积极主动配合手术及术后相关治疗。

3. 饮食要求　一般肛肠病局麻小手术,如痔、肛瘘、肛裂等手术术前对饮食要求不严格,手术前晚餐可正常饮食或少渣流食即可。但如采用脊椎麻醉等,应根据麻醉的要求术前 6 小时禁食,术前 4 小时禁水。

4. 皮肤准备　手术前一天洗澡,会阴部及肛门区冲洗干净即可,剪指甲和更换衣服,手术野毛发一般不用剃除。当体毛有可能影响手术时可备皮,但注意不要损伤皮肤。

5. 肠道准备　普通手术前可用甘油灌肠剂 110ml 灌肠,排空大便后即可开始手术。对于有便秘或排便困难的患者,手术前可用温肥皂水 700ml 灌肠 2

次。对于较大而复杂的、肠道要求较高的手术,应提前 3 天开始口服肠道抗生素,口服缓泻剂,术前晚开始口服清肠剂,术晨清洁灌肠,直到排出清亮液体为止。具体见相关章节。

6. 药物准备　必要时术前晚口服地西泮 5mg,以消除焦虑,保证睡眠。对于有高血压或者较为焦虑的患者,必要时术前 30 分钟可肌内注射地西泮 10mg,以保证手术顺利进行。

二、特殊患者的术前准备

特殊患者主要是合并有内科疾病的患者,如合并有心脏病、高血压、糖尿病或者血液疾病的患者。病情严重复杂者需经相关科室会诊评估,治疗稳定后方可手术。

1. 心脏疾病患者的术前准备　伴有心脏疾患的患者,要经内科治疗后,心功能代偿良好,无明显症状,方能手术,必要时应予以复查超声心动以了解射血分数等。对于心梗或者心脏支架术后需长期服用阿司匹林或者氯吡格雷的患者,应在心内科会诊同意的情况下停药一周以上才能手术,鉴于心脏疾病的潜在风险,可予以低分子肝素钠替代治疗,手术当天停药。

2. 高血压患者的术前准备　因患者对于手术的恐惧、焦虑等,血压容易出现波动,术后容易出现脑血管意外。术前血压的监测十分必要,应按时服用降压药物,监测评估血压,保持血压平稳。若血压控制不满意,可请心内科予以会诊,调整治疗方案以尽快控制血压达标。

3. 糖尿病患者的术前准备　对于一般肛肠疾病的糖尿病患者,术前常规检测 7 次血糖,若血糖控制良好,可继续按时口服降糖药。但对于合并有严重感染的糖尿病患者,应停用口服降糖药,改为胰岛素皮下注射或静脉泵入,调整胰岛素用量,将血糖控制在餐前 8mmol/L 以下,餐后 10mmol/L 以下,手术较为安全。

4. 合并有血液疾病的术前准备　合并有白血病或者骨髓异常增生症的患者,术前需常规请血液科会诊,血小板应在 $50 \times 10^9/L$ 以上,白细胞在 $4.0 \times 10^9/L$ 以上。必要时需要进行输血治疗。

三、结直肠肿瘤术前准备

1. 术前准备　手术前应该仔细询问患者病史,特别是肿瘤相关病史如家族遗传史等。在全身查体的基础上,应细致认真地进行专科查体,以便于对患者身体情况进行全面评估。为了明确诊断和鉴别诊断,辅助检查十分重要,诸如电子结肠镜检查、乙状结肠镜检查、全腹部 CT、盆腔核磁共振、肿瘤标记物等。若为恶性肿瘤,应做胸部及头颅 CT 等,必要时做全身 PET-CT 以除外远处转移。

2. 心理准备 结直肠肿瘤患者,特别是恶性肿瘤患者出于对疾病本身的恐惧,以及是否能够保留肛门的忧虑,心理活动复杂,情绪容易波动。医务人员的耐心、细致、体贴的思想工作是十分必要的。通过详细地讲解和沟通,使患者及家属能充分了解相关病情、手术方案的选择、疾病的预后等情况,使患者能建立起信心,积极配合医务人员的治疗。

3. 全身情况的调整 对于合并有内科疾病的结直肠肿瘤患者,应积极协调相关科室会诊,治疗相关疾病,为手术创造有利的条件。结直肠肿瘤患者往往合并有慢性消耗性疾病,常常不同程度地存在着贫血、营养不良甚至水电解质、酸碱平衡紊乱的现象。为了提高患者的手术耐受力,术前改善营养状况和纠正水电解质、酸碱平衡紊乱是十分必要的。口服要素膳饮食是安全有效的。对于无法口服进食的,可以采用完全胃肠外营养,但应注意监测肝肾功能及血脂等。

4. 饮食的调整 术前三天少渣饮食,术前一天进流质饮食,手术前晚10点以后禁饮食。

5. 肠道准备 肠道准备的目的是清洁肠道,排空肠内容物,减少肠道内细菌含量,降低手术后感染率,保障手术安全。常用的方法有清洁灌肠、全消化道灌洗、肠道水疗法和术中结肠灌洗法。

(1)清洁灌肠:术前三天进少渣饮食,每天温肥皂水500ml灌肠一次。术前一天进流食,每天温肥皂水500ml灌肠一次,手术前晚临睡前温肥皂水500ml灌肠4次,手术当日晨起再灌肠4次,最后一遍灌肠用生理盐水500ml,反复灌洗直至排出无粪渣的清亮液体为止。该方法肠道准备确切、彻底,但缺点是容易导致患者水电解平衡紊乱,灌肠次数较多,老年病患不能耐受。

(2)全消化道灌洗:全消化道灌洗是口服不吸收液体,增加肠容量,刺激肠蠕动,清除结肠和直肠内粪便,达到清洁肠道的作用,常用的有两种。

1)口服甘露醇溶液 用25%甘露醇注射液250ml加水至400ml,5分钟内喝完,间隔30分钟后,于15分钟内喝完1 000~1 500ml温开水。此方法较为简单,喝水较少,患者容易接受,效果较为满意。但缺点是容易出现水电解紊乱,容易出现肠道积气。术前可以辅助灌肠数次以排出肠道积气。

2)聚乙二醇电解质灌洗液全消化道灌洗法 聚乙二醇电解质灌洗液(polythyleneglycoelcetrolyte lavage solutions,PEG-ELS)是一种等渗、平衡的电解质灌洗液。用法是,术前一日晚上,患者口服或通过胃管注入聚乙二醇电解质灌洗液,速度为1~1.25L/h,直到肛门排泄物变清亮为止。整个过程约需4个小时,需要液体4L。翌日手术,术前无需灌肠。与生理盐水相比,聚乙二醇不被吸收,不刺激肠壁分泌,不被结肠细菌代谢。同时,它减少或阻止了钾和碳酸氢盐的丧失（其成分中含有钾和碳酸氢盐），对体内 K^+、Na^+、Cl^- 等电解质影响不大，因此，比较符合生理。全结肠灌洗对饮食的控制不严格，处理时间较短，患者容易耐受，其清洁度较之清洁灌肠好。缺点是需要饮用的液体量较大，可引起恶心、腹胀、腹痛等症状。

3）术中结肠灌洗法　左半结肠癌合并急性肠梗阻无法进行充分的肠道准备，可采用术中结肠灌洗（intraoperative irrigation of colon）亦称为台上肠道准备（preparation on table）的方法，可为左半结肠一期切除吻合创造条件。具体操作方法是，距离肿瘤远端至少5cm处切断结肠，距离肿瘤近端约10cm切断结肠，移除标本。距阑尾根部约1cm处切除阑尾，经阑尾残端插入一次性输液器并荷包固定，取肠钳夹闭末端回肠以防灌洗液反流至小肠内，将结肠近侧断端提到切口外，插入呼吸机用一次性螺纹塑料软管，用丝线结扎固定后将软管末端置于手术床下敷料桶中。随后经输液器持续滴入温生理盐水，在灌洗过程中，助手双手扶持肠袢，术者交替推挤肠管，由近及远将肠内积气、积液及粪便排入容器内，用大约10 000ml生理盐水灌洗，直到流出清亮液体。移除灌洗装置，行一期肠管端端吻合。术中灌洗法的切口感染率约为3%，有死亡的报道，考虑可能与患者一般情况太差，灌洗时间长有关。

6. 抗生素准备　术前合理应用抗生素，能有效地减少细菌的数量，是降低术后感染率的重要因素，但应避免应用对肝、肾功能有严重影响的药物。一般原则是手术前半小时静脉注射抗生素，手术时长超过3小时应该追加一次，以保证手术时血药浓度达到较高的浓度。

第二节　术后处理

一、肛门疾患的术后处理

手术后处理实际上是手术治疗的延续应引起足够重视。适当的手术后处理可以减少或杜绝手术后并发症的发生。

1. 一般处理

（1）休息与活动：可根据病情、手术大小和麻醉，在力所能及的情况下鼓励早期下床，若手术较大或体质较弱的患者最好术后卧床休息2~3天。腰麻患者术后应平卧6小时左右方可下床活动；痔结扎术后的患者，在术后7~10天避免剧烈活动，以防结扎线脱落引起大出血；直肠脱垂术后应平卧5~7天。

（2）饮食：一般肛门部手术，术后当日进易消化半流质饮食，术后次日开始正常饮食。鼓励患者多吃富含纤维素饮食，如蔬菜、水果和粗粮等，以利于粪便的排出。

（3）排尿：术后鼓励患者适当饮水，放松精神，大多数患者可自行排尿。如长时间不能排尿，可用按摩小腹部或听流水声音诱导排尿，可用热奄包热敷下腹部。如仍无效可针刺气海、关元、中极、三阴交、阴陵泉和水道等穴。如尿意强烈，膀胱充盈较重，经一般方法处理后仍无排尿者，应予以导尿处理。如尿意不强，经检查膀胱充盈，手术后 12~18 小时仍不能排尿，也可考虑导尿。

（4）排便：一般手术后 24 小时内不宜排便，最好大便在术后 48 小时以上排出。控制排大便的目的在于避免排便时粪便对手术切口的冲击，造成出血。术后第一次排便前可服用缓泻药如麻仁软胶囊，每次两粒，每天两次。术后数日仍不排便者，可用开塞露 20~60ml 灌肠，以帮助大便排出，但插入肛门时应动作轻柔，禁止动作粗暴。若出现粪便嵌塞，应予以手法排出。大便次数增多也应及时处理，避免引起伤口水肿。

（5）止痛：由于肛门直肠部位神经丰富，对痛觉敏感性强，加之患者精神紧张，术后常有不同程度地疼痛。术后保持大便通畅，便前坐浴和便后坐浴热敷，是减轻肛门疼痛的重要措施。一般术后可给予氯诺昔康肌内注射或静脉注射止痛药物治疗，每天一到两次。亦可给予氨酚羟考酮口服止痛治疗。若经济条件允许，患者有要求，可由麻醉科配制止痛泵，止痛效果更为确切。

（6）抗感染治疗：一般肛肠疾病如混合痔、肛裂、肛瘘等手术无需使用抗生素，但对于肛周脓肿等化脓性疾病可采用抗生素药物静脉点滴治疗。术后使用抗生素时间不宜过长，一般以 3 天为宜。必要时应复查血常规以了解炎症情况。肛周脓肿手术时应注意采集脓液送细菌培养加药敏试验。

（7）坐浴：坐浴是一种行之有效的好方法，通过坐浴可将伤口内的分泌物清洗干净，减少对伤口的刺激，能缓解肛门括约肌痉挛，减轻疼痛，减少渗出，促进血液循环和炎症吸收，加速伤口愈合。肛门部手术后第二天就可以坐浴，坐浴一般可用 40℃左右温水熏洗或坐浴，或使用祛毒二黄汤熏洗坐浴。

（8）热敷：分为湿热敷或干热敷两种。湿热敷指用中药如祛毒汤或者祛毒二黄汤将纱布浸湿，敷于肛门处。干热敷常用热水袋置于肛门处，但应注意防护，以免烫伤。

（9）其他方法：如红外线、红光照射治疗，每日 1~2 次，每次 10 分钟。

2. 伤口处理

（1）缝合伤口：一期缝合的伤口，为防止感染，伤口可以每日用碘伏消毒，更换敷料。但肛门部伤口容易被大小便污染，应及时清洁伤口和换药。如缝合伤口出现感染，应及时拆除缝线，并予以对症处理。一般缝合者 7 日左右拆线，年老体弱者可延迟拆线时间。

（2）开放伤口：肛门手术大多是开放性伤口，由于分泌物、粪便的污染，应每日对伤口进行消毒和换药。

1）术后数小时内应注意观察伤口有无出血,如有出血应及时处理。术后伤口可有不同程度的渗出,渗出物较多者应及时更换外层敷料。

2）术后第一天换药只用更换外层敷料即可,不必取出肛门内填塞的敷料,以避免疼痛或出血。

3）术后第二天换药可取出肛门内的敷料,取之前最好用生理盐水或者碘伏浸湿敷料,以免造成创面出血。若有排便,可以用碘伏或新洁尔灭(苯扎溴铵)棉球清除伤口上的分泌物、粪便,伤口外涂十味金黄膏等以减轻局部炎症反应,促进伤口愈合。

4）伤口肉芽组织新鲜、分泌物较少,可用浸湿康复新液纱布条换药。伤口腐肉较多,创面不新鲜者,可予以红油纱条换药,祛腐生肌。

5）较大的肛瘘,伤口较深,采用生理盐水、甲硝唑液或1%双氧水冲洗,清洗深部的坏死组织,检查有无遗留的残腔,确保引流通畅,防止切口粘连,更换纱条,使伤口从底部由里向外生长。

6）对于肉芽组织过度生长、肉芽水肿者可以用10%高渗盐水湿敷,或用祛毒二黄汤湿敷,必要时可给予修剪。

7）对于肉芽组织不新鲜,生长较慢的伤口,可用养阴生肌散,或双料喉风散掺药外敷。如久不愈合的伤口应做涂片检查找抗酸杆菌,必要时做病理检查除外结核或者克罗恩病。

二、结直肠肿瘤的术后处理

结直肠恶性肿瘤行直肠前切除或腹会阴联合切除术,以及左半或右半结肠切除等手术的患者,术后肠功能恢复常常较慢,故术后处理直接关系到患者术后恢复的质量和病情的转归。

1. 术后监测　术后当日应该密切监测生命体征,注意监测尿量,胃肠减压量,各种引流管是否固定牢靠、通畅,有无出血等。

2. 术后胃肠减压管理　持续胃肠减压,一般术后3天,胃肠减压量减少到不足30ml,患者有排气,肠鸣音恢复正常,即可拔除胃管。

3. 术后药物使用　结直肠手术特别是肿瘤手术,手术打击大,组织损伤大,容易导致应激性溃疡,应预防性使用质子泵抑制剂如泮托拉唑。

4. 术后引流管管理　腹腔引流管无明显渗液时,术后3天以上,患者有排气甚至有排便以后方可拔除。拔除时动作轻柔,不要带负压。若引流量持续增多,可考虑做腹部B超或腹部CT检查。

5. 术后尿管管理　如果手术时间较短,不需要留置导尿。如果手术时间预计超过2个小时者,应于术前留置尿管。如果行腹会阴联合切除手术,应留置导尿管一周,在拔除导尿管前2天开始夹管,每2~4小时放小便一次,以达到恢复膀胱张力及感觉的目的,防止术后尿潴留。

6. 防止下肢静脉血栓　应嘱咐患者术后早期下床活动,在卧床时陪护人员要经常按摩腓肠肌,应督促患者多做下肢的蹬踏动作(类似踩自行车动作),或使用下肢按摩泵避免出现下肢深静脉血栓。

7. 呼吸道的管理　应每日做两次雾化吸入,注意口腔护理,叮嘱护理人员每日拍背咳痰,防止呼吸道感染。

8. 术后营养支持　术后24小时以上可使用静脉营养,对于年老体弱,存在低蛋白血症、贫血的患者,少量输血或者人血白蛋白,对于病情的恢复是有帮助的。

9. 伤口处理　老年患者或者合并有内科疾病的患者愈合较慢,伤口拆线时间适当延期,术后腹带包扎,咳嗽时应该注意保护伤口,减少伤口张力,利于伤口愈合,防止切口疝或切口裂开的发生。

10. 肠造瘘的处理

(1)如采用钳夹或缝合关闭式造口法,术后48小时去除钳子,或拆除缝线。然后用一次性粘贴式造口袋,防止粪便污染。应随时注意造瘘口的血液循环,有无出血、坏死、回缩等。

(2)造瘘袋中的粪便和气体应及时清除,否则由于重力的影响,造口袋容易泄漏、脱落。

(3)术后2周以上可以开始指诊检查造瘘口,注意有无狭窄,如有狭窄,应酌情1~3天扩张一次,以能顺利通过成人的食指第二指节为宜。

参考文献

Baccari P, Bisagni P, Crippa S, et al. Operative and long-term results after one-stage surgery for obstructing colon cancer[J]. Hepatogastroenterology, 2006, 53(71):698-701.

（赵卫兵　贾小强）

第七章

手术后并发症

肛肠病手术由于肛门、直肠及其周围组织的牵拉和损伤可致术后各种并发症。了解并发症的原因,有针对性地进行预防和治疗是十分必要的。

第一节 术 后 疼 痛

肛肠疾病由于解剖等一些因素的影响,往往在术后出现较剧烈的疼痛,而且持续时间较长。

一、原因

1. 解剖因素 齿状线以下的肛管组织由脊神经支配,感觉十分敏锐,受到手术刺激后可产生剧烈疼痛,甚至可引起肛门括约肌痉挛,导致肛门局部血液循环受阻,引起局部缺血而使疼痛加重。

2. 排便刺激 由于手术切除了病变组织,形成创面,加之患者的恐惧心理和手术刺激,使肛管经常处于收缩状态。因而排便时的刺激可引发撕裂性的剧痛。此种疼痛又可加剧患者的恐惧心理,可使肛门括约肌在排便后长时间处于收缩状态,而致排便后的疼痛加剧。

3. 手术因素 肛肠手术时,损伤齿状线以下的肛管组织,如混合痔外剥内扎术,误将齿状线以下组织同内痔一并结扎,或内痔注射术,注射部位不正确等均可引起疼痛,术中钳夹、结扎括约肌,括约肌损伤后引起瘀血、水肿,导致痉挛性疼痛。手术时对肛门皮肤损伤过重,牵拉组织过多也可引起疼痛。

4. 麻醉因素 麻醉不完全或麻醉作用消失后,肛门直肠的末梢神经受到刺激即可产生疼痛。

5. 其他反应或并发症影响 手术切口感染、肛门皮肤水肿、便秘、异物刺激等,可引起患者肛门直肠疼痛。此外,排尿障碍等并发症均可加重疼痛。肛肠手术伤面愈合后形成瘢痕,瘢痕挛缩压迫神经末梢而引起疼痛。

二、处理

手术后轻微的伤口疼痛一般不需治疗处理,若疼痛较为剧烈,应根据不同情况分别作出如下处理：

1. 手术后疼痛

（1）应用镇痛药物：术后可根据疼痛的轻重缓急酌情给予镇痛药物。一般可服索米痛片、布洛芬缓释胶囊、洛芬待因等；疼痛较重时可服盐酸曲马多或肌内注射哌替啶等，也可应用硫酸吗啡栓纳肛。夜晚因疼痛重影响睡眠时，除用止痛剂外还可配合应用镇静安眠药物，如可给予哌替啶 50mg、异丙嗪 25mg，肌内注射。

（2）针刺镇痛：镇痛迅速，无副作用。针刺时应注意手法的运用，一般用强刺激法，至疼痛减轻或消失时再予留针 10~15 分钟。取穴：承山、气衡、长强、八髎等。亦可应用耳针，在耳廓上找出反应点，用毫针刺激后再埋皮内针固定：平日可随时按压埋针处，以减轻疼痛。亦可以 0.5%~1% 普鲁卡因 10~20ml 行长强或承山穴封闭止痛。

2. 炎性疼痛　凡病变范围广泛，损伤较重或伴有炎性肿胀等现象者，采用中药镇痛效果较好，特别对术后肛缘肿胀所致疼痛效果尤佳。可用清热解毒、活血化瘀、消肿止痛之剂如止痛如神汤等内服或祛毒汤等煎汤熏洗、坐浴。亦可外敷九华膏、马应龙麝香痔疮膏、冲和膏等。对于感染所形成的脓肿，要及时切开排脓减压，开放引流。每日可以用红外线、多源频谱仪进行肛门部理疗。如因肛门部伤口感染所致疼痛者，应在止痛的同时进行抗感染治疗。

3. 排便时疼痛　为了防止术后发生粪嵌塞或大便干结排出困难，术前术后均可酌情口服麻仁丸或果导片等，以减轻粪便冲击撕裂肛管伤口而引起疼痛。排便前，可用温水或中药坐浴，解除肛门括约肌痉挛，减轻粪便通过肛门时的阻力，排便后坐浴（用温水或中药祛毒二黄汤坐浴），可清洁伤面以减少异物对创面的刺激。若大便干燥，排出困难，可用甘油灌肠剂灌肠，或用开塞露 2 支挤入肛内，以软化大便、减轻排便时的疼痛。

4. 瘢痕疼痛

（1）由于瘢痕压迫神经末梢，偶尔可引起局部轻微的针扎样疼痛，一般不需处理。

（2）频发的、明显的瘢痕疼痛，可外用瘢痕膏，局部注射透明质酸酶，或胎盘组织液，以促进瘢痕的软化吸收。

（3）中药熏洗：大黄 15g、芒硝 30g、制乳香 15g、没药 15g、桃仁 12g、红花 12g、当归 12g，水煎外洗，每日 15~20 分钟，每日 1~2 次，以软坚散结、活血化痰、通络止痛。

（4）局部可用红外线照射，超声波治疗或中短波进行透热治疗。

（5）瘢痕挛缩、肛门狭窄致排便困难时，应切除瘢痕，松解狭窄，使粪便排出通畅。

三、预防

1. 术前做好患者的思想工作,使其消除顾虑,坚定信心,与医护人员密切配合。

2. 手术时麻醉要完全,术中针对病情及患者体质,选择适当的麻醉方法。

3. 严格无菌操作,手术操作细心,动作轻柔,避免任意过度牵拉或挤压非手术区域的健康组织,尽量减少刺激和损伤。注射硬化剂或坏死剂时,切勿注入肛门括约肌内和齿状线以下的痛区;痔核结扎术时,不应结扎齿状线以下的肛管组织。肛门直肠手术,损伤肛管组织较多,或肛管平素狭窄细小者,可在手术时酌情切断内括约肌和外括约肌皮下部,以防止肛门括约肌痉挛。

4. 局部应用长效止痛剂此方法主要适用于肛门直肠疾病的术后止痛。如混合痔外剥内扎术、高位肛瘘切开挂线术等。可在手术结束前在局部切口周围注射适量复方亚甲蓝长效止痛注射液、高乌甲素、复方利多卡因注射液等长效止痛药物。用5号针头在肛门周围和切口边缘皮内均匀地点状注射,根据临床观察长效麻醉剂的注射应在创缘0.5cm之内,甚至创面基底部,注射较远,效果不佳。此法特点是一次用药后发挥作用时间长,避免了反复用药,且操作简便,副作用小。

5. 注意创面处理术后嘱患者多食香蕉等水果,或口服蜂蜜等润肠通便之品,避免大便干燥,以减轻排便对创口的刺激,以防止大便干结而引起排便疼痛。每次大便后及时坐浴熏洗,换药时动作轻柔,操作细心,药条放置合理,保持创口引流通畅。

第二节　尿　潴　留

尿潴留是指患者手术后由各种因素引起的排尿不畅或不能自行排尿,尿液存留于膀胱内。男性多于女性,发病率高达52%。多发于术后当日,亦有持续几日。

一、原因

1. 解剖学因素　肛门神经、会阴神经及阴茎背神经共同起源于第2~4骶神经前股合成的阴部神经,肛门和尿道部肌肉在会阴部有广泛的联系,因此,肛门直肠局部的手术创伤就很容易发生排尿不畅,甚至尿液潴留于膀胱。

2. 麻醉影响　尿潴留的主要发病机制是膀胱肌收缩无力和尿道括约肌痉挛。而腰麻、骶管麻醉或硬膜外麻醉,除能阻滞阴部神经引起会阴部感觉丧失及肛门括约肌松弛外,还能同时阻滞盆内脏神经,引起膀胱平滑肌收缩无力和尿道括约肌痉挛,以致排尿不畅或不能自行排尿,这是术后早期尿潴留的主要发病原因。

3. 手术刺激 肛门直肠手术局部麻醉不全,肛门括约肌松弛欠佳,手术操作粗暴,过度的牵拉、挤压、捻挫或损伤邻近的健康组织,或在前方结扎过多的组织,或在前方注入大量的药液,使局部组织张力过大,压迫尿道,或为术后肛门疼痛、肛门括约肌痉挛收缩,反射性地引起膀胱颈部及尿道括约肌痉挛,从而发生尿潴留。

4. 填塞敷料压迫肛门直肠 手术后,由于压迫止血,肛门或直肠内常需要填塞一定的敷料或纱条,若填塞敷料或纱条过多,不仅可压迫尿道,直接影响排尿,而且,肛门在敷料或纱条等异物的刺激下,可反射性地引起膀胱颈部和尿道括约肌痉挛而产生尿潴留。

5. 前列腺增生 原有慢性前列腺增生患者,常因肛门直肠的手术刺激而发生急性充血,加重前列腺增生症状,发生尿潴留。

6. 精神环境因素 若患者术后精神极为紧张,或是由于环境的突然改变,不习惯于在床上或病房内排尿,肛门及尿道括约肌不能松弛而发生尿潴留。

二、处理

1. 一般处理 一般肛门直肠疾病局麻术后应鼓励患者适当饮水,及时排尿,若术后 8 小时仍未排尿,小腹胀满,可给予局部热敷。若因对环境改变或体位变化而排尿困难者,可搀扶患者去厕所排尿,并让患者听流水声,以起到暗示和条件反射等诱导作用,从而达到排尿之目的。

2. 松解敷料法 若系肛门直肠内外填塞纱条敷料过多、过紧,可直接给予松动敷料或拉出纱条少许,即可缓解尿道压迫的情况以及肛门括约肌的痉挛情况,但要防止伤面渗血。

3. 针灸疗法 用针刺或隔姜灸中极、关元、气海、三阴交等穴,可帮助患者排尿。

4. 药物治疗 可用新斯的明 0.5mg 肌内注射,兴奋膀胱逼尿肌,以帮助排尿(适用于因麻醉药物作用而引起的尿潴留);亦可口服特拉唑嗪 1mg,拮抗 α_1 肾上腺素受体,改善慢性膀胱阻滞者的尿道功能和症状。中药可选用八正散、五苓散、金匮肾气丸等,或用单味鲜柳叶或干柳叶 30~60g 水煎服,或用大葱 250g、食盐 200g,捣成泥状,炒热贴敷小腹部均可。

5. 导尿术 上述治疗无效而叩诊患者膀胱充盈平脐时,或患者自觉症状明显,可行保留导尿术。注意:如果患者膀胱极度充盈,则首次导尿排放尿量不应超过 600ml,以防止发生膀胱血肿。

6. 穿刺法 若因导尿技术问题或尿道狭窄或有前列腺肥大,不能插入导尿管,而膀胱又充盈较甚,患者痛苦较明显时,应及时给予膀胱穿刺进行排尿或行膀胱穿刺造瘘术,但穿刺时一定要注意无菌操作,以免继发感染。

三、预防

1. 手术前向患者讲明术中及术后可能会出现的一些反应,消除患者的紧张情绪和思想顾虑,取得患者的密切合作,让患者术前适应环境,锻炼改变体位排尿。

2. 选择有效麻醉方法,麻醉要完全,使患者肛门括约肌充分松弛。

3. 术中操作要熟练,动作要轻快、细致,尽量减少不必要的组织损伤。

4. 术中止血应彻底,减少肛门直肠内填塞的敷料、纱条,否则,纱条或敷料过多,可压迫尿道引起排尿困难。

5. 对手术创面较大者,为防止肛门疼痛引起尿道括约肌痉挛,必要时可于肛门局部注射长效止痛药,减轻术后疼痛。

6. 若使用布比卡因等维持时间较长的麻药,在麻醉作用消失以前,患者应限制饮水。

7. 对于原有前列腺肥大、膀胱结石、膀胱炎、尿道炎而表现为排尿不畅者,术前应给予适当治疗,待症状好转后再进行手术。

第三节 术后大出血

术后大出血是指术后局部出血达 500ml 以上。包括渗血和动脉出血,是术后最严重的并发症。根据术后发生大出血的时间,分为原发性出血和继发性出血。前者是指出血发生在术后 24 小时内,后者是出血发生在术后 24 小时后,多发生在术后 7~12 天内。通常情况下在迅速失血量超过 800ml,占全身总血量的 20% 时,即出现失血性休克。其突出的临床表现为血压下降(小于 80/50mmHg)、脉搏加快(120 次 /min)、脉压缩小、神志障碍、全身冷汗、尿量减少等。若一次出血量不超过 400ml 时,一般不引起全身症状。出血量超过 400~500ml,可出现全身症状,如头昏、心悸、乏力等。短期内出血量超过 1 000ml 时可出现周围循环衰竭。因其病情急剧,应及时采取有效的措施。

一、原因

1. 原发性出血

(1) 术中止血不彻底,结扎线脱落或术中对搏动性出血点未作处理;或创面过大,渗血过多,如环状混合痔、严重的脓肿和肛瘘等由于术中损伤太大,创面渗血较多引起大出血。

（2）内痔结扎切除时，结扎不紧，或残端保留过少，结扎线滑脱导致出血。

（3）外痔剥离时切口超过齿状线以上，此处血管丰富处理不当导致出血。

（4）肾上腺素具有收缩血管的作用，术中使用肾上腺素，使血管收缩，术野清晰，而术后药物作用消失，血管扩张可出现大出血。

（5）术后当日过早离床活动或排尿、排便，丁字带过松引起大出血。

2. 继发性出血

（1）内痔结扎线术后7~12天脱落时，排便用力或剧烈活动致创面内血管断端处血栓脱落，引起大出血。

（2）内痔缝扎时，缝针过深、过高伤及血管、肌层和正常黏膜、脱落时引起出血。

（3）局部检查方法不当、换药粗暴，或指诊、肛门镜检查、扩肛时使用暴力，损伤正常组织，或过早强拉结扎线造成组织损伤等。

（4）局部感染、组织发生化脓感染、坏死，使局部组织和其下的血管损伤破裂，引起大出血。

（5）注射硬化剂时操作不当，药物浓度过高，剂量过大，注射过深或过浅，药物分布不匀，都能引起组织大面积坏死，诱发出血。

（6）高血压及动脉粥样硬化症使血管压力增高引起出血。门脉系统高压如肝硬化等，使门静脉系统回流障碍，压力升高导致出血。血液系统疾病如血友病、白血病、再生障碍性贫血等，因凝血机制障碍而出血。

二、处理

若大量出血多不能自然止血，必须立即采用止血措施。

1. 用云南白药撒敷到创面或用吸收性明胶海绵压迫止血。内服或肌内注射止血剂都不易止血。

2. 对术后创面出血或明确的止血点，必须在麻醉下缝扎止血，重新结扎出血点。

3. 对术后出血点不明确或广泛出血时，可采用纱布压迫、气囊压迫止血。

4. 对于痔核脱落时期引起的继发性出血，组织脆弱，不易缝扎止血。可在出血创面上部痔动脉区及周围黏膜下注射1∶1消痔灵2~3ml硬化止血，加上纱布卷压迫止血，在此基础上应用全身性止血药和抗感染治疗。

5. 因感染导致出血者应及时给予大剂量抗生素以有效地控制炎症，同时应卧床休息，控制排便，利于创面的修复。

6. 出血量较大、血压下降者，应及时补充血容量，保持水、电解质平衡。

7. 若出现失血性休克，须紧急抢救，主要包括补充血容量和积极治疗原发病、制止出血两个方面，其措施如下：

（1）一般急救措施

1）体位：嘱患者去枕平卧或双下肢抬高20°，增加下肢静脉回心血量，就地抢救，不宜搬动。

2）吸氧：保持呼吸道通畅，鼻导管或面罩间断吸氧。

3）尽早建立静脉输液通路。

（2）补充血容量（扩容）：可根据血压和脉率的变化来估计失血量。首先，可经静脉快速滴注5%葡萄糖或糖盐水、生理盐水和林格液。并加入维生素C 25~50g，氨甲苯酸0.3~0.4g和抗生素，45分钟内输入1 000~2 000ml。再补充胶体如706代血浆、低分子右旋糖酐，尽快补充有效循环血容量，改善组织血液灌注。

（3）血管活性药物：如休克在迅速补充血容量后仍不见好转时可考虑用血管活性药物。一般多巴胺剂量为100~200mg加间羟胺20~40mg于5%葡萄糖溶液500ml中静滴，每分钟20~30滴，收缩压维持在90mmHg即可。

（4）纠正酸中毒：血气分析结果，若pH<7.3，补充5%的碳酸氢钠100~200ml。

（5）输血：不贫血的成人，1 000ml以内的失血可不输血，代之以失血量3~4倍的平衡液或相当于失血量代血浆溶液。若失血量多继续有大出血，上述治疗不能维持循环容量时，可输血（全血或浓缩红细胞）。

（6）止血：在补充血容量的同时如继续出血，难以保持血容量稳定，所以休克也不易纠正。应在保持血容量的同时，在麻醉下结扎出血点。

总之，对大出血伴有休克者应在局部止血的同时迅速抢救休克，一定要边止血边抗休克，愈早愈好。不能等待纠正休克后再去止血，徒劳无功。

三、预防

1. 术前必须详细了解病史，进行全面的体格检查。有凝血功能障碍及有出血倾向者，应给予治疗，等凝血功能恢复，疾病得到控制后再进行手术。

2. 术中止血应彻底，特别是术中使用肾上腺素时尤应注意。术中对体积较大的痔核应缝合结扎，对搏动明显的痔上动脉也应缝扎。

3. 术后换药检查要轻柔，切忌使用暴力，同时应尽量减少检查次数。在痔核脱落期间，尽量减少剧烈活动，给一些润肠通便药物，防止大便干燥避免做肛镜检查等。

第四节 粪便嵌塞

肛肠疾病术后，患者便意减弱，加之环境的改变、饮食的改变，术后可能出现便秘,如不及时处理,粪便在直肠存留时间较长时可发生粪便嵌塞,甚至引起宿便性溃疡。

一、病因

1. 麻醉反应、伤口疼痛、卧床及腹胀等原因致食欲缺乏,少渣流质饮食,食物中纤维素含量少,肠道蠕动减弱。

2. 术后肛门直肠神经末梢因受到损伤等刺激而引起疼痛,致使肛门括约肌痉挛,造成排便困难。

3. 恐惧排便,延长排便间歇时间,致粪便水分被吸收过多。

4. 手术中过多损伤齿状线附近组织,使排便反射破坏或降低。

5. 术后卧床时间过长,肠蠕动减慢。

6. 患者或因年老体弱,气血不足,或因手术损伤,气随血耗,排便无力,使粪便在肠内停留过久,肠燥便结,不易排出。

7. 使用阿片酊类抑制肠道蠕动的药物,或使用解热镇痛药汗出过多,肠内水分减少。

8. 术前行钡剂灌肠,钡剂没有完全排出而手术。

9. 既往有便秘病史。

二、处理

1. 有便秘病史者,术后酌情应用麻仁滋脾丸、麻仁润肠丸、番泻叶等通便药物。

2. 中药辨证论治。

3. 经上述治疗大便仍不能排出者可用开塞露或液状石蜡 40~60ml,或50% 甘油 40~60ml,或肥皂水 100ml 灌肠。

4. 若术后第 4 天仍无排便者,可以用温生理盐水 500~1 000ml 灌肠。

5. 术后 3~4 天无排便者,应行直肠指诊检查,如发现有粪便嵌塞者,应及时将粪块捣碎,取出肛外,然后行灌肠处理。

6. 术后肛门下坠,便意频繁者应进行肛管直肠指诊检查,明确粪便嵌塞的程度。

7. 如大量质硬或黏滞粪便嵌塞,需戴手套后将大便捣碎掏出。然后应用开塞露或甘油灌肠剂灌肠,将残留粪便排出。

8. 对大便干燥者可口服润肠通便药物,或针对患者的不同情况辨证施治应用中药治疗,如热结肠燥者可用大承气汤,气虚便秘者可应用补中益气汤。防止再次发生粪便嵌塞。

三、预防

1. 患者第一次排便前晚,服用润肠通便药物以助排便,如麻仁丸、液状石蜡等,必要时可外用开塞露助第一次大便的排出。

2. 多吃含纤维丰富的蔬菜水果。

3. 适当活动以增加肠蠕动,并指导患者养成良好的排便习惯。

4. 术前有便秘者,手术后当晚起服用润肠通便药物,如麻仁滋脾丸、麻仁润肠丸、槐角丸、番泻叶等药物,以防止粪便塞滞嵌塞于直肠。

5. 肛门疼痛明显者可于便前温水坐浴,疼痛缓解后再行排便。

第五节 肛缘水肿

肛缘水肿是指肛肠手术后切缘皮肤出现水肿、充血、隆起或肿胀疼痛的症状。一般分为充血性水肿(切口创缘局部循环障碍,血管渗透压增加,淋巴回流障碍,组织内渗压大而引起的水肿)和炎性水肿(切缘创面感染引起水肿),两者常同时存在,相互渗透形成肛缘水肿。

一、原因

1. 术前准备不充分　肛肠病术前肛门部位炎症未完全消退,术前肛门及痔核周围已出现了明显水肿,多见于血栓性外痔、炎性外痔及嵌顿痔炎症未完全控制而仓促手术者,术后炎症加重,形成炎性水肿。

2. 手术操作不当,创缘循环障碍　由于手术使创缘局部原有的静脉、淋巴循环通路被破坏,或者创面压迫过紧,局部循环受阻,组织液滞留。

(1) 外痔切口选择不当,皮瓣对合欠佳,特别是曲张静脉组织及血栓剥离不彻底。由肛门部血管破损导致皮下出血,术后也易形成水肿。由于残留的痔组织内静脉与淋巴网被破坏,静脉与淋巴回流障碍,引起水肿。这种情况多发生于被保留的皮桥处及内痔结扎而外痔不作处理时的外痔处。内痔注射位置过低等,致肛门部淋巴液、血液回流受阻而成水肿。

(2) 切口引流差:常见于混合痔切除术后,齿状线上缝合结扎过多,而齿状线外又无充分引流创面,向外开放的 V 形创面太小,导致局部循环障碍。

(3) 缝合张力较大:如皮肤切除过多,保留皮桥宽度小,缝合时切口张力势必较大,导致肛门部皮肤与皮下组织受牵拉压迫,影响淋巴与静脉回流,而形成水肿。

(4) 内括约肌痉挛:术前内括约肌痉挛或肛管压力较大,术中不作处理,术后肛门疼痛,又可刺激神经末梢引起内括约肌痉挛,加重水肿的产生。

（5）皮桥移动度过大：为了将皮桥下痔核切除干净，术中潜行切除皮桥下痔组织，导致皮桥呈悬空状态，这种皮桥在排便等时易受到挤压、扭曲、擦伤并进而引起水肿。

（6）肛门结构较严重地破坏：有范围较大的肛周脓肿及肛瘘，手术导致肛管缺损较大，缺损处压力失衡，容易为周围组织尤其是痔组织挤向该缺损中，引起水肿。

（7）手术时间过长与术中牵拉过多：手术时间过长与局部组织受钳夹、牵拉过多，局部受损伤程度也相对加重，受感染的机会也相对增大，故术后易发生水肿。

3. 术后处理不当

（1）术后敷料压迫过紧，麻醉消失后肛门皮肤与皮桥不能回复到正常位置，导致肛管皮肤或皮桥嵌顿于肛门口，静脉与淋巴回流障碍，形成水肿。

（2）术后过早地蹲厕大便或大便干燥，大便困难，导致皮桥受挤压、牵拉引起肛门部瘀血，或者临厕努挣致肛门部静脉回流受阻而成水肿。

（3）术后因惧怕疼痛，不能正常排便，粪便积滞压迫血管，使静脉、淋巴回流受阻造成水肿。

（4）术后伤口感染引起肛门部组织炎变：手术切口感染，多因肛门部手术消毒不严格，术中不遵守无菌操作原则，或术后处理不适当，致切口感染，引起炎症性水肿。

4. 解剖方面的原因 临床上有的患者肛管组织甚至整个盆底下移，肛管上皮向下向外移位（肛门括约肌结构仍不变），齿状线已下移到肛门缘位置。这种患者无论术中如何处理，术后水肿发生率特别高，甚至难以避免。

5. 麻醉原因 在局麻中，局麻药物注射过浅，又过分集中，使药液潴留于皮下组织间隙而发生水肿。

二、处理

1. 内治法 内治法以清热解毒、利湿、活血化瘀为治疗原则。常用止痛如神汤和凉血地黄汤加减。常用药有黄柏、黄芩、苍术、虎杖、金银花、生地、丹皮、赤芍、枳壳、荆芥等。

2. 外治法

（1）熏洗坐浴：应用苦参汤或祛毒汤熏洗坐浴。

（2）药物湿敷：局部可用硫酸镁 30~60g，加开水 200~500ml 溶化后，湿敷患处，每日 2~3 次，每次 10 分钟。

（3）油膏外敷：患处外敷黄连膏、MEBO 膏、马应龙痔疮膏等，合并感染者可外敷金黄膏。

（4）理疗法：采用低功率激光、红外线、微波等照射、频谱治疗等，对消除痔术后水肿亦有较好的效果。

3. **手术治疗**　对经上述处理而水肿不消者，必要时可在局麻下行修剪切除术。伴有血栓形成时，应及时切开，摘除血栓，促进愈合。若有脓肿形成者，应及时切开排脓，防止感染扩散。

4. **其他治法**　若属于敷料压迫过紧，影响局部血液、淋巴循环而致瘀血性水肿，可适当松动敷料，减轻局部压力，促进血液、淋巴的回流。感染引起的炎性水肿，可选用适当抗生素。

三、预防

1. **注意麻醉方法**　注射局部麻醉药时，浸润要均匀，不要在一处皮下大量注入，避免注射过浅及药物过于集中，或选用骶麻、腰麻等其他麻醉方法。

2. **选用正确的手术方法**

（1）要正确处理混合痔的外痔部分，切口呈放射状，皮瓣要对合整齐，外痔静脉丛要进行剥离。尽量彻底剥离干净痔组织，尤其是曲张静脉组织要彻底切除，对皮桥下的痔组织可将其潜行剥离切除。对小血栓多而散在者应尽量将小血栓剥离干净。

（2）做好皮肤与皮桥复位：手术结束时要将肛管皮肤与皮桥皮肤理平，推回到肛管内，尽量少在肛管内填压过多吸收性明胶海绵与纱布等。只要止血彻底，在肛管内放置一条油纱布即可。

（3）低张力缝合：保留足够的皮桥数量及宽度，如果缝合创面，要对创缘皮肤作适当分离，以减低张力。

（4）选择性松解内括约肌：对内括约肌痉挛或肛管压力较高的患者，术中要注意松解内括约肌头。

（5）固定好皮桥：对皮桥移动度较大的患者，可用针线固定1~2针。肛管皮桥或黏膜桥下移明显者，可向上缝吊1针。

（6）注意保持肛门形态完整：对肛瘘、脓肿范围较大者，手术时注意尽量减少组织的损伤以免留下较大缺损，并尽量将伴随的痔核等切除干净。

（7）内痔注射药物要注射在齿状线以上。

（8）手术中要注意无菌操作，并减少牵拉，缩短手术时间。

3. **及时正确的术后处理**

（1）大小便困难者，应及时做好润肠、软化大便和通利小便等措施，否则蹲厕过久可发生水肿。

（2）术后适当使用抗生素，做好坐浴、清洗、换药工作。采用清热凉血利湿、解毒消肿的中药内服或外用，可减低术后水肿的发生。

（3）术后经注射或结扎的内痔一旦脱出,要及时还纳,防止嵌顿发生水肿。

第六节 术 后 发 热

肛肠病手术后体温升高,称术后发热。发热是一种防御性反应,但高热可引起并发症。如术后近期内发热,体温在 37.5~38℃,白细胞计数正常或略有升高,且时间多在 1~3 日内,常为手术损伤或药物影响所致,临床可称为吸收热。一般不需处理,可自行退热。个别患者术后当日或 1~2 日内,出现高热,体温 38℃以上,一般并非感染,可能为外感,应查白细胞计数,以便区分。如术后感染所致发热,一般体温较高,可逐渐升至 38℃以上,也可突然高热,发生时间多在术后 3 日以后,如不及时处理,其持续时间较长,且热势可逐渐加重,应引起重视。

一、原因

1. 手术损伤、异物刺激 由于手术切割等可使术区部分组织细胞死亡,死亡之细胞术后渐被机体吸收,可出现发热;术中异物存留,如高位肛瘘挂线、内痔结扎等,局部因异物刺激,可致术后发热。另外,肛瘘等手术未彻底清除的残留坏死组织的吸收也可引起术后发热。

2. 药物反应 如内痔注射各种药物,直肠脱垂注射明矾或其他药液后,有时可引起发热。

3. 感染 轻度感染可无发热。感染重时,由于毒素的吸收,可致发热。

4. 合并病引发 其他疾病如术后感冒、上呼吸道感染、尿路感染等。

二、处理

1. 手术后吸收热 一般不需特殊处理,几日后发热可自行消退。如体温虽不超过 38℃,但自觉症状较重,或体温超过 38℃或合并外感时,可用解热镇痛药如安痛定(阿尼利定)、对乙酰氨基酚等。如突然高热可肌内注射安痛定,每次 2ml。中药解表剂对术后吸收热尤其合并外感时,效果较好。可服银翘散、桑菊饮等。

2. 感染发热 可用抗生素等抗菌药治疗,或服清热解毒和清热利湿剂。感染局部也要作必要清创处理。如持续发热,体温升高明显或体温波动较大,伴随出现伤口疼痛,肛门部坠胀感明显,应考虑伤口感染或脓腔处理不彻底,应仔细检查伤口并及时清创引流,积极控制感染灶。并可于处理感染灶后,给予抗生素控制感染,防止病情进一步加重。

消痔灵注射术后,如果肛门坠胀感明显,体温升高,注射部位黏膜色泽改变,或局部先出现硬结,进而转变为黏膜下波动感,应考虑局部黏膜坏死继发感染,可予甲硝唑保留灌肠,并控制全身感染,如不能控制症状,应考虑手术治疗,使黏膜下感染得到适当的引流,进而使症状得到控制。

三、预防

1. 术前如有发热,应查明原因,积极治疗,待体温正常后再行手术。
2. 严格无菌操作,术后注意创腔引流。
3. 术前、术后应用抗生素预防感染。

第七节　伤口延迟愈合

常见肛肠手术切口愈合时间平均为 15 天,严重混合痔一般不超过 4 周,术后大部分伤口在 5~6 周内愈合,几乎所有伤口都在 3 个月内愈合。肛瘘复杂,创口本身大而深,生长缓慢是正常的。肛门直肠血运丰富,且抗感染能力较强,一般创口愈合良好,但临床上仍会有一些因素会导致创口愈合延迟。

一、原因

1. 患者体质虚弱,营养不良,或有其他慢性疾病,如糖尿病、血液病、结核病、过敏体质等。
2. 手术切除皮肤太多,中间保留皮肤不够,肛管扩张功能不良,影响伤口愈合。
3. 术中切除皮肤过少,伤口中间保留皮肤太多,伤口对合不好,形成结节。
4. 肉芽组织过生或水肿,影响愈合。
5. 术时不仔细,未找到内口或内口处理不当,瘘管残留。
6. 伤口深部留有空腔,引流不畅形成窦道。
7. 引流不畅,创缘内翻。
8. 异物遗留　如线头、布类、鱼刺、敷料、过多凡士林残留等。
9. 换药不当　处理欠及时,造成伤口粘连、假道形成,甚至伤口感染。
10. 有溃疡性结肠炎或克罗恩病存在。

二、处理

如果伤口生长缓慢,首先应仔细进行检查,找出原因。如为手术处理不当,可再次手术,切开肛瘘支管道,处理内口。如为肉芽组织水肿,可用高渗盐水湿敷或采用祛腐生肌中药外敷,无效时应予以剪除,出现桥形愈合应及时剪开,皮缘内翻应予修剪。如感染形成脓肿者,应及时切开引流。术后可配合使用理疗促进伤口局部循环,腐肉较多时,可使用红粉纱条祛腐生新。上皮组织生长缓慢的,可在局部使用珍珠粉等药物,促进上皮生长,加速组织修复。

三、预防

首先在术前应明确患者是否有其他慢性疾病,如果有应适当控制后再行手术。手术时应根据不同病情选择适当的切口,避免切除过多皮肤而致切口过大。肛瘘或脓肿手术时,还应仔细寻找原发口,明确瘘管的形态和走向,切忌人为造成"内口"。对内口和所有管道都要正确处理,使引流通畅。换药时应注意伤口情况,及时清除伤口内异物,发现问题及时处理,确保伤口从基底部向外生长。

第八节　肛门直肠狭窄

肛门直肠狭窄是指各种手术造成的术后肛门肛管及直肠腔道变窄,失去弹性,导致排便困难,大便变细,甚至出现梗阻。根据狭窄发生的部位,分为肛管狭窄和直肠狭窄。

一、原因

1. 肛管狭窄

(1)肛门及周围组织损伤过多,形成瘢痕性狭窄。如多次行肛门局部手术,术中未能适当保留皮桥,肛管皮肤损伤过多,环状混合痔环切除,黏膜与皮肤对合不良,术后瘢痕组织挛缩引起肛管狭窄等。

(2)术后肛管部严重感染,发生大面积坏死,纤维组织增生,愈合后形成瘢痕性狭窄。

2. 直肠狭窄

(1)内痔结扎和直肠黏膜结扎时损伤黏膜过多,未保留黏膜桥,且结扎处位于同一水平面,或结扎过深,伤及肌层,出现瘢痕性狭窄。PPH 手术黏膜切除钉合不当。

(2)内痔或直肠黏膜脱垂注射硬化剂或坏死剂操作不当,注射过深或剂量过大,使直肠黏膜产生广泛性炎症,使组织硬化失去弹性,造成直肠狭窄。

(3)术后直肠黏膜发生大面积感染形成黏膜下脓肿或直肠黏膜大面积坏死,也是造成直肠狭窄的主要原因之一。

二、处理

1. 非手术治疗　肛管和直肠狭窄程度较轻者,可采取保守治疗,即肛管和直肠扩张术,术后 10~15 天,每 2~3 天用手指扩肛一次,可防止因创面粘连引起狭窄,扩张时力量由轻到重,扩张的管径逐步扩大,避免暴力损伤组织,同时配合肛肠内腔治疗仪,术后 10~15 天,每日 1 次,连续 7~10 次或中药熏洗。常用熏洗方为活血散瘀汤去大黄,能活血化瘀,软化瘢痕。注射硬化剂形成的狭窄,还可服用散结灵以软坚散结。

2. 手术治疗

(1)肛管后正中松解术:适用于术后瘢痕性肛管狭窄和单纯性肛管狭窄。

(2)纵切横缝术:适用于肛门半周瘢痕狭窄。

(3)V-Y 或 Y-V 成形术:适用于各种肛管狭窄。

(4)挂线术:适用于直肠狭窄。

三、预防

1. 术中应选择适当切口,尽量减少对正常组织的损伤,保留足够的皮肤和黏膜桥,预防狭窄的发生。

2. 内痔和黏膜结扎时不能过深,结扎位置不能处于同一水平面。

3. 术后应定时检查,对有粘连和狭窄趋向者,要及时行扩张治疗。同时,熟练掌握药物注射技术,了解各种注射剂的药理作用,注射不能过深,药量不能过大,且必须严格无菌操作,防止感染。

4. 术后出现感染应及时处理,包括全身和局部用药,防止局部大面积化脓性坏死,引起狭窄。

5. 嘱患者术后不可长时间服用泻药维持排便。

第九节 肛门失禁

肛门失禁是指肛门对粪便、气体、黏液失去控制的一种严重并发症。临床根据失禁的程度分为完全失禁、不完全失禁和感觉性失禁。

一、原因

1. 瘢痕因素 肛门及其周围组织损伤过重,瘢痕形成,肛门闭合功能不完导致失禁,如痔环切术、痔结扎术、脓肿和瘘管手术。

2. 肛门括约肌损伤 过多损伤浅层及内括约肌可出现不完全失禁。切断肛管直肠环则导致完全失禁。如肛管癌切除,高位复杂性肛瘘切除等。

3. 肛直角破坏 术中切断肛尾韧带,破坏肛直角、耻骨直肠肌,贮粪作用消失,发生失禁。

4. 排便反射器破坏 大面积损伤黏膜,环痔脱核期,或注射硬化剂,坏死剂,排便反射器破坏,可致感觉性失禁。偶见于痔环切术、环痔分段结扎术、直肠癌切除保留肛门术。

5. 其他 年老体弱、以往肛门功能不良或多次肛门手术者。

二、处理

1. 不完全失禁的处理

（1）提肛运动:可随时随地进行,每次 5 分钟以上,通过提肛,可使残留的括约肌得到加强,以代偿被损伤括约肌的功能。

（2）药物治疗:使用益气养血的中药治疗,增强括约肌的收缩力,可口服补中益气丸。

（3）按摩疗法:可按摩两侧臀大肌、肛提肌及长强穴,提高肛门的制约作用。

（4）电针疗法:针刺八髎、肾俞、白环俞、承山等穴,配合电疗使肛门自主括约能力增强,缓解不完全失禁。

2. 完全性失禁的处理:

（1）括约肌修补术:适用于括约肌断裂引起的排便失禁。

（2）括约肌折叠术:适用于括约肌松弛引起的失禁。

（3）会阴缝合术:适用于会阴撕裂或会阴肛门瘘术后肛门失禁。

（4）肛门环缩术:适用于肛门收缩无力或直肠脱垂合并括约肌松弛。

（5）皮瓣移植肛管成形术:适用于肛门手术造成肛管皮肤缺损者。

三、预防

术中尽量减少对组织的损伤,避免瘢痕形成引起失禁,同时减少对肛管上皮和黏膜的损伤,保留排便感受器,减少对肛门括约肌的损伤,禁止切断肛管直肠环。不能切断肛尾韧带,耻骨直肠肌以避免肛直角消失而发生肛门失禁。

第十节 术 后 坠 胀

肛管直肠疾病术后因机械或炎症等刺激而引起局部"里急后重""胀满不适"等表现,称为坠胀。肛管、直肠疾病术后短期内多有此症状,属于正常现象,其时间因手术损伤大小及人体体质的不同而有长短,一般多在 2 周左右。若持续不能缓解,应查找产生的原因。

一、原因

1. 机械刺激 内痔、直肠脱垂、高位肛瘘等手术结扎组织过多,或肛管直肠疾病术后换药因操作和填塞纱条、药物等异物的刺激,或术后局部组织的瘢痕挛缩,或粪便嵌塞等原因所致。

2. 炎症刺激　术后创面局部发生充血水肿,或引流不畅,或假性愈合继发感染等原因引起。

二、处理

1. 药物治疗　对坠胀较明显者可辨证服用清热利湿、解毒消肿的止痛如神汤加减,并配合清热解毒、活血祛瘀的祛毒汤等熏洗坐浴;肛内应用痔疮膏、痔疮栓等以利于坠胀的缓解。

2. 物理疗法　激光、磁疗、热敷等均可促进局部血液循环,对缓解坠胀感有一定作用。

3. 手术治疗　对桥形愈合引流不畅继发感染者,应及时手术引流。对局部瘢痕挛缩引起,经各种保守治疗不缓解的疼痛,可行手术松解。

三、预防

1. 术中操作应轻柔,结扎的组织尽量少,以避免术后局部组织的瘢痕过多。

2. 换药时纱条填塞应既保证引流通畅又不宜过多,不要用刺激性较大的药物敷布创面。

3. 术后注意保持大便通畅,便后坐浴以保持创面清洁,减少粪便残渣对创面的刺激。

4. 术后要注意休息,避免过多的活动。

5. 忌食辛辣刺激性食物,避免腹泻及便秘的发生。

（张书信）

第八章

预防与术后调养

　　肛肠疾病是常见病、多发病，2015 年公布的《全国常见肛肠疾病流行病学抽样调查》结果显示，肛肠疾病患病率高达 50.1%，患病率远远高于心血管、高血压等常见疾病。肛肠疾病之所以发生率如此之高，和我们的日常不良生活习惯、工作情况及心理状态有很大关系。生活规律、睡眠状况良好，其痔疮的患病率低；长期负重远行，运动强度过高，痔疮患病率高。另外心情急躁、受过重大挫折或者长期使用麻药、止咳药和止痛药的人痔疮患病率较高。真正高明的医术应该是能够料疾于先，事先解除疾病发生的病因，不给疾病发生、发展的机会。可是现在很多人的思想仍停留在怎样治病，而不是如何防病上。当疾病发展到严重时才治疗，不仅会花费更多的医药费，身体也会遭受更多的痛苦。所以肛肠疾病的预防和术后调养是每一个医生和患者都应该重视的问题。

第一节　预　　防

　　预防重于治疗，不治已病治未病。能够在疾病还没有发生之前，就采取有效的养生方法加以预防，把疾病扼杀在萌芽状态，不让疾病发生，是医学的最高境界，正如《素问·四气调神大论》中所说"上工治未病"。肛肠病的预防主要应做到思想重视、合理饮食、排便卫生、起居有度、科学锻炼、平衡心态等。

一、思想重视

　　肛肠疾病的预防，首先要做到思想重视，积极学习有关预防肛肠病的知识，并把预防知识落实到生活的方方面面，持之以恒，才能够产生良好的效果。我们要重视肛肠保健，关爱自身健康，既不要轻视忽视，又不要过度紧张担心，纠正误区和不正确认识，积极参加体检，有不适情况及时就诊，早诊早治。

二、合理饮食

　　许多肛肠疾病的发生都和饮食有着不同程度的关联，所以合理饮食是防治肛肠疾病的关键。长期的喜食辛辣食物会刺激消化道的黏膜，造成黏膜的血管扩张,结肠功能紊乱,从而诱发相关肛肠疾病的发生。饮食过于精细,缺乏纤维素,会导致肠道蠕动变慢,大便长时间的在肠道内停留,大便干结,排便困难,增加肛肠疾病的发生率。所以以饮食要规律,不能暴饮暴食,忽饥忽饱,尽量不饮或少饮酒,少吃或不吃辛辣刺激食物,多吃富含膳食纤维的食物,如蔬菜、水果、谷类等。晨起饮凉开水一杯能刺激胃肠运动,有预防便秘的作用,对许多人都有良好的效果。进食含尖锐硬物的食物,如红枣、鱼肉、鸡肉等,应特别小心,细嚼烂咽,防止误吞,一旦发生误吞就有可能造成肛门直肠的损伤。

三、排便卫生

养成每天晨起或早饭后排便的良好习惯,尽量做到主动排便,而不是只有便意强烈时才排便的被动排便;养成有便意时积极响应,尽快如厕的习惯,而不是强忍大便;养成排便时集中精力,专心致志的习惯,而不是三心二意、天马行空;养成排尽即起,越快越好的习惯,最好在5分钟以内完成,而不是久蹲不起。平时保持肛周清洁也很重要。尤其是排便后要及时清洗,可以用温开水或洁净的清水坐浴清洗肛门。

四、起居有度

生活规律,按时就寝,不要熬夜,保证良好的睡眠;按时就餐,不要暴饮暴食;避免久坐、久蹲、久立、久行,注意经常适当变换体位,多参加户外活动。注意避免久坐卧潮湿、寒冷地方。长期坐在不透气的物品,如塑料座椅上,容易引发肛周皮肤出现异常,应注意避免。

五、科学锻炼

积极参加健身锻炼活动,科学规划好锻炼时间和方式。许多体育活动,如跑步、游泳、太极拳、气功等,都有益于肛肠疾病的预防。每天早晚各做一次提肛运动,对改善肛门直肠功能,预防肛肠疾病有一定的作用。其方法是自己控制肛门交替进行收缩上提和放松,每次做30下。提肛运动在各种体位下均可进行。提肛运动可以增强肛门括约肌的功能,改善局部的血液循环,促使血液回流,可有效预防肛肠疾病。

六、调整心态

保持乐观向上的心态,心情愉快,避免焦虑不安、烦躁暴怒、忧郁沉闷。及时调整不良心态,有助于胃肠功能的协调和稳定,对预防肛肠疾病具有重要的作用。

第二节 术后调养

一、疼痛管理

术后疼痛是影响术后康复最重要的因素。术后疼痛是人体由于组织损伤、创口修复、神经纤维受外源性理化因素刺激而产生的一种痛苦感觉，常伴有不愉快的情绪和（或）心血管、呼吸系统的改变，几乎可见于所有的手术后患者。肛肠术后的疼痛，轻者仅感觉疼痛不适，对全身无明显影响，重者坐卧不安、大汗呻吟，有时会出现剧烈的疼痛。其性质多为胀痛、灼痛或坠痛、跳痛，可为持续性或间歇性，给患者带来了极大的身心痛苦体验。肛肠病术后疼痛容易诱发尿潴留、大便困难、情绪紧张、呼吸急促、心率加快、血压升高等一系列次发症状，严重者甚至可导致心脑血管意外，直接威胁患者的生命安全。因此，提高手术质量，科学地进行术后镇痛，减少并发症的发生，成为肛肠外科医者追求的目标。疼痛管理，首先要提前做好镇痛，或疼痛时及时止痛，尽量减轻患者术后的痛苦。术后出现疼痛，应注意稳定患者情绪，积极给予镇痛治疗，如长效止痛、自控镇痛等。

二、饮食调养

肛肠术后饮食管理，因手术不同具有较大差异，在此我们仅就肛肠常见良性疾病的手术后饮食调养做一简要介绍。

多数情况下，腰麻或骶麻术后4小时可开始饮水，6小时可开始进食流食，手术次日可进半流食或普食。术后饮食调养的基本原则是清淡饮食，容易消化，富有营养，忌酒及辛辣食物。根据术后情况，可以将饮食分为以下几种情况：

1. 预防便秘的饮食调养　术后早期容易发生便秘，一旦便秘，干结的粪便刺激创面，不仅加重疼痛，还可能造成严重的并发症，如大出血，这是由于术后的组织脆弱，易撕裂，结扎线在外力作用下易滑脱。因此，防治便秘，对肛肠术后患者很重要。通过饮食调节，保持大便柔软成形，每天一次是较理想的状态。术后患者宜多吃含纤维素丰富的蔬菜、水果等食物，适当地吃含油脂多的干果类食品。多喝水，多吃汤羹、粥类等含水量高的食物。

2. 改善肿痛的饮食调养　对于有湿热下注、肠胃实热表现的术后患者，可适当吃一些有清热解毒，化湿消肿作用的食物，如洋葱、荠菜、马齿苋、蒜、绿豆、藕、西瓜、苦瓜、韭菜、莴笋、芹菜、茄子等食物。

3. 促进康复的饮食调养　术后患者存在不同程度的气血虚弱，因此要多吃一些营养全面的，具有补气养血作用的食物，如肉蛋禽类、水产类、山药、花生、粳米、黑木耳、红枣、干贝等食物。

4. 促进软化瘢痕的饮食调养　术后食用一些具有软化瘢痕作用的食物，对减少瘢痕形成有辅助治疗作用。可以食用有抗氧化作用，富含维生素 E 的食物，如大豆、玉米、洋葱、草莓、花生、芝麻、核桃仁等食物。多吃一些含胶原蛋白丰富的食物也可促进愈合，减少瘢痕形成，如猪蹄，猪皮、猪骨、鸡爪等。

5. 术后饮食调养的时机把握　术后第一周是炎症组织液渗出期，分泌物较多，有些会产生水肿，此时不宜多吃甲鱼、鸽子、鱼虾等高蛋白食物。在一周至 10 天以后，创口组织处于吸收增生和修复阶段，此时可适当增加高蛋白食物摄入，但也要注意不能吃得太多。

6. 术后饮食禁忌　肛肠术后患者不宜饮酒和吃辣椒，此外，生姜、芥末、咖喱、浓咖啡等也应减少。

三、运动调养

术后第一周不建议多活动，因为伤口处于炎症反应期，活动过多容易造成手术创面撕裂，或意外结扎线脱落，增加发生大出血的风险。术后第二周可进行一些轻微的日常活动，比如在短距离散步、较轻的家务等。术后第三周，建议适量活动，可以加强肛周微循环以促进伤口愈合。手术创面完全愈合后才可以进行正常的活动。

四、按时复查

三分靠手术，七分靠护理。出院不等同于痊愈，定期的复查是十分必要的，不按时复查，容易出现桥形愈合、感染、愈合缓慢、狭窄等情况。所以在患者出院时一定安排好出院后的复查。

健康是需要有付出的，虽然说最好的治疗是预防，但是最好的治疗也需要有足够的毅力支撑。任何一种能够预防疾病、有益身心健康的养生方法，都需要有足够的毅力长期坚持，否则三天打鱼，两天晒网是不可能有明显效果的。此外，劳累过度、情志内伤、性生活过度、妇女妊娠也与肛肠病的发病有直接关系。因此，必须想方设法将内外因素、局部和整体因素都保持在良好状态，方能更加有效地防止肛肠病的发生。

（权隆芳　贾小强　林爱珍）

第九章

护理

第一节 一般护理常规

一、病室环境

1. 病室环境清洁、舒适、安静,保持室内空气新鲜;根据病症性质,室内温度适宜。

2. 根据病重、病情安排病室,护送患者指定床位休息。

二、入院介绍

1. 介绍主管医师、护士,并通知医师。

2. 介绍病区环境以及设施的使用方法。

3. 介绍作息时间、相关制度。

三、密切观察病情变化及生命体征监测,做好护理记录

1. 测量入院时体温、脉搏、呼吸、血压、体重。

2. 新入院患者每日测体温、脉搏、呼吸3次,连续3日。

3. 若体温37.5℃以上,每日测体温、脉搏、呼吸4次。

4. 若体温39℃以上,每4小时测体温、脉搏、呼吸1次,或遵循医嘱执行。

5. 体温正常3日后,每日测体温、脉搏、呼吸1次,或遵循医嘱执行。

6. 危重患者生命体征监测遵循医嘱执行。

7. 每日记录大便次数1次。

8. 每周测体重1次,或遵循医嘱执行。

四、执行分级护理,做好住院期间患者护理工作

1. 协助医师执行各项检查。

2. 定时巡视病房,及时了解患者在生活起居、饮食、睡眠和情志方面的问题,实施相应的护理措施,做好护理记录。

3. 手术患者按手术护理常规进行,做好术前准备、术后护理。

4. 观察伤口有无出血,出血与大便的关系,发现异常,报告医师并配合处理。

5. 根据患者病情,对患者或家属进行相关健康指导,使之对疾病、治疗护理等知识有一定的了解,积极配合治疗。告知女性患者避开月经期。

6. 加强情志护理,疏导不良心理,使其配合治疗。

7. 遵医嘱准确给药,正确实施外治熏洗法,注意观察用药后反应。

8. 遵医嘱给予饮食护理,忌食辛辣刺激食物,使其配合治疗。

五、预防院内交叉感染

严格执行消毒隔离制度,做好病床单位的终末消毒处理。

六、做好出院指导,并征求意见

有针对性地对出院患者进行有关心理、饮食、起居、安全等方面的指导,告知定期复查的时间和方式,了解患者对住院期间医疗、护理等方面的满意度,并征询患者的意见和建议。

第二节　围手术期护理

一、术前护理

1. 心理护理

(1)详细了解病史,并对患者心理及手术耐受进行评估。制订个体化护理方案,鼓励患者适当活动以消除因紧张而引起的情绪反应。

(2)介绍手术的必要性及达到的效果、手术大致过程,使患者消除恐惧、紧张心理,充满信心接受手术。

(3)术前不能入睡患者遵医嘱予耳穴贴压,取心、神门、皮质下等穴以助睡眠。必要时遵医嘱给予安眠药物。

2. 注意事项告知

(1)根据医嘱告知手术及麻醉方式。

(2)饮食饮水:直肠癌根治术术前3天开始告知患者吃低渣饮食。术前为降低患者术前因禁食禁饮时间过长而导致的脱水、呕吐、胰岛素抵抗等不良反应的发生率,告知患者术前6~8小时可以吃易消化固体的食物后禁食,术前2h禁饮液体。

(3)术日晨告知患者排空膀胱,摘下义齿、饰品。

(4)伴有高血压病患者告知按照常规服用降压药。

3. 备皮 术前清洁皮肤,遵医嘱行手术区域备皮,注意脐部皮肤清洁。

4. 肠道准备

(1) 根据医嘱给予清洁灌肠,肠道准备时须注意患者有无肛门疼痛、脱出或伴有凝血功能障碍等情况,建议采用改良灌肠法,以减少对患者直肠黏膜的损伤。具体操作方法:20% 肥皂水 7ml 加温开水(38~40℃)至 700ml,注入一次性灌肠袋,灌肠袋内液面高度距肛门 40cm,将肛管自肛门插入 3cm,随即慢速开放灌肠袋开关,在灌肠液流入肠腔的同时再将肛管轻轻旋转插入 10cm,使灌肠液缓缓流入肠腔,灌肠时间控制在 10~15min。

(2) 脱出不能还纳者,护士在灌肠操作前一定要找准肛门口,插入肛管时动作要轻柔。

5. 设备准备 根据手术要求准备术后用床、监护仪器、氧气等。

二、术中护理

1. 患者进入手术间后,麻醉师对患者体位进行摆放,手术过程中对患者的呼吸、脉搏、血压进行随时观察。

2. 由于在手术过程中多采用腰麻和骶麻,患者为清醒状态,通常较为恐惧,护理人员要与患者沟通交流解除其恐惧心理。

3. 手术过程中注意为患者保暖。

三、术后护理

1. 观察病情 术后要严密观察病情,监测生命体征变化,必要时给予心电监护,重点观察出血倾向,做好护理评估防止跌倒等不良事件的发生。

2. 体位护理 骶麻患者嘱其平卧 2 小时,全麻患者清醒前,去枕平卧,头偏向一侧,腰麻患者去枕平卧 6 小时,头偏向一侧。术后下床活动应慢起,在床旁坐 2 分钟后再站立,以免发生因直立性低血压引起晕厥。腹部手术患者24 小时后护士协助下床活动。

3. 饮食护理 术后当日 6 小时开始进食水,以半流食为宜,禁忌食牛奶、豆浆、水果及冷饮。术后第一天可进易消化普食。吻合器痔上黏膜环切术后当天禁食术后 6 小时可以饮温水,术后第一天进半流食,术后第二天进易消化普食。腹部手术患者排气后遵医嘱从流食逐渐到普食。注意水及电解质补充,特别是伴有腹泻的患者,每日保证 2 000ml 左右的液体摄入。同时嘱患者增加高钾食物的摄入如橙子、香蕉等。

4. 伤口、造瘘口、引流管护理

(1) 密切观察伤口有无出血及包扎敷料有无渗血情况。丁字带局部加压4 小时后方可松开,血液病患者适当延长时间 5~6 小时左右。腹部手术带腹带者,要注意保持腹带平整、松紧适宜。

（2）密切观察造口状态包括血供有无出血、坏死,有无水肿、梗阻、脱垂等情况。

（3）术后留置引流管的患者,要保持引流管通畅,避免弯折及牵拉脱出,随时观察引流液性质、颜色及量,发现异常及时报告医生做相应处理。

5. 预防感染

（1）环境管理:病房早晚各通风1次,每次30分钟。用500mg/L含氯消毒液擦拭床头桌、椅、地面等物体表面,定期空气及物品表面细菌培养。严格探视制度,加强陪护人员管理。

（2）防止交叉感染:严格遵守无菌操作原则,接触患者前后洗手。对于患有血液病的患者集中安置,做到保护性隔离。

（3）预防伤口感染:嘱患者每次排便后用温水清洗肛周皮肤。术后严格按医嘱规范使用抗生素,对于白血病患者,为防止感染应使用足量、高效的抗生素。60岁以上的老年人、免疫能力低下患者伤口存留粪便易造成伤口感染,协助患者用50ml注射器抽吸温水用脉冲式方法将肛周皮肤冲洗干净。遵医嘱给予祛毒汤中药熏洗或中药湿热敷每日2次,每次20分钟。造瘘口的常规处理包括生理盐水冲洗,保持周围皮肤清洁干燥,使用皮肤保护膜避免粪便污染造瘘口周围皮肤,及时更换造口袋,避免发生皮炎和感染。

第三节 常见主要症状及施护方法

一、发热

1. 观察体温及汗出情况。
2. 鼓励患者多饮水。
3. 遵医嘱穴位按摩,取大椎、曲池、合谷、外关等穴。
4. 遵医嘱刮痧,取合谷、曲池、大椎等穴。

二、疼痛

1. 观察疼痛的部位、性质、程度、持续时间及伴随症状如肛门水肿、肛门坠胀程度。应用疼痛自评工具"数字评分法（NRS）"评分或运用Wong-Baker面部表情量表做好疼痛评估,配合医师为患者制订个性化的镇痛方案,教会患者记录疼痛日记,遵循疼痛管理流程遵医嘱用药使患者达到无痛目标。

2. 协助患者变换舒适体位,指导患者翻身时动作要轻、慢,避免翻身活动牵拉伤口,可以让患者听音乐、看电视、聊天等转移注意力,以减轻疼痛。

3. 遵医嘱予祛毒汤熏洗或外敷,每日 2 次,每次 20 分钟。

4. 遵医嘱耳穴贴压,取肛门、直肠、交感、神门、皮质下、三焦等穴。

5. 遵医嘱穴位贴敷,取足三里、三阴交、承山、大肠俞、天枢等穴。

6. 遵医嘱给予腕踝针镇痛治疗。

7. 遵医嘱对创面进行物理治疗,如微波、红光、激光坐浴机等。

三、出血

1. 观察出血的颜色、性质、量及伴随症状。若出现面色苍白、脉搏加快、血压下降、头晕、心慌等,及时报告医师,协助处理。

2. 除腹部手术外,嘱患者术后 24 小时内禁止排便,最好 48 小时后排便,以防止出血。术后 1 周以卧床休息为主,勿剧烈活动。如患者出现少许渗血属于正常现象,少量出血可压迫止血,如发现患者渗血较多,及时揭开敷料进行创面检查,寻找出血点,密切观察患者的面色、血压、脉搏以及是否出冷汗,发现出血征象时,应迅速建立静脉通道,配合医生紧急处理,对患者做好解释工作,稳定患者情绪。

3. 内痔结扎术及肛瘘挂线后,嘱患者不可牵拉留在肛门外的线端,以免疼痛和出血。

4. 遵医嘱中药熏洗或外敷,每日 2 次,每次 20 分钟,并观察用药后的反应。

四、创面流脓

1. 观察脓液的颜色、性质、量、气味,评估伤口有无局部组织糜烂、坏死。

2. 观察体温变化及全身伴随症状。体温升高者,按照高热护理常规进行护理。鼓励患者多饮水。遵医嘱穴位按摩,取大椎、曲池、合谷、外关等穴。

3. 告知患者取伤口在上方卧位以利于脓液排出。

4. 及时更换伤口敷料。

5. 遵医嘱中药熏洗或外敷,每日 2 次,每次 20 分钟。

五、排尿困难

1. 评估患者的膀胱充盈程度,协助患者采取舒适体位。

2. 减轻患者焦虑、害怕的心理,鼓励他们要进行自主排尿,可采用下腹部热敷、按摩、听流水声等方法,促进排尿。术后第一次排尿时要有家属或护理人员陪同,防止患者虚脱造成跌倒等意外事件发生。

3. 遵医嘱耳穴贴压,取脑、肾、膀胱、交感、神门、皮质下等穴。

4. 遵医嘱给予艾灸 10 分钟,取气海、关元、中极等穴。

5. 如上述方法无效可遵医嘱行导尿术。

六、便秘

1. 观察排便次数、量、性质。

2. 术后患者因惧怕疼痛不敢排便,护理人员应做好第一次排便的护理,给予正确的指导,告知患者有便意应及时排便,以免大便干燥加剧疼痛。

3. 术后第一天饮食宜清淡流质或半流质,不应立即进食牛奶、豆浆,避免造成肠胀气。术后第 3 天开始多食新鲜蔬菜水果,适当进食蜂蜜、芝麻等润肠通便作用的食物。

4. 鼓励多饮水,晨起饮温开水不少于 500ml,无糖尿病患者可饮蜂蜜水,每日饮水量 2 000ml 以上。

5. 嘱患者定时排便,忌努挣,避免久蹲;对 3 天以上仍未排便并伴有腹胀便意感的患者,遵医嘱给予灌肠,灌肠时选择肛管要细软;压力要低、动作轻柔。

6. 遵医嘱耳穴贴压,取肺、大肠、小肠、直肠下段、三焦、内分泌等穴。

7. 遵医嘱穴位按摩,取天枢、曲池、合谷等穴。

8. 遵医嘱穴位贴敷,取天枢穴。

七、腹泻

1. 观察大便次数、性质、颜色、量有无便血及黏液便等伴随症状。

2. 如具有传染性者,执行消化道隔离措施,粪便按照医院感染管理要求处理。

3. 嘱患者注意肛门皮肤清洁,防止发生伤口感染。

4. 嘱患者应少食多餐,忌食生冷如啤酒、牛奶及其他乳制品,刺激食物。

5. 遵医嘱给予艾灸神阙穴 5~10 分钟。

6. 遵医嘱中药熏洗或外敷,每日 2 次,每次 20 分钟。

八、腹胀

1. 观察腹胀的部位、性质、程度、时间、诱发因素及伴随症状。

2. 观察有无排便、排气,有无腹痛,腹痛的性质、部位、程度、持续时间。

3. 遵医嘱穴位按摩,取足三里、脾俞、大肠俞、肺俞等穴。

4. 遵医嘱耳穴贴压,取大肠、脾、胃、交感、皮质下等穴。

5. 遵医嘱肛管排气或中药保留灌肠。

6. 遵医嘱艾灸,取神阙、关元、足三里等穴。

7. 遵医嘱热奄包腹部热敷。

九、肿物脱出

1. 观察脱出物的大小、颜色，表面有无糜烂、分泌物、坏死。
2. 急性发作期宜采取侧卧位休息。
3. 出现痔核轻微脱出时，指导患者手指涂抹润滑油，轻轻将其回纳，回纳后平卧休息 20 分钟；如发生嵌顿或突发血栓外痔，及时报告医生，协助处理。
4. 遵医嘱中药熏洗或外敷，每日 2 次，每次 20 分钟。

十、肛周潮湿瘙痒

1. 观察肛周皮肤瘙痒程度、持续时间及诱发因素。
2. 指导患者穿宽松清洁内衣，如有污染及时更换。
3. 指导患者保持局部皮肤清洁干燥，勿抓挠瘙痒部位。
4. 遵医嘱中药熏洗或外敷，每日 2 次，每次 20 分钟。

第四节　康　复　指　导

一、生活起居

1. 保持肛门及会阴部清洁，指导患者每日便后及每晚温水清洗。
2. 避免肛门局部刺激，便纸宜柔软，不穿紧身裤和粗糙内裤。
3. 勿负重、远行，防止过度劳倦。忌久坐、久立或久蹲，坐位时最好选用 O 形软坐垫。

二、饮食护理

饮食宜清淡、富含维生素之品，忌生冷、发物、辛辣、刺激、肥甘之品、戒烟酒。

1. 术后初期避免进食产气及寒凉食品，宜食五红汤（红小豆、红皮花生、红枣、枸杞、红糖）以补益气血。恢复期患者多食新鲜蔬菜、水果及富含纤维素的食物。
2. 便血者，进软食、多饮水，多食蔬菜水果及补血之品，忌粗糙、坚硬食品。
3. 湿热下注者宜食健脾利湿的食品，如菜花、扁豆、冬瓜、粟米等。食疗方：粟米粥。
4. 气滞血瘀者宜食理气活血的食品，如山楂、木耳、桃仁、番茄、黑米等。
5. 脾虚气陷者忌酸冷食物，宜食益气养血的食品，如茯苓、山药、薏苡仁、鸡肉等以进温补食物。

三、用药护理

1. 口服中药宜饭后 1 小时服用,服药期间不要喝茶。

2. 药浴过程中要加强巡视。对汗出较多者,可嘱其饮温盐水,以防虚脱。观察患者局部及全身的情况,如出现红疹、瘙痒、心悸、汗出、头晕目眩等症状,立即报告医师,遵医嘱配合处理。

3. 药浴时间不宜过长,以 20 分钟为宜,坐浴随着时间增加可造成局部伤口水肿。

4. 穴位贴敷患者注意观察局部皮肤情况,发生皮肤过敏情况要立即停用并报告医生进行对症处理。

四、健康教育

1. 术后 3 天起开始行盆底肌肉锻炼,收缩肛门 5 秒,再舒张 5 秒,收缩肛门时深吸气,舒张肛门时深呼气,连续进行 5 分钟,每日 3~5 次,以促进伤口愈合。

2. 吻合器痔上黏膜环切术后 1 周内吻合钉开始脱落,告知患者不必紧张,如发现有出血量较多时尽快来院诊治,1 个月内避免出差及乘坐飞机。

3. 教会患者及家属更换造口袋,手指进行扩肛治疗预防造口狭窄,预防造瘘口感染等知识和方法。

4. 指导患者养成定时排便的习惯,便秘时指导按摩腹部,每日 3 次,每次 20~30 圈,按摩方法:双手叠放在腹部,手心对着肚脐,绕脐揉腹,时间为 5~10 分钟。实证顺时针方向按摩;虚证逆时针方向按摩。

5. 指导患者避免增加腹压,避免用力排便、咳嗽、久站、久蹲等。

6. 嘱患者生活起居顺应四时气候变化,适当运动,避免熬夜,禁食白酒、辣椒等刺激食物。

7. 嘱患者勤换内裤,防湿防热,保持肛周清洁干燥,避免坐于过热、过冷、潮湿物体或地面。

8. 告知定期门诊换药及复查,发现异常及时就医。

参考文献

1. 中华中医药学会. 中医护理常规技术操作规程[M].北京:中国中医药出版社,2006: 1-244.

2. 金顺海,朱琴淑,李春英,等. 肛肠疾病的围手术期护理[J].中国药物经济学,2014,4: 170-171.

3. 中华医学会麻醉学分会.2014版中国麻醉学指南与专家共识[M].北京:人民卫生出版社,2014:1-150.

4. 刘焕萍,王雪洁.混合痔患者术前灌肠方法的改进[J].护理学杂志,2009,24(24):67-68.

5. 刘焕萍,文杰,章丽景,等.白血病合并肛门疾病行手术治疗患者围手术期护理[J].护理学杂志,2016,31(增刊):57-58.

6. 吕银军.肛门病手术患者发生医院感染的危险因素分析[J].中国肛肠病杂志,2016,36(11):52-53.

7. 刘小琴.肛肠疾病手术后并发症的护理干预[J].医学信息,2013,26(2):421-422.

8. 邱佩红.综合护理干预在肛管疾病患者围手术期的应用[J].现代实用医学,2016,28(2):270-271.

9. 王洁.直肠癌术后肠造口并发症的观察与护理[J].全科护理,2015,13(6):556-557.

10. 刘健雄,陈德明,范海鹰,等.直肠癌腹壁造瘘口并发症的分析及处理[J].中国现代药物应用,2017,11(11):85-86.

11. 关于印发阵发性房颤等20个病种中医护理方案(试行)通知,国中医药医政医管便函〔2014〕21号文件,国家中医药管理局,2014.3.27.

12. 关于印发胃疡等19个病种中医护理方案(试行)通知,国家中医药医政医管便函〔2015〕61号文件,国家中医药管理局,2015.9.8.

13. 刘焕萍,张元春,等.两种中医护理方法对混合痔术后切口愈合效果的比较[J].中国实用护理杂志,2014,30(19):63-66.

14. 宁余音,杨伟,马丽娅,等.适宜坐浴时间对痔术后患者康复的效益分析[J].护理研究,2008,22(2):325-327.

（刘焕平　王艳）

第 二 篇

各 论

第一章

痔

第一节 概 述

一、概念

痔是内痔、外痔和混合痔的总称。内痔是发生在肛门部齿状线上方痔区，由肛垫病理性肥大、向下移位形成的突起物；外痔是发生在肛门部齿状线以下肛管、肛缘处的突起物，其包括4个类型，即由肛管及肛缘皮下静脉丛病理性扩张形成的静脉曲张性外痔、由肛缘皮下静脉内血栓形成的血栓性外痔、由肛缘皮肤炎性肿胀形成的炎性外痔、由肛缘皮肤皱襞结缔组织增生形成的结缔组织性外痔；混合痔是内痔与外痔相互融合连为一体形成的突起物。

有关痔的概念不同文献描述不甚一致，按照中华医学会外科学分会结直肠肛门外科学组等制定的痔临床诊治指南（2006年版）将痔的概念定义为，内痔是肛垫（肛管血管垫）的支持结构、血管丛及动静脉吻合支发生的病理改变和异常移位；外痔是齿状线远侧皮下血管丛扩张、血流瘀滞、血栓形成或组织增生，根据组织的病理特点，可以分为结缔组织性、血栓性、静脉曲张性和炎性外痔；混合痔是内痔和相应部位的外痔血管丛的相互融合。

古代医学文献中有许多有关痔的记载，早在两千多年前《黄帝内经》中就明确地记载了痔，如《素问·生气通天论》所说："因而饱食，筋脉横解，肠澼为痔。"约成书于战国时代的《五十二病方》中将痔分为牡痔、牝痔、脉痔、血痔等。汉代许慎所著《说文解字》云"痔，后病也"。南宋陈言所著《三因极一病证方论》中曰："如大泽中有小山突出为峙，入于九窍中，凡有小肉突出皆曰痔，不独生于肛门边也。"；唐代王焘所著的《外台秘要》中最早记载了内、外痔的病名，"此病有内痔，有外痔。内但便即有血，外有异。外痔下部有孔，每出血从孔中出。内痔每便即有血，下血甚者，下血击地成孔。出血过度，身体无复血色，有痛者，有不痛者。"清《医宗金鉴》中将痔分为24种（图2-1-1），《马氏痔瘘科七十二种》将痔分为七十二种。由此可见，古文献中的痔远远超过了今天我们所讨论的痔的范畴。

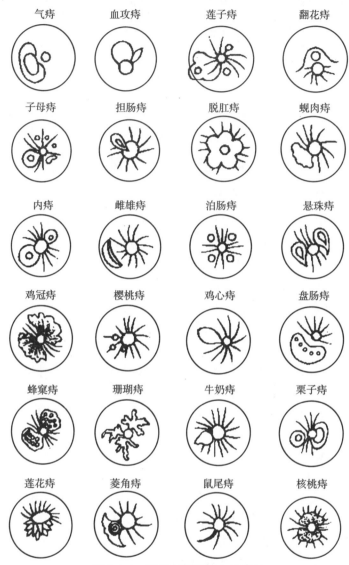

气痔　　血攻痔　　莲子痔　　翻花痔

子母痔　　担肠痔　　脱肛痔　　蚬肉痔

内痔　　雌雄痔　　泊肠痔　　悬珠痔

鸡冠痔　　樱桃痔　　鸡心痔　　盘肠痔

蜂窠痔　　珊瑚痔　　牛奶痔　　栗子痔

莲花痔　　菱角痔　　鼠尾痔　　核桃痔

图 2-1-1　《医宗金鉴》二十四痔图

图片来源:清　吴谦.医宗金鉴.人民卫生出版社,2006.

二、特点

痔因其类型不同,其临床特点各不相同。总体而言,内痔的临床特点是无痛性便血、脱出;外痔的临床特点是肛门肿痛、异物感;混合痔的临床特点是内痔、外痔症状兼有。

三、流行病学

痔是临床常见病、多发病,民间素有"十人九痔"之说。据流行病学调查统计,本病发病率占被调查城乡居民的49.14%,占所有患肛肠患者数的98.09%。本病任何年龄都可发病,但以成年人好发,好发于20~40岁,随年龄的增长发病率逐渐增高,儿童少见。男女发病率相似,女性略多于男性。

第二节 内 痔

一、概述

内痔位于直肠末端、齿状线以上的痔区。现代观点认为,内痔是肛垫的支持结构、静脉丛及动静脉吻合支发生病理性改变或移位而形成的,其表面以黏膜覆盖。内痔是肛门直肠病中最常见的疾病,多发生于成年人,儿童少见。内痔好发于痔区右前、右后和左侧三处,即截石位的3点、7点、11点处,此三处发生的内痔称为母痔(图2-1-2);其余部位发生的内痔,则称为子痔。其临床特点是便血、痔核脱出和肛门潮湿、瘙痒等。

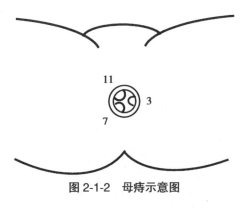

图2-1-2 母痔示意图

二、病因病机

1. 风伤肠络 外感风邪,或虚风内生,内伤肠络。风善行而数变,又多挟热,风热伤于肠络,导致血不循经而溢于脉外,所下之血色泽鲜红,下血点滴而出,甚或暴急呈喷射状。

2. 湿热下注 多因脏腑本虚,兼因久坐、久立、负重远行,或饮食不节,恣食生冷、肥甘,伤及脾胃而滋生内湿,湿与热结,湿热下注大肠,肠道气机不畅,经络阻滞,导致肛门部气血纵横,经络交错而生痔。

3. 气滞血瘀 外感风、湿、燥、热之邪,下冲肛门;或情志所伤,气机郁滞,血行不畅,均可致气血壅滞,瘀阻于魄门,筋脉横解而生痔。气为血之帅,气行则血行,气滞则血瘀,血不循经,则血下溢而便血;气机阻滞运行不畅,气血瘀阻于肛门,故肛门内肿物物脱出,坠胀疼痛。《外科正宗》云"气血纵横,经络交错……浊气瘀血,流注肛门","气血浸入大肠,致谷道无出路,结积成块";《普济方》云"盖热则血伤,血伤则经滞,经滞则气不周行,气与血俱滞,乘虚而堕入大肠,此所为痔也。"

4. 脾虚气陷 年老体衰,或妇人生育过多,或小儿久泻久痢,导致脾虚气陷,中气不足,摄纳无权则痔核脱出难以回纳。气虚则无以生化,无力摄血,故下血,量多而色淡。

西医学对痔的病因及发病机制的认识尚无定论,有"静脉曲张学说"、"血管增生学说"和"肛垫下移学说"等学说。

三、临床表现

1. 便血 内痔最常见的症状是便血。多为大便过程中出血,一般不伴疼痛,血色鲜红,量或多或少,不与粪便相混。可表现为手纸带血、大便表面带血、滴血、喷射状出血,便后多能自行停止。便血呈间断性,时发时止。饮酒、疲劳、过食辛辣食物、便秘等因素是导致便血或加重便血的常见诱因。便血严重者可出现继发性贫血。

2. 脱出 脱出为内痔病情进展的表现,标志着内痔进入Ⅱ度以上的病期阶段。随着痔核体积增大,排便时对痔核的挤压力量逐渐增加,痔核不断向下移位,痔核与肌层分离,并逐渐翻出肛门外。一般在出现脱出症状的早期阶段,痔核能自行复位;当内痔进一步加重,脱出的内痔需在外力作用下方能复位;严重者内痔不仅在排便时可以脱出,凡用力、行走、咳嗽、喷嚏、下蹲等都可能脱出。脱出痔核如不能及时还纳,可发生嵌顿,表现为局部肿胀疼痛,复位困难。

3. 肛周潮湿、瘙痒 痔核的反复脱出,使肛门括约肌松弛,肛门闭合不严,常有肠内黏液由肛门溢出;痔核外翻,表面糜烂,渗液增多,均可使肛门周围潮湿不洁,污染内裤,分泌物长期刺激肛周皮肤,易发湿疹,引发瘙痒。

4. 疼痛 内痔一般无疼痛,内痔脱出后如发生嵌顿,局部炎性肿胀,血栓形成,甚至糜烂坏死则可引起疼痛。

5. 便秘 便秘是导致或加重内痔的常见因素,同时便秘也是内痔的一个常见伴发症状。如果内痔患者因害怕出血和脱出而人为地控制排便,则可形成或加重便秘,便秘又加重了痔核出血和脱出,形成恶性循环。

6. 贫血 反复发作、频繁的便血,日久可导致出现气血不足,表现为头晕眼花,倦怠乏力,少气懒言,面色萎黄或苍白,失眠,健忘,多梦等临床表现。

四、诊断

1. 病史 内痔多发病于成年,18岁以下很少见。病程或短或长,有的病程可达数十年。有的经历多种药物治疗史,有的曾接受多次手术治疗。病情反复多与进食辛辣刺激性食物、饮酒关系密切,有的因劳累、长途跋涉、久坐等因素而加重。病情反复与便秘关系也较明显。

2. 临床表现　内痔早期以便血为主,色鲜红,不与粪便相混,不伴疼痛,可表现为大便表面带血,手纸染血、滴血或喷射状出血,量可多可少,便后出血即可停止。进一步发展,出现痔核大便时翻出肛门外,起初尚可便后自行还纳,但随着病情进展,痔核脱出变得越来越容易,还纳变得越来越困难,由脱出可自行还纳,演变为脱出难以还纳,需手托方可还纳,甚至手托也无法还纳,需长时间平卧休息方可还纳。严重者,脱出后无法还纳,发生痔核嵌顿,出现局部严重的肿痛。内痔中后期,痔核反复脱出,可致肛门闭合不严,大便控制力下降,出现急便感,肛周潮湿、瘙痒。

3. 专科检查

(1)视诊:早期内痔从肛门外观上并无异常,当内痔严重到一定程度时,牵拉肛缘,嘱患者做努肛动作,可见到内痔向外翻出。有时,为了更准确地了解患者病情,可嘱患者下蹲检查,当用力增加腹压做排便动作时,较严重的内痔可脱出肛门外。也可嘱患者排便后不要复位进行观察。对有痔脱出史的患者,也可用检查专用吸肛器将痔体吸引于肛门外,玻璃罩内可见脱出的痔核。

(2)指诊:指诊是检查和诊断内痔的重要方法。其意义在于了解内痔大小、位置、有无血栓形成、有无合并直肠其他疾病,如直肠肿物、直肠黏膜松弛、直肠黏膜下瘘管等。早期的内痔不易触摸清楚,较大的痔核可触及黏膜隆起碍手感,质地柔软,如有血栓形成则可触及其内有硬核。直肠指诊毕一定要仔细观察指套有无血迹等异常,一旦有,要根据血迹的位置、颜色等判断是否来自痔核以外,必要时安排进行进一步检查。

(3)肛门镜:肛门镜检查是内痔诊断的重要依据,可以明确诊断并据此判断内痔的程度。通过肛门镜检查可了解内痔的发生部位、大小、形态和黏膜表面改变等。内痔在肛门镜下的表现为,齿状线上方痔区黏膜有不同程度的半球形结块样隆起,呈鲜红色,或紫红色,或暗紫色,或表面出现灰白色改变,有的表面可见糜烂或出血点(图 2-1-3)。在进行肛门镜检查时,如果观察到直肠腔内有血迹,或有血液自上而下外溢,应警惕患者的便血并非来自内痔,或不仅仅来自内痔,应做进一步检查,如行乙状结肠镜或结肠镜检查。

(4)乙状结肠镜检查:乙状结肠镜检查是排除内痔以外是否存在其他低位出血病灶的重要检查手段。我们主张,对于痔病患者,乙状结肠镜检查应作为常规检查。通过此项检查,可了解直肠及乙状结肠远段是否存在其他病变,如息肉、肿瘤、溃疡等,防止发生漏诊或误诊。

(5)结肠镜检查:结肠镜是了解是否同时存在结直肠其他病变的重要手段。一般而言,即使在能够通过上述一般检查明确内痔诊断的情况下,对那些

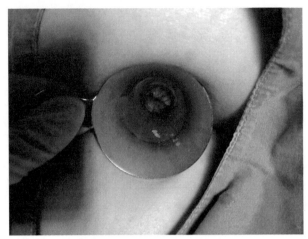

图 2-1-3 内痔在肛门镜下所见

有消化道肿瘤家族史,或本人有息肉病史者,或有不明原因贫血者,年龄超过50岁者,有多年反复发作病史的痔患者,均应建议行结肠镜检查。

4. 诊断标准 诊断内痔的主要依据是肛门镜所见,同时还应结合临床症状、体征。

肛门镜检查可见齿状线上痔区黏膜呈结块状隆起,轻者结块体积较小,数量 1~2 个,黏膜色红,较光整;中度者结块较大,数量多个,黏膜色紫红,可有轻度糜烂;重度者结块大,色紫暗,黏膜糜烂,或表面有灰白色纤维化改变,数量较多,甚至相互连接成环状。

直肠指诊,轻度者无法触及病变存在,中重度者可触及突起的包块,质地柔软,一般无触痛。当内痔内形成血栓时,触之质地不均,内有结节,可有触痛。直肠指诊也是排除是否有直肠中下段占位性病变的重要检查方法,不可或缺。必要时应进一步做乙状结肠镜检查或结肠镜检查。

内痔的主要临床表现是出血和脱出,其重要的特征是无痛性便鲜血,但有时也可出现肛门肿痛、坠胀及排便困难等其他伴随症状。

内痔便血,一般不伴疼痛,血色鲜红,量或多或少。轻者仅有手纸染血,或大便表面带血,多数情况下表现为大便时滴血,严重者表现为喷射状出血,便后出血可自行停止。

痔脱出的症状是判断内痔病情严重程度的直接依据。无痔脱出者为轻,痔核脱出可自行还纳者为中度,无法自行还纳,需手托还纳者为严重。更为严重者,容易脱出而难以还纳。

内痔的分级诊断将内痔分为 4 度,诊断标准可参照以下要点:

Ⅰ度:痔核较小,无明显自觉症状,仅于排便时带血、滴血或喷射状出血现象,出血可较多,便后出血可自行停止,无痔核脱出肛门外。肛门镜检查在齿状线上见痔区黏膜隆起,呈结节状突起。

Ⅱ度:痔核增大,便时可间歇带血,便血量或多或少,排便时可脱出肛外,便后可自行还纳。

Ⅲ期:痔核更大,偶有便血,排便或久站,用力、咳嗽、劳累、负重时均可脱出,脱出后不能自然复位,需用手回纳、热敷或平卧后始能复位。肛门镜检查黏膜变厚,暗红色,表面粗糙。

Ⅳ期:偶有便血,痔核脱出,不能及时回纳,嵌顿于外,因急性血栓形成伴充血、水肿、疼痛,以致肿痛、糜烂和坏死,称为嵌顿痔。多伴有绞窄、嵌顿、感染、水肿、糜烂和坏死,疼痛剧烈。

根据内痔组织的病理变化不同可分为以下3型:

(1)血管肿型:内痔表面黏膜粗糙且柔软,色暗红或朱红色,触之易出血,此型以出血为主要症状。

(2)静脉曲张型:内痔表面较韧,带光泽,色暗红或青紫,表面可见迂曲扩张的血管。此型内痔可发生脱出,出血较少。

(3)纤维肿型:内痔表面韧,痔体表面略有白色纤维组织增生,易脱出,不易出血。

内痔的分度和分型之间有着密切的联系。一般而言,血管肿型内痔以Ⅰ度为多见,也可见于Ⅱ度;静脉曲张型内痔以Ⅱ度为多见,也可见于Ⅲ度、Ⅳ度;纤维肿型内痔以Ⅲ度、Ⅳ度多见,Ⅱ度较少见,Ⅰ度无。

五、鉴别诊断

1. 直肠息肉　低位带长蒂的直肠息肉可脱出肛门,易误诊为内痔脱出。但直肠息肉多见于儿童和老年人。脱出息肉一般为单个,头圆而有长蒂,表面光滑或颗粒状,色淡红,质较痔核稍硬,活动度大,可无便血,也可有便血,但血量较少,多为血染手纸。

2. 肛乳头肥大　肛乳头肥大是齿状线附近呈锥形或鼓槌状的赘生物,多为灰白色或淡黄色,表面为上皮,质地较硬,一般无便血,常伴有肛窦炎,可表现为肛门轻度疼痛或肛门坠胀,过度肥大者便后可脱出肛门外。

3. 直肠脱垂　直肠脱垂是肛管直肠外翻脱垂于肛门外的疾病。脱出物呈环形或圆锥形或圆柱形,轻者黏膜皱襞呈放射状分布,重者黏膜皱襞呈环形分布,更为严重者表面光滑无黏膜皱襞。色淡红或鲜红,多伴有括约肌松弛,肛门闭合不严,一般不出血。

4. 直肠癌　直肠癌多见于中老年人,粪便中混有脓血、黏液、腐臭的分泌物,便意频数,大便次数增多,里急后重,晚期大便变细。指检可触及菜花样肿物或凹凸不平的溃疡,质地坚硬,不能推动,触之易出血,指套带新鲜血迹和黏液。细胞学检查或病理切片可以确诊。

5. 下消化道出血 溃疡性结肠炎、克罗恩病、直肠血管瘤、憩室病、家族性息肉病等常有不同程度的便血,常需做电子结肠镜检查或 DSA 造影检查才能鉴别。

6. 肛裂 肛裂与痔的共同特点是便血,最大的区别在于内痔为无痛性便血,肛裂为疼痛性便血。肛裂多伴有便秘,便鲜血,色红量较少,大便时肛门疼痛剧烈,疼痛具有周期性疼痛特点,出血与肛门疼痛直接相关。局部检查可见肛管有梭形皮肤全层裂口。

六、治疗

1. 治疗原则 对于内痔的治疗应遵循以下几个原则:

(1)无症状的内痔不需要治疗,只需要注意清淡饮食,保持大便通畅,预防病情加重即可。

(2)有症状的内痔重在减轻、消除症状,而非根治,宜尽量采用非手术治疗,痔的症状缓解应视为治疗效果的主要标准。

(3)当痔经非手术治疗疗效不好,反复发作较频繁,或症状较重者,应采取手术治疗。

2. 一般治疗 包括改变饮食结构、保持大便通畅、改变不良排便习惯、防治便秘和腹泻、温水坐浴、保持会阴清洁等,这些措施对各类痔以及其他肛肠病的预防和治疗都是有着积极意义的。

3. 内治法 可用于各期内痔,尤其适用于Ⅰ、Ⅱ度内痔,或年老体弱,或兼有其他严重疾病,不宜手术治疗者。内治法常根据以下证型进行辨证论治。

(1)风热肠燥证:症见大便带血、滴血或喷射状出血,血色鲜红,大便秘结或有肛门瘙痒;口渴,便结,溲赤,舌质红,苔薄白或苔黄,脉弦数。

治则:清热凉血祛风。

代表方剂:槐花散(《普济本事方》)加减。

加减:大便秘结者,加润肠汤(《兰室秘藏》)。

(2)湿热下注证:症见便血色鲜红,量较多,肛缘肿物隆起,灼热疼痛,或肛内肿物外脱,可自行回纳,肛门灼热,重坠不适,甚则溃烂流滋水;口渴,便结,溲赤;舌红,苔黄腻,脉滑数。

治则:清热利湿止血。

代表方剂:脏连丸(《证治准绳》)、止痛如神汤(《外科启玄》)、三妙丸(《医学正传》)和槐角丸(《太平惠民和剂局方》)加减。

加减:出血多者加地榆炭、仙鹤草;灼热较甚者,加白头翁、秦艽等。

（3）气滞血瘀证：症见肛内肿物脱出，甚或嵌顿，肛管紧缩，坠胀疼痛，甚则肛旁痔核突起，坚硬如珠，色青紫，灼热疼痛；或伴口渴，便结，溲赤；舌质暗红，苔白或黄，脉弦细涩。

治则：清热利湿，行气活血。

代表方剂：桃仁红花汤（《症因脉治》）、血府逐瘀汤（《医林改错》）加减。

加减：肿物暗紫明显者，加红花、丹皮；肿物淡红光亮者，加龙胆草、木通等。

（4）脾虚气陷证：症见肛门下坠感，似有便意，肛门松弛，内痔脱出不能自行回纳，需用手还纳，便血色鲜或淡；伴面色少华，头昏神疲，少气懒言，纳少便溏；舌淡胖，边有齿痕，舌苔薄白，脉弱。

治则：补中益气，升阳举陷。

代表方剂：补中益气汤（《东垣十书》）、黄土汤（《金匮要略》）加减

加减：血虚者合四物汤（《太平惠民和剂局方》）；大便干者加肉苁蓉、火麻仁。

4. 外治法

（1）熏洗法

适应证：适用于各度内痔，尤其是伴有脱出、肿痛、瘙痒等症状及术后。

用法：以药物加适量水，先浸泡 1 小时，武火煮沸，文火煎煮 20 分钟，纱布过滤取汁，再加水如上煎煮取汁，两次煎煮所得药液混合，平分两份，每次用一份，每天熏洗两次。可先熏后洗，也可直接坐浴，或用毛巾蘸药液作湿热敷，坐浴或湿热敷时要注意药温适度，以略高于肤温为度。坐浴时间以 10 分钟为宜。

功效：多具有活血止痛、收敛消肿、清热解毒、祛风止痒等作用。

常用方药：根据病情选用不同的熏洗方，常用方如五倍子汤（《疡科选粹》）、苦参汤（《太平惠民和剂局方》）、湿疡宁方（贾小强方）等。

（2）外敷法：包括外敷油膏、散剂等。

适应证：适用于各度内痔，尤其是伴有出血、肿痛者，以及手术后换药。

用法：温水坐浴后，将药物涂敷于患处，外以药棉或纱布覆盖。注意敷药量不宜太多，以均匀薄层为宜。

功效：具有消肿止痛、收敛止血、祛腐生肌等作用。

常用方药：应根据不同症状选用不同配方之油膏或散剂，如十味金黄膏、消痔膏、五倍子散等。

（3）塞药法

适应证：适用于内痔出血、肿痛、大便不爽等。

用法：先嘱患者坐浴清洗肛门，取药栓，前端涂少许油膏，以棉签缓慢顶入直肠内，深度以 5cm 为宜。

功效：具有消肿、止痛、止血等作用。

常用方药：如普济痔疮栓，肛泰栓，九华痔疮栓等。

（4）挑治法

适应证：适用于内痔出血。

用法：一般挑治1次即可见效，必要时可隔10日再挑治1次。

功效：疏通经络，调理气血，促使肿消痛减。

常用穴位：肾俞、大肠俞、长强、上髎、中髎、次髎、下髎等。

（5）枯痔法：此法目前较少应用。

适应证：适用于脱出较重的内痔和混合痔的内痔部分。

用法：清洁灌肠后，侧卧位，局部常规消毒，嘱患者努肛使痔核充分外翻，用棉纸剪成与脱出痔核大小相似的孔，套在内痔根部，保护周围健康皮肤黏膜，将枯痔散以盐水调成泥糊状，涂于痔核表面，再反折绵纸包裹痔核，覆盖纱布、棉垫。每日换药2次，直到痔核变黑、变硬、枯干与正常组织分离，一般经3~4天痔核枯黑坏死，逐渐脱落，伤口愈合。

功效：具有强腐蚀作用，能使痔核干枯坏死，达到痔核脱落痊愈的目的。

常用方药：如枯痔散、灰皂散等。

（6）插药疗法（枯痔钉疗法）

适应证：各期内痔及混合痔的内痔部分。

禁忌证：各种急性疾病，严重的慢性疾病，肛门直肠急性炎症，腹泻，恶性肿瘤，有出血倾向者。

用法：患者术前排空大便或灌肠1次。取侧卧位或截石位，常规消毒、铺巾。用吸肛器将内痔缓慢吸出。术者用左手食、中二指固定痔块，使内痔暴露固定于肛外，作痔表面消毒。右手拇、食指捏住枯痔钉的尾段，距齿状线上0.3~0.5cm处，沿肠壁纵轴呈25°~35°方向旋转插入痔核中心，深约1cm，以不插入肌层为度。插钉多少视痔核大小而定，一般每个痔1次插4~6根，间距0.3~0.5cm。剪去多余的药钉，但应使药钉外露0.1cm，才能保持固定和防止插口出血（图2-1-4）。药钉插毕后即将痔核推回肛门内。同时塞入黄连膏，7天左右痔核萎缩脱落。

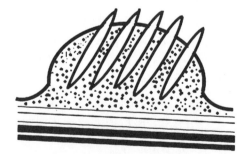

图2-1-4 枯痔丁插法示意图

注意事项：

（1）插钉不要重叠，深浅要适当，过深可引起括约肌坏死、感染、疼痛；太浅则药钉易脱落引起插口出血。

（2）先插小的痔核，后插大的痔核。若有出血者，可先在出血点插一根即可止血。

（3）一次插钉数量不超过 20 根。

（4）术后 24 小时内不大便，防止枯钉滑脱出血。若大便后内痔脱出，应立即还纳。

（5）适当配合具有止血、消肿、通便等功效的中西药物。

功效：枯痔钉具有腐蚀作用。将药末与糯米粉混合后加水制成两头尖、形如钉子的药条，插入痔核内，使痔核产生无菌性炎症反应，组织液化、坏死，逐渐愈合而纤维化，从而使痔核萎缩或脱落，以达到治疗目的。

常用方药：目前多采用黄柏、大黄制成的"二黄枯痔钉"，既有枯痔钉疗效，又无砒中毒之弊。

本法具有疗效确实、操作简单、痛苦少等优点；但对痔面呈灰白色（纤维化）、质较硬的Ⅲ度内痔疗效较差。枯痔钉的配方有有砒、无砒两种。因没有国药准字枯痔钉药物，现已经逐渐被弃用。

（6）注射法：根据药理作用的不同，注射法可分为硬化萎缩法和坏死枯脱法两种方法。由于坏死枯脱疗法所致并发症较多，故目前临床上普遍采用内痔硬化剂注射疗法。20 世纪 60~80 年代，我国涌现出许多临床安全性、有效性都非常出色的内痔硬化剂，其中最具代表性的当属消痔灵注射液。消痔灵注射液为是史兆岐教授基于"酸可收敛、涩可固脱"的中医理论基础，提取五倍子和明矾中的有效成分研制而成。此项成果获得国内、国际多项重要奖项，其研发及应用确立了中医在痔等肛肠病治疗领域的重要地位。硬化剂注射治疗内痔的原理是，将硬化剂注入痔核内，使痔核内产生无菌炎症反应，小血管发生闭塞，痔核内组织出现纤维增生，继而硬化萎缩。

适应证：各度内痔，尤其是Ⅰ、Ⅱ期内痔，或混合痔的内痔部分。

禁忌证：外痔；内痔伴肛门周围急、慢性炎症或腹泻；内痔伴有严重肺结核或高血压、肝肾疾病或血液病患者；因腹腔肿物引起的内痔和临产期孕妇。

常用药物：消痔灵注射液、芍倍注射液、矾藤痔注射液、5% 鱼肝油酸钠注射液、痔全息注射液等。

用法：以消痔灵四步注射法为例。

患者取截石位或侧卧位，术野常规消毒铺巾，局麻后，在肛门镜下检查内痔的部位、数目，并作直肠指检，确定母痔区有无动脉搏动。黏膜消毒后，取按 1∶1 浓度稀释后的消痔灵（即消痔灵∶1% 利多卡因 =1∶1）分 4 步注射（图 2-1-5）。

第一步为痔核上方的痔上动脉区注射：将肛门镜完全置入直肠，镜筒前缘距肛缘距离约 6~7cm。退镜观察，当退至痔核上缘时停止退镜。在母痔核上方正常黏膜处进针，针体与直肠壁角度为 15°，穿入黏膜下（图 2-1-6），注入药液约 1~2ml。一般此步操作仅注射截石位 3 点、7 点、11 点位的母痔核上方的痔上动脉区。

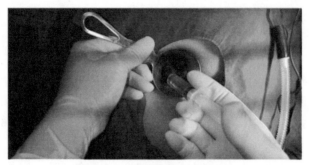

图 2-1-5 内痔注射法操作图示

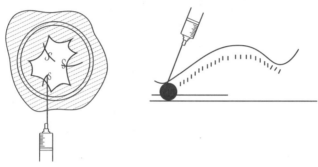

图 2-1-6 第一步 痔上动脉区注射

图片来源:吉林省集安益盛药业股份有限公司

第二步为痔核黏膜下层注射:完成第一步注射后继续退镜至齿状线,在痔核中部进针,刺入黏膜下层,注入药液,使药液尽量充满痔核黏膜下层(图 2-1-7)。注入药量多少以痔核充盈饱满,黏膜色转为淡白,表面可见血络分布为度,一般为 2~5ml。

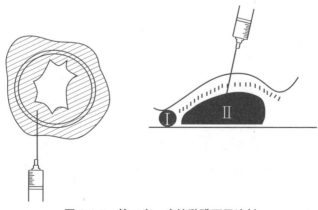

图 2-1-7 第二步 痔核黏膜下层注射

图片来源:吉林省集安益盛药业股份有限公司

第三步为痔核黏膜固有层注射:当第二步注射完毕后,缓慢退针,当退至黏膜肌层上方时常有落空感,表明针尖已达黏膜固有层(图 2-1-8),注药后黏膜呈水泡状,一般注射 1~2ml。

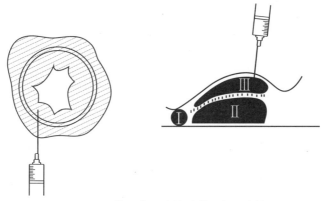

图 2-1-8　第三步　痔核黏膜固有层注射
图片来源:吉林省集安益盛药业股份有限公司

第四步为洞状静脉区注射:在齿状线上 0.1cm 处进针,刺入痔体的斜上方 0.5~1cm 注射(图 2-1-9),一般注药 1~3ml,如为静脉曲张性混合痔可适当加大药量。

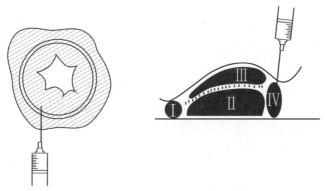

图 2-1-9　第四步　洞状静脉区注射
图片来源:吉林省集安益盛药业股份有限公司

注射完毕,肛内放入凡士林油纱条或碘伏棉球,外盖纱布,胶布固定。
注意事项:
1)注射时必须注意严格消毒,每次注射都必须再次消毒。
2)应选用 5 号针头进行注射,否则针孔过大进针处容易出血,出针后药液易流出。

3）注射中和注射后都不应有疼痛，如觉疼痛，往往为注射太近齿状线所致。

4）进针的针头勿向各方乱刺，以免过多地损伤痔内血管，引起出血，致使痔核发生血肿影响治疗效果。

5）勿将药液注入外痔区，或注射位置过低使药液向肛管扩散，造成肛门周围水肿和疼痛。

6）操作时应先注射小的痔核，再注射大的痔核，以免小痔核被大痔核挤压、遮盖，从而遗漏或增加操作困难。

7）注射完毕，以手指轻揉注射部位，使痔核内的药液分布均匀。

8）注射后24小时内不应大便，以防痔核脱垂。如出现大便时内痔脱出，须及时托回，以免嵌顿肿痛。

9）术后积极防治便秘，大便时避免努挣，严防撕脱痔核引起大出血。

5. 手术疗法

（1）结扎疗法：中医应用结扎疗法治疗痔有两千多年的历史。长沙马王堆汉墓出土的《五十二病方》中记载"牡痔居窍旁，大者如枣……絜以小绳，剖以刀"，北宋《太平圣惠方》中记载："用蜘蛛丝，缠系痔鼠乳头，不觉自落"。中医除应用丝线结扎痔核，还有用药制丝线或纸裹药线缠扎痔核。其原理为，结扎痔核根部，阻断痔核的气血流通，使痔核坏死脱落、创面经修复而愈。

结扎疗法是一种古老的方法，但在现代仍然作为重要的治疗手段广泛应用于临床，并在方法、器械等方面有了较大发展。目前常用的有单纯结扎术、贯穿结扎术、胶圈套扎术、弹力线套扎术4种。

1）单纯结扎术

适应证：内痔痔核体积较小或痔核基底部较窄者。

禁忌证：肛门周围有急性脓肿或湿疮者；内痔伴有痢疾或腹泻患者；因腹腔肿瘤引起的内痔；内痔伴有严重肺结核、高血压、肝脏、肾脏疾患或严重的血液病患者；临产期孕妇等。

术前准备：用等渗盐水或1%软皂水800ml作清洁灌肠，如在门诊手术者，嘱先排空大便，或应用开塞露促进排空大便。

麻醉方式：局部浸润麻醉，或腰俞麻醉，或腰麻。

操作步骤：麻醉成功后（如为局部浸润麻醉则麻醉在摆好体位后进行），患者取侧卧位（患侧在下）或截石位，暴露臀部，常规消毒铺巾。取碘伏棉球行直肠下段常规消毒；用双手食指扩肛，使痔核充分暴露，用弯血管钳夹住痔核基底部，在齿状线上方弯血管钳下剪一小口，用10号丝线在止血钳下方进行结扎（图2-1-10），同法处理其他部位的内痔核。术毕肛内纳入普济痔疮栓一枚，油纱条、纱布覆盖,橡皮膏固定。

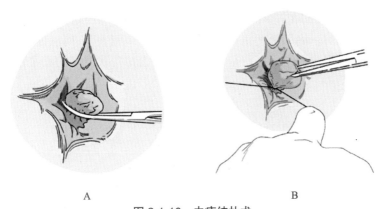

图 2-1-10 内痔结扎术

A. 由基底部钳夹内痔痔核;B. 丝线结扎痔核

注意事项:

①严格选择适应证,如痔核基底部较宽、痔核体积较大者不宜用此法,应选择贯穿结扎法。

②打结手法要熟练,结扎准确到位,避免松结、滑结。

③结扎完成后,被结扎痔组织不宜切除过多,以防术后扎线滑脱。

④内痔较多时,结扎点位不宜过多,可将其中较大内痔做结扎处理,而较小痔核可同时行硬化剂注射治疗。

2)贯穿结扎术

适应证:痔核较大,基底部较宽者。

禁忌证:同单纯结扎法。

术前准备:同单纯结扎法。

麻醉方式:同单纯结扎法。

操作步骤:麻醉成功后(如为局部浸润麻醉则麻醉在摆好体位后进行),患者取侧卧位(患侧在下)或截石位,暴露臀部,常规消毒铺巾。取碘伏棉球行直肠下段常规消毒;用双手食指扩肛,使痔核充分暴露,取组织钳钳夹欲处理内痔核,弯血管由痔核基底部钳夹,取 7 号丝线带圆针从痔核基底部中央稍偏上穿过,于钳上方绕线再次由痔核基底部贯穿,注意第二个进针点要在第一个进针点稍上方,在齿状线上方弯血管钳下剪一小切口,收紧丝线,使丝线嵌入小切口处,收紧丝线,打结。注意紧线打结时血管钳配合松钳并再次夹闭,以使被扎痔核得以扎紧。将扎线两股分开再次绕钳,完成外圈结扎,形成内"8"字形,外环形双重结扎。切除被结扎痔组织约二分之一部分,如痔核较大,也可切除三分之二部分,以残端不易松脱为宜。同法处理其他部位的痔。术毕肛内纳入普济痔疮栓一枚,油纱条、纱布覆盖,橡皮膏固定。环形内痔宜采用分段结扎法,先以根部相连环形内痔隆起最明显处为重点,划分为几个痔块,在所划分的痔块的一侧用两把止血钳夹住黏膜,于中间剪开,同法处理痔块的另一对侧。然后用止血钳将痔块基底夹住,同时去掉痔块两侧的止血钳,用圆针7号丝线贯穿结扎。同法一一处理其他痔块。

注意事项:

①结扎内痔时,先结扎小的痔核,后结扎大的痔核。

②缝针贯穿痔核基底时,避免穿入肌层,否则容易导致扎线及被结扎组织难以脱落,增加感染和术后出血风险。

③痔下端的结扎线要嵌入小切口内,否则易发生术后扎线过早滑脱,或误扎皮肤引起术后疼痛加剧。

④结扎时,第一道结扎线收紧时,助手要将夹住痔的止血钳随紧线缓慢放松,待扎紧后重新加紧;第二道结扎线收紧时,止血钳放松并退出。不放松则结扎线不易打紧;过早松开则线易向外滑脱,而脱离预定结扎位置。

⑤结扎术后当天不宜大便。

⑥在结扎术后的9天左右,为痔核脱落阶段,嘱患者减少活动,大便时不宜过度用力,以避免术后发生大出血。

⑦各结扎点之间注意保留黏膜桥。

3)胶圈套扎术:本法是通过套扎器具将胶圈或弹力线套扎在痔核基底部,利用胶圈或弹力线较强的收缩张力阻断痔核的血循环,使痔核发生缺血、坏死,继而脱落。常用有内痔套扎器套扎法或双钳套扎法。

适应证:各度内痔及混合痔的内痔部分;对PPH术或其他疗法后痔块或肛垫回缩不全者,也可用此法进行补充治疗。

禁忌证:外痔、肛乳头肥大、直肠息肉疑有恶变者。

术前准备:术前清洁灌肠,术晨空腹。

操作步骤:以负压胶圈套扎器套扎法为例。麻醉成功后,取侧卧位或截石卧位。常规消毒铺巾,置入肛门镜,显露内痔核,碘伏棉球消毒直肠、肛管及痔核区域,助手固定肛门镜并充分暴露痔核区。经肛门镜检查痔核位置与数目,选定套扎部位,置入枪管并对准目标,按动负压按钮,观察痔核进入枪管仓内情况,当痔核基底部贴近枪管前缘后,扳动转轮,释放胶圈,胶圈即套扎于痔核基底部。完成套扎。如法处理其他部位的内痔。

双钳套扎法的操作要点基本同负压胶圈套扎器套扎法,不同之处在于,双钳套扎法是将乳胶圈套在一把止血钳的根部,用此钳夹住痔核基底部,用另一把止血钳夹住乳胶圈的一侧,将乳胶圈拉长绕过痔核上端套扎在痔核基底部,放松血管钳退出。

注意事项：

①术前肠道准备要求并不严格，有时仅嘱患者排空大便，或用开塞露诱导清肠。

②对于脱出较轻的内痔，一般直接套扎内痔核即可。而对于脱出较重的内痔，可采用倒三角套扎法，于痔核基底部套扎一个点，在其上方再套扎一个点，或等腰三角形再套扎两个点，目的在于增强上提作用。

③套扎点数量依痔核具体情况而定，一次治疗可套扎 2~5 个痔核。

④可重复治疗，但应间隔时间在 4 周以上。

⑤套扎点应位于齿状线上方 1cm，切勿扎住齿状线或肛管皮肤，否则可引起剧痛或重度坠胀感。

⑥术后保持大便通畅，禁食辛辣、酒类等食物。

⑦可配合使用坐浴、外用药膏、肛门药栓等；术后一般不需使用抗生素。

⑧有的患者术后可出现急便感或坠胀感，多数在术后 1~3 天可自行缓解。

⑨如遇术后较大量出血，可视情况给予压迫、重新套扎或缝扎止血。

胶圈套扎法的优点在于，操作简单，容易掌握，便于在基层单位推广普及，疗效好，痛苦小，并发症少。可在门诊治疗，费用较低廉。缺点及存在问题在于患者可出现术后疼痛、坠胀、排尿障碍等反应，也有继发大出血的可能。

4）弹力线套扎术：弹力线套扎术（Ruiyun procedure for hemorrhoids-4, RPH-4）是许瑞云教授于 2014 年在传统胶圈套扎术基础上创新发明的一项新技术（图 2-1-11）。目前，该技术已在全国广泛使用。其并发症少，痛苦轻微，具有明显优势。

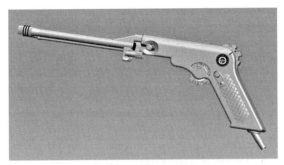

图 2-1-11　弹力线套扎器（RPH-4）
图片来源：徐瑞云

许瑞云教授认为，决定痔套扎术疗效的关键因素有三个：

①套扎材料弹性复原后的内孔径：套扎材料弹性复原后的内孔径越小，以

及弹性回缩力越大,痔坏死脱落后形成的溃疡面就越小,痔血管闭塞也越完全,术后发生大出血的几率越低;

②套扎材料的表面摩擦力:套扎材料表面摩擦力越大,以及弹性回缩力越大,被套扎的组织就越不容易滑脱,套扎失败的几率也就越小;

③套扎材料的弹性回缩力:弹性回缩力越大,套扎的可行性和可靠性就越大,套扎点不容易因牵扯而滑脱,肛垫上提固定的效果就越好。自动弹力线痔疮套扎术所采用的套扎材料具备复原后内孔径小、表面摩擦力大、以及弹性回缩力大三个突出优点。

弹力线套扎的创新性主要体现在套扎方法与套扎材料两个方面。

①套扎方法:弹力线套扎痔组织后,先是依靠手的拉力将其抽拉而紧缩;然后依靠自身弹性再次回缩,即"人工抽拉紧缩 + 自然弹性回缩"。以上两种力量联合作用致使弹性复原后的内孔径接近于零。

②套扎材料:弹力线由两层结构组成,内芯为"聚氨基甲酸酯纤维",有极好的弹性,外裹层为"聚酰胺纤维",被编织成网状包裹于内芯的外面,有微弱弹性(图 2-1-12)。弹力线不易变质、不易老化,性质稳定,表面摩擦力大,套扎后不易滑脱。

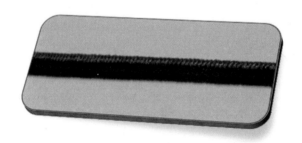

图 2-1-12　弹力线外裹层为网状编织状结构

图片来源:徐瑞云

适应证:同胶圈套扎术。

禁忌证:同胶圈套扎术。

术前准备:同胶圈套扎术。

操作步骤:患者取侧卧位,或截石位,麻醉后,常规消毒,铺巾;连接负压吸引系统,即将自动弹力线痔疮套扎器的负压接头与外源负压系统连接,并将开关关闭。肛镜检查,了解痔核分布与脱垂程度,决定套扎位点和方法;开始套扎前,先拆除推线管固定夹;将套扎器前端开口对准目标组织(痔核或痔上黏膜),打开负压开关,在负压抽吸下将痔组织吸入套扎器套管内,待负压表指针慢慢上升到 –0.08~–0.1MPa 之间并稳定时,转动驱动轮 360° 至红点回归原位,弹力线环套即被发射;转动推线管释放轮至数字"1",释放第一根推线管(同理,推线管释放轮转至数字"2",即释放第二根推线管;转至数字"3",即释放第三根推线管);助手帮助持枪,术者左手持推线管,右手捏紧弹力线尾部并用力作对抗牵引以收紧弹力线前端环套,直至将目标组织牢牢扎紧;确认弹力线环套收紧后,术者接过套扎器,打开负压释放开关,释放被套扎的组织,并将套扎器移出;术者左手继续持推线管并稍用力往后抽拉,露出弹力线前端,右手持长剪于打结处剪断,留长约 4~5mm;至此第一个套扎完成;依序可进行第二、三个套扎,方法同前。

弹力线套扎包括痔核基底套扎和痔上黏膜套扎两种方法。对于轻、中度痔疮,一般采用痔核基底套扎法即可;而对于中、重度痔疮,可将两种方法联合应用;对于重度环状脱垂性痔疮,可先做痔上黏膜交错套扎 6~8 个点,再做痔核基底套扎 3~4 个点,这样既可消除痔核本身,又能明显上提肛垫(图 2-1-13)。

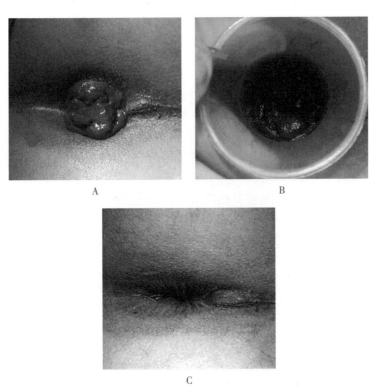

A

B

C

图 2-1-13 弹力线套扎术

A. 术前;B. 痔核基底套扎(4 个点);C. 术后

图片来源:徐瑞云

注意事项：

①套扎组织不要太少，否则易滑脱。套入足量组织的技巧是，当枪管对准目标并开始吸引后，应一边吸引一边来回轻柔地移动枪管，这样可使吸入的组织越来越多。

②同一水平面一般不要超过3个套扎点，否则可能张力太高，组织不容易被吸入；即使组织当时被吸入，术后也容易因张力过大而引起胶圈过早滑脱。

③在完成套扎后，释放被套扎的组织时，动作要缓慢、轻柔。为防止滑脱和术后出血，还可于被套扎的组织内注射消痔灵注射液。

④术后局部用药，建议每日两次使用复方角菜酸酯栓或普济痔疮栓等，持续2~3周。

⑤套扎后3周内慎做肛镜检查，因3周内创面愈合尚不满意，摩擦可能导致出血。

⑥术后保持大便通畅，禁食辛辣、酒类等食物，多饮水，多吃含纤维素高的食物如蔬菜、水果等。

⑦可同时配合使用坐浴、外用药膏或肛门药栓。

⑧术后如发生出血，应嘱患者尽快到医院处理。

（2）铜离子电化学疗法：铜离子电化学疗法（electro-chemical therapy by cupricIon，ECTCI）是采用将铜离子由外界导入人体病变组织，以电场效应改变人体闭合微电路，以电流效应作用于组织，用以治疗多种脉管的疾病的治疗方法。此疗法可以使病灶血管内形成局部酸中毒，激活血小板凝血机制，破坏血管管壁组织，使管壁全层或部分坏死脱落，并在电流的烧灼作用下产生组织损伤而达到治疗目的。

适应证：以出血为主要症状的内痔。

相对禁忌证：糖尿病、高血压、心梗、冠心病、风湿性心脏病、糖尿病、肾功能衰竭处于平稳期或者病情相对稳定；各型血液病处于平稳期或者病情相对稳定。

禁忌证：妊娠或哺乳期妇女；糖尿病、高血压、心梗、冠心病、风湿性心脏病、糖尿病、肾功能衰竭处于发作期或者不稳定期；各型血液病、凝血功能障碍者处于急性期和发作期。

术前准备：同单纯结扎法。

麻醉方式：同单纯结扎法。

操作步骤：麻醉成功后（如为局部浸润麻醉则麻醉在摆好体位后进行），患者取侧卧位（患侧在下）或截石位，暴露臀部，常规消毒铺巾。取碘伏棉球行直肠下段常规消毒；以肛门镜观察痔核分布及形态，确认出血及脱出的痔核，再次消毒黏膜；使用刀片将4组铜针已氧化的部分刮除干净，显露未氧化的亮黄色铜针;将4组铜针以反喇叭口方向分别刺入内痔区,棉球按压;按照仪器自动设置好的参数治疗280秒后,取下铜针,棉球按压针眼处;再次使用刀片刮除4组治疗后的铜针,显露亮黄色的铜针;再次将4组铜针以反喇叭口方向分别刺入内痔区,棉球按压;重复2~4步,视内痔的严重程度,治疗3~5次;检查有无出血;放入止血敷料;取出肛门镜;手术完毕(图2-1-14)。

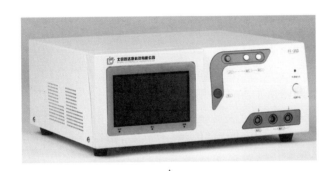

A

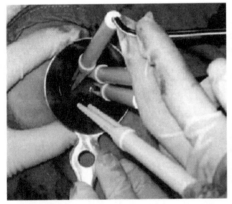

B

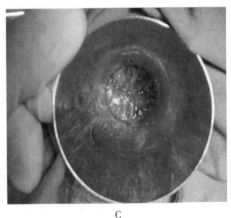

C

图2-1-14 铜离子电化学治疗内痔图示

A. 铜离子电化学治疗仪;B. 治疗中;C. 治疗后

注意事项:

①铜离子治疗前必须将铜针已氧化部分刮除干净,显露未氧化的亮黄色铜针;治疗后再次治疗前需再次将铜针刮除干净,显露成亮黄色的铜针以利于铜离子脱离铜针。

②铜针刺入痔核时尽量不在同一平面上针刺,且与肛管呈45°角斜刺入痔核明显处(向肌层刺入),防止平行黏膜下层穿透近端侧直肠黏膜。

③电极刺入方向应向肠壁,深达肌层;不要停留在黏膜或黏膜下层。

④在4个电极中央放约2cm×2cm大小棉球,以便固定铜针防止针眼出

血及铜离子液体溢出。

⑤再次针刺要领:ECTCI虽然不会出现连续创面,但操作不当,也会形成较大溃疡面。

(3)超声多普勒引导下痔动脉结扎术:超声多普勒引导下痔动脉结扎术(dopple guided hemorrhoid artery ligation,DG-HAL),是集超声波探查、缝扎手术为一体的痔治疗技术。该技术不切除痔组织,仅阻断痔核血供,完好地保存了肛门衬垫组织,有效地保护了肛门功能。

适应证:以便血为主要症状的内痔。

术前准备:同内痔手术,参见内痔相关内容。

麻醉方式:同内痔手术,参见内痔相关内容。

操作步骤:麻醉成功后,患者取截石位或侧卧位,暴露臀部,常规消毒铺巾。取碘伏棉球行直肠下段及肛管常规消毒;指检并扩肛,将消毒的特制肛门镜与超声多普勒痔动脉诊断仪连接好,置入肛管直肠内,使超声多普勒探头置于齿状线上 2~3cm 处,沿肛管直肠纵轴旋转肛门镜,在超声多普勒痔动脉诊断仪引导下寻找痔动脉,在接收到超声多普勒信号明显处,根据超声多普勒痔动脉诊断仪检测出的痔动脉深度确定进针的位置和深度,在推线器的帮助下对缝合的血管进行结扎。依次完成所有的痔动脉结扎后再次旋转肛门镜检测结扎效果,对不满意处再次缝扎。将肛门镜退出 0.5cm 重复上述操作。完成所有的痔动脉结扎后退出超声多普勒肛门镜。指诊检查缝合位置。

注意事项:

①严格把握适应证,此术式不适宜于脱出症状较重的患者。

②每次缝扎操作之前,都要对缝扎部位的黏膜进行消毒。

③结扎点不可距离齿状线过近,距离齿状线应至少在 0.5~1cm 以上。

七、预防

1. 注意饮食清淡,多喝温开水,多食蔬菜,少食辛辣、醇酒、炙煿之品。

2. 养成每天定时排便的良好习惯,保持大便通畅,临厕不宜久蹲努责,以免肛门部瘀血。

3. 避免久坐久立,进行适当的活动或定时作提肛运动,早晚各 30 次。

4. 保持肛门局部清洁,大便后及时坐浴。

5. 发生内痔应及时治疗,防止进一步发展。

第三节　外　　痔

一、概述

外痔发生于齿状线以下,是由肛管及肛缘皮下静脉丛发生病理性扩张或血栓形成,或肛缘皮肤出现炎性肿胀,或结缔组织增生形成的肛门突起物。其临床特点是肛门肿痛、异物感。可分为静脉曲张性外痔、血栓性外痔、结缔组织外痔和炎性外痔四种。

二、病因病机

外痔的病因病机主要包括排便努挣,气血瘀滞;饮食不节,湿热下注;皮损染毒,热毒蕴结;年老体弱,脾虚气陷。不同分型的外痔病因病机各有特点。

1. 静脉曲张性外痔　多因脏腑本虚,静脉壁薄弱,加之排便怒责,久蹲、久坐、负重远行等因素,致肛门部气血不畅,经络瘀滞,脉络松弛扩张,瘀结不散而成结块。也有因年老体弱,脾虚气陷,经脉弛张,气血运行不畅,脉络舒缩无力而扩张成块。

2. 血栓性外痔　多因内热血燥,气血不畅,加之大便干结,排便用力努挣,或久坐,或骑车远行,肛门局部脉络受损,气血骤然发生瘀结,在肛门皮下脉络内形成血栓,经络阻塞而形成肿块突起。

3. 炎性外痔　多因长期饮食不节,恣食辛辣炙煿,醇酒肥甘,水湿不化,湿热内蕴,下注肛门,致肛门局部气血结聚、湿热蕴结不散,形成肿胀包块。

4. 结缔组织性外痔　肛裂或肛门皮肤擦伤破损,致邪毒乘虚侵袭,长期反复发作,致局部气血不畅,经络阻滞,瘀结不散,日久结为皮赘。

三、诊断

1. 静脉曲张性外痔

(1)临床表现:肛门有异物感,尤以下蹲或久坐后明显,平卧休息后减轻,多不伴疼痛,有时有肛门坠胀感。

(2)专科检查:可见肛管或肛缘有包块隆起,形态规则,边缘不清,表面皮肤纹理变浅,严重者隐约可见皮下之迂曲扩张血管,色紫暗,触之柔软,无触痛,按揉后体积可缩小或消失(图2-1-15)。有静脉曲张性外痔的患者多伴有内痔。

2. 血栓性外痔

(1)临床表现:好发于男性,多有便秘、过食辛辣、饮酒,或用力负重等诱

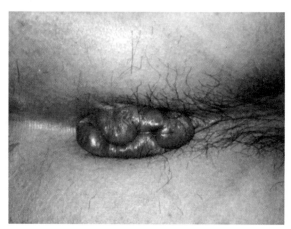

图 2-1-15　静脉曲张性外痔

因。起病时,肛门部突然剧烈疼痛,并出现肿物隆起,触碰、排便、端坐、行走,甚至咳嗽时,疼痛加重。发病较急,3~5 天后疼痛可逐渐缓解,肿物也可变小,但难以完全消除,并可能反复发作。也有发病后 5 天左右出现破溃,有血性液体渗出,或伴有紫黑色血块外溢。

（2）专科检查:好发部位为肛门缘左右两侧(截石位 3、9 点),可见肛缘隆起包括,形态规则,多呈半球形,界限清楚,表面张力较高,皮肤纹理变浅,整体色紫暗,或局部可见瘀斑(图 2-1-16),触之内有硬核,触痛明显。

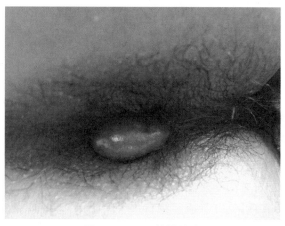

图 2-1-16　血栓性外痔

3. 炎性外痔

（1）临床表现:多有肛门病史,如肛裂、静脉曲张性外痔、结缔组织性外痔等。也可有明确诱发因素,如过食辛辣、饮酒、腹泻、便秘、手术等。发病多较急,肛门出现肿胀疼痛,肛门异物感,排便、坐位、活动时疼痛加重,常常是坐立不安,行走困难,伴局部灼热感,肛门潮湿。

(2)专科检查:可见肛缘皮肤肿胀明显,范围较广泛,多波及一个以上象限,甚至环周,之间界限不清楚,表面皮薄光亮,色淡红或淡白(图2-1-17),触痛明显,内无硬结。如合并血栓性外痔,表面可见紫蓝色斑片,触痛更甚。

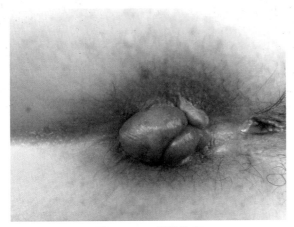

图 2-1-17 炎性外痔

4. 结缔组织性外痔

(1)临床表现:一般仅有肛门异物感,或便后肛门不易清洁,偶因染毒而肿痛,肿胀消失后,赘皮依然存在。可伴有肛门潮湿、瘙痒。一般无疼痛,不出血。

(2)专科检查:肛门缘皱襞突起,多数形态不规则(图2-1-18),质地柔软,无触痛。若发生于截石位6点、12点处,常由肛裂引起,又称哨兵痔或裂痔;若发于3点、7点、11点处,多伴有内痔;赘皮呈环形或形如花冠状的,多见于经产妇。

四、鉴别诊断

外痔为发生于肛门处的非化脓性、非肿瘤性、非传染性包块,临床应与肛周脓肿、肛管癌、尖锐性湿疣等进行鉴别。

1. 肛周脓肿 肛周脓肿和外痔均可表现为肛门处包块,但肛周脓肿发病急、肿痛甚,严重者可伴有恶寒发热等全身症状,多数在发病后3~5天成脓,病位在肛门直肠周围间隙,界限不清,可蔓延波及更大范围。多数需手术切开排脓,保守治疗效果差。外痔为非化脓性疾病,局部症状较轻,病变部位较浅,多数经保守治疗可缓解。

2. 肛管癌 肛管癌和外痔均可表现为肛门处包块,但肛管癌质地坚硬,

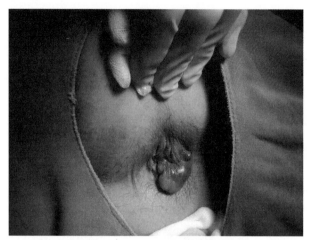

图 2-1-18　结缔组织性外痔

表面凸凹不平或溃烂如翻花,活动度差,疼痛较甚,局部滋水淋漓,气味恶臭。取活组织病理检查可明确诊断。

3. 尖锐湿疣　尖锐湿疣和外痔均可表现为肛门周围突起物,但尖锐湿疣为性传播皮肤疾病,不仅好发于肛周,而且还好发于外阴部等处。多为散在分布,形态不规则,呈珊瑚状、鸡冠状或菜花样,根部常有蒂,易发生糜烂渗液,气味恶臭。取活组织病理检查可明确诊断。

五、治疗

静脉曲张性外痔和结缔组织性外痔属慢性病,痔核较小时多无明显不适,此时不需特殊治疗,注意大便通畅、局部清洁、清淡饮食,避免久坐、久蹲等即可;当痔核较大时,症状常随痔核体积的增大而加重,如果反复发作频繁,症状较重,影响生活、工作,应加强治疗,采用内治法和外治法综合治疗,必要时应进行手术治疗。而血栓性外痔、炎性外痔属急性病,患者痛苦较大,应予积极治疗,必要时手术治疗。

1. 内治法　外痔的辨证分型主要包括气血瘀滞、湿热下注、热毒蕴结和脾虚气陷。临床应用内治法需根据不同证型予以辨证施治。

(1)气滞血瘀

证候:肛缘肿物突起,排便时可增大,有异物感,可有胀痛或坠痛,局部可触及硬性结节,舌质红,或有瘀斑,苔薄,脉弦微数。

治则:理气化瘀。

代表方:活血散瘀汤加减。

加减:肿物紫暗明显,加红花、丹皮;肿物淡红光亮,加龙胆草。

（2）湿热下注

证候：肛缘肿物肿胀、疼痛，咳嗽、行走、坐位均可使疼痛加重，便干，溲赤，舌质红，苔薄黄或黄腻，脉滑数或浮数。

治则：清热、祛风、利湿。

代表方：止痛如神汤加减。

加减：便秘者加大黄、槟榔等；溲赤者加赤小豆、白茅根、滑石等。

（3）热毒蕴结

证候：肛缘肿物突起，其色暗紫，局部可触及硬结节，疼痛剧烈难忍，肛门坠胀，伴便秘、口渴烦热，舌紫，苔薄黄，脉弦涩。

治则：清热凉血，散瘀消肿。

代表方：凉血地黄汤（《外科大成》）合活血散瘀汤加减。

加减：肿块较硬时可加桃仁、红花；便秘时加大黄、槟榔。

（4）脾虚气陷

证候：肛缘肿物隆起，肛门坠胀，似有便意，神疲乏力，纳少便溏，舌淡，苔少，脉细弱。

治则：理气健脾升提。

代表方：补中益气汤加减。

加减：大便若稍干，加肉苁蓉、火麻仁。

2. 外治法

（1）熏洗法：以药物加水煮沸，先熏后洗，或用药棉蘸药液湿热敷患处。具有活血止痛，收敛消肿等作用。常用药物如祛毒汤、五倍子汤、苦参汤等。

（2）外敷法：将药物敷于患处。具有消肿止痛，化瘀散结，收敛止血，祛腐生肌等作用。常用药物如十味金黄膏、九华膏，黄连膏、消痔膏（散）等。

3. 手术疗法

（1）静脉曲张性外痔剥离术

适应证：静脉曲张性外痔，痔核较大，保守治疗效果差者。

操作方法：麻醉成功后，取侧卧位或截石位，常规消毒铺巾，碘伏棉球消毒直肠肛管。于外痔中心做放射状梭形切口，宽度略小于痔核，切口内达近齿状线处，外达肛缘外约1.5cm，以组织钳提起痔核外侧端，沿血管丛与括约肌之间间隙向齿状线方向分离，完整切除痔组织，电刀止血，修剪切口皮缘，凡士林纱条敷盖，无菌纱布包扎。

术后处理：术后每日便后坐浴，并常规换药，直至愈合。

（2）血栓性外痔摘除术

适应证：血栓性外痔，保守治疗效果差，肿痛症状较重者。

操作方法：麻醉成功后，取侧卧位或截石位，常规消毒铺巾，碘伏棉球消毒直肠肛管。于痔核中心做一放射状切口,内达近痔核上缘,外达痔核外 0.5cm 处,切开皮肤全层。取弯血管钳由切口外端探入皮下达血管丛与括约肌之间间隙,反复扩张血管钳前端,使血管丛与周围组织分离。取组织钳钳夹切口侧缘,继续分离血管丛与皮肤,直至将血管丛与周围组织脱离,将形成血栓的血管连同迂曲扩张的静脉丛完整予以摘除(图 2-1-19)。修剪切口皮缘,凡士林纱条敷盖,无菌纱布包扎。

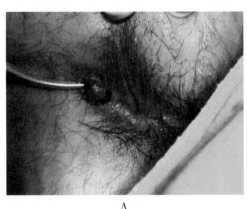
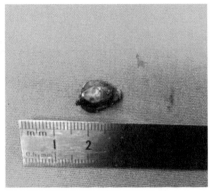

A   B

图 2-1-19 血栓性外痔摘除术

A. 切开皮肤,分离血管丛;B. 剥除的血栓

术后处理:术后每日便后坐浴,并常规换药,直至愈合。

(3)炎性外痔切除术

适应证:炎性外痔,保守治疗效果差,肿痛症状较重者。

操作方法:麻醉成功后,取侧卧位或截石位,常规消毒铺巾,碘伏棉球消毒直肠肛管。充分按揉水肿之外痔,使之体积缩小到最小限度,选取突出显著的部位做放射状梭形切口,切口宽度略窄于痔核宽度,切口内侧端位于齿状线下方,外侧端位于肛缘外 1.5cm 处,由外向内剥离,将痔体切除。修剪切口皮缘,凡士林纱条敷盖,无菌纱布包扎。

术后处理:术后每日便后坐浴,并常规换药,直至愈合。

(4)结缔组织性外痔切除术

适应证:结缔组织性外痔,痔核较大,经常引发局部不适甚至肿痛者。

操作方法:麻醉成功后,取侧卧位或截石位,常规消毒铺巾,碘伏棉球消毒直肠肛管。以弯血管钳沿外痔纵轴方向由基底部钳夹,取手术刀紧贴血管钳下缘由外侧向肛内侧方向切开约 0.5cm,取 3-0 可吸收线间断缝合切口;再继续向肛门方向沿血管钳下缘切开并缝合,直至将外痔痔核完整切除。无菌纱布包扎。

术后处理:术后常规换药,直至愈合。

第四节　混　合　痔

一、概述

混合痔是内痔与外痔相互融合形成一整体者,同一点位齿状线上下均有痔核,且内痔与外痔之间没有明显界限。多发于截石位 3 点、7 点、11 点处,以 11 点处最为多见。临床表现兼有内痔、外痔的双重症状。

二、病因病机

多因内痔反复脱出,或妊娠分娩,或长期便秘或腹泻,努挣过度,或长期负重,腹压长期过度增加,致肛门直肠筋脉横解,瘀结不散而成。混合痔以静脉曲张性为多见,多数为先有内痔,继而痔上静脉丛的压力通过齿状线附近的吻合支影响到齿状线以下痔下静脉丛致一并出现迂曲扩张。

三、诊断

1. 临床表现　病程多较长,反复发作,同时兼有内痔和外痔的症状,主要表现为便血、脱出、肛门坠胀疼痛、肛门异物感、肛门潮湿、瘙痒等。便血量可多可少,严重者可出现喷射状出血。多数可有脱出,不易还纳。严重者可发生嵌顿,出现严重的肿胀疼痛。

2. 专科检查　可见肛缘处有突起之外痔,嘱患者做努肛动作,或牵开肛缘常可见内痔核黏膜外翻。肛门镜下,可见与外痔点位相同的内痔隆起,内痔与外痔连为一体(图 2-1-20)。内痔表面多有糜烂。

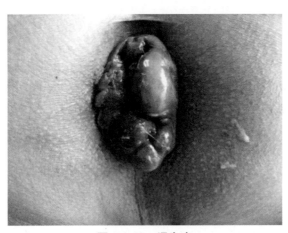

图 2-1-20　混合痔

四、鉴别诊断

参照内痔、外痔的鉴别诊断。

五、治疗

1. 内治法　各个阶段的混合痔，均可应用内治法配合外治法或手术疗法进行治疗，尤其是伴有全身症状者，更应采用内治法进行辨证施治。具体治疗方法参考内痔、外痔章节中的相关内容。

2. 外治法　具体外治法参考内痔、外痔章节中的相关内容。

3. 手术疗法

（1）混合痔外剥内扎术

适应证：混合痔，尤其是外痔部分较大，痔间有分界的混合痔最为适宜。

术前准备：同内痔手术，参见内痔相关内容。

麻醉方式：同内痔手术，参见内痔相关内容。

操作步骤：麻醉成功后（如为局部浸润麻醉则麻醉在摆好体位后进行），患者取侧卧位（患侧在下）或截石位，暴露臀部，常规消毒铺巾。取碘伏棉球行直肠下段及肛管常规消毒；用双手食指扩肛，使痔核充分暴露。在其外痔部分外侧作 V 字形切口，提起外痔部分外侧端，沿血管丛与括约肌之间间隙向齿状线方向钝锐结合分离，分离至齿状线上约 0.2cm，取弯血管钳由内痔基底部钳夹；取 7 号丝线带圆针从痔核基底部中央稍偏上穿过，于钳上方绕线再次由痔核基底部贯穿，注意第二个进针点要在第一个进针点稍上方，收紧丝线，打结（图 2-1-21）。注意紧线打结时血管钳配合松钳并再次夹闭，以使被扎痔核得以扎紧。将扎线两股分开再次绕钳，完成外圈结扎，形成内"8"字形、外环形双重结扎。切除被结扎痔组织约二分之一部分，如痔核较大，也可切除三分之二部分，以残端不易松脱为宜。同法处理其他部位的混合痔。术毕肛内纳入普济痔疮栓一枚，油纱条、纱布覆盖，橡皮膏固定。

术后处理：同内痔手术，参见内痔相关内容。

注意事项：

①一般每次处理痔核数量不宜超过 4 个，否则易引起肛门狭窄，且易引起结扎线滑脱。

②缝针穿过痔核基底部时不宜穿入过深。

③外痔剥离位置以到达齿状线上约 0.2cm 为宜，如果分离过高易增加术后发生大出血风险。

④多发混合痔手术时，应注意外痔部分的整体关系，手术中注意保留适当的黏膜和肛管皮肤，以防术后发生肛门直肠狭窄。

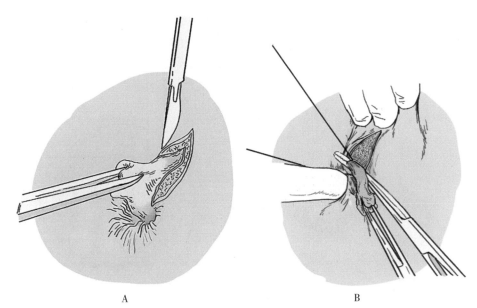

图 2-1-21　混合痔外剥内扎术图示

A. 在其外痔部分外侧作 V 字形切口；B. 由内痔基底部贯穿缝合

⑤若混合痔的外痔静脉丛不很明显，可在外痔中间作一放射状切口，然后用止血钳剥离静脉丛，剪修两侧皮瓣，成一小 V 字形切口。

（2）高悬低切术：此术式是贾小强教授在中医传统结扎法基础上，总结前人经验，创新性地提出的一种新的手术理念和技术。本术式是以"先内后外"、"高位悬吊结扎内痔"、"低位切除外痔"、"环形保留肛管皮肤"为治疗特点，以保护肛管移行上皮和肛垫为治疗理念。此术式既遵循了中医传统结扎术的内痔、外痔分别处理的特色，又符合现代痔肛垫下移学说所倡导的保护肛垫、复位肛垫的理念。此种术式具有术后局部疼痛轻，术后创面小，愈合时间短等优势。

适应证：混合痔，尤其是内痔部分较大，痔间有分界的混合痔最为适宜。

术前准备：同内痔手术，参见内痔相关内容。

麻醉方式：同内痔手术，参见内痔相关内容。

操作步骤：麻醉成功后（如为局部浸润麻醉则麻醉在摆好体位后进行），患者取侧卧位（患侧在下）或截石位，暴露臀部，常规消毒铺巾。取碘伏棉球行直肠下段及肛管常规消毒；肛镜暴露痔核分布，选取其中一个混合痔，以组织钳钳夹其内痔部分，在被钳夹痔核上方约 1cm 处，以另一把组织钳钳夹痔上黏膜。将两把组织钳同时提起，取弯钳于痔基底部做纵行钳夹。取 1/2 圆针带 7 号丝线，于钳下做"8"字贯穿结扎，外加环形结扎。切除被结扎组织的上约

1/2 部分,同法处理其他混合痔的内痔部分。混合痔外痔部分的处理:外痔部分仅切除肛缘或肛白线以外部分,而肛缘或肛白线至齿状线之间的肛管皮肤环形保留,皮下血管丛扩张明显者,予以潜行剥离(图 2-1-22)。电刀止血。术毕,凡士林油纱条覆盖创面,塔形纱布包扎,丁字带固定。

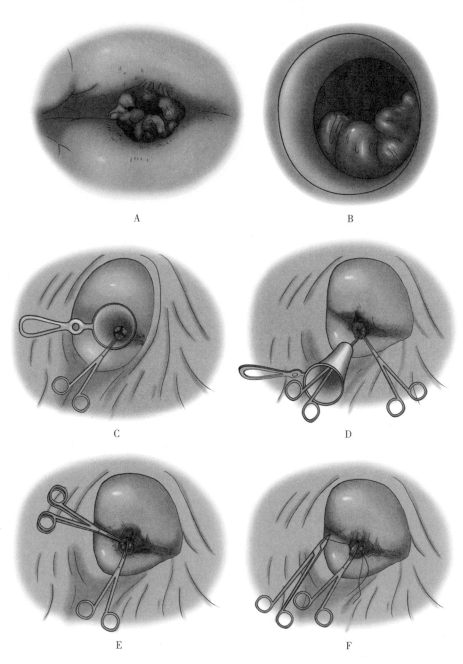

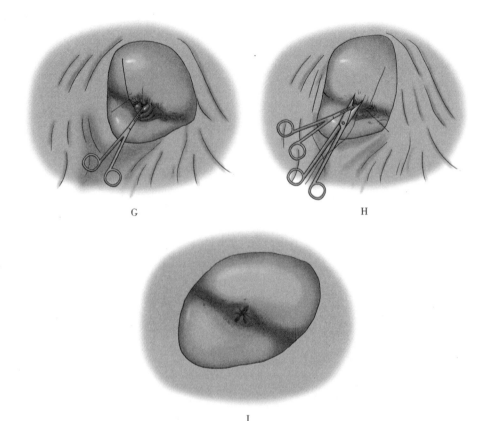

图 2-1-22　混合痔高悬低切术示意图

A. 混合痔外观；B. 肛镜下观察痔核分布；C. 组织钳钳夹痔核；D. 将痔核牵引出肛外；E. 由痔核基底部钳夹；F. 圆针丝线贯穿缝扎内痔部分；G. 结扎内痔部分；H. 剪除混合痔外痔部分，保留肛管皮肤；I. 手术结束外观

术后处理：同内痔手术，参见内痔相关内容。

注意事项：

①钳夹内痔时位置不宜过低，应在距齿状线约 0.5cm 以上，目的在于保留部分肛垫组织和肛管移行上皮。

②肛管皮下血管迂曲扩张显著者，予以潜行剥离。

③痔核较大者需行贯穿结扎，如痔核体积较小，可直接结扎，也可采用注射硬化剂方法进行处理。

④高悬低切术可用于治疗各型混合痔，但主要适宜于痔核分布比较分散的，内痔比较大的混合痔。如为环状混合痔，可采用母痔区高位悬吊，子痔区硬化剂注射的方法，避免发生肛管直肠狭窄。

（3）环状混合痔分段齿形结扎术：此术式是 20 世纪 80 年代，由南京市中医院丁泽民教授在传统中医结扎术的基础上提出的改进术式。本术式较好地解决了环状混合痔术后遗留肛管直肠狭窄的问题。

适应证:环状混合痔。

术前准备:同内痔手术,参见内痔相关内容。

麻醉方式:同内痔手术,参见内痔相关内容。

操作步骤:麻醉成功后(如为局部浸润麻醉则麻醉在摆好体位后进行),患者取侧卧位(患侧在下)或截石位,暴露臀部,常规消毒铺巾。取碘伏棉球行直肠下段及肛管常规消毒;根据痔核形态,设计好痔核分段和保留肛管皮桥、黏膜桥的数目及宽度,至少保留3条皮桥和黏膜桥,宽度分别在0.5cm和0.2cm以上,并尽可能保留于痔核凹陷处且平行于肛管,较均匀分布。选择预处理痔核用组织钳提起,沿外痔部分边缘作尖端朝外之V字形切口,剥离痔核至齿状线上0.5cm左右,用弯血管钳夹住内痔部分基底部,以圆针7号丝线贯穿结扎内痔顶端的直肠上血管,并以此线在钳下将痔核结扎,剪去结扎后的大部分痔组织。同法处理其他痔核,并使相邻的痔核下端分离及结扎顶点不在同一平面。肛外切口应足够长,约2.0cm左右,以利引流,并摘除皮桥下曲张静脉丛,将皮桥修剪平整。术毕将痔核残端复位,肛内填塞小块止血海绵油纱条,并放置排气管,塔形敷料压迫,宽胶布加压固定。

术后处理:同内痔手术,参见内痔相关内容。

注意事项:

①设计切口位置,应尽量以右前、右后、左侧三个母痔区为重点。

②保留之皮桥、黏膜桥应尽量与肛管平行。

③痔核下端分离及结扎顶点不在同一平面,痔核脱落后创面呈齿形曲线,避免环状瘢痕狭窄。

④对肛门紧张度较高,结扎点位较多者,可在肛管后正中做切口,或利用后正中已有的切口,切开部分内括约肌下缘,以减轻肛管张力,减少术后发生肛管直肠狭窄发生率,还可减轻术后水肿和疼痛。

(4)闭合性混合痔切除术:此术式又称Ferguson术式,1959年Ferguson报道了应用闭合式切除术的经验。闭合式切除术的优点在于术后没有裸露的创面,减轻了术后疼痛,减少了术后瘢痕形成,缩短了愈合时间。但此术式延长了手术操作的时间,术后较容易发生切口感染。目前在我国应用此术式的相对较少。

适应证:单个或散在分布的混合痔。

术前准备:同内痔手术,参见内痔相关内容。

麻醉方式:同内痔手术,参见内痔相关内容。

操作步骤:麻醉成功后(如为局部浸润麻醉则麻醉在摆好体位后进行),患者取侧卧位(患侧在下)或截石位,暴露臀部,常规消毒铺巾。取碘伏棉球行直肠下段及肛管常规消毒;以分叶肛镜或肛门拉钩暴露预处理痔核,在痔核外侧端做 V 字形切口,切口长度与痔核宽度比例为 3∶1。提起外痔部分,由外向肛内方向分离痔外静脉丛,达齿状线上 0.2cm,取弯血管钳钳夹痔核根部,以3-0 可吸收线贯穿结扎,切除被结扎痔核的 2/3,继续以缝扎痔核根部的 3-0 可吸收线由内向外连续缝合全部手术切口。同法处理其他混合痔。敷料胶布包扎固定。

术后处理:每日大便后清洁换药,保持局部干燥清洁。

注意事项:

①手术过程中尽量避免向外牵拉痔核,保持痔核的形态和位置,有利于切口设计和缝合后的平整。

②切口长度应足够长,痔核越宽切口越长,有利于切口缝合。

③缝合张力不宜高,保证切口对合良好即可,否则影响切口愈合。

④缝合前应将切口皮缘下的迂曲扩张的静脉丛予以摘除。

⑤术后不宜坐浴熏洗,尽量保持局部干燥清洁,定时予以消毒换药。

(5)超声刀痔切除术:此术式依靠超声刀所产生的高强度聚焦超声进行精细的组织切割和止血,对邻近软组织的热损伤控制在最小范围,有效减少术中出血,保持术野洁净清晰,实现"无血手术"。

适应证:混合痔、外痔等。

术前准备:同内痔手术,参见内痔相关内容。

麻醉方式:同内痔手术,参见内痔相关内容。

操作步骤:麻醉成功后(如为局部浸润麻醉则麻醉在摆好体位后进行),患者取侧卧位(患侧在下)或截石位,暴露臀部,常规消毒铺巾。取碘伏棉球行直肠下段及肛管常规消毒;根据痔核形态,设计好痔核分段和保留肛管皮桥、黏膜桥的数目及宽度。用超声刀头端点凝出要切除的痔组织范围,使用手术刀做皮肤切口,找到正确的解剖平面运用超声刀进行操作。先用超声刀离断肛门皱皮肌,显露黏膜下层与肛门内括约肌之间的解剖层面。将肛门内括约肌牵拉远离切口,用血管钳提起痔组织然后用超声刀在低功率挡逐步切除。同法处理其他混合痔。修剪切口边缘。术毕肛内填塞油纱条,敷料胶布包扎固定。

术后处理:同内痔手术,参见内痔相关内容。

注意事项:

①在切除痔核组织时可先用超声刀在痔组织基底部进行电凝操作,然后再于电凝操作处的游离侧用超声刀切除痔组织,这样可以避免在最后切除痔组织时发生出血。

②分离痔核过程中要动作轻柔细致,避免用力牵拉未完全用超声刀凝固的痔组织而导致出血。

③在术中遇到出血时,不可慌乱,避免过度使用超声刀进行电凝止血,以免因血管断端缩回黏膜内而增加止血难度。此时用可吸收缝线做出血部位的深部缝扎止血操作,有效控制出血。

(6)吻合器痔上黏膜环切钉合术(procedure for prolapse & hemorrhoids,PPH):PPH术是在肛垫下移学说理论指导下设计的一种新的手术方式。PPH术利用痔上黏膜环切吻合器将部分内痔及其上方的直肠黏膜和黏膜下组织环形切除并同时完成钉合,既阻断了痔的血液供应,又将滑脱组织悬吊固定,将病理状态的肛管直肠恢复到接近正常的解剖状态。该术式在痔上黏膜处进行,保留了全部或部分肛垫,因此,对肛门功能影响较小,术后痛苦也较小。

适应证:以脱出症状为主的环状内痔或环状混合痔;轻度直肠黏膜脱垂。

术前准备:同内痔手术,参见内痔相关内容。

麻醉方式:同内痔手术,参见内痔相关内容。

操作步骤:麻醉成功后,患者取截石位或侧卧位,暴露臀部,常规消毒铺巾。取碘伏棉球行直肠下段及肛管常规消毒;先用涂抹有液体石蜡液的肛管扩张器内芯进行充分扩肛,然后套上外套管再次扩肛,完全置入,取出内芯,一般此时肛管扩张器的上缘位于内痔上缘。视痔核大小,直肠黏膜松弛程度等情况决定荷包缝合的高度,一般选择在齿状线上方2~3cm或内痔核上0.5~1.5cm处作荷包缝合,荷包缝合应在黏膜下层进行,可视情况采用1圈、2圈、1圈加对侧牵引或2个半圈等方式。将痔上黏膜环切吻合器旋开到最大限度,经肛管扩张器将其头端置入到荷包缝合线的上方,收紧荷包缝线并结扎于中心杆上,用持线器经吻合器的侧孔将荷包缝线交叉拉出,向手柄方向用力牵引,将松弛的痔上黏膜组织牵引入吻合器仓内,旋紧吻合器头,当吻合器显示窗中的指针进入绿色区域,提示吻合器闭合程度达到要求范围,如为女性患者此时应注意检查并确认未将阴道后壁组织夹闭入吻合器中,击发,保持夹闭状态10~20秒,旋松吻合器头,移除吻合器(图2-1-23)。检查吻合口有无出血,如有,则以3-0可吸收线行缝扎止血。仔细观察无出血后,撤除肛管扩张器。如有凸起明显的外痔,予以切除。在肛内放置裹有油纱的引流管,纱布包扎固定。

注意事项:

①痔核较大时,为使视野充分暴露,可用2~4把无创伤钳分别夹住肛缘处皮肤使左、右侧痔块适当外翻。

②荷包缝合是PPH术的最关键步骤,其缝合位置和深度直接关系到手术效果。缝合过浅易出现黏膜撕裂,悬吊不全,影响疗效;缝合过深则易损伤肠

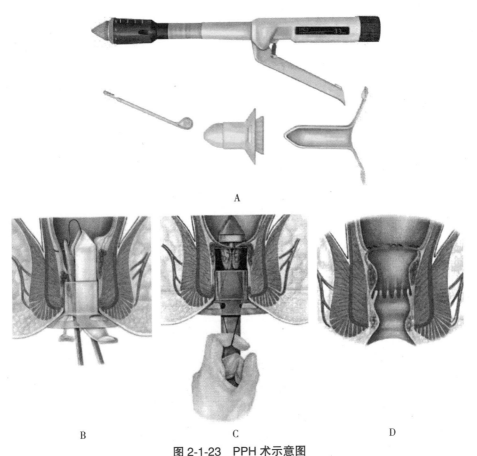

A

B   C   D

图 2-1-23   PPH 术示意图
A. 吻合器及配件；B. 缝荷包线；C. 将痔上黏膜牵入吻合器；D. 切除后
图片来源：王肇龙

壁肌层，增加术后痛苦，影响肛门功能，增加术后发生吻合口狭窄风险。

③荷包缝合的位置也很重要，以齿状线上方 2~3cm 或内痔核上 0.5~1.5cm 处为宜，如位置过低，术中吻合口出血机会增加，术后肛门坠胀疼痛、急便感等并发症较多且持续时间延长。

④对内痔脱垂比较轻的患者宜采用单荷包缝合，而内痔脱垂较重的患者采用双荷包缝合。但应注意，因双荷包缝合切除肠壁组织会过多，易造成吻合口钉合不全，导致术中严重出血。

⑤对于脱垂不对称者，可在脱垂较重的一侧增加一个半荷包。

⑥为保证切除的肠壁组织均匀对称，可在对侧加做一牵引缝合线。

⑦女性患者在关闭吻合器及吻合器击发前应检查阴道后壁是否被牵拉至吻合器内，防止损伤阴道后壁引起术后直肠阴道瘘。

（7）选择性痔上黏膜环切钉合术：选择性痔上黏膜钉合术（tissue-selecting therapy stapler，TST），又称选择性痔上黏膜吻合术，是在 PPH 术式基础上发展起来的一种新型手术技术。TST 术利用设置有不同开环式窗口的肛管扩张器，针对痔核的大小和多少来调节切除痔上黏膜的部位和范围。其优势是可以有效地避免术后吻合口狭窄的发生，降低了直肠阴道瘘的风险，减少了术后坠胀、灼热感、急便感等术后并发症。

适应证：以脱出症状为主的痔间有分界的混合痔。

术前准备：同内痔手术，参见内痔相关内容。

麻醉方式：同内痔手术，参见内痔相关内容。

操作步骤：麻醉成功后，患者取截石位或侧卧位，暴露臀部，常规消毒铺巾。取碘伏棉球行直肠下段及肛管常规消毒；肛镜下观察痔核分布情况，确定选用肛管扩张器类型（单窗、双窗、三窗）。先用涂抹有液体石蜡液的肛管扩张器内芯进行充分扩肛，然后套上开窗肛管扩张器再次扩肛，完全置入，取出内芯，确定窗位正确后，固定扩张器。于窗下缘向上约 1cm 处缝荷包线，荷包线穿行于黏膜下层。将 TST 吻合器旋开到最大限度，经肛管扩张器将其头端置入到荷包缝合线的上方；将荷包线两端收紧，并结扎于中心杆上，用持线器经吻合器的侧孔将荷包缝线交叉拉出，血管钳钳夹固定，左手勾紧荷包线，向手柄方向用力牵引，旋紧吻合器头，当吻合器显示窗中的指针进入绿色区域，提示吻合器闭合程度达到要求范围，如开窗位于前正中且为女性患者时，应注意检查并确认未将阴道后壁组织夹闭入吻合器中，击发，保持夹闭状态 10~20 秒，旋松吻合器头，移除吻合器（图 2-1-24）。检查吻合口有无出血，如有，则以 3-0 可吸收线行缝扎止血。剪开开窗之间的黏膜连接桥，两端凸起部分（俗称猫耳朵）分别钳夹后用 7 号丝线双重结扎。若有活动性出血则缝扎止血。仔细观察无出血后，撤除肛管扩张器。如有凸起明显的外痔，予以切除。在肛内放置裹有油纱的引流管，纱布包扎固定。

注意事项：

①如果患者为女性，应尽量将开窗之间的挡板置于前正中，以起到保护直肠前壁的作用，可有效防止误伤阴道后壁。

②荷包缝合的方式可连续缝合，也可分别缝合，一般视痔核大小而定。痔核较大时，可采用分别缝合的方式，反之可采用连续缝合的方式。

六、预防

1. 注意饮食调和　少食辛辣醇酒或恣食肥腻。多饮开水，多食蔬菜、粗粮、豆类、水果等纤维素含量高的食物。

2. 养成良好排便习惯　每天定时排便，保持大便通畅，防止便秘和腹泻。

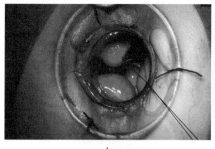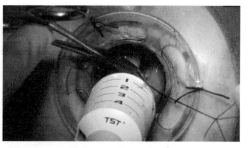

A　　　　　　　　　　　　　　　B

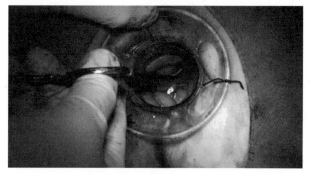

C

图 2-1-24　TST 术示意图

A. 缝荷包线；B. 置入吻合器；C. 切闭完成后处理猫耳朵

图片来源：苏州天臣国际医疗科技股份有限公司

大便时不要久蹲努责，蹲厕时间不宜过长。勿久忍大便，有便意感要立即去排便；排便时要集中注意力，勿看书看报。

3. 生活起居有常　避免久坐久立、负重远行。

4. 加强功能锻炼　鼓励参加体育活动，增强体质。坚持做提肛运动对预防痔疮有一定作用。

5. 保持肛门部清洁　养成坐浴清洗肛门的习惯，尤其是大便后和睡前温水坐浴，保持肛门清洁。

────────●　参考文献　●────────

1. 田振国,陈平. 中国成人常见肛肠疾病流行病学调查[M].武汉:武汉大学出版社, 2015;60.

2. 贾小强. 痔发病机制学说进展与高悬低切术式研究[J].中国中西医结合杂志,2017, DOI:10.2661/j.cjim.20171222.400.

3. 贾小强. 悬吊式结扎内痔断尾式切除外痔环形保留肛管皮肤的混合痔术式临床研究[J].

中国实用外科杂志,2012,32(SI):45.

4. 张书信,赵宝明,张燕生.肛肠外科并发症防范与处理[M].北京:人民军医出版社,2012:130-153.

5. [印]Nisar Ahmad Chowdri,Fazl Q.Parray.肛肠良性疾病诊断与治疗[M].尹路,陈春球,译.上海:上海科学技术出版社,2017:30-31.

（贾小强　原小千）

第二章

肛隐窝炎

一、概述

肛隐窝炎是肛窦、肛门瓣发生的急慢性炎症性疾病,又称肛窦炎。由于炎症的慢性刺激,常并发肛乳头炎、肛乳头肥大。其临床特点是肛门部不适、潮湿、疼痛、有分泌物。由于症状较轻,又处在肛管内部,易被患者和医师所忽视。肛隐窝炎是引起肛肠疾患的常见原因,肛痈、肛漏、肛裂、肛乳头瘤等一般多是由肛隐窝炎所引起的,因此对本病进行积极的诊治具有重要意义。

二、病因病机

1. 肛隐窝炎的中医病因病机

(1)饮食不当:长期饮食不节,过饮辛辣醇酒、过食肥甘厚味、过食煎炸肥甘或其他刺激性食物等因素致使脾胃纳运失常,脾运化水湿功能受损,则湿热内生、湿久化浊,浊降于肠。因湿热之气蕴结肠道,缠绵日久,郁而化热,损耗津液致肠道失于濡养,大便干结,不能顺利排出,过度用力排便致使肛管破损染毒,邪毒致阻滞气机,则气血运行异常,经络阻塞,不通则痛。

(2)感受外邪:由于风寒暑湿等邪气入侵,失治误治,郁而化热,热毒之气聚集,下注肛门。

(3)劳伤虚损:醉饱入房、忍精停毒、房劳过度、以男交男等房室劳倦;经常负重,长时间劳作,或妇女生育过多,都会导致脏腑虚损,气血不畅,湿热下注;或中气不足,升提无力,脾虚生湿,湿热阻滞,虚实夹杂,气血瘀滞,导致肛隐窝炎的产生。

另有妊娠胎产妇女热毒蕴结,产后易感胎毒而发病。

总之,肛隐窝炎多因饮食不当,或感受外邪,或劳伤虚损等,导致脾运失健,湿浊内生,郁阻气机,久而化瘀,湿热瘀毒聚结肛门而发病,故见肛门疼痛、潮湿、坠胀感及肛周瘙痒等症状。

2. 现代医学认识　现代医学认为由于肛门的解剖特点,肛隐窝容易发生炎症。肛隐窝的结构呈杯状,开口朝上,不仅引流差,而且易于积存粪渣等污染物,使肛腺分泌受阻,导致细菌繁殖,细菌从其底部侵入到肛腺,造成肛隐窝的炎症。其病理改变表现多为局部水肿、充血和组织增生（图2-2-1）。

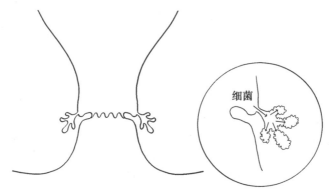

细菌

图2-2-1 肛隐窝炎发病机制图示

三、诊断

肛隐窝炎主要临床表现为肛门不适感,排便时由于粪便刺激而出现肛内疼痛,一般疼痛不甚剧烈,可在便后数分钟内消失。若肛隐窝炎症较重波及肛门括约肌可使疼痛加重,导致肛管出现夜间阵发性窘迫感。

肛隐窝炎在临床上分为急性肛隐窝炎和慢性肛隐窝炎。急性肛隐窝炎的发病较快,疼痛较明显,肛门灼热、坠胀不适及疼痛感在排便时加重,且大部分患者伴有便秘,大便表面可有少许黏液,一般在粪便排出之前流出,可混有少许血丝。慢性肛隐窝炎一般病程较长,且易反复发作,主要以肛门部坠胀不适,症状时轻时重为特点,排便后肛内疼痛感较轻微或只有短暂的肛门不适,少数患者可伴有会阴部不适、肛缘潮湿。

四、临床表现

本病可以发生于任何年龄,以青壮年为主,女性多于男性。

1. 肛门部不适 患者初期无明显症状,但往往有排便不尽感、肛内异物感和下坠感,严重者伴有里急后重感。

2. 疼痛 可有灼痛、刺痛,排便时因粪便压迫肛窦,疼痛加重,一般不甚剧烈,数分钟内消失。若括约肌受炎症刺激而挛缩则疼痛加剧,常可出现短时间阵发性刺痛,或疼痛持续数小时,严重者可波及臀部和股后侧。

3. 潮湿、分泌物 由于肛窦、肛门瓣的炎症致分泌物增加,周围组织炎性水肿,产生肛门闭锁不全性渗出,致肛门潮湿瘙痒。急性期常伴发便秘,粪便常带少许黏液,此黏液在粪便前流出,有时混有血丝。若并发乳头肥大,并从肛门脱出,可使肛门潮湿瘙痒加重。

4. 会阴部不适　此为肛窦炎的不典型临床表现。由于会阴神经和肛门神经均起始于第四骶神经,因此肛窦炎急性发作时可有会阴部不适症状出现。

五、专科检查

直肠指检可发现肛门口紧缩感,肛内有灼热感,肛窦发炎处有明显压痛、硬结或凹陷,可触摸到肿大、压痛的肛乳头。

六、辅助检查

1. 肛门镜　可见到发炎的肛窦及肛门瓣充血、水肿,肛乳头肿大,隐窝口有脓性分泌液或有红色肉芽肿胀。

2. 探针检查　用探针探查肛窦时,可探入肛窦较深部位,并有脓液排出。

七、鉴别诊断

1. 肛裂　疼痛的时间较长,有特殊的疼痛周期和疼痛间歇期。检查时可见肛管皮肤有纵行裂口。

2. 绒毛状乳头腺瘤　有蒂,肿物表面呈海绵状或毛绒状,易出血,常有大量黏液。

3. 肛瘘　由瘘管和内外口组成,肛瘘的内口多在肛窦,触诊内口下可摸到条索状物。

4. 内痔　常见临床表现是出血,手纸带血、滴血或是喷射状出血,或是肛内肿物脱出肛外,有时可自行回纳,严重时无法回纳伴有嵌顿、疼痛、血栓等。

5. 肛乳头肥大　可见白色三角形肿物,伴有肛门下坠、排便不尽感等,肛乳头肥大增生较大时可脱出肛门外。

6. 直肠息肉　直肠息肉多发生于直肠中、下段,蒂小而长,顶部大,呈球形,覆盖黏膜,色鲜红或紫红,质软,不痛,表面呈颗粒状,触及易出血。

八、治疗

本病的治疗可分为保守治疗、手术治疗及其他疗法。早期宜清利湿热,泻火解毒为主,必要时可加用抗生素。如本病反复发作,形成局部脓肿时,应采用手术方能治愈。

九、辨证论治

1. 内治

（1）湿热下注

证候:肛门坠胀不适,或可出现灼热刺痛,便时加剧,粪夹黏冻,可伴里急后重,肛门湿痒,伴口干,便秘;舌质红,苔黄腻,脉滑数或弦数。

治则治法:清热利湿,活血止痛。

方药:止痛如神汤加减。秦艽、防风、泽泻、苍术、当归、皂角仁、黄芩、槟榔、甘草等。便干加大黄、火麻仁、桃仁等。

(2)阴虚内热

证候:肛门不适,隐隐作痛,便时加重,肛门黏液溢出;盗汗,口干,大便秘结;舌红,苔黄或少苔,脉细数。

治则治法:滋阴清热、凉血止痛。

方药:凉血地黄汤加减。地黄、当归、地榆、槐角、黄连、天花粉、甘草、升麻、赤芍、枳壳、黄芩、荆芥。

(3)脾虚气陷

证候:肛门下坠,大便时坠胀感加重,便后有排便不尽感,偶带黏液,或有血丝,或有肥大肛乳头脱出肛外。伴有面色少华,头晕神疲,少气懒言,纳少便溏。舌淡胖,边有齿痕,舌苔薄白,脉弱。

治则治法:补中益气、升阳举陷。

方药:补中益气汤加减。黄芪、白术、陈皮、升麻、柴胡、人参、甘草、当归。

2. 外治

(1)熏洗:用苦参汤等煎汤,先熏后洗,每日2次,注意熏洗温度不要太高,避免烫伤肛门局部。

(2)肛门塞药:痔疮栓等,每日坐浴后塞入肛内,每日2次,常用栓剂如马应龙麝香痔疮栓、肛泰栓、普济痔疮栓、甲硝唑栓等。或用红油膏、十味金黄膏、九华膏、肛泰膏、马应龙麝香痔疮膏、太宁膏、龙珠软膏等搽入肛内。

(3)中药灌肠:以清热利湿、泻火解毒中药方剂为主,如秦艽苍术汤加减保留灌肠,每日1次,每次50~100ml,睡前使用。中药保留灌肠,可避免胃肠吸收不良所导致药效下降及药物对胃肠刺激的不良反应,比口腔至胃肠吸收更为迅速,使药物直达病所。

十、手术疗法

肛窦内已成脓者,或伴有乳头肥大、隐性瘘管者,宜手术治疗。

1. 切开引流法

适应证:单纯肛隐窝炎成脓者,或有隐性瘘管者。

操作方法:术前令患者排空大便,取截石位或侧卧位,肛门部常规消毒,局麻或腰俞穴位麻醉,在肛门拉钩下,暴露病灶,用隐窝钩或弯探针倒钩该肛隐窝,沿肛隐窝作纵行切口,用刮匙搔刮病灶,使引流通畅,创口用九华膏纱条或大黄油膏纱条压迫止血、引流。术后每日便后坐浴、常规换药。

注意事项:术后早期适宜饮食清淡,后期可加强营养,利于愈合。同时术后需注意保持大便通畅。

2. 切除法

适应证:肛隐窝炎伴有肛乳头肥大者。

操作方法:术前准备同上,在肛门拉钩下,暴露病灶,将肛隐窝、肛门瓣作纵行切口,并剥离至肛乳头根部,用止血钳夹住肛乳头基底部,贯穿结扎切除,创口用九华膏纱条或大黄油膏纱条压迫止血、引流。术后每日便后坐浴、常规换药。

注意事项:术后早期适宜饮食清淡,后期可加强营养,利于愈合。同时术后需注意保持大便通畅。脱线期注意勿用力排便及尽量不要做增大腹压的动作,不能剧烈运动,防治术后大出血。

十一、其他疗法

1. 抗生素　肛隐窝炎一般多为大肠杆菌感染所致,也有变形杆菌、结核杆菌等。可根据感染的细菌不同的种类给相应的药物,必要时应做药敏试验。

2. 针灸　取长强、旁腰俞(腰俞穴旁开1寸,两侧各一穴)、次髎、承山、大肠俞针刺治疗肛窦炎,先针长强穴,针尖与骶骨平行刺入1.5~2寸,须有麻胀感向直肠部放射。旁腰俞针刺得气后将2cm艾条插入针柄上温灸1~2壮,其余俞穴针刺得气后5分钟行针1次,留针40分钟。起针后在次髎、旁腰俞穴上刺络拔罐,留罐10分钟,治疗隔日1次,10次为一个疗程。

3. 推拿疗法　患者取侧卧位,液体石蜡作润滑剂,左、右手大拇指交替进行肛门局部环形揉动,手法由轻至重,边揉边向肛内轻推,手法轻重程度以患者舒适感或能耐受为度。每次30分钟,5天为一个疗程,一般治疗1~3个疗程。

4. 物理疗法　采用肛肠腔内治疗仪,将涂有九华膏或其他药膏的探头缓慢导入肛门4~7cm后,旋磁振动按摩自动设置为第五挡,根据患者感受调节振动幅度和温度高低,以患者能耐受和感觉舒适为宜,30min/次,1次/d,设定温度44℃,7次为一个疗程。

十二、预防

1. 加强锻炼　生命在于运动,加强体质锻炼可起到通经活络、提高抗病力的作用,特别是对肛肠疾病的预防来说更是如此。运动能够使血液正常回流到心脏,不易形成肛隐窝炎。

2. 合理的饮食习惯　饮食习惯对人体营养的摄入起着至关重要的作用,所以人们要特别注意自己的饮食习惯,比如咖啡、葱、蒜、辣椒、芥末等辛辣刺激食品最易引起肛隐窝炎的发作。

3. 生活规律 良好的生活规律能使自己有更好的精力和精神,能够有效促进身体的血液循环与新陈代谢,改善排便,可以预防肛隐窝炎的形成。

4. 每日排便 养成每日排便的习惯,保持大便通畅,防止便秘和腹泻,可以起到预防肛隐窝炎的作用。

5. 肛周护理 保持肛门局部卫生,注意便后清洗。

6. 及时治疗肛周疾病 便秘、腹泻、痔疮、肛裂、肛瘘等病变可导致肛隐窝炎症的发生,所以及时有效治疗肛周疾病可减少肛隐窝炎的发生。

(白克运)

第三章

肛痈

一、概述

肛痈是发生于肛门部的痈肿,相当于现代医学的肛门直肠周围脓肿(简称肛周脓肿),是各种原因所致的肛门直肠周围间隙的急、慢性化脓性感染疾病的总称。因发生部位的不同而有脏毒、悬痈、上马痈、下马痈、跨马痈等不同的名称。

肛痈的主要临床表现为肛门肿痛,破溃流脓,严重者可伴有不同程度的发热等症状。自行破溃或经简单切开排脓后大多形成肛瘘。

肛痈作为肛肠科常见病,每年新发病例约为 2~10/ 万。本病在任何年龄均可发生,以 20~40 岁青壮年人较多见,婴儿、老年人发病较少,以男性患者为多。

二、病因病机

肛门为足太阳膀胱经所主,湿热容易聚集于膀胱。故此处生痈,多由湿热下注而成,或因肛裂、内痔感染毒邪而发。本病凡属实证,多因饮食不节,过食厚味辛辣,引起湿热内生,热毒结聚而致,或因肌肤损伤,感染毒邪,瘀血凝滞,经络阻塞,血败肉腐而成。凡属虚证,多因肺、脾、肾三阴亏损,湿热乘虚下注肛门。

1. 感受外邪　入里化热,壅滞气血,腐肉成脓。《河间医学六书》云:"风热不散,谷气流溢,传于下部,故令肛门肿满,结如梅李核,甚者及变而为瘘也。"

2. 饮食不节　醇酒厚味,损伤脾胃,酿生湿热,湿热蕴结肛门。《外科正宗》云:"夫脏毒者,醇酒厚味,勤劳辛苦,蕴毒流注肛门结成肿块。"

3. 劳伤虚损　劳力过度,劳神过度,或房劳过度,均可致三阴亏损,湿热结聚肛门:《薛氏医案》云:"悬痈……属足三阴亏损之症。"《外科正宗·脏毒论》云:"又有虚劳久嗽,痰火结肿肛门如粟者,破必成漏。"《疡科心得集·辨悬痈论》云:"患此者俱是极虚之人,由三阴亏损湿热积聚而发。"

现代医学认为肛周脓肿的病因主要为肛门腺感染后形成肛门腺脓肿,再进一步发展成肛门直肠周围脓肿。少部分患者因外伤、炎症性肠病、特异性感染等所致。研究表明,凡肛周脓肿(包括肛旁和坐骨直肠窝脓肿)伴有肛瘘的,致病菌多为常居在结肠的菌株;而不继发肛瘘的脓肿,其病原菌与其他处腺体梗阻性感染时形成的脓肿相仿,多为金黄色葡萄球菌等皮肤源性细菌,肠源性细菌仅占43%。

三、诊断

1. 病史 肛痈一般是先感到肛门周围有一肿块,逐渐增大的同时疼痛也随之加重,如不作及时有效的治疗,往往1周左右局部即可形成脓肿。深部脓肿或黏膜下脓肿初起局部症状可不明显,而发热、恶寒等全身症状较重。如有肺结核病史者,有时肛门部也可出现肿块,逐渐肿痛化脓,其发病与结核菌经血行播散到肛门直肠周围引发感染有关。

2. 临床表现 大部分肛痈都是实证,通常是先感觉肛门周围有一肿块,微感疼痛,或感肛内刺痛,或坠胀作痛,继而疼痛加重,肛门周围肿块增大,红肿热痛、质较硬。严重者可有恶寒、发热、坐卧不安、全身倦息、大便困难等症状。如脓肿部位较深,则局部症状不明显而发热、恶寒等全身症状较严重。脓肿形成后局部可有波动感,如自行破溃或切开后可流出黄白色脓液。此后疼痛可逐渐缓解或消失,肿胀渐消,体温下降,其他症状亦逐渐缓解、消失。少部分肛痈为虚证,肛痈虚证发病缓慢,常经数周或数月才能形成,局部肿痛不明显,有时伴有低热、盗汗、颧红,以及形体消瘦等症状,脓成破溃后流出清稀乳白脓液或伴有干酪样物。

3. 专科检查

(1)视诊:病位较浅者,可见肛周局限性肿胀高突(图2-3-1),成脓时局部发红,病位较深者,初期肛周可无异常,或漫肿皮色改变不明显,如发于一侧,可见双侧臀形不对称(图2-3-2)。患者常呈痛苦面容,被动体位,不能端坐。

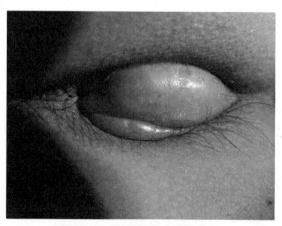

图2-3-1 肛痈较浅者局部表现

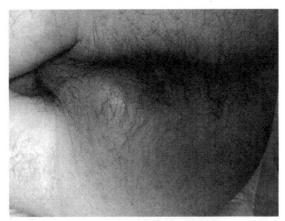

图 2-3-2 肛痈较深者局部表现

如脓肿破溃出脓,观察脓液的色、质、量对诊断非常重要。脓液稠厚色黄量多者,常为金黄色葡萄球菌感染所致;混有绿色脓液,应考虑是否为铜绿假单胞菌感染所致或混合感染;脓液色淡黄而臭多为大肠杆菌感染所致;脓液清稀或呈米泔水样,含有干酪样物质,多属结核杆菌感染。脓液的量主要与脓肿的大小有关,脓液量多质厚者主要与脓腔大小有关,体质虚弱者脓液多较浅稀,量相对增多。

(2)触诊:首先进行肛外触诊,检查肛门周围有无压痛、硬结及肿块,有无热感或波动感。肛内触诊应注意检查肛管、直肠有无压痛或肿块,特别要注意检查肛窦有无压痛、硬结或凹陷。有时还可采取双合指诊法进行触诊,即以示指插入肛内,另手指在肛外压迫脓肿波动明显处,示指感到冲击显著的部位多为脓肿的原发内口位置。肛内指诊对高位脓肿的诊断有重要意义,常能查清脓肿的位置、形态、范围等。如脓肿已溃,可由溃口探入示指以探查脓腔的大小及深度。

(3)探针检查:一般用可用钩状探针或隐窝钩探查感染的内口,如为内口常可探入 0.5cm 以上。如脓肿已溃,还可将探针由外口轻轻探入脓腔以探查其深浅、大小等,经验不足者尽可能避免作探针检查。

(4)肛门镜检查:根据肛隐窝的充血、肿胀情况寻找内口所在。内口处肛窦通常较深,红肿充血明显,有时可见肛隐窝有脓液溢出,尤其当用手指按压肛周时溢脓增多。黏膜下脓肿时,可在直肠或乙状结肠镜下观察到直肠腔中有黏膜局限性异常隆起,局部充血,表面或有脓性物附着。

(5)脓腔穿刺:对于脓肿部位较深,难以判断是否已成脓者,可在局麻下用粗腰椎穿刺针在脓肿中心处或压痛最明显处刺入脓腔后抽吸,如有脓液抽出,即可确诊为肛门直肠周围脓肿。

4. 辅助检查

（1）超声波检查：据报告，腔内超声对肛周脓肿诊断的准确率高达 80%~
89%，能够较准确明确脓肿与周围组织的关系（图 2-3-3），明确脓肿与括约肌的
关系，对于内口的定位也有较大的意义。如果高频超声联合直肠腔内超声则
可明显提高诊断准确率。三维超声技术可提供更多的解剖信息，对有肛周病
理表现的克罗恩病患者可帮助区分脓肿、瘘管与单纯直肠炎。

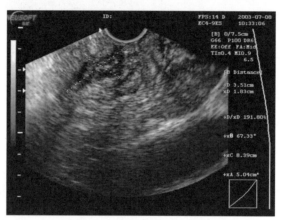

图 2-3-3　肛痈腔内超声所见

（2）磁共振（MRI）检查：MRI 检查具有软组织分辨力高、多方位及多参数
成像的优点，能够精确地描述肛管正常解剖结构及肛周的组织形态，准确显示
内口位置、脓肿位置，以及脓肿与肛管肌肉的位置关系（图 2-3-4）。

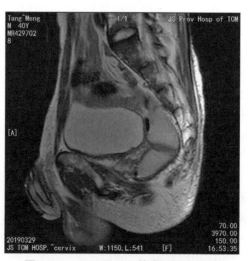

图 2-3-4　MRI 显示肛管直肠后方脓肿

（3）血常规检查：患者的血细胞总数及中性粒细胞占比一般有所升高，或显著升高。一般较大和较深在的脓肿、黏膜下脓肿，白细胞总数和中性粒细胞占比会有明显的升高。感染越重者其白细胞总数和中性的上升也愈明显，但黏膜下脓肿即使较小也可引起严重的白细胞总数和中性粒细胞的上升。

（4）脓液细菌培养及药敏检查：为了解脓液的病原菌的种类、性质、药敏可为临床诊断、治疗及判断预后等提供依据。细菌培养最好能同时作普通培养及厌氧培养。

（5）病理检查：术中取脓肿腔壁组织送检，可确定病变性质，尤其在怀疑病变性质为特异性感染或恶性肿瘤时，此项检查更有价值。

5. 诊断标准

（1）诊断依据

1）局部红肿疼痛，有波动感，一般无明显全身症状者，多位于肛提肌以下间隙，属低位肛痈。包括坐骨直肠间隙脓肿、肛周皮下脓肿、括约肌间脓肿。

2）出现寒战，高热，乏力，脉数等全身症状，血白细胞总数及中性粒细胞增高。多属脓腔位于肛提肌以上间隙的高位肛痈。高位肛痈包括骨盆直肠间隙脓肿、直肠后间隙脓肿、直肠黏膜下脓肿。

（2）分类诊断

1）以肛提肌为界，将肛管直肠周围脓肿分为低位脓肿和高位脓肿。前者包括肛门周围皮下脓肿、坐骨直肠间隙脓肿、括约肌间隙脓肿、肛管后间隙脓肿，后者包括骨盆直肠间隙脓肿、直肠后间隙脓肿、直肠黏膜下脓肿。

2）按感染病菌种类不同分为非特异性肛周脓肿和特异性肛周脓肿。非特异性肛周脓肿临床上最为常见，多由大肠杆菌、葡萄球菌、链球菌等混合感染所致。特异性肛周脓肿临床较为少见，包括结核性脓肿、铜绿假单胞菌性脓肿、放线菌性脓肿等。

3）根据肛周脓肿的最后结局，将其分为非瘘管性脓肿和瘘管性脓肿两大类。非瘘管性脓肿是与肛窦、肛腺无关，最终不后遗肛瘘者。瘘管性脓肿是经肛窦、肛腺感染而致并且最终后遗肛瘘者。

四、鉴别诊断

1. 化脓性汗腺炎　在肛门与臀部皮下，脓肿较浅而病变范围广，局部皮肤色素沉着发黑、变硬，急性炎症与慢性窦道并存，脓液黏稠，臭味较重。

2. 平滑肌瘤　肿物圆形或椭圆形，表面光滑，质地坚硬，与肛窦无关系，无全身感染症状。

3. 化脓性毛囊炎　为肛周皮下毛囊急性化脓性炎症，发于肛门周围，肿块较小，非常表浅，有的也有破溃流脓，但脓液量少，无内口，病灶局限，不与肛门相通。

4. **骶前畸胎瘤**　骶前畸胎瘤肛门指诊时发现直肠后块状光滑,无明显压痛,有囊性感,骶前畸胎瘤伴有感染时其临床表现与直肠后部脓肿相似,但有较清晰的囊壁。本病多为先天性,应仔细询问病史。作影像学检查时可发现骶前肿物将直肠向前推移,肿块边界清楚,其内可见散在钙化阴影。

五、治疗

中医认为,早期肛痈未成熟时,以内治法为主,结合敷贴等治疗;一旦肛痈成熟应及时切开排脓。

目前国内肛周脓肿的诊疗指南主张肛周脓肿的切开引流要待脓肿成熟(有波动感时)才能进行。而美国与德国的指南,主张肛周脓肿一旦确诊,就要尽早切开引流。认为疼痛即意味着需要引流,皮肤不红肿、缺乏波动感并非不必尽早切开引流的理由。我们认为,目前是否在脓未成熟时就做切开排脓尚有争议,应根据肛痈发展的不同阶段、正邪盛衰、病程、体质、年龄、性别等不同,积极、灵活地选用不用的治疗方法,进行全身和 / 或局部治疗,不能机械地按照相关指南操作。

1. **内治法**　本病早期多为实证和热证,治宜清热解毒汤,凉血祛瘀,软坚散结,以消法为主;中期脓成邪留,治疗宜扶正托毒,以托法为主;后期脓出体虚,治宜补养气血,健脾渗湿,滋补肝肾,以补法为主。

(1)火毒蕴结证

治则治法:清热解毒。

代表方:仙方活命饮(《女科万金方》)、黄连解毒汤(《肘后备急方》)加减。

常用药:金银花、黄连、黄芩、黄柏、防风、白芷、当归、白芍、浙贝母、天花粉、乳香、没药、穿山甲、皂角刺等。

加减:红肿痛甚,热毒重者,可加蒲公英、连翘、紫花地丁、野菊花等以加强清热解毒之力;便秘者,加大黄以泻热通便;血热盛者加丹皮以凉血;气虚者加黄芪以补气。

(2)热毒炽盛证

治则治法:清热解毒透脓。

主方:透脓散(《外科正宗》)加减。

常用药:黄芪、当归、穿山甲、皂角刺、川芎、连翘等。

加减:若日久郁而生热者,加金银花、连翘,以清热解毒;若酸痛明显者,加乳香、没药,以活血行气止痛;若夹瘀血者,加王不留行、桃仁,以活血化瘀通络;若络脉阻滞者,加蜈蚣、僵蚕,以通经活络行血等。

（3）阴虚毒恋证

治则治法：养阴清热，祛湿解毒。

主方：青蒿鳖甲汤（《温病条辨》）合三妙丸（《医学正传》）加减。

常用药：胡黄连、青蒿、鳖甲、地骨皮、知母、牡丹皮、黄柏、牛膝等。

加减：若暮热早凉，渴饮，去生地，加天花粉以清热生津止渴；兼肺虚，加沙参、麦冬滋阴润肺。

2. 外治法

（1）敷药法：根据脓肿发展的不同阶段和患者的病情选方用药。

在肛痈初期：以消法为主，可外敷清热解毒、软坚散结类药物，以促使炎症局限或消散。实证可用金黄散、黄连膏或水调散；虚证可外敷冲和膏。

肛痈成脓期：可先用托法，外敷托毒拔脓散，促使早期破溃。也可用咬头膏蚀破脓头，使脓毒有外泄之路，同时继续用箍围药外敷，以防脓毒扩散。

（2）掺药法：肛痈溃脓后，可用适量提脓祛腐、生肌收口的药物掺入疮腔内使用。创面脓腐多时用九一丹或红升丹提脓化腐，待脓尽腐脱，疮面红活则改用生肌散或珍珠散，促进其早期愈合。

（3）熏洗法：多用于脓肿溃后或术后。通过中药煎汤趁热先熏，稍凉后坐浴清洗，而有清热解毒、消肿、止痛、收敛止血、祛湿止痒、去腐生肌等作用。常用熏洗方药为祛毒汤、苦参汤等传统中药熏洗方，目前各医院多采用中草药煎汤熏洗，也可用各种市售熏洗成药熏洗。

3. 手术疗法

（1）切开引流术：切开引流法是治疗肛周脓肿常用的一种手术方法，也是肛周脓肿其他手术方法的基础，适用于各类肛门直肠周围脓肿。

切开引流术一般在局麻下或腰俞麻醉下进行。术前先通过指诊、超声波检查等确定脓肿部位和范围、有无内口及内口所在等。多在脓肿波动明显处行放射状或弧形切口，位置较高或范围较大的脓肿应尽量在接近肛缘处切开。先切开皮肤、皮下组织等，排脓后用手指分离脓腔间隔，先后用双氧水和生理盐水充分冲洗脓腔，充分敞开脓腔以利引流（图2-3-5）。然后放置橡皮条或胶管或纱布条引流，以敷料包扎固定。麻醉作用消失后均可正常进食，术后不必特意控制大便，保持大便通畅即可。术后每日便后坐浴，用生理盐水冲洗脓腔，换药。术后3~5天后脓水减少、炎症消退后可拔去引流管或去除引流条。

目前国内外在脓肿切开引流切口的操作上有明显的差异，国内指南提倡脓肿形成后应及时切开和充分引流，切口大小应适当，切口的走向是近肛门的宜做放射状切口，距肛门口较远的较大脓肿宜作沿肛门的弧形切口。欧美指南则主张作小切口，切口应尽量靠近肛缘，以能进入脓腔充分排脓为度。将脓液引流干净后，置入引流条后包扎，24小时后除去敷料和引流，然后进行坐浴，

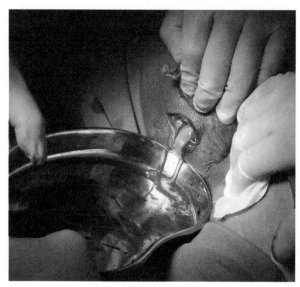

图 2-3-5　肛痈切开引流术

每天2次,7~10天后复查。避免触及红肿最明显或波动感最强的部位,以避免成瘘作瘘管切开术时,因瘘管长、创面大而需要较长的愈合时间。另外,对于术中的探查,美国和德国的指南不推荐作术中探查,而国内的指南提出"复杂感染需要在麻醉下探查"。

目前有多篇文献报告采用负压引流用于肛周脓肿治疗,主要方法是小切口排脓并冲洗后,置双腔气囊导尿管后作荷包缝合固定,接负压吸引器。术后根据伤口情况换药,于注水口行甲硝唑注射液100ml点滴冲洗,每日2次,注意保持引流管负压及通畅。当负压引流液清亮,体温、血象正常时,拔除负压引流管。认为此法治疗高位多间隙肛周脓肿具有住院时间短、安全有效、痛苦小等优点。亦有尝试用超声清创技术用于肛周脓肿创面处理的报告,认为肛周脓肿术后创面使用超声清创具有清创更彻底、去除创面细菌效果更好的作用。

(2)一次性切开术:适用于内口明确的低位肛门直肠周围脓肿。但对女性前方或括约肌特别薄弱、或以前肛门括约肌有损伤者,作一次性切开法治疗要慎重。

麻醉可采用腰俞麻醉或硬膜外麻醉。先行脓肿切开引流,再彻底冲洗脓腔,可用球头探针或小弯血管钳从切口处向肛内探入,仔细寻找内口,并由内口探出,于探针下引入有槽探针,切开内外口之间的组织。也可仔细寻找内口,用隐窝钩缓慢而轻柔地找到内口后将有槽探针插入脓腔并由内口穿出,用手术刀沿有槽探针的沟槽切开内外口之间的组织,充分打开脓腔间隙,然后修整创缘，尽可能使创腔引流通畅（图2-3-6）。查创面无活动性出血后，以凡士林纱条嵌入创面底部。再用塔形纱布压迫后包扎固定，结束手术。术后可正常进食，也不必控制排便，保持大便通畅即可。排便后温水或中药坐浴，及时换药。

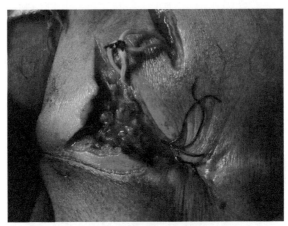

图 2-3-6 肛痈一次性切开术

在对肛门直肠周围急性脓肿是作一期根治术还是作二期手术上，国内外的相关指南存在差异。欧美指南提出，如果脓肿内口位置较低，可选择在引流的同时处理内口，避免成瘘后作第二次手术。但不推荐普遍作一次性切开术，认为一次性切开虽然降低了再手术率，但可能会形成更严重的肛门功能障碍。因此特别强调，一次性切开术仅适用于脓肿合并瘘管、病灶表浅的年轻患者。但国内指南中对于肛周脓肿多提倡采用一次性切开术，提出："除小儿外，尽量进行一次性根治。"仅对术中未探及内口者，方提出"不必作一次性根治"。

值得注意的是，在对内口明确的肛周脓肿是否作一次性根治术这个问题上，国内外学术界至今一直存在争议。有文献报告肛门直肠周围脓肿在作单纯切开引流后，有很多患者并不形成肛瘘；炎症性肠病等患者并发的肛周脓肿可以先于肠道发病，并不适合做根治性手术；也有人认为一次性切开术治疗肛周脓肿固然降低了再手术率，但可能会形成更严重的肛门功能障碍。也有很多学者认为，对复杂的、大范围的、高位或深部的脓肿，分期手术可能更利于患者减小损伤，有助于快速康复。为避免术中盲目探查而形成高位瘘，不建议作一期根治术，认为最好待瘘管形成后二次手术。

（3）低位切开高位挂线术：适用于内口明确的高位肛门直肠周围脓肿的治疗或婴幼儿肛门直肠周围脓肿的手术治疗。

操作方法:骶麻或腰麻下,于脓肿波动明显处或穿刺针指示切口部位,做放射状或弧形切口,充分排脓后以示指分离脓腔间隔。彻底冲洗脓腔。修剪切口成梭形,以引流通畅为度。用球头探针自切口插入,沿脓腔底部轻柔而仔细地向肛内探查,同时以另一示指在肛内作引导,寻找内口。若未探通,可在脓腔壁近黏膜最薄处穿出,一般多在齿线部。然后再穿挂橡皮筋,一端从脓腔穿出,另一端从肛内穿出,使其松紧适宜后结扎固定(图2-3-7)。若脓肿范围较大,可作两个以上切口,在各切口内分别放置橡皮片引流。修剪创缘使创面平整、引流通畅、查无活动出血点后,以凡士林纱条嵌入创面底部,用塔形纱布压迫止血,加盖敷料后包扎固定,结束手术。术后每日便后熏洗坐浴后换药,换药时注意创面彻底引流,不留死腔。一般在术后10~14天后作第一次紧线,适度收紧橡皮筋,控制橡皮筋的脱落时间14天至1月以内为最好。

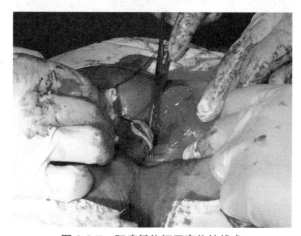

图2-3-7　肛痈低位切开高位挂线术

六、预防

1. 注意起居饮食,不过度饮酒和过食辛辣刺激性食物,以免灼津耗液,导致燥热内生,或损伤脾胃,滋生湿热,导致湿热下注。

2. 饮食合理,荤素搭配,定时排便,防止便秘,避免干结。

3. 积极治疗其他肛肠疾病,如肛窦炎、肛裂、慢性包括饮食、生活起居、形体导引心理调适等。

参考文献
---

1. 黄乃健. 中国肛肠病学. 济南:山东科技出版社,1996:708-727.

2. 高野正博.肛肠病诊疗精要.史仁杰,编译.北京:化工出版社生物医药分社,2009:107-166.

3. 曹吉勋.中国痔瘘学.成都:四川科学技术出版社,2015:144-156.

4. 罗文平,刘凤华,王肖雁,等.高频超声联合腔内超声在诊断肛周脓肿中的应用[J].当代医学,2015,(10):61-62.

5. 张丹,王艳花,祝新,等.磁共振在肛周脓肿诊断中的临床应用[J].医学影像学杂志,2012,22(2):246-248.

6. 周智洋,刘得超.肛管和肛周疾病的MRI诊断[J].磁共振成像,2015,(11):868-875.

7. 苏永红,赵国强,李方,等.CT造影在瘘管性肛周脓肿诊断中的应用[J].山东医药,2007,47(35):68.

8. 谢杰斌,陈荣,郑晨果,等.肛周脓肿细菌谱及药敏变化特点[J].中华医院感染学杂志,2013,23(1):95-96,149.

9. 美国结直肠外科医师协会.2011版美国肛周脓肿和肛瘘治疗指南[J].中华胃肠外科杂志,2012,15(6):640-643.

10. 丁曙晴,丁义江.肛周脓肿和肛瘘诊治策略——解读美国和德国指南[J].中华胃肠外科杂志,2012,15(12):1 224-1 226.

11. 中华中医药学会.中医肛肠科常见病诊疗指南.北京:中国中医药出版社,2012.7-9.

12. 朱志红.肛门直肠周围脓肿一期根治术与单纯切开引流术的疗效对比[J].中国全科医学,2009,12(20):1 903-1 904.

13. 方征宇,潘志芸,李乾元,等.VSD在肛周脓肿术后创面应用的临床观察[J].浙江临床医学,2016,18(6):1 071-1 072.

14. 钟武,张磊昌,钟世彪,等.腔内置管负压引流术治疗高位多间隙肛周脓肿的效果[J].广东医学,2015,(2):290-292.

15. 夏萍,曾攀,徐岩,等.超声清创对肛周脓肿术后创面的疗效观察[J].中国医学装备,2016,13(6):84-86,87.

16. 刘春斌,唐智军,王铃芳,等.中西医治疗肛周脓肿临床研究进展[J].中医药导报,2013,(3):96-97.

（史仁杰）

一、概述

肛瘘是肛周皮肤与直肠肛管之间相通的慢性、病理性管道,亦称为肛管直肠瘘,中医亦称痔瘘或肛漏。

典型的肛瘘由外口、瘘管和内口三部分组成。通常外口在外,其下方有硬索状管道直行或斜行通向肛内,肛内齿线部常有硬结与压痛。外口有时闭合、有时溃破。在非活动期肛瘘外口多闭合、无明显流脓。外口溃破时可有脓性分泌物自外口流出。在急性发作期可出现轻重不一的肛周红肿、隆起表现。

肛瘘是常见的肛门直肠疾病,在我国约占肛肠病发病人数的 1.32%~3.6%,国外约为 8%~25%。发病高峰年龄在 20~40 岁,发病平均年龄为 38.3 岁,婴幼儿发病亦不少见。男女比例约为 1.8∶1.0,年龄小于 15 岁的患者多为男性。

二、病因病机

1. 中医认识　中医对肛瘘病因的认识,散见于历代文献中,可归纳为以下几个方面:

(1)嗜食醇酒厚味,蕴毒流注肛门:《素问·至真要大论》云:"膏粱之变,足生大丁。"《外科正宗》云:"夫脏毒者,醇酒厚味,勤劳辛苦,蕴毒流注肛门结成肿块。"《外症医案汇编》云:"肛瘘者,皆属肝脾肾三阴气血不足……始因醇酒辛辣,醉饱入房,疾奔久坐,筋脉横解,脏腑受伤。"

(2)阴虚火旺,湿热结聚肛门:《薛氏医案》云:"悬痈……属足三阴亏损之症。"《疡科心得集·辨悬痈论》云:"患此者俱是极虚之人,由三阴亏损湿热积聚而发。"

(3)虚劳久嗽,痰火结肿肛门:《外科正宗·脏毒论》云:"又有虚劳久嗽,痰火结肿肛门如粟者,破必成漏。"

(4)劳伤气血、湿热瘀毒下注:如《外症医案汇编》云:"负重奔走,劳碌不停,妇人生产用力,以上皆能气陷阻滞,湿热瘀毒下注。"

(5)外邪入里化热,壅滞气血,腐肉成脓:如《灵枢·痈疽》云:"寒气客于经脉之中则血泣,血泣则不通,不通则卫气归之,不得复反,故痈肿,寒气化为热,热胜则肉腐,肉腐则为脓。"又如《河间医学六书》云:"盖以风热不散,谷气流溢,传于下部,故令肛门肿满,结如梅李核,甚者及变而为瘘也。"

(6)痔久不愈成瘘:如《千金翼方》指出瘘是痈疽的后遗疾患,谓:"痈之后脓汁不止,得冷即使鼠瘘。"《诸病源候论》云:"痔久不瘥,变为瘘也。"

2. 现代医学认识　现代医学认为,大部分肛门直肠周围感染来自于肛门腺感染,少部分来自于外伤、肛裂、手术或治疗后感染、特异性感染、炎症性肠病、免疫功能障碍等疾病。国外有学者报道,每十万人口有 8.6 人罹患肛瘘(非特异性肛瘘占 90.4%,结核性肛瘘占 0.2%,医源性肛瘘占 3.3%,肛裂发展成的肛瘘占 3.3%,溃疡性结肠炎并发的肛瘘占 1.5%,克罗恩病并发的肛瘘占 1.3%)。

三、诊断

1. 病史　绝大部分肛瘘患者有肛周脓肿的病史,因肛周脓肿自行溃破或经切开排脓后形成肛瘘。因炎症性肠病、肛裂、结核菌感染者因病情缓慢发展,可无典型的肛周脓肿表现,经治时已经表现为肛瘘。先天性肛瘘患者出生时就有本病,且多伴有肛管直肠的结构畸形,如先天性直肠阴道瘘伴肛门闭锁等。

2. 临床表现

(1)流脓:脓液流出的数量多少、性质与瘘管形成的时间、瘘管的长短、粗细、内口的大小等有关。新生成的肛瘘流脓较多,脓稠,味臭,色黄。以后逐渐减少,时有时无。外口封闭后,流脓停止。若脓液突然增多,表示有急性感染病灶或肛瘘急性发作。若局部肿胀,体温上升,表明感染较重,病变有所发展。此时原先封闭的外口可再度破溃,或形成另一新的溃口。脓液经溃口溢出后,肿块逐渐缩小。如内口和瘘管粗大,有时可有粪便或气体从外口流出。

普通的肛瘘脓液多较黄稠或呈灰白色;结核性肛瘘,脓液多清稀,或呈米泔样;克罗恩病肛瘘的分泌物通常也较清稀。如脓液中夹有黏液,有可能是肠液经内口通过瘘管向外流出,也有可能是伴有黏液腺癌,临床需要加以注意。

(2)疼痛:瘘管外口开放,脓液可经外口流出时,患者一般没有疼痛症状,仅感觉肛门潮湿不适。若外口闭合时,有时感觉病变局部作用微痛。严重时疼痛会逐渐加重,脓液在瘘管内积聚较多时,可出现肛旁局部胀痛或跳痛。排便时或肛门指检时会有明显触压痛。直肠黏膜下瘘可引起明显的肛门坠胀,或有疼痛。前侧的瘘管还会引起排尿困难甚至尿潴留。

(3)潮湿、瘙痒:肛瘘患者的肛门周围皮肤因有来自瘘管内的脓液的刺激,会导致肛门潮湿和瘙痒不适,甚至引起肛周皮肤糜烂、出现丘疹甚至出现苔藓样变。

（4）排便不畅：大部分肛瘘患者平时的排便不受影响。但高位复杂性肛瘘或马蹄形肛瘘，因慢性炎症刺激，引起肛管直肠环纤维化，或瘘管围绕肛管，形成半环状纤维索环，影响肛门括约肌的舒缩，可出现排便不畅。

（5）全身症状：普通的肛瘘一般无全身症状，但复杂性肛瘘和结核性肛瘘，因病期长，有的带病数十年，常出现身体消瘦、贫血、便秘和排便困难。若为急性炎症期，再次感染化脓，则出现脓肿的全身症状。而结核性肛瘘常伴有低热、盗汗、咳嗽等表现。克罗恩病肛瘘可伴有或轻或重的肠道症状。

肛瘘的活动期和静止期有不同的临床表现。肛瘘静止期时内口暂时闭合，管道引流通畅，局部炎症消散，可以无任何症状或只有轻微不适。但原发病灶未消除，在一定条件下可以再次发作。在肛瘘慢性活动期，因有感染物不断从内口进入，或管道引流不畅，而呈持续感染状态，有肛瘘典型的流脓、肛门潮湿、瘙痒等症状。肛瘘急性炎症期则是因外口闭合，或引流不畅，而感染物不断从内口进入，脓液积聚所形成，临床表现似脓肿，有发热，局部红、肿、热、痛等症状，脓腔溃破或切开引流后，肿痛等症状迅速缓解。

3. 专科检查　为了明确诊断肛瘘，同时明确肛瘘的类型、位置、数量、走行、与肛门括约肌的关系、肛瘘可能的性质以及有无并发病变等，作专科检查必不可少。

在检查患者前，要详细询问患者的病史，根据患者的年龄、性别和主诉，考虑初步诊断，然后再针对考虑的疾病有重点、有针对性地进行检查。在专科检查前要对患者简要解释清楚检查的目的与意义。对精神紧张、害怕检查的患者，要作适当的安慰，取得其配合。

（1）视诊：视诊检查就是用眼观察以了解肛门外形、病变范围、肛瘘外口的位置、数量、形态、分泌物的性状等变化的检查方法。

1）肛门外形：肛瘘常可导致肛周局部或不规则肿胀；有肛瘘手术史者还常可见肛周的组织缺损、凹陷、凹凸不平（图 2-4-1）；有的肛瘘术后患者肛门松弛，甚至稍加牵拉就可见到直肠黏膜，提示存在肛门失禁；这些患者常伴有肛门潮湿、溢液、肛周皮肤红赤甚至糜烂；克罗恩病患者的肛周皮肤及皮肤常呈特殊的湿润光亮状态。

2）肛瘘的外口：①外口的数量：一般肛瘘的外口可有 1 至多个，甚至数十个（图 2-4-2）。但也有一些患者没有明显的外口，属于肛瘘中的外盲瘘。单纯性肛瘘只有 1 个外口，有 2 个以上外口者多为复杂性肛瘘或多发性肛瘘。肛门左右后方各有一个以上溃口时，常为蹄铁形瘘。肛门前方左右两侧均有外口时，二者之间大多不相通，多属于不同的瘘管。肛门前方的肛瘘其外口距肛门较远者，常有向阴囊皮下侵及的可能，结核性肛瘘多有此特征。如较多外口居于肛门一侧或两侧，则管道复杂。复杂性肛瘘病变广泛者，皮肤表面可凹凸

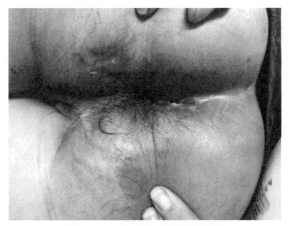

图 2-4-1　有手术史的肛瘘外观

不平,外口数目不一,形态各异。②外口距肛门的远近:一般外口距肛门近者,管道较直;距肛门远者,管道较复杂。但也有特殊性,有的患者外口虽距肛门较近,但管道弯曲、位置深在。也有外口距肛门虽远,管道却较直且表浅的情况。③外口的形态:肛瘘病史长者,因反复化脓肿胀,外口处常可见组织增生隆起呈结节状,也有呈瘢痕性凹陷者,在隆起结节或凹陷的中央有瘘口存在。有结节状隆起的外口多为一般炎症所致的肛瘘。如肛瘘外口边缘向内凹陷卷曲,其肉芽组织灰白光亮者多为结核性肛瘘。

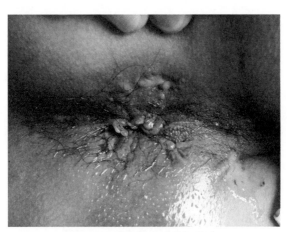

图 2-4-2　有多个外口的肛瘘外观

肛瘘处于静止期时外口常为闭合状态,发作期肛瘘外口常破溃或有脓血等分泌物流出。

3)分泌物:肛瘘外口溢出的脓液如呈灰白色或金黄色,质地稠厚者,多为普通炎症所致。脓液混有鲜血或呈淡红色,多为脓肿溃破不久,或处于急性炎症期。脓液灰白或黄白气味较臭者,多为大肠杆菌或金黄色葡萄球菌感染所致。脓液带绿色,提示有铜绿假单胞菌感染。脓液有均匀黄色小颗粒,提示可能为放线菌感染。脓液清稀或呈米泔样,可能为结核性肛瘘或炎症性肠病所致的肛瘘。外口的分泌物中有透明胶冻样或呈咖啡色血性黏液者,应考虑恶性肿瘤如黏液腺癌所致。

4)肛瘘病变区的皮色变化:普通的肛瘘其肛周皮肤常无明显变化,但溃口长期不愈合者,肛周皮色也可加深。结核性肛瘘,外口周围常有褐色圆晕。如管道区皮肤呈现弥漫的暗褐色,或变化的皮色间有正常皮色,显有明显或暗淡的褐色圆晕时,其皮下常有空腔,腔隙可为单个或几个或呈蜂窝样,这种情况多见于肛周大汗腺炎感染,可伴有肛瘘存在。

5)外口位置和肛瘘走向、类型的关系:①索罗门定律(Salmon low)(图2-4-3):于肛门中央画一横线,如瘘管外口位于此线前方,且距肛门不超过5cm时,则管道较直,内口居同位齿线上,与外口相对;如外口位于此线后方,则管道多弯曲不直,内口多居肛门后中位齿线上,不与外口对应。②哥德索规则(Goodsall rule)(图2-4-4):于肛门中央画一横线,如瘘管外口位于此线前方或肛门横线上,且距肛缘在2.54~3.81cm以内时,则管道较直,内口居同位齿线区;如外口位于此线后方,则主管弯曲,内口居后中位齿线区。如外口距肛缘超过2.54~3.81cm,无论外口居此线前后,则主管均弯向后中位。

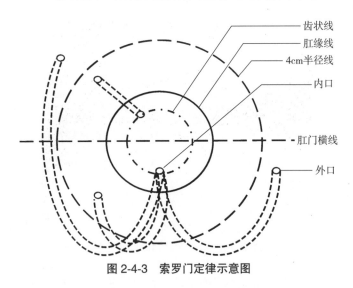

图2-4-3 索罗门定律示意图

(2)触诊:触诊对于肛瘘的诊断具有特殊重要的意义。通过触诊可直接辨别肛瘘瘘道的走向、瘘管的位置和数量、瘘管和括约肌的关系、肛管直肠环

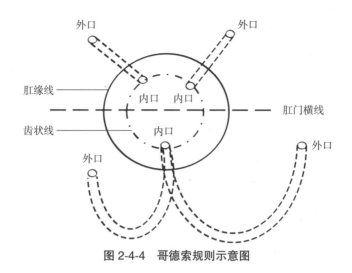

图 2-4-4　哥德索规则示意图

是否完整及其弹性等。肛瘘时触诊的方法大体可分以下几种。

1) 肛外触诊: 肛外触诊应采用滑动触诊的方法, 即用手指按压在肛周皮肤上慢慢滑动, 以感觉皮肤下组织及瘘管等病变的变化(图 2-4-5)。麻醉会影响触诊的准确性, 因此触诊最好在术前尚未麻醉前进行。触诊时应先在手套上涂以液体石蜡或润滑胶。

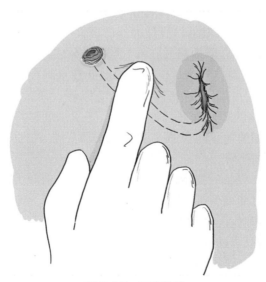

图 2-4-5　肛瘘触诊

肛瘘反复发炎、肿胀、流脓时常可触及硬韧的条索状物, 由外口通向肛内。肛瘘外口下包块较大者, 多提示有脓腔存在。肛瘘很少发作者其瘘管常较细小。而结核性肛瘘者瘘管壁常较软,触诊时硬索感不明显。

如肛瘘的数个外口居于肛门同侧或异侧,管道常有分支,应注意仔细触摸分支及其走向。肛瘘反复发作时,因病变区常较硬韧并凹凸不平,触知管道的分支及行径有一定的难度,需要依靠细心和经验。

低位肛瘘,因位置较浅在,硬索与周围组织界线较为明显,容易触摸清楚;高位肛瘘因其管道较深在,肛外触诊常不满意,有时很难触及深部的硬索,而仅能触及外口区的孤立硬结。

2)肛内触诊:肛外触诊结束后再作肛内触诊。手指伸入肛内后,应由浅入深地进行触摸,进一步摸清瘘管的走向、内口的所在、瘘管与肛门括约肌的关系、肛管直肠环的完整性及弹性等。

①瘘管的走向:按肛外触诊时瘘道的延伸方面向肛内进一步深入,摸清瘘管在肛内的走向。后侧的肛瘘有时常在肛门后向上延伸至齿线上方,在肛管直肠环平面内形成向两侧延伸的蹄铁形瘘管。有时有瘘管向上延伸至高位肌间或黏膜下,在高位肌间或黏膜下形成索条状,有时末端膨大或呈不规则状。

②内口:肛瘘的内口多位于齿线部,可在齿线部触及明确的小硬结,大多有明显的触压痛。单纯性肛瘘的内口多在与外口同位的肛内齿线部;蹄铁形肛瘘的内口多在肛管后正中齿线部。反复发作的肛瘘其内口处较硬,硬结较大容易摸清;而脓肿不久后的肛瘘其内口部的硬结不明显,不容易清楚触及。

术后麻醉状态下,内口部硬结变得不易触知。术中采用探针等其他检查方法均失败时,可钳夹肛瘘外口或疑为外口之管壁,向外牵拉,用手指触摸肛管齿线部位,有牵动感伴有内陷或肛镜下见牵动部位凹陷,多是内口所在。

③肛管直肠环:高位肛瘘时应注意触摸肛管直肠环的弹性及其完整性。肛管直肠环变硬时,可用手指向后钩住肛管直肠环后嘱患者收缩和放松肛门,如肛管直肠环舒缩的随意性好且收缩有力,则提示肛管直肠环的功能良好。如肛管直肠环舒缩的随意性差,提示肛管直肠环变硬、弹性差或瘢痕组织多或其内有变硬较粗的瘘管。

肛管直肠环不完整时提示以前的肛管手术对其有较大的损伤,再次手术时需要避免和尽可能减少对肛管直肠环的损伤,以防造成肛门失禁,如肛门功能不完整,甚至要避免再次手术,带瘘生存。

3)肛外肛内双合诊:即通过肛外、肛内的触诊同时进行,相互配合,通过滑动触诊明确肛瘘瘘管的走行和位置等。

(3)探针检查:探针检查的目的在于弄清瘘管的行径、长短、深浅与肛门括约肌的关系及内口的位置等。因探针检查时易引起疼痛,在检查前应充分说明其重要性,取得患者合作。

传统的探针采用银合金制作,目前也有采用铜、不锈钢等合金材料制作的。探针有不同的形状,其中球头棒状探针常用于检查瘘管及其内口;镰状有槽挂线探针多用于术中挂线;也有将镰状探针带有刀刃的,可用于探查并直接切开瘘管。

检查时,将手套或指套涂满润滑剂后,将示指伸入肛内,触于内口及要探查的地方,然后另手取粗细适宜的探针,一般使用银质或铝合金球头棒状探针,使用时,参照通过视触诊得到的对瘘管的印象,将探针插入管道,如为弯管可将探针弯成一定弧度,顺瘘管轻轻探入。通过与肛内手指的感知和引导,探查管道走向、内口所在、内口是否贯通、瘘管与肌肉组织的关系与距离等(图 2-4-6)。

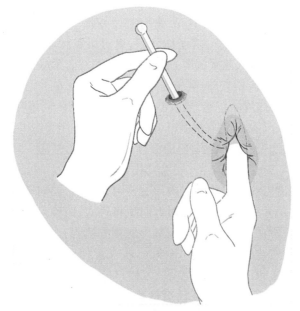

图 2-4-6 肛瘘的探针检查

在探查过程中,应顺瘘管走向轻轻探入,动作应尽可能细致轻柔,切忌粗暴,以防造成假道或人工内口,一般以患者不觉剧痛,不出血为准。反复调整探针的方向,必要时要将探针退出,调整弯曲度。若仍不能探入,可能是管道狭窄或闭塞,不可强行进入。

对于瘘管位置深在、瘘管较长的复杂性肛瘘,有时用一根探针难以探到底,此时可同时从不同外口插入探针探查,如探针于管道某处碰触,表明瘘管的分支于此处相汇合,这两个外口之间是相通的,依此类推。探针由不同的外口探入肛内时,有经验的医生,可通过肛内放置的手指感知探针间的关系及瘘管的走行、位置等。

（4）肛门镜检查

1）筒式及喇叭式肛门镜：检查前，嘱患者排空粪便。术者左手持肛门镜手柄，拇指顶住芯子，将肛门镜的镜身和芯子头部涂抹液体石蜡，右手协助暴露肛门。先用肛门镜顶端轻轻按摩肛缘，并请患者张口呼吸，使肛门松弛；然后，将肛门镜缓慢插入，进镜方向先朝肚脐，通过肛管后改朝向骶尾，到达直肠壶腹后拔出芯子，观察芯子顶端有没有黏液及血迹；调整灯光，仔细观察直肠黏膜的色泽，有无肿瘤、息肉、溃疡、异物、分泌物等；再慢慢退出镜身，在齿线附近观察有无内痔、肛乳头肥大、肛窦炎、肛瘘内口等；在肛管观察有无裂口、增生物等。为仔细观察病变有时需反复检查数次。注意：检查过程中，若需进一步深入或旋转镜身观察，必须再次插入芯子后方可操作，以防损伤肛管及直肠黏膜。在肛瘘患者，齿线部内口处常有充血肿胀，或见有红肿发炎之隐窝及突起之结节。由于扩张肛管，挤压瘘管壁，有时可见脓水自内口向肠腔流溢。此时，如从瘘管外口注入亚甲蓝等，可看到内口部有蓝染或亚甲蓝溢出。

2）分叶式肛门镜：检查前，嘱患者排空粪便。术者左手持肛门镜手柄，将肛门镜各叶合拢并涂抹液体石蜡，插入肛门后再使其张开，利用叶间隙观察病变。注意：检查过程中，谨防突然收拢各叶，易夹伤组织；或用力推进，易刺伤肠壁。

（5）隐窝钩检查：隐窝钩检查是检查内口的重要方法。常用的隐窝钩有两种，钩长各为 0.5cm 和 1.0cm。用隐窝钩钩探时，先取钩小者，钩探所窥见的明显病变区，再沿齿线慢慢检查。内口处常可钩入，必要时可取钩长者再次探查。一般正常的隐窝用隐窝钩钩探时有时也可钩入，但钩入较浅。如钩入较深，应高度怀疑内口所在，如钩入方向与肛外触知的瘘管方向一致，则可以明确内口所在。低位瘘管再以探针自外口插入，若二者相遇时有碰触则表明探查的内口及瘘管是相通的，探入的肛隐窝就是内口所在。

（6）染色检查法：该法将染色剂从肛瘘外口注入瘘管，以使瘘管管壁着色，显示内口位置，确定瘘管范围、走行、形态和数量。临床上常用的染色剂为2% 的亚甲蓝或 2% 亚甲蓝与 1% 过氧化氢的混合液。具体检查方法如下：

1）在肛内填塞纱布卷：取肛门镜涂润滑剂插入肛门内，抽出镜芯，再把卷好的纱卷放入肛内，然后缓慢取出肛镜，使纱布卷放置于肛管内。术中在麻醉状态下，可以直接将纱布卷放入肛内。

2）染色剂注入：用 5ml 针筒抽取 2~4ml 染色剂，再在针筒上外接头皮针软管，将软管由外口插入瘘管内 1~2cm 以上，按压外口处，以防染色液溢出（图2-4-7）。再慢慢推注染色剂，然后对瘘管稍加按揉，然后进行观察。

3）着色区的观察：内口着色区的观察可分直接观察和间接观察。于注射药液的同时，扩开肛门直接窥视着色点的部位称直接观察，而纱卷着色区的辨识则为间接观察。当将肛内填塞的纱布卷取出后，首先观察有无着色。如有

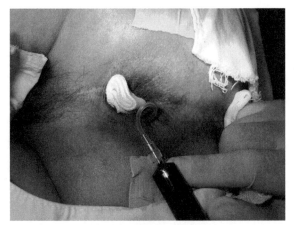

图 2-4-7 肛瘘的染色检查

着色则提示瘘管内外口是贯通的,着色区相对应的区域为内口所在位置。通过观察着色区的位置可判断内口的位置所在。但内口较大时,染色剂会溢出较多,精确辨别内口所在就较困难。内口闭锁时,虽然没有染色剂从肛内溢出,有时也可见肛管黏膜下有蓝染,据此也能判断内口的位置所在。

另外,也可在作染色检查时不取出肛门镜,观察有无染色剂从肛内内口溢出。此法常用于术中检查内口。

4. 辅助检查

(1)超声波检查:经肛门的超声波检查有直线式和辐射式 2 种机型。辐射式检查机能在 360° 范围内观察肛门的病变,通过以尿道作为 12 点位,较好显示肛门全周影像。在二维超声基础上发展起来的三维肛肠超声,可同时从不同角度获取病变部位的三维立体模块,较直观地显示脓腔的大小、瘘管的走行以及与括约肌的关系,对内口的诊断准确率较二维超声高。但对于反复发作的高位复杂性肛瘘,瘘管壁已纤维化并产生瘢痕者,因在超声波图上,炎症过程在括约肌中为低回声区,与瘢痕产生的低回声区难以区分,因此对于判定瘘管存在遗漏,且对肛缘外的瘘管分支情况的评估存在不足。

经肛超声波检查方法可准确显示病灶的形态,并可将图像保存下来,供手术前后对照研究。还能发现一些指诊不能发现的内口,能较好地把握瘘管的走向及其分支情况,弥补传统指诊与肛门镜检查的不足。超声检查局限性为:①穿透能力有限,不能显示深部的瘘管和小脓肿及细小瘘管;②难以在单一平面上显示三维立体结构;③如有探头挤压可能造成瘘管的假性闭合及不必要的疼痛,降低检查的准确率;④诊断更依赖于检查者的经验。其检查结果的准确性与操作者的经验、技法及患病时间的长短都有关系,还与瘘管形成时间长短,纤维管道成熟度,超声图像的清晰度有关。

（2）磁共振成像检查：肛瘘的 MRI 检查可通过直肠腔内线圈和体表相控阵线圈两种途径实现。直肠腔内线圈价格昂贵，且具有超声探头类似的缺点，据报道其准确率仅有 68%。所以，目前临床上很少应用直肠腔内线圈。应用体表相控阵线圈操作简单，患者耐受性好，视野大、图像满意，对肛提肌上方的病变也能良好显示。

肛瘘的内口在 MRI 图像中表现呈管状的长 T1 长 T2 信号影，一端与瘘管相连，另一端朝向直肠，横断面显示直肠齿状线附近肠壁局限性中断，邻近直肠壁略显增厚。括约肌上方瘘和括约肌外侧瘘都可能穿过耻骨直肠肌进入盆底。然而，两者内口所处的部位却完全不同。通常括约肌上方瘘内口位于肛管部位，而括约肌外侧瘘位于直肠。有时不能在 MRI 图像上沿瘘管追踪到肛管，在这种情况下，只能根据瘘管的形态推测内口可能的部位。

活动性瘘管内充满脓液及肉芽组织，在 T2 加权或 STIR 序列中显示为长的高信号结构。一些反复发作的患者的瘘管壁会相应增厚，表现为活动性瘘道被低信号的纤维组织壁所包裹。有时能看到一些高信号影，是因为组织水肿所致。如果高信号影出现在瘘管壁外，说明邻近组织存在炎症反应。MRI 显示外括约肌，在 T2 加权或 STIR 序列中为低信号结构，外侧方坐骨直肠窝脂肪为高信号，因此，很容易分析瘘管是穿过外括约肌或跨过外括约肌。如果原发主管完全限制在外括约肌内侧，这应当是括约肌间瘘。反之，任何在坐骨直肠窝中出现的瘘管证据，均提示为非括约肌间瘘。

MRI 软组织分辨力高，能直接多平面成像，且因盆腔器官运动少，能采集到高质量的图像（图 2-4-8），无需任何药物即可清晰显示瘘管，并且没有辐射损伤。复杂性肛瘘，MRI 能显示瘘管通过直肠旁间隙穿过肛管或直肠壁，能较好地显示肛门括约肌、直肠等瘘道周围组织结构。许多学者将 MRI 的诊断结果与最终外科手术的结果相对照，证实了其诊断肛瘘的准确性。对于复发性肛瘘和克罗恩肛瘘而言，运用 MRI 诊断复杂性的支管和残留脓腔就更为重要。在诊断克罗恩氏病并发的复杂肛瘘方面 MRI 具有不可替代的诊断价值。

但 MRI 检查的不足主要为：①检查时间较长，通常检查时间需要 20~30 分钟；②部分活动性 CD 患者本身有发热表现，应用 3.0T MR 进行检查时有风险，1.5T MR 也需注意其发热情况；③与其他检查方法相比。MRI 检查的禁忌证相对较多，应用受到一定的限制。

（3）CT 检查：CT 自 20 世纪 70 年代问世以来，现已发展为多层螺旋 CT 技术。螺旋 CT 与多种重建技术相结合，可以清晰地显示瘘道形态、长度、边缘及走行，有助于判断瘘道附近结构受侵犯的程度及炎症侵及的范围，也能从多个方向、多个平面观察脓肿的位置、波及间隙及与肛提肌关系，脓腔大小及与肛门边缘的距离，有无内口及内口位置和数量（有内口者造影剂可进入直肠壁

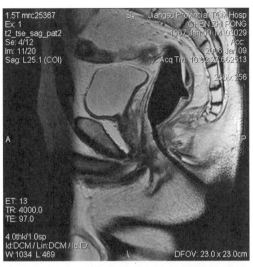

图 2-4-8　MRI 显示高位复杂性肛瘘的部分瘘道

甚至腔内），及时判断有无瘘管存在。有时还能判断慢性肛瘘是否有癌变。可为临床医师提供直观的检查资料，对临床确定手术方案有一定的指导作用。

尽管 CT 具有较好的软组织分辨率，可较好地显示瘘管本身形态，但不能精确地辨别瘘管的解剖学类型。难以显示复杂性瘘管内口。因肌肉组织的CT 值较低，肛提肌及括约肌分辨率欠佳，对尚未完全液化的脓肿脓腔及侧支瘘道特异性不高，影响了对高位瘘管和盆底组织的分辨。这是因为瘘管组织对 CT 的衰减与括约肌及脂肪层类似。螺旋 CT 对复杂性肛瘘的难以全部显示瘘道内口，与手术对照的符合率为 80%；对未完全液化坏死的脓腔及侧支瘘道，显示特异性不高；在区分括约肌、纤维化的盆底肌肉和瘘管方面缺乏足够的对比。总体上 CT 对肛瘘的检查价值不如磁共振检查。

（4）瘘管造影：在 CT、MRI、超声波检查尚未普及时，瘘管造影是肛瘘重要的检查方法。此法目前虽仍在临床使用，但目前已经逐渐为其他检查所替代，临床已经相对少用。

瘘管造影前，先将一金属标示物（如回形针）放在肛门口以标记肛缘位置，并用细导尿管或硅胶管从肛瘘外口缓慢插入瘘管内，直到有阻力为止，以标记肛管直肠。同时也要在在外口处置一金属标记物。然后从外口缓缓注入适量造影剂，并封堵外口以防造影剂漏出。然后，拍摄包括肛管、直肠、骶尾骨等在内的正、侧位片，以显示瘘管走行、深浅、分支、内口和外口的位置、瘘管与肛管和直肠的关系、与周围脏器的关系等。

（5）肛瘘镜检查：肛瘘镜是一种插入瘘管内，专门用于肛瘘检查和治疗的硬质内镜。肛瘘镜检查一般在椎管内麻醉下进行，常常在手术前先作肛瘘镜检查,然后在肛瘘镜下进行肛瘘的治疗操作。

肛瘘镜作为一种新型的检查与治疗器械,提供了一种可看清瘘管内部情况及其走向等的视频检查方法,并能进行记录保存。但由于其使用成本高,需要麻醉,费时费力,作为检查方法并无明显的特点,故国内很少将其单独用于肛瘘的检查,一般都用于视频辅助下肛瘘的手术治疗中。

(6)病理检查:为了明确肛瘘的病因和性质,对可疑病例或病史在 5 年以上者,在术前、术中或术后取活检组织进行病理检查,可以确定肛瘘有无癌变,是否为结核性,是否为克罗恩病并发的肛瘘等。若一次检查为阴性或不能确诊,可多次取活组织检查。须注意如何取得正确的标本,所取标本应包括瘘管壁及与管壁相连之组织,或特异变化之组织。

(7)结肠镜检查:目前结肠镜检查虽然不是肛瘘患者术前一定要做的检查,但如有条件最好能在术前做结肠镜检查。有下列情况的肛瘘患者:①有腹痛、腹泻、黏液便、脓血便等症状;②肠黏膜粗糙或增厚、直肠黏膜有明显充血和糜烂;③瘘管分支过多、位置过多、直肠有溃口、管道瘘管壁组织过硬或管壁过软;④脓液或创面分泌物清稀、术后创面长期不愈合。这些患者必须在术前做好结肠镜检查。

对肛瘘的检查,需要根据肛瘘的不同类型,选择或综合使用各种不同的检查方法,以提高诊断准确性。在肛瘘诊断过程中,常需要灵活使用 1~2 种甚至多种方法,方能准确、全面诊断肛瘘。

5. 诊断标准

(1)肛瘘的分类

1)古代中医的肛瘘分类法:肛瘘的分类,较为复杂,我国古代医家多依据瘘管的部位、形态、特征等进行分类。如《外科大成·论痔漏》中云:"漏有八,肾俞漏,生肾俞穴;瓜瓤漏,形如出水西瓜瓤之类;肾囊漏,漏管通入于囊也;缠肠漏,为其管盘绕于肛门也;屈曲漏,为其管曲屈不直……串臀漏、蜂窠漏,二症若皮硬色黑,必有重管……通肠瘘,惟以此漏用挂线易于除根。"

2)中医肛瘘分类标准:中华中医药学会 2012-07-01 发布,2012-08-01 实施的《中医肛肠科常见病诊疗指南》中将肛瘘分为 4 类。

①低位单纯性肛瘘:低位单纯性肛瘘内口在肛隐窝,仅有一个瘘道通过外括约肌皮下部或浅部,与皮肤相通。

②低位复杂性肛瘘:低位复杂性肛瘘有两个以上内口或外口,肛瘘瘘道在外括约肌皮下部或浅部。

③高位单纯性肛瘘:高位单纯性肛瘘内口在肛隐窝,仅有一个瘘道,走行在外括约肌深层以上。

④高位复杂性肛瘘:高位复杂性肛瘘有两个以上外口,通过瘘管与内口相

连或并有支管空腔,其主管通过外括约肌深层以上。

3)Parks4类法(1976年):Parks按瘘管与括约肌的关系,将肛瘘分为4类。这是目前国外普遍采用的、主要的肛瘘分类法。

①括约肌间瘘(低位肛瘘):最常见,约占70%,为肛管周围脓肿的后果。瘘管只穿过内括约肌。外口常只有一个,距肛缘较近,约3~5cm。少数瘘管向上,在直肠环肌和纵肌之间形成盲端或穿入直肠形成高位括约肌间瘘。

②经括约肌肛瘘(低位或高位肛瘘):约占25%,为坐骨直肠窝脓肿的后果。瘘管穿过内括约肌、外括约肌浅部和深部之间,外口常有数个,并有支管互相沟通。外口距肛缘较远,约5cm左右。少数瘘管向上穿过肛提肌到直肠结缔组织内,形成骨盆直肠瘘。

③括约肌上肛瘘(高位肛瘘):少见,约占5%,瘘管向上穿过肛提肌,然后向下至坐骨直肠窝而穿透皮肤。由于瘘管常累及肛管直肠环,故治疗较困难,常需分期手术。

④括约肌外肛瘘(高位肛瘘):最少见,约占1%,为骨盆直肠间隙脓肿合并坐骨直肠窝脓肿的后果。瘘管穿过肛提肌直接与直肠相通。这种肛瘘常由于克罗恩病、肠癌或外伤所致,治疗要注意其原发病灶。

4)隈越幸男肛瘘分类法:1972年日本学者隈越幸男以肛瘘与各括约肌间的关系为分类依据肛瘘分类法,该方法在日本受到广泛推崇和运用,在日本广为运用,基本上成为日本的国家统一的肛瘘分类法。日本著名肛肠病学家高野正博评价说,除了少数的特殊的变异病例,该法称得上是遵照解剖学、理论性强、符合临床实际且很实用的分类法。宇井丰也评价说"在所有的分类法中,仅有隈越氏分类法能够完整显示立体形态,简单地显示部位、方向、复杂性。"

隈越氏分类法将肛瘘分为四大类,再分为11个小类,用记号显示,简单易记。以内外括约肌、肛提肌为基准,把黏膜或肛门上皮与内括约肌间的腔隙作为Ⅰ,内外括约肌间的腔隙作为Ⅱ,肛提肌下的腔隙作为Ⅲ,肛提肌上方的腔隙作为Ⅳ;把在齿线下方行走的者称为低位L,在齿线上方者称为高位H;行走于一侧者用U(unilateral)表示,行走于两侧者用B(bilateral)表示。再把走向单纯的瘘管称为单纯性S(simple),把走向复杂的称为复杂性C(complicated)(图2-4-9)。将这个分类法结合平面的分类法来论述肛瘘,

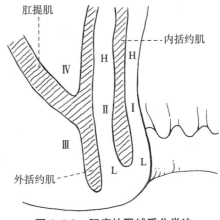

图2-4-9 肛瘘的隈越氏分类法

似恰当地表现了肛瘘的类型（表 2-4-1）。

表 2-4-1 肛瘘的隅越氏分类

Ⅰ：	皮下或者黏膜下瘘			
	L 皮下瘘			ⅠL
	H 黏膜下瘘			ⅠH
Ⅱ：	内外括约肌间瘘			
	L 低位肌间	S	单纯的	ⅡLs
		C	复杂的	ⅡLc
	H 高位肌间	S	单纯的	ⅡHs
		C	复杂的	ⅡHc
Ⅲ：	肛提肌下方瘘			
	U 单侧的	S	单纯的	ⅢUs
		C	复杂的	ⅢUc
	B 双侧的	S	单纯的	ⅢBs
		C	复杂的	ⅢBc
Ⅳ：	肛提肌上方瘘			Ⅳ

5）其他分类法：

按内外口特点分为：

①单口内瘘：又称为内盲瘘，只有内口与瘘管相通，无外口。

②内外瘘：是最为多见的肛瘘类型。瘘管既有内口，又有外口。外口在体表，内口一般在肛窦，内外口之间通过瘘管相连通。

③单口外瘘：又称为外盲瘘。只有外口与瘘管相连，没有内口。此型肛瘘临床上很少见。

④全外瘘：瘘管有两个以上外口，相互有管道连通，无内口。此种肛瘘临床上也很少见。

按肛瘘的的形态分为：

①直瘘：管道较直，内外口相对，临床较为见，约占 1/3 以上。

②弯曲瘘：管道行径弯曲，内外口多不在同一方位上。

③后马蹄形肛瘘：瘘管行径弯曲，呈蹄铁形，在肛门后位，内口在后方正中处。

④前马蹄形肛瘘：瘘管行径弯曲，呈蹄铁形，在肛门前方，较为少见。

⑤环形瘘：瘘管环绕肛管或直肠，手术较困难而复杂。

按瘘管与括约肌的关系分为：

①皮下瘘：在肛门皮下，较浅，位置较低。

②黏膜下瘘：在直肠黏膜下，不居体表。

③外括约肌浅部与皮下部间瘘。

④外括约肌深部与浅部间瘘。

⑤肛提肌与外括约肌深部间瘘。

⑥肛提肌上瘘。

按内外口、瘘管的数量分为：

①单纯性肛瘘：只有一个内口，一个外口，内外口之间只有一条瘘管连通。

②复杂性肛瘘：有两个或两个以上内口，或外口，有两个以上瘘管或有支管，盲管。

按肛瘘的病因和病理性质分为：

①非特异性肛瘘：一般多为大肠杆菌、葡萄球菌、链球菌等混合感染，引起肛门直肠脓肿，溃破后形成肛瘘。临床上最为常见。

②特异性肛瘘：包括结核性肛瘘、克罗恩病肛瘘。

（2）肛瘘的诊断：诊断肛瘘并不困难，根据肿痛、流脓等症状和病史，再根据肛肠专科检查，如查到外口、瘘管、内口等特征性变化，便可确诊肛瘘。诊断肛瘘后，还须进一步明确肛瘘内口的位置，肛瘘是单纯性还是复杂性，是高位还是低位，以及瘘管的形态，瘘管与括约肌的关系等。

诊断肛瘘时还须明确肛瘘的性质。一般肛瘘是指由普通肠源性细菌或皮肤源性细菌感染形成的、非炎症性肠病等伴发的肛瘘。特异性肛瘘是指结核性肛瘘、克罗恩病伴发的肛瘘。

在诊断肛瘘时，应在详细采集病史的基础上，进行全面检查，明确全身情况，了解有无糖尿病、白血病、克罗恩病、溃疡性结肠炎等疾病，有无手术禁忌证等。这对治疗决策和治疗方法的选择很重要。

此外，还应根据临床症状和体征，判明肛瘘所处的病程期是静止期，还是慢性活动期，或是急性炎症期。这些与选择合适的治疗方法密切相关。

四、鉴别诊断

在肛门周围和骶尾部也有其他疾病，或有瘘管或有溃口与分泌物，容易与肛瘘混淆，需要加以鉴别。

1. 化脓性汗腺炎　化脓性汗腺炎是一种皮肤及皮下组织的慢性化脓性疾病。其病变范围常较广泛，可呈弥漫性或片状分布，溃口较多，脓液或有特殊臭味，病变区皮肤常因色素沉着而发黑。化脓性汗腺炎病变多较表浅，一般仅在皮肤和皮下组织，一般不与肛管相通。但有时也可以与肛管、直肠相通，形成复杂性肛瘘或多发性肛瘘,需要加以注意。

2. 肛门周围毛囊炎和疖肿 肛周的毛囊炎和疖肿最初局部发现红、肿、痛的小结节,以后逐渐肿大隆起。数日后,结节中央组织坏死而变软,出现黄白色脓栓,红、肿、痛范围稍扩大。脓栓脱落,排出脓液,炎症逐渐消失获愈。有时感染扩散,可引起淋巴管炎、淋巴结炎。若多个疖肿同时或反复发生,称为疖肿病。

肛周的毛囊炎或疖肿病变范围小、浅而局限,不与肛管相通,作滑动触诊时很容易与肛瘘鉴别。

3. 骶尾部囊肿 骶尾部囊肿是一种先天性疾病,一般认为是因胚胎发育异常引起的。常见为表皮囊肿和皮样囊肿。位于骶骨前直肠后间隙。囊肿呈单囊性、双囊性或多囊性,大者如鸡蛋,小的如蛋黄,腔内可有胶冻状黏液。多在 20~30 岁发病。无感染时,常无症状,或有骶尾部轻度胀痛。若囊肿长大或继发感染,则可出现发热、局部红肿、疼痛等症状,溃破或切开引流后,可形成瘘道,但无内口。其鉴别要点是:囊肿常有骶尾部胀痛。其瘘口多在臀中缝或附近,距肛缘较远而离尾骨尖较近,有上皮组织向瘘口内延伸,瘘口凹陷,不易闭合。若囊肿较大,直肠指诊时可发现骶前膨隆,可触到囊性肿物,表面光滑,界限清楚。CT 或 MRI 检查可见骶尾部囊肿性病变,常有明显的囊壁与外膜。

4. 肛管直肠癌 肛管癌或低位直肠癌溃烂后也可以并发肛瘘,可以发现肛管直肠有坚硬肿块,基底多较固定,脓腔不大。有时可见表面呈菜花样变化,可有脓血、黏液等分泌物。虽然根据临床特征也容易鉴别,但明确诊断依然需要依靠病理检查。

五、治疗

1. 内治法 中医认为肛瘘的发生和发展有其内在的原因,在治疗肛瘘时历来重视内治。《丹溪心法》说:"漏疮,先须服补药生气血,用参、术、芪、芎、归为主,大剂服之。"《外科医案汇编》说:"所以治漏之法,如堤之溃,如屋之漏,不补其漏,安能免乎? 治漏者先固气血为先,气旺血充,而能收蓄,使其不漏,可无害矣,津液日增,虚损可复。"甚至很多中医医籍中认为单用药物内服,就能起到治愈肛瘘的目的。如《医宗金鉴·外科心法要诀》说:"如痔已通肠,污从漏孔出者,用胡连追毒丸酒服之……如漏有管者,用黄连闭管丸服之,可代刀针药线之力。"《外科证治全书》说:"唯以补中消其湿热之毒,则何漏之不可痊哉。"

中医肛瘘内治法总以辨证为主,结合辨病。常见有以下 5 个证型。

(1)湿热下注证:症见肛周有溃口,经常溢脓,脓质稠厚,色白或黄,局部红、肿、热、痛明显,按之有索状物通向肛内。可伴有纳呆,大便不爽,小便短赤,形体困重等症状。舌红,苔黄腻,脉滑数。

治则治法:清热利湿。

代表方:萆薢胜湿汤(《疡科心得集》)加减。

常用药:黄柏、苍术、金银花、蒲公英、紫花地丁、萆薢、茯苓、栀子、车前子、白术、茵陈等。

加减:便溏加生薏苡仁,山药,炒白术;红肿明显可加紫花地丁;纳差可加山楂、六曲;腹胀加木香、厚朴。

(2)热毒炽盛证:症见外口闭合,局部红肿灼热疼痛。可伴有发热,烦渴欲饮,头昏痛,大便秘结,小便短赤。舌红苔黄,脉弦数。

治则治法:清热解毒。

代表方:仙方活命饮加减。

常用药:金银花、防风、白芷、当归、陈皮、皂角刺、生甘草、赤芍、紫花地丁等。

加减:热毒盛可加黄芩、黄连、黄柏;肿痛甚可加丹皮、姜黄;局部肿块质硬可加乳香、没药;口渴舌红可加生地;大便秘结可加生军、枳实、芦荟等。

(3)正虚邪恋证:症见肛周瘘口流脓,脓质稀薄,肛门隐隐作痛,外口皮色暗淡,时溃时愈,按之较硬,多有索状物通向肛内。可伴有神疲乏力,面色无华,气短懒言等症。舌淡,苔薄,脉濡。

治则治法:扶正托毒法。

主方:托里消毒饮(《校注妇人良方》)加减。

常用药:黄芪、当归、穿山甲、皂角刺、川芎、白术、茯苓、白芍、熟地、甘草等。

加减:气虚甚可党参;兼血虚重用熟地;夜热盗汗可加用青蒿、墨旱莲、地骨皮;便溏加生薏苡仁、淮山药;畏寒怕冷加干姜、附片。

(4)阴液亏虚证:症见肛周瘘口凹陷,周围皮肤颜色晦暗,脓水清稀,按之有索状物通向肛内。可伴有潮热盗汗,心烦不寐,口渴,食欲不振等症。舌红少津,少苔或无苔,脉细数无力。

治则治法:养阴托毒法。

代表方:青蒿鳖甲汤(《温病条辨》)。

常用药:青蒿、鳖甲、知母、地黄、牡丹皮、黄柏等。

加减:低热明显可加黄柏、丹皮;盗汗加地骨皮、煅牡蛎;兼见气虚加黄芪;口渴甚加天花粉。

(5)气血两虚证:症见肛瘘经久不愈,反复发作,溃口肉芽不鲜,脓水不多。常伴形体消瘦,面色无华,气短懒言,唇甲苍白,纳呆等症。舌淡苔白,脉细弱无力。

治则治法:补益气血法。

代表方:十全大补汤加减。

常用药:黄芪、党参、白芍、白术、茯苓、甘草、熟地、当归、川芎、陈皮、山楂等。

加减:纳差加山楂、砂仁;腹胀加厚朴、木香;便溏加生薏苡仁、淮山药。

2. 外治法

(1)敷药法:根据肛瘘的辨证分型,选用适当的药物和剂型,敷于患处,达到消炎止痛,促进局部肿痛消散,或穿破引流、去腐生肌的目的。常用的方法有箍围药、油膏和掺药等。

1)箍围药:常用方药有如意金黄散、玉露散等。金黄散、玉露散用于肛瘘红肿热痛明显者;回阳玉龙散,用于阴证疮疡;冲和散,用于半阴半阳证疮疡。

使用时,先将药粉用酒、茶汁、蜂蜜、鸡蛋清等调制成糊状,外敷于局部。大抵以醋调的,取其散瘀解毒;以酒调的,取其助行药力;以鸡子清调的,取其缓和刺激;以油类调的,取其润泽肌肤。

箍围药适用于肛瘘局部红肿热痛者。敷贴时,未破溃者宜敷满整个红肿区域;溃疡形成者宜敷患处四周,溃口不要涂布。箍围药敷后干燥之时,宜时时用液体湿润,以免药物剥落及干硬板结致患者局部不适。

2)油膏:常用药有金黄油膏、玉露油膏、红油膏、生肌玉红膏等。金黄油膏、玉露油膏适用于肛瘘急性脓肿期伴有红肿热痛者;红油膏用于一切溃疡;生肌玉红膏用于一切溃疡,腐肉未脱,新肉未生之时,或日久不能收口者;生肌白玉膏用于溃疡腐肉已净,疮口不敛者。使用时将药粉与凡士林等一起调匀,或与黄蜡、油脂等一起熬制成油膏,用于涂敷创面。

使用油膏时要注意,用于肛瘘急性炎症未化脓时宜厚敷,范围要大于肿块边缘,以箍毒消肿;溃疡脓水较多,应薄而勤换,以免脓水浸淫皮肤,不易收敛;若对药物过敏者,则改为他药;溃疡腐肉已脱,新肉生长之时,也应薄贴,若过于厚涂则使肉芽生长过度而影响疮口愈合。

3)掺药:肛瘘时常用的掺药有2种:①提脓化腐药:适用于脓肿溃后,脓水未净,腐肉未脱,或瘘管引流不畅者,常用方药如九一丹、八二丹、五五丹。这些药多为含汞制剂,属有毒药品,应慎用;对升丹过敏者应禁用;对大面积创面,也宜慎用提脓化腐药,以防其中的汞被过多吸收而发生汞中毒。②生肌收口药:适用于肛瘘术后,腐肉已脱,脓水将尽时,能促进肉芽和上皮生长。常用的生肌收口药有生肌散、皮黏散。

使用掺药时应注意:①将药物用棉纸或桑皮纸包敷,保持湿润,以充分发挥药效,并可防止干落;②如患者用药后出现皮肤发痒、发红、起疹、起泡,多为皮肤对药物过敏,应立即停止用药,并予清洗,改用其他药物或治法。必要时应同时针对过敏作局部或全身用药。

（2）引流法：是用药线插入瘘管内使脓液畅流，腐脱新生，防止毒邪扩散，并使病情缓解的治疗方法。药线俗称纸捻或药捻，大多采用桑皮纸，也可应用丝绵纸或桑皮纸等按使用需要，将纸裁成宽窄长短适度，搓成大小长短不同的线形药捻备用。目前将捻制成的药线，经过高压蒸汽消毒后应用，使之无菌而更臻完善。采用药线引流和探查，具有方便、痛苦少、患者能自行更换等优点，药线插入瘘管内尚能探查瘘管的深浅。

药线的类别有外粘药物及内裹药物两类，目前临床上大多应用外粘药物的药线。外粘药物，多用含有升丹成分的方剂或黑虎丹等，有提脓去腐的作用。内裹药物，多用白降丹、枯痔散等，有腐蚀化管的作用。

使用药线插入疮口时，应留出一小部分在疮口之外，并应将留出的药线末端向疮口侧方或下方折放，再以膏药或油膏盖贴固定。当脓水已尽，流出淡黄色黏稠液体时，即使脓腔尚深，也不必再插药线。

（3）熏洗坐浴法：熏洗治疗一般在排便后或换药前进行。坐浴时用1 000ml左右温水加熏洗药液调成温度为50℃左右，置入坐浴盆中，趁热先熏蒸，待温度合适后，臀部坐入盆中浸泡15~20分钟。代表方：苦参汤、五倍子汤、硝矾洗剂等。常用药为黄柏、银花、野菊花、鱼腥草、荔枝草、虎杖、苍术、苦参、蛇床子、地肤子、白藓皮、石菖蒲、红花、五倍子、明矾、芒硝、茜草、冰片等。

（4）垫棉法：多用于肛瘘对口引流术或拖线术后。使用垫棉法时要将棉花或纱布折叠成块垫衬在拆除拖线或挂线后的瘘管或脓腔部位，并用胶布加压固定。对皮桥进行垫棉加压包扎，可促进与皮下组织的粘连，从而达到加快伤口生长，缩短治愈时间的目的。

由于术后要去除残存的管壁组织，在术后先采用祛腐生肌中药，待创面干净后方可使用垫棉法，一般文献报道使用垫棉法时间多在10~14日。

早期垫棉法在临床使用中应注意以下问题：①肛瘘手术中应将瘘管壁完整剥离：术中将瘘管组织完全剥离切除，皮桥下已是新鲜肉芽组织，故完全符合垫棉法"腐肉已尽"的要求。这样在手术完毕时即可直接进行垫棉压迫，避免了术后需通过红油膏等祛腐生肌中药去除残余管壁的麻烦。②肛瘘病例的选择：一般选择管道明显、呈条索状的病例。通过术前、术中检查，可以较明显区分管壁与周围组织，利于瘘管的完整剥离。若肛瘘感染，处于急性炎症期则是本方法的禁忌证。③伤口换药注意事项：换药时，对皮桥下伤口边缘轻轻擦拭，擦净分泌物即可，不必强行探入皮桥下，否则易使已粘连的部分组织重新分开。若肛瘘管腔小，切除组织少，则皮桥张力低，轻压即与皮下组织对合。术后早期使用垫棉法可使皮桥与皮下组织早日粘连；若管腔大，则创腔深而大，皮桥较难与皮下组织粘合，须待创面肉芽增生长出，创腔逐渐缩小后方可粘连愈合。④内口的处理、瘘管切口的选择等也是防止复发、缩短疗程的重要环节。

3. 手术疗法

（1）肛瘘切开（切除）术：主要适用于低位肛瘘，也适用于部分肛管直肠环已经僵硬的高位肛瘘。但对前方的肛瘘、括约肌薄弱的肛瘘，特别是女性患者的这些肛瘘，在做肛瘘切开术时要慎重，建议采用挂线术式或保留括约肌术式。

操作要点：术野常规消毒，局麻或腰俞麻醉。如有外口，可先从外口注入少量亚甲蓝，看肛管内预置纱布有无染色及染色位置，以确认瘘管是否贯通以及内口位置。将探针自外口探入，沿管道轻轻探查，在肛内手指引导下，从内口穿出后拉紧，沿探针切开全部瘘管（图 2-4-10）。如管道弯曲，或管腔较细小时，可边探查边切开，向内口方向前进，直至将全部瘘管均切开。

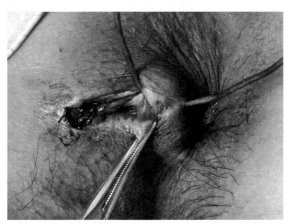

图 2-4-10　肛瘘切开术

如无外口或外口闭合，可在管道外端的顶端或闭合外口处切开一小切口打开瘘管，将探针由此探入管道，从内口探出后再切开全部瘘管。

如果无外口，但内口处有溢脓时，可将探针的一端弯成钩状，在隐窝钩引导下，将探针探入内口及管道，沿探针或由内而外将全部瘘管切开。

切开内口后，需要将内口两侧的创缘包括邻近的肛窦分别结扎，既可预防术后内口处创缘出血，也有利于创面引流和肛瘘创面的生长愈合。如边缘相邻处有内痔核、变深的肛窦、肥大的肛乳头等也要同时处理（切除或结扎后扎除）。

瘘管切开后要对管壁予以搔刮和修整，刮除腐败组织，剪除很粗硬的管壁和不平整的组织。一般无需切除全部管壁，以减少组织缺损，并缩短疗程。术中要仔细探查支管。如有支管，对支管较短者可以将支管切开，支管较长或弯曲时可按肛瘘切开对口引流术处理。

对弯曲的瘘管,为了减少括约肌的损伤,不宜斜形切开瘘管。其涉及括约肌的主管部分做放射状切开,并向外延长引流。如管道长度超过 3cm 者,可顺管道每隔 2~3cm 作一切口,每相邻切口间松弛挂橡皮筋或皮片引流。

术毕前作好创面的止血处理,修整创缘创底,使创面横截面呈 V 字形、内侧小外侧大的形状,使创面平整以利引流,为创面顺利愈合创造有利条件。

对于无明显感染征象的直型低位单纯性肛瘘,可在肛瘘切除后将创面作全层缝合或部分缝合,缝合时注意不留死腔,尽量做到无张力。术后 3~5 天内控制排便,一周后拆线。

(2)低位切开高位挂线术:简称切开挂线术,或外切内挂术。适用于高位单纯性和高位复杂肛瘘,对括约肌薄弱者或者女性前方肛瘘也建议采用此术式。

操作要点:对内口及外括约肌深部以下的瘘管的处理方法,基本与肛瘘切开术或内口切开术相同。在切开低位管道后,作高位管道挂线前,先作内口处理。切开内口以下肛管皮肤、内括约肌、外括约肌皮下层,搔扒、清除感染的肛门腺,修整创面,对内口两侧的黏膜部分与邻近的肛窦分别给用粗丝线结扎,以扩大切开内口部位的创面,并利于引流。

对于外括约肌深部以上的瘘道,用一端系有橡皮筋的球头探针向深部瘘道探查,顺管腔轻轻插至管道顶端,在管道顶端穿通直肠壁后拉出(如患者有穿孔,探针可经此穿孔通入直肠)。将探针连同所系橡皮筋引出肛外后适当紧线(图 2-4-11)。位置特别高的肛瘘,因管道较深,深入高位瘘管内的探针很难从直肠壁贯穿拉出。有人提出可借助器械,从直肠内穿入探针或血管钳经瘘管内向肛门外拉出橡皮筋。

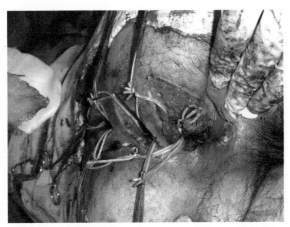

图 2-4-11 肛瘘低位切开高位挂线术(箭头所示为挂线)

对于复杂性肛瘘患者的非主管道创面,必要时缝合部分创面,以缩小创面面积,缩短愈合时间。

（3）低位切开高位虚挂线术:又称低位切开高位松弛挂线术,或称为低位切开高位浮线挂线术,是在切开挂线疗法基础上发展起来的一种术式。适用于高位肛瘘和高位脓肿的治疗。

操作要点:与低位切开高位挂线术基本相同,唯一不同的是挂线后不紧线,将拉出的橡皮筋两端松松地结扎,使呈可以转动的环状。每天换药时需要转动橡皮筋环,并用灭滴灵或生理盐水等冲洗瘘管腔。

需要注意的是,低位切开高位松弛挂线术相对于低位切开高位挂线术,其对适应证的要求高,如果瘘管壁厚、血运不好,或者多次手术后瘢痕组织多、组织愈合能力差时,采用前者治疗就容易失败。所以松弛挂线术适用于管壁较薄、血运好、组织愈合能力好的肛瘘。对管壁较厚的肛瘘,有时不得不采用虚挂线疗法时,为了提高手术的成功率,必须对管壁进行必要的修整,去除硬变的管壁,改善瘘管腔的愈合条件。

（4）隧道式拖线术:主要适用于低位单纯性、低位复杂性瘘管。

操作要点:在探明瘘管走行后,适当切开外口,刮匙搔刮瘘管内坏死组织,用球头银丝引入10股丝线于管道内,丝线两端打结,呈圆环状,丝线在管道内的长度以小于5cm为宜。若瘘管较长较深,可进行分段拖线,丝线保持松弛状态。术后第1日开始熏洗换药,早晚各1次,前期管腔内脓腐组织较多,可予生理盐水冲洗后八二丹掺丝线上将其拖入管腔。10~14日后,管腔内没有明显的脓性分泌物溢出时,可采用分批拆线的方法将丝线撤除。丝线拆除后可根据创面分泌物干净情况选择冲洗与否,并配合垫棉压迫使空腔闭合（图2-4-12）。

拖线疗法通过清除内口与原发病灶、化脱管道达到治疗目的,在尽量保护肛门正常组织的前提下,处理内口、外口和瘘管。该术式将切开、引流、脱腐、垫棉压迫法有机地结合起来,无需将皮肤直接切开,也不用切除太多的肌肉组织,避免了肛门周围组织的损伤。

拖线疗法在操作时需注意以下几点:

1）完善术前检查:通过包括腔内超声、MRI和肠镜等检查,全面了解瘘管原发内口及所有瘘管分支的走行和潜在腔隙,采用肛门直肠压力测定及患者肛门功能评分,客观评估患者排粪及肛门括约肌功能。

2）正确处理内口:腺源性肛瘘的内口多位于齿状线附近,清除内口及其周围炎性组织后,适当切开内口下方的组织至肛缘皮肤处,以利引流。如高位经括约肌肛瘘,虽管道穿过外括约肌深部,但内口仍在齿状线附近,对于这类瘘管切忌盲目在瘘管最深部探出,从而形成医源性假道。可适当切开内口至

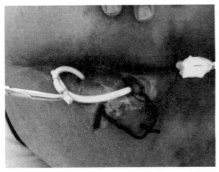
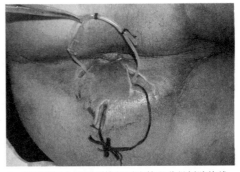

A. 根据管腔的大小挂以引流管或大束丝线拖线引流　　　　B. 待创腔缩小后再更换细引流管和分批拆除拖线

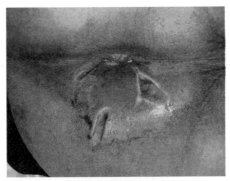

C. 拆除引流管和拖线后的创面外观

图 2-4-12　肛瘘拖线疗法（顾氏外科供图）

对应的肛缘括约肌间沟处，以保证深部管道的充分引流。

3）合理设计切口及拖线设置：通常根据瘘管长度和形态设计切口位置，切口应大于瘘管横断面，一般 1cm×1cm，以引流通畅为度。根据瘘管腔道大小，决定放置丝线的数量。若直径小于 1cm，可采用 10 根丝线；若直径大于 1cm，可采用 10 根以上丝线。拖线（置于瘘管腔内的丝线）长度一般控制在 5cm 以内，不能有残腔。若管道太长，可以采用分段拖线法处理。

4）术后换药到位：术后换药时，先用生理盐水冲洗管腔，同时将放置于腔内的丝线转动以便拭净黏附的脓腐组织，再将祛腐药物九一丹掺于丝线上轻轻拖入管腔。当丝线上分泌物明显减少时，可停用祛腐药。针对瘘管创腔内坏死组织较多，或换药不能放松配合者，早期可采用丝线拖线治疗，后期可将丝线换成带有小孔的头皮针管，外接注射器冲洗以利化脱的坏死组织排出，此法换药彻底到位且可减轻患者痛苦。

5）拆除拖线的时间：术后 1 周左右瘘管腔开始缩小，可以撤除部分丝线。一般术后 9~11 日局部肉芽组织色泽鲜红、分泌物呈清亮黏稠时，结合局部超声检查显示管腔直径小于 0.5cm 时,可拆除全部丝线,同时用刮匙搔刮疮腔,以新鲜出血为度。

6)拖线拆除后处理:拖线拆除后可适当控制排便,以每日 1 次为佳,同时配合垫棉压迫,以小型棉块或纱块垫压于患处,外用橡皮膏或绷带适度加压,垂直施力加压使管腔缩小并粘合,最终达到愈合目的。一般压迫持续约 7 天,每天累计不少于 4 小时。

(5)肛瘘隧道式挖除术:又称肛瘘挖管术、瘘管剔除术。适用于各种肛瘘的处理,最常用于低位单纯性肛瘘的手术治疗。

操作要点:将内口及其周围组织切开并作部分切除,彻底清除肛腺和肛腺导管及内外括约肌间的原发病灶,创面开放。再从外口周围开始切除外口,沿瘘管由外向内将外括约肌中的瘘管潜行剥离,然后挖除。将瘘管从括约肌中剥离剔除时注意尽量避免损伤肛门外括约肌。挖除外口的创面开放引流(图 2-4-13)。

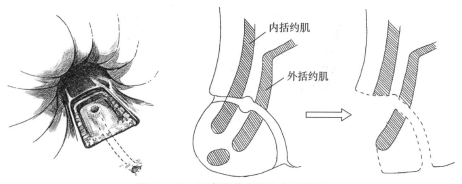

内括约肌

外括约肌

图 2-4-13 肛瘘隧道式挖除术示意图

注意事项:手术时要尽可能保留肛门内括约肌,因为内括约肌属于平滑肌,虽薄弱但有持续收缩作用,不受意识支配,能持续闭合肛门而不松解。当内括约肌有缺损时,虽然肛门的其他肌肉也有闭合肛门的作用,但外括约肌等横纹肌易于疲劳,易于松解,不能持续闭合肛门,此时就会有漏气、漏液和内裤易脏等情况出现。可采用将瘘管从内括约肌中剔除的方法处理,以减少对内括约肌的损伤。

对括约肌间脓肿的挖除,有从内口开始进行的,也有从外口开始进行的,也有内、外途径一起进行的。高野正博指出,括约肌间的原发病灶通常较瘘管的其余部分膨大,挖除瘘管时如果不知道这个特点,处理肌间原发病灶时就有可能因处理不干净而有所残留,从而导致肛瘘复发。所以较多的术式采用切开内外括约肌间后经此切口清除肌间原发病灶的方法,这样可提高清除肌间原发病灶的彻底性。

（6）括约肌间瘘管结扎术（LIFT术）：适用于成熟的低位经括约肌型肛瘘、成熟且无分支的高位经括约肌型肛瘘。

操作要点：采用椎管麻醉或全身麻醉，取俯卧折刀位或截石位，先用双氧水从肛瘘外口注入，明确肛瘘内口，再用探针从外口探入，从肛瘘内口穿出，用作瘘管标志。沿内外括约肌间沟外缘作一长2~3cm的弧形切口，锐性加钝性相结合的方法分离内外括约肌间沟，完全暴露和游离纤维化瘘管，尽量靠近肌间瘘管内口侧（内括约肌）钳夹结扎瘘管，切断肌间瘘管，并切除多余的肌间瘘管，再钳夹结扎或缝扎肌间瘘管外口侧，用可吸收缝线闭合肌间瘘管外口侧的外括约肌缺损。肛瘘外口和括约肌外瘘管作隧道式挖除，创口开放引流（图2-4-14）。

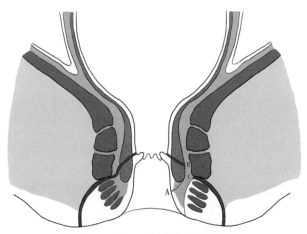

图2-4-14　LIFT手术示意图

手术时，建议尽量靠近内口侧内括约肌进行结扎或缝扎；尽可能切除括约肌间残留瘘管可减少复发；括约肌间置皮片引流，以减少继发感染的机会；括约肌肌间创口做全层缝合，可减少切口裂开的发生。

六、预防

1. 少食辛辣刺激食物，保持大便通畅，防止便秘与腹泻，避免损伤肛门。

2. 经常清洗肛门会阴部，保持局部清洁、干燥。

3. 积极治疗其他肛肠疾病，如肛窦炎、肛裂。

参考文献

1. 黄晨容,何永恒.肛肠病普查 7 102 例结果分析[J].中国基层医药,2012,19(6):831-832.

2. 黄乃健.中国肛肠病学.济南:山东科技出版社,1996:735-736.

3. 高野正博.肛肠病诊疗精要.史仁杰,编译.北京:化工出版社生物医药分社,2009:107-166.

4. 曹吉勋.中国痔瘘学.成都:四川科学技术出版社,2015:37-64.

5. 朱锐,张平生,沈霖,等.肛瘘诊治研究进展[J].中西医结合研究,2011,03(3):156-161,166.

6. 史仁杰,谷云飞,李国年,等.经肛超声波检查肛瘘与肛周脓肿 20 例临床报告.中国肛肠病杂志.2004,24(12).28.

7. 赵泽华,李铭,王伟忠,等.体部表面线圈磁共振成像对肛瘘的术前诊断价值[J].中国医学计算机成像杂志,2007,13(6):440-443.

8. 杨柏霖,谷云飞,祝新,等.磁共振成像在复杂性肛瘘诊断中的应用[J].中华胃肠外科杂志,2008,11(4):339-342

9. 张得旺,李欣,唐光健,等.肛瘘术前 MRI 征象与手术病理结果对照研究[J].中国医学影像学杂志,2014,22(6):441-445.

10. 曹亮,杨柏霖.影像学检查在肛瘘诊断中应用的研究进展[J].南京中医药大学学报,2012,28(2):198-200.

11. 吴燕兰,王业皇.影像学检查在肛瘘诊断中的研究进展[J].河北医药,2015,37(11):1 715-1 717.

12. 冯群虎,冯桂成,林鸿成,等.多层螺旋 CT 对肛门直肠周围脓肿、肛瘘的诊断价值[J].陕西医学杂志,2014,(3):346-347.

13. 马海峰,王嵩,王夕富,等.肛瘘术前评估新方法:多层螺旋 CT 直肠填塞瘘管造影三维重组技术临床应用探讨[J].临床放射学杂志,2007,26(6):605-608.

14. 李文儒,袁芬,周智洋,等.克罗恩病肛瘘的影像学诊断[J].中华胃肠外科杂志,2014,17(3):215-218

15. 王峰,龚旭晨,阿力马斯,等.肛瘘诱因、分类及诊断方法研究荟萃[J].新疆医学,2007,37(5):271-274.

16. 钱群.肛瘘的诊断[J].临床外科杂志,2011,19(4):224-225.

17. 袁和学,曾宪东,殷志韬,等.复杂性肛瘘的治疗进展[J].中国临床医生,2014,(2):17-20.

18. 古国明,张毅.箍围药应用举隅[J].中医药学刊,2005,23(11):2 033-2 034.

19. 田力,安超.肛瘘的诊断及中医治疗研究[J].中医学报,2016,31(6):795-798.

20. 穆志意,肖慧荣,谢昌营,等.肛门洗剂坐浴合生肌玉红膏换药对结核性肛瘘术后创面愈合的临床研究[J].实用中西医结合临床,2013,13(4):34-36.

21. 宋明林,贾桂荣.当白生肌膏治疗肛肠病术后诸症 2 000 例[J].陕西中医,2008,29(5):544.

22. 刘书贤.中医外治法治疗婴幼儿肛瘘 5 例[J].中医外治杂志,2007,16(5):40.

23. 田颖.熏洗方促进肛瘘术后创面愈合 80 例[J].陕西中医,2009,30(9):1 157-1 158.

24. 艾猛,秦立国.不同术式联合中药治疗复杂肛瘘 37 例[J].中国中医药现代远程教育,2016,14(8):89-90.

25. 张少军,杨巍.早期垫棉法在肛瘘对口引流术后中的应用[J].河北中医,2012,34(11):1 627-1 628.

26. 甄金霞,曹永清.肛肠外科术后换药体会[J].实用中医药杂志,2008,24(3):182-183.

27. 任东林,张恒.复杂性肛瘘诊治中需要注意的几个关键问题[J].中华胃肠外科杂志,2015,18(12):1 186-1 192.

28. 王业皇,王可为.丁泽民.切开挂线疗法治疗高位复杂性肛瘘临证经验探析[J].江苏中医药,2015,(2):1-4.

29. 李春雨,李玉博.肛瘘手术方式的选择及技巧[J].中国临床医生杂志,2015,(4):20-22.

30. 张宏.低位肛瘘手术方法及疗效分析[J].当代医学,2012,18(14):108-109.

31. 俞婷,曹永清.临床常见肛瘘手术方式[J].医学信息,2015,28(7):338

32. 王琛,姚一博,董青军,等.拖线疗法在肛瘘治疗中的应用与发展[J].中华胃肠外科杂志,2015,18(12):1 203-1 206.

33. 晁民,彭德功,张静锋,等.瘘管内口切开术治疗低位肛瘘(附40例报告)[J].山东医药,2009,49(46):91-92.

34. 何晓生,蔡泽荣,林绪涛,等.挂线引流术联合不同药物治疗克罗恩病合并肛瘘的疗效比较[J].中华消化外科杂志,2014,13(8):604-606.

35. 吴佐周.挂线疗法的历史沿革[J].江苏中医药,2006,27(8):3-4.

36. 杨柏林,丁义江.肛瘘挂线治疗[J].大肠肛门病外科杂志,2005,11(1):79-81.

37. 邵万金.肛瘘的挂线治疗.结直肠肛门外科.2006,12(5)326-327.

38. 聂伟健.中医挂线疗法治疗高位肛瘘对肛门功能影响的临床评估[D].中国中医科学院,2011.

39. 邵万金.括约肌间瘘管结扎术治疗肛瘘的过去、现在和将来[J].中华胃肠外科杂志,2015,18(12):1 200-1 202.

40. 于洪顺,王敏,段宏岩,等.医用生物蛋白胶治疗高位复杂性肛瘘[J].中华胃肠外科杂志,2009,12(5):539.

41. 王振军,宋维亮,郑毅,等.脱细胞异体真皮基质治疗肛瘘临床研究[J].中国实用外科杂志,2008,28(5):370-372.

42. 王振军.肛瘘治疗的回顾和思考[J].中华胃肠外科杂志,2010,13(12):881-884.

43. 张迪,郑雪平,余苏萍,等.推移瓣修补术治疗高位复杂性肛瘘的临床现状[J].结直肠肛门外科,2011,17(5):339-340.

44. 谷云飞,竺平,杨柏林,等.推移皮瓣药捻式半管引流术治疗肛瘘17例报告[J].国际外科学杂志,2010,37(11):784-785.

45. 刘海龙,肖毅华,张勇,等.一种新型视频辅助肛瘘治疗技术治疗复杂性肛瘘的初步疗效分析[J].中华胃肠外科杂志,2015,18(12):1 207-1 210.

（史仁杰）

第五章

肛裂

一、概述

肛裂是指发生在齿状线以下肛管皮肤全层破裂形成的溃疡。肛裂属常见病,在肛肠疾病中其发病率仅次于痔。好发于肛管前正中、后正中。男性多发于后正中,女性多发于前正中。各个年龄阶段均可发生,尤以青壮年多见。临床以肛门部周期性疼痛、便血、便秘为主要症状表现。中医称本病为"钩肠痔""裂痔"。

二、病因病机

1. 中医认识 中医认为本病多由血热肠燥或阴虚津乏,大便秘结,排便努挣,所致肛门皮肤裂伤,湿热蕴阻,染毒而发,病久局部气血瘀滞,运行不畅,失于濡养,经久不愈。

(1)感受风火燥热之邪:饮食不节,嗜食辛辣,以致燥火结于胃肠,灼津伤液,粪便坚硬干结,难以排出,强努损伤肛门,造成裂口。裂口因便秘而反复加深,久不愈合,遂成肛裂。

(2)湿热蕴结:外感湿热邪气,内积醇酒肥甘,以致湿热蕴结胃肠,下注肛门生痈,痈溃不愈而成肛裂。

(3)血虚肠燥:老年人、产后或贫血患者,素有血虚,血虚不能养肤,肠燥而为便秘,继而发生肛裂。

(4)气滞血瘀:病久气滞血瘀,阻于肛门,肛门紧缩挛急,肛门皮肤失于濡养,易发生破裂而致肛裂。

2. 西医认识 肛裂可能与多种因素有关。大量临床和病理观察显示,肛门腺感染是引起肛裂的重要原因之一;长期的便秘、机械性损伤及解剖因素也与肛裂的发生关系密切。

(1)感染:当肛门腺感染后形成皮下脓肿,脓肿破溃形成肛管溃疡,溃疡因感染和排便损伤久不愈合,最终形成感染性溃疡,可并发肛隐窝炎、肛乳头炎和哨兵痔。因肛裂、肛乳头肥大、哨兵痔常同时存在,称为肛裂"三联症"。

(2)外伤:干硬粗大粪便擦伤,肛门镜检查操作粗暴,肛门手术所致肛管狭窄及各种肛门外伤,都可导致肛管皮肤撕裂,裂开创面遇有感染等因素经久不愈而成溃疡,遂成肛裂。

(3)解剖因素:临床上肛裂多发生在后正中位(截石位6点位)。因肛管与直肠形成的弯曲角度和肛管在正中组织结构脆弱,而粪便排出的着力点在此,而肛管后部多为韧带组织,血供较差,弹性弱,故容易造成后正中皮肤撕裂。一旦损伤不易修复,逐渐形成溃疡而成肛裂。

(4)病理改变:多见于慢性肛裂,包括溃疡、哨兵痔、肛乳头肥大、肛隐窝炎、瘘道、括约肌痉挛等(图2-5-1、图2-5-2)。

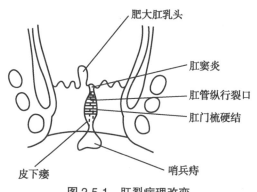

图 2-5-1 肛裂病理改变

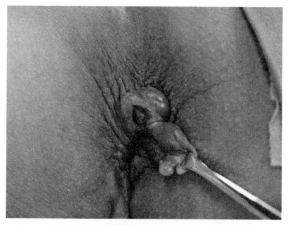

图 2-5-2 肛裂哨兵痔及肛乳头肥大

溃疡:肛管局部呈梭形皮肤全层裂开的溃疡面。

哨兵痔:肛裂创缘远心端皮肤由于炎性刺激和淋巴回流障碍,形成的赘皮外痔,又称哨兵痔。

肛乳头肥大:裂口上端肥大肛乳头。

肛隐窝炎:裂口上端肛隐窝炎症。

瘘道:肛裂下潜在性瘘管。

三、临床表现

1. 疼痛 疼痛是肛裂的主要症状,其特点是周期性,包括三个阶段。首先是便痛期,粪便通过肛管时,肛管扩张刺激溃疡面引起撕裂样疼痛或灼痛或刀割样疼痛;其次是间歇期,大便结束后,疼痛短暂消失,一般为数分钟时间;第三阶段为括约肌痉挛期,在短暂的间歇期后,可出现长达数分钟至数小时的括约肌持续性痉挛收缩而引起剧烈疼痛,常常难以忍受,直到括约肌疲劳松弛后,疼痛才能逐渐缓解,严重者疼痛可持续到再次排便,此为括约肌痉挛所致,又称为疼痛发作期。整个过程称为肛裂周期性疼痛。病情严重时,咳嗽、喷嚏都可以引起疼痛,并向盆骨及下肢放射(图 2-5-3)。

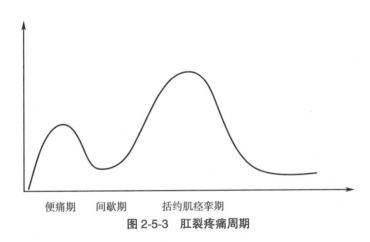

便痛期　　间歇期　　括约肌痉挛期

图 2-5-3　肛裂疼痛周期

2. 便血 大便带血,量少,或手纸染血,滴血较少,也可附着于粪便表面,时有时无,色鲜红,肛门疼痛加剧,出血量增多。这是因为排便时扩张肛管裂口,裂口破损而出血。

3. 便秘 便秘既是引起肛裂的常见的原因,也是肛裂常见的症状。便秘时肛门疼痛难忍,患者可产生"恐便心理",有便意时强忍大便不排,便秘继而加重,排便时疼痛更加剧烈,出现疼痛→便秘→肛裂加重→疼痛加重的恶性循环。

4. 肛门皮肤瘙痒 早期肛裂只有少量血清样分泌物,继发感染后则肛缘水肿出现脓性分泌物,此外合并的肛窦炎、肛乳头炎均可导致炎性渗液增多,使肛周潮湿,刺激皮肤而引起肛门皮肤瘙痒。

5. 全身症状 肛裂患者因疼痛而出现排便恐惧,导致食欲减退,更有甚者,长期反复发作可引起贫血、营养不良、闭经、阳痿等。肛裂感染期可有发热等。

四、诊断

1. 疾病诊断

（1）中医诊断标准

1）主要症状：排便时疼痛明显，便后疼痛可加剧，常有便秘及少量便血。

2）主要体征：好发于肛门前后正中部位，肛管皮肤浅表纵裂，创缘整齐、基底新鲜、色红，触痛明显，创面富于弹性，多见于急性肛裂；有反复发作史，创缘不规则，增厚，弹性差，溃疡基底紫红色或有脓性分泌物，上端邻近肛窦处肛乳头肥大，创缘远心端有哨兵痔，或有皮下瘘管形成。多见于慢性肛裂。

（2）西医诊断标准：肛裂的诊断要具备主要症状如肛门部疼痛、便血或伴有便秘，肛裂的疼痛呈典型的周期性疼痛，排便时疼痛，便后数分钟后可缓解，随后再次发生疼痛可达数小时后缓解；便血为滴血或手纸染血，鲜血，量少。肛门部检查有肛管皮肤裂开，肥大乳头和哨兵痔等体征即可作出诊断。

2. 证候诊断

（1）血热肠燥证：大便秘结，大便二三日一行，质干硬，便时滴血或手纸染血，肛门疼痛；腹部胀满，二便溲黄。裂口色红。舌质偏红，苔黄燥，脉弦数。

（2）阴虚津亏证：大便干燥数日一行，便时疼痛点滴下血；口干咽燥，五心烦热。裂口深红。舌红，少苔或无苔，脉细数。

（3）气滞血瘀证：肛门刺痛，便时便后尤甚。肛门紧缩，裂口色紫暗。舌质紫暗，脉弦或涩。

3. 疾病分期

（1）三期分类法

Ⅰ期肛裂：也称单纯性、初发的、新鲜的肛裂。肛管皮肤浅表纵裂溃疡、创缘整齐，基底新鲜色红，触痛明显，创面富于弹性，尚未形成明显裂痔及肛乳头肥大。无皮下瘘和瘢痕性肛管狭窄。

Ⅱ期肛裂：也称陈旧性肛裂、慢性肛裂。有肛裂反复发作史，有典型的肛裂疼痛周期。创缘不规则、增厚、弹性差，创底加深，常有内括约肌显露，溃疡基底部紫红色或有分泌物。伴发裂痔或肛乳头肥大或隐窝炎，无明显瘢痕性肛管狭窄及皮下瘘。

Ⅲ期肛裂：也称复合并发症性肛裂。此期是长期反复发作的慢性肛裂，病程数月至数年，溃疡边缘发硬、基底色紫红，有脓性分泌物。上端邻近肛窦处肛乳头肥大，创缘下端有哨兵痔，或有皮下瘘管形成，还有不同程度的瘢痕性肛管狭小。

（2）二期分类法：根据病程长短和病情的轻重，分为新鲜性肛裂和陈旧性肛裂。

1）新鲜性肛裂（急性肛裂）：发病时间较短，仅在肛管皮肤见齿状线至肛白线间呈线形或梭形溃疡，创面较浅，仅侵及皮下组织，创缘整齐而有弹性，创面呈绛红色，无肛乳头肥大及哨兵痔。

2）陈旧性肛裂：溃疡有潜行，创缘变硬变厚，形成肛乳头肥大、哨兵痔，同时裂创上端可并发肛窦炎、肛乳头炎，形成单口瘘，括约肌呈痉挛状态。

4. 检查　患者取侧卧位，检查时双手牵开肛门，可见肛管有一梭形裂创，下端轻触即痛，多位于截石位6点或12点处。由于直肠指检和肛门镜检查可引发肛门括约肌痉挛而致剧烈疼痛，故一般不进行直肠指检和肛门镜检查，必要时，可在麻醉下进行。

5. 病理诊断　肛裂在显微镜下多表现为慢性炎症改变，有极少数久治不愈的肛裂患者会伴有鳞状上皮的低级别上皮内瘤变或HPV感染。

五、鉴别诊断

1. 肛周皲裂　常由肛门湿疹、肛门瘙痒、皮炎等，反复发作，皮肤弹性变差而形成的皮肤裂损。为肛周皮肤病的继发症，表现为皮肤增厚、浸渍，裂口多发，位置不定，一般表浅，仅限于肛缘皮肤，呈放射状，疼痛轻，出血少，瘙痒明显，无持续性痉挛性剧痛，出血不明显。无溃疡、裂痔、肛乳头炎等并发症，冬季加重，夏季较轻。

2. 克罗恩病　肛管溃疡不规则，裂口皮色青紫，底深边缘潜行。裂创可发生在肛门任何部位，疼痛较轻，伴有皮赘、溃疡或瘘管。同时伴有贫血、腹痛、腹泻、间歇性低热和体重减轻等症状。肠镜检查有克罗恩病特异性改变。多为慢性病程，顽固难治。

3. 溃疡性结肠炎　溃疡性结肠炎所引发的肛裂多较浅，可见于肛门两侧，伴有脓血便、腹泻和腹痛等症状，结肠镜检查有溃疡性结肠炎的特异性改变。

4. 肛管皮肤结核　可发生在肛周任何部位，疼痛不剧烈，溃疡形状不规则，边缘潜行不整齐，底部呈暗灰色，可见干酪样脓臭分泌物，疼痛不明显，无裂痔。多有全身结核病史，脓汁可培养出结核杆菌，病理检查可确诊。

5. 梅毒　又称硬下疳，溃疡色红、无痛，底部灰色呈圆形或梭形，常发生在两侧。质硬，边缘突起，色红，底灰白色，常伴有发痒、刺痛及腹股沟淋巴结肿大，常有少量脓性分泌物，涂片检查可见梅毒螺旋体。Wassermam试验阳性。

6. 软下疳　有多个溃疡形成同时发生，呈卵圆形，质软，边缘潜行，底部有灰色坏死组织，伴有少量脓性分泌物，肛痛明显，排便时尤甚。双侧淋巴结肿大，阴茎或阴唇同时有溃疡，溃疡刮片检查，可发现Ducrey杆菌（软下疳菌）。

7. 肛管癌　溃疡形状不规则，边缘隆起坚硬，底部凹凸不平，炎症浸润，表面覆盖坏死组织，有特殊臭味，如侵及括约肌则肛门松弛或失禁，持续性疼痛,活检可确诊。

六、治疗

1. 辨证论治

（1）血热肠燥证

治则治法:清热泻火,增液通便。

方药:凉血地黄汤合脾约麻仁丸加减。黄芩、黄柏、生地、生石膏、元胡、地榆炭、槐花炭、三七粉、生大黄（后下）等。或选择具有同类功效的中成药。

中药熏洗:根据患者证候特点,选择具有清热泻火解毒类的中药随证加减,煎煮后,倒入熏洗容器内,药液温度80℃左右,熏蒸10~15分钟,药液温度降至38℃左右,局部坐浴10~15分钟。

中药外用:可选用具有清热泻火止痛的栓剂纳肛或中药膏剂外敷。

（2）阴虚津亏证

治则治法:凉血养血,增液通便。

方药:润肠汤加减。知母、黄柏、玄参、生地、麦冬、白芍、当归、阿胶（烊）、桃仁、红花、熟地、川芎、元胡等。或选择具有同类功效的中成药。

中药熏洗:根据患者证候特点,选择具有凉血养血类的中药随证加减。

中药外用:可选用具有凉血养血止痛的栓剂纳肛或中药膏剂外敷。

（3）气滞血瘀证

治则治法:行气活血,润肠通便。

方药:六磨汤加减。当归、椰片、厚朴、决明子、桃仁、红花、赤芍、麻仁、瓜蒌仁、郁李仁、陈皮、元胡等。或选择具有同类功效的中成药。

中药熏洗:根据患者证候特点,选择具有行气活血类中药随证加减。

中药外用:可选用具有行气活血止痛类的栓剂纳肛或中药膏剂外敷。

2. 治疗方法

（1）手术治疗:经保守治疗无效的早期肛裂及陈旧性肛裂,症状较重,痛苦较大者则要行手术治疗。肛裂的手术方法较多,应该根据肛裂的不同症状和病理改变,以及肛管在麻醉状态下的直径变化,选择适当的手术方法。以下内容为肛裂的手术治疗方法介绍。

1）肛裂扩肛术

适应证:适用于早期肛裂,无结缔组织外痔、肛乳头肥大合并症者。

操作方法:肛裂扩肛术分为手法和器械两种扩张方法。首先取截石位或侧卧位,骶麻或局麻后常规消毒,手法扩张指医生戴橡皮手套,两手示指和中指涂润滑剂,先将右手示指伸入肛门内,再将左手示指伸入肛门内,医生两手腕部交叉,两手的示指掌侧向外侧扩张肛管,再渐渐深入两手中指,待勒指感消失后,继之纳入两中指,持续扩肛 3~5 分钟,以纳入 3-4 指为度,使括约肌松弛,解除痉挛,术后即可止痛。器械扩肛指用分叶肛门镜持续扩肛,意义同手法扩肛法。扩肛术可松弛括约肌,改进血液循环,促进肛裂愈合,用于早期肛裂效果好。手术中注意勿用暴力快速扩张肛管,以免撕裂黏膜和皮肤。术后每日便后消毒坐浴,预防感染(图 2-5-4)。

2)肛裂切开术

适应证:适用于早期肛裂、陈旧性肛裂,并伴有潜行瘘管者。

操作方法:取截石位或侧卧位,骶麻或局麻后常规消毒,于裂创正中做纵行切口,上至齿状线,下至肛缘外 1.5cm 处,切开潜行瘘管及部分内括约肌下部、部分外括约肌,可一并切除肥大乳头、前哨痔,扩张至 4 指,修剪创缘成梭形切口(图 2-5-5)。

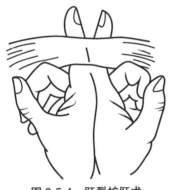

图 2-5-4　肛裂扩肛术

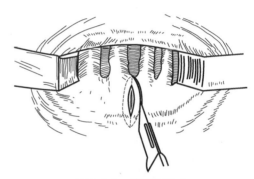

图 2-5-5　肛裂切开术

3)内括约肌切断术:内括约肌痉挛及收缩是造成肛裂疼痛的主要原因。故内括约肌切断术通过松解括约肌痉挛,降低内括约肌压力,使肛管静息压下降,改善局部血液循环,从而达到治疗肛裂的目的。

①内括约肌后正中位切断术

适应证:适用于后正中肛裂合并有瘘管、肛乳头肥大的及严重便秘、排便困难者。

操作方法:患者取截石位或侧卧位,骶麻或局麻后常规消毒,分叶肛门镜扩肛观察,于肛管后正中线溃疡面由齿状线上向下纵行切开内括约肌下缘到肛缘外约 0.5~1.0cm,向肛缘外适当延长切口,使引流通畅。此种方法对术者的临床技能有较高要求,若切口过深,会影响肛门功能,若切口较浅则容易复发。

②内括约肌侧方位切断术

适应证:适用于手术耐受性差、产后肛裂、肛管较短及老年患者。

此术式将切口偏离后正中,选择在肛门右后或者左后,回避了 Minor 三角无血管区,同时还减轻了原裂口的受力,减少后方供血不良、肛管变形发生的概率,确保肛门的顺应性,以完全切断内括约肌1.0~1.5cm为最佳方案。此术式又可分为开放式侧位切断术和闭式侧位切断术两种。侧方内括约肌切开术被认为是治疗肛裂的标准手术方法(图2-5-6)。

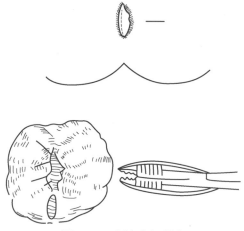

图2-5-6 侧方位切断术

a. 开放式侧位切断术

操作方法:在截石位4点距肛缘1.5~2.0cm作弧形切口(或放射切口)长约2cm,将蚊式血管钳由切口插入皮下潜行至括约肌间沟,达内括约肌下缘向上钝性分离至齿线平面。退出血管钳再于内括约肌下缘向肠腔方向作肛管皮下分离至齿线上0.5cm,再将内括约肌挑出切断,切口可间断缝合或开放,缝合时注意不留死腔。于截石位8点位切断右侧内括约肌。此种方法具有创面较小,引流较充分,术后疼痛轻,愈合快等优点,且可以在直视下完成(图2-5-7、图2-5-8)。

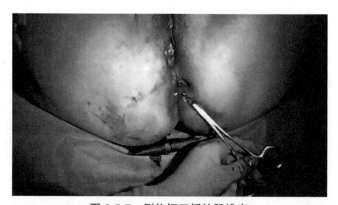

图2-5-7 侧位切口括约肌挑出

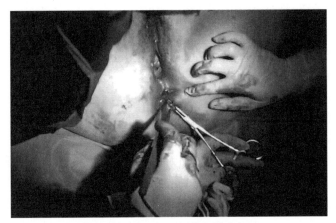

图 2-5-8 侧位切口括约肌挑出切开

b. 闭式侧位切断术

操作方法:在截石位 3 点或 9 点距肛缘 1.5cm 用白内障剥离刀刺入皮下,在左手示指引导下沿皮下向肛内刺入至齿线下方,不要刺破皮肤和黏膜,再将刀刃转向内括约肌侧,向外切断内括约肌,取出尖刀后扩肛约 2 分钟,使肛门可以通过三横指为度。此种方法具有创伤较小、出血少、疼痛较轻、愈合较快等优点。若为单纯肛裂,可将此种方法列为首选。

c. 小针刀内括约肌切断术

适应证:适合于内括约肌轻度增生的肛裂。

操作方法:此术式将针刺疗法的针与手术疗法的刀合二为一,是一种介于手术方法和非手术方法之间的闭合性松解术,通过切断部分内括约肌和裂口底部肌纤维以松弛内括约肌,改善肛管局部血液循环,操作简单,对组织损伤相对较小,同时一定程度上恢复了肛管的力学动态平衡,术后肛管不易变形,并发症发生率较低。

d. 裁剪式内括约肌侧切术切断术

适应证:适用于前位肛裂的患者。

操作方法:此术式是将内括约肌切开至肛裂的顶端,而不是像传统的内括约肌侧切术一样切开至齿线处。可以最大限度地减少对肛门内括约肌的损伤,降低肛管静息压,缓解内括约肌的痉挛,避免大便失禁的发生。

4)外括约肌皮下部切断术

适应证:适用于外括约肌狭窄型肛裂。

操作方法:患者取截石位或侧卧位,骶麻或局麻后常规消毒,分叶肛门镜扩肛观察,若合并肛乳头肥大或哨兵痔者,先行将其切除,然后沿肛裂裂口向肛外方向扩大切口,将外括约肌皮下部充分暴露,用止血钳挑出外括约肌皮下部,并切断,再修剪切口两侧皮肤,使之对合良好。

5) 纵切横缝术

适应证:适用于早期肛裂、陈旧性肛裂无潜行瘘管。目前治疗慢性肛裂伴肛管狭窄的首选。

操作方法:患者取截石位或侧卧位,骶麻或局麻后常规消毒,分叶肛门镜扩肛观察,沿肛裂纵行做一切口,上至齿线,下至肛缘,将肛裂连同裂痔、肥大肛乳头、皮下瘘切除,切断松解部分内括约肌纤维;扩肛至肛门可容纳 3 指,修剪创缘,再游离切口下端的皮肤;然后用细丝线从切口上端进针,稍带基底组织;再从切口下端皮肤穿出,拉拢切口两端丝线结扎,横行缝合伤口使纵行切开变成横行伤口,一般缝合 3~4 针,以扩大肛管直径。操作较为简单,术后恢复较快(图 2-5-9)。

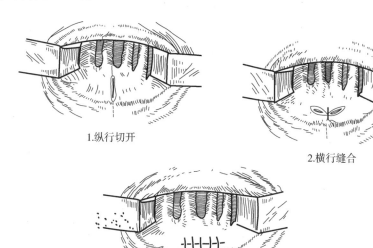

1.纵行切开

2.横行缝合

3.缝合完毕

图 2-5-9 肛裂纵切横缝术

6) 肛裂切除术

适应证:适用于陈旧性肛裂,并伴有潜行瘘管、肛乳头肥大及哨兵痔。

操作方法:患者取截石位或侧卧位,骶麻或局麻后常规消毒,分叶肛门镜扩肛观察,自肛裂裂口外侧做梭形切口,从肛缘外 1.5cm 到齿线上 0.3cm,钳夹肛裂底边皮肤,向齿线方向钝性分离肛裂溃疡面和瘢痕组织,一并切除外痔及肛乳头,若有瘘管,一起切除。此种方法由 Gabriel 在 1948 年提出,使引流较通畅,但因皮肤切除较多,瘢痕较大,愈合较慢(图 2-5-10)。

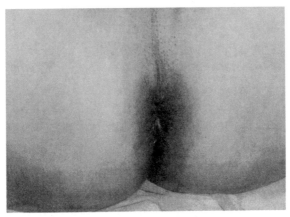

图 2-5-10　肛裂切除术后

7）挂线术

适应证:肛裂伴有潜行瘘管。

操作方法:患者取截石位或侧卧位,骶麻或局麻后常规消毒,分叶肛门镜扩肛观察,在肛裂外肛缘皮肤处做放射状切口,长约 1.5cm,用球头探针从小切口插入穿过外括约肌皮下部及内括约肌,用左手示指于肛内引导,寻找后位肛窦处,左手示指抵住探针头轻轻从裂口上端肛窦处穿出。将探针折弯固定,切开肛缘皮肤、切除栉膜带,将肛裂两侧潜行皮缘、哨兵痔、肥大的肛乳头及皮下瘘剪除,使创面呈梭形。将带有橡皮筋的丝线圈挂在球头探针上,然后退针,引线至肛外,将橡皮筋内外两端拉紧、钳夹,钳下粗丝线结扎,剪去多余橡皮筋及丝线。此种方法操作简单易行,患者痛苦小,恢复快,治愈率高,复发率低。

8）皮瓣修复术

适应证:适用于顽固性慢性肛裂、肛门溃疡高度瘢痕增生经久不愈、肛管高度狭窄、肛管皮肤有较大缺损及肛裂并肛管明显狭窄者。

操作方法:患者取截石位或侧卧位,骶麻或局麻后常规消毒,分叶肛门镜扩肛观察,肛门后正中线沿肛裂作倒 V 字形切口,上至肥大的肛乳头上方,切除病变的肛乳头、肛隐窝、肛裂及前哨痔;有前后同时性肛裂和痔者应一并切除,并修复创面。将肛门后方切口向下延长,使其大小足以覆盖手术创面,前哨痔下方皮瓣做成倒 V 字形。若裂口小于 1cm,可将皮瓣向上推后与黏膜对合缝合;若裂口大于 1cm,上端黏膜与黏膜对合缝合,下端黏膜修整后与倒 V 字形皮瓣边缘行对合缝合,使皮瓣向肛管侧推移时张力减少。具体可分 V-Y 皮瓣成形术和菱形皮瓣推移成形术。优点是正常皮肤可覆盖肛裂创面,与肛管黏膜吻合。此术式创伤小,恢复快。缺点是张力大,易感染。改良纵切横缝皮肤移动术为 U 形皮肤移动术,结果显示可减低张力,易缝合,疼痛轻,便血发生率低。

9）其他术式：其他用于治疗肛裂的手术方法还有潜行三断法、肛管搭桥术、激光括约肌切开术等，临床应用较少，不加赘述。

（2）其他治疗

1）外治法

①熏洗法：该种方法常用具有活血消肿、收敛止痛的五倍子汤、硝矾洗剂、苦参汤、止痛如神汤等熏洗或坐浴。新鲜肛裂亦可用温盐水坐浴，便前便后各一次，症状加重者可每日清洗 3 次，以达到清洁创面，消除水肿作用。便前坐浴可减轻粪便对裂口的刺激，同时可以缓解肛门括约肌的紧张，便后坐浴可持续保持肛门部位的清洁，改善血液循环，减轻括约肌痉挛，充分缓解肛裂导致的疼痛，促进创面愈合。

②敷药法：该种方法常被应用于新鲜单纯性肛裂，可用一效膏、马应龙膏、九华膏、白玉膏、太宁软膏等敷于患处，以达到消肿止痛、祛腐生肌、收敛止血作用。

③肛内塞药法：常用太宁栓、普济痔疮栓、痔疮宁栓等栓剂塞入肛内，伴随着体温的作用，使栓剂融化后作用于患处，此种方法有利于黏膜的保护，并且可以润滑肠道、止痛止血，从而达到消除和改善症状的目的。

2）非药物治疗

①局部封闭法：适用于早期肛裂，此法主要应用麻醉药物、长效止痛注射液点状注射到肛裂周围，中断恶性循环的刺激，从而解除疼痛、缓解括约肌痉挛，使创面得到修复。可用复方亚甲蓝长效止痛注射液点状注射于患处。操作要点：在裂创下端 0.5cm 处进针，于示指引导下边推药边进针，在括约肌间做扇形浸润封闭，以达到解痉止痛作用，一般封闭 1~2 次即可。亦可用长效止痛剂封闭法、酒精或激素封闭法或复方枸橼酸液封闭法等。

②针刺法：针刺法具有缓解括约肌痉挛、加强通便、缓急止痛、止血等功效，常被应用于早期肛裂。主要穴位为长强、承山、大肠俞、白环俞、三阴交、天枢等。针刺以强刺激为主，得气后留针 5~10 分钟，每日 1 次，7~10 天为一疗程。

③穴位封闭法：用复方亚甲蓝长效止痛注射液 5~10ml 注射 1 次封闭长强穴，症状未见缓解者可于一周后再注射 1 次。或用 1% 普鲁卡因注射液 6ml 行长强穴封闭，针头刺入深度应与肛裂溃疡面基底部位一致，隔日 1 次，5 次为 1 疗程。

④腐蚀法：可先用 10% 硝酸银溶液或硝酸银棒涂抹创面溃疡处，然后再用生理盐水冲洗至创面愈合。或先用 5% 石炭酸甘油涂擦后再用酒精擦去，或用七三丹祛腐，以后改用黄连膏外敷，可减轻疼痛、降低肛管静息压、增加肛管血供。

⑤烧灼法:此法是利用烙铁或电灼器(充分消毒后)或二氧化碳激光等烧灼或切割。其原理是使用高热烧焦溃疡面致其结成焦痂,待焦痂逐渐脱落,新鲜创面逐渐形成,从而达到治疗目的。

⑥肉毒杆菌毒素局部注射法:此法是通过使用肉毒杆菌来抑制乙酰胆碱的释放,促使局部肌肉变得松弛,肛管内压及肛管张力降低,从而促进肛裂创面愈合。方法是将 0.1ml 经稀释的肉毒杆菌毒素注射于肛裂患处两侧的外括约肌处,然后配合熏洗及坐浴等疗法效果更佳。

此外,还可以通过理疗来改善和促进局部血液循环,加速溃疡愈合。

七、预防

1. 养成良好饮食习惯,多吃蔬菜水果。

2. 保持大便通畅,形成良好排便习惯,排便时注意力要集中,缩短排便时间。

3. 形成球状或干硬粪便后不要用力排出,可以使用温盐水灌肠或者使用开塞露注入肛内润滑排便。

4. 及时治疗肛窦炎等肛门疾病。

5. 在行肛门指检及肛门镜检查时,忌粗暴用力。

6. 肛门手术时要引流通畅。

7. 发现炎症性肠病或其他肛门疾病时,应及时治疗,防止并发肛裂。

8. 适当加强体育锻炼,提高机体抵抗能力。

————● 参考文献 ●————

1. 于永铎. 肛肠病诊治彩色图谱大全[M]. 沈阳:辽宁科技技术出版社,2015:035.

2. 李曰庆,何清湖. 中医外科学[M]. 北京:中国中医药出版社,2012:263.

3. 何永恒,凌光烈. 中医肛肠科学[M]. 北京:清华大学出版社,2011:172.

4. 中医病证诊断疗效标准[S]. ZY/T001.1-94.

5. 陈孝平. 外科学[M]. 北京:人民卫生出版社,2013.

6. 安阿玥. 肛裂、肛肠病学[M]. 北京:人民卫生出版社,2005:196.

7. 王秋霖. 肛裂切开松解术临床实验研究[J]. 江苏中医,1994,15(8):8-9.

8. 周海峰. 侧切术与后切术治疗陈旧性肛裂临床观察[J]. 齐齐哈尔医学院学报,2009,30(19):2 407.

9. 吴国平,曹书清,付永杰,等. 肛裂治疗的现状[J]. 北京军区医药,2001,13(6):445-446.

10. Nelson RL,Chattopadhyay A,Brooks W,et al. Operative procedures for fissure in ano[J]. Cochrane Database Syst Rev,2011,(11):CD002199.

11. 阳训武,廖琴.改良肛裂切除术治疗慢性肛裂临床观察[J].辽宁中医药大学学报,2010,12(6):214-215.

12. Perry WB,Dykes SL,Buie WD,et al. Practiceparameters for the-managementofanal fissures(3rdrevision)[J]. Dis Colon R ec-tum,2010,53(8):1 110-1 115.

13. 申旭龙,唐学贵,任敏,等.肛裂手术治疗方法进展[J].中医临床研究,2016,8(02):147-148.

14. 王万民,孙福堂,易知华,等.3种术式治疗慢性肛裂的临床比较[J].中国肛肠病杂志,2002,8(4):242.

15. 许武芳,郑伟琴,姜雨昕,等.小针刀内括约肌切断术治疗肛裂疗效观察[J].现代中西医结合杂志,2012,21(16):1 754-1 755.

16. 王久刚,李东冰,苗春红.小针刀内括约肌切断术治疗慢性肛裂的临床评价[J].内蒙古医学杂志,2011,43(2):152-154.

17. Littlejohn DR,Newstead GL. Tailored lateral sphincterotomy for anal fissure[J]. Dis Colon Rectum,1997,40(12):1 439-1 442.

18. 汤献忠,李兴谦,王 丹,等.裁剪式内括约肌侧切术治疗陈旧性肛裂的临床疗效观察[J].结直肠肛门外科,2010,16(3):160-162.

19. 陈显韬,宋小平,杜小莉,等.外括约肌皮下部离断术治疗肛裂50例临床疗效观察[J].西南军医,2015,(1):38-39.

20. 黄乃健.中国肛肠病学[M].济南:山东科学技术出版社,1996:767-781.

21. 王玉成.常见肛肠疾病[M].哈尔滨:黑龙江朝鲜民族出版社,1996:149-157.

22. 吴在德,吴肇汉.外科学[M].北京:人民卫生出版社,2003:524.

23. 胡智.挂线术治疗肛裂90例的临床观察[J].结直肠肛门外科,2008,14(3):196-197.

24. 李辉斌,孙晖,钱海华.肛裂治疗进展[J].现代中西医结合杂志,2012,21(33):3 754-3 756.

25. 高激泳.肛裂切除术、纵切横缝皮肤移动术和U形皮肤移动术治疗陈旧性肛裂的临床观察[J].海南医学,2006,17(3):77-78.

26. 何永恒.中国肛肠科学[M].北京:清华大学出版社,2012.

（于永铎）

第六章

脱肛

一、概述

脱肛是直肠黏膜、肛管、直肠全层和部分乙状结肠向下移位而脱出肛门外的一种疾病。现代医学称之为直肠脱垂。其特点是以直肠黏膜及直肠反复脱出肛门外伴肛门松弛。任何年龄均可发生,小儿多为直肠黏膜脱垂,青壮年多为直肠全层脱垂,50岁以上女性多为直肠与部分乙状结肠脱垂。一般小儿与老年多见,男性多于女性。

二、病因病机

中医学对本病病因之记述颇多,既有局部致病因素,又有全身因素。其病因病机主要为小儿气血未旺,妇女分娩用力耗气,气血亏损,老年人气血衰退,脏腑虚损,中气不足,致使气虚下陷,固摄失职,而不能升提固涩,发生本病。其局部功能之异常主要为固摄不牢,升提无力,收缩弛张。概括起来可归纳为寒、虚、热。

1. 寒 肛门属大肠,大肠寒,则肛门寒,出现严重的泄泻,导致脱肛的发生。如《备急千金要方》中有"肛门主大肠,大肠寒则肛门寒,则洞泻,肛门滞出",其中有"肛门滞出""肛出""脱肛""肠随肛出,转广不可入""积冷利脱肛""脱肛历年不愈"。腑伤于寒,则肛门寒,大便洞泻,出现肛门突出良久乃入的症状。如《外台秘要》中引删繁方论"肛者,主大便道,肺,大肠合也,号为通事令史,重十二两,长一尺二寸,广二寸二分,应十二时。……,若腑伤寒,则肛寒,大便洞泻,肛门凸出良久乃入。"其中有"脱肛""肛出""肛门凸出""卒大便脱肛""肠肛俱出""脱肛历年不愈"等记载。

病因寒,多为虚寒。脱肛是肛门脱出,多由于久利,使大肠虚冷而致。《外台秘要》中记载"病源脱肛者,肛门脱出也,多因久利后大肠虚冷所为。肛门为大肠之候,大肠虚而伤于寒,利而用气堰,而气下卫,则肛门脱出,因谓脱肛也。"《三因极一病证方论》中记载"肛门为肺下口,主大肠……腑虚则大肠寒,寒则肛门脱出。"

2. 虚 又可分为气虚和血虚。《三因极一病证方论》提出"肛门为肺下口,主大肠……腑虚则大肠寒,寒则肛门脱出,又妇人产褥用力过度,及小儿叫呼,及久利后,皆使肛门滞出。"《丹溪心法》认为"肺与大肠为表里,故肺脏蕴热,则肛门闭结;肺脏虚寒,寒则肛门脱出。又有妇人产育用力,小儿久利,皆致此。"《世医得效方》中云"大肠寒,肛门脱出不收;用力过多,及小儿叫呼,久利后,皆使脱肛。"《圣济总录》中云"下利脱肛者,因大肠虚弱,冷气淹滞,至圊不能便,极力于下,肛门脱出,故谓之脱肛。"《疮疡经验全书》中云"肺与大肠相为表里,故肺脏蕴热,则肛门闭结;肺脏虚寒,则肛脱出,此致当之论。又有妇人产育过多,力尽血枯,气虚下陷,及小儿久利,皆能使肛门脱出。"《医学入门》中云"难经云:病之虚实,入者为实,出着为虚。肛门脱出,非虚而何? 劳倦房欲过度及产育用力,久痢久泻,小儿呼叫耗气,俱有此症。""脱肛全是气下陷。"

3. 热 《儒门事亲》中有"脱肛,大肠热甚也"之说。《丹溪心法》认为"脱肛属气热、气虚、血热、血虚。"明代张介宾认为脱肛"热者必有热症,如无热症,便是虚症。"

《景岳全书》中记载"故有因久泻、久痢、脾虚气陷而脱者;有因中气虚寒,不能收摄而脱者;有因劳役吐泻,伤肝脾而脱者;有因酒湿伤脾,色欲伤肾而脱者;有因肾气本虚,关闭不固而脱者;有因过用寒冷,降多亡阳而脱者;有因湿热下坠而脱者。然热者必有热症,如无热症,便是虚症,且气虚即阳虚,非用温补多不能效。凡小儿元气不实者,常有此症。"总之,本病的病因病机,可归纳为:寒热洞泻,不能固涩;中气不足,不能收摄;湿热下注,不能升提。

西医学认为,全身功能状况尤其是神经系统功能减退对直肠脱垂的发生有重大影响。局部解剖因素如解剖结构缺陷和功能不全、肠源性疾病、腹压增高等亦是造成脱垂的重要条件。

三、临床表现

1. 脱出 大便时有块状物脱出,便后可自行回缩。有些患者刚一蹲厕,粪便未排出肠管即先脱出;有的粪出肠管随出;少数患者于粪便即将排尽时肠管才脱出。病情迁延日久,脱出物逐渐增长、变粗,不能自然回缩,需用手法推回。重者在咳嗽、久站、行走、下蹲时都会脱出。患病时间越长则脱出越频繁。

2. 坠胀 初期内脱垂阶段,患者自觉肛门部下坠不适,常有排便不尽感和大便不通畅感。由于黏膜脱垂致直肠或结肠脱出,压迫肛门,出现肛门坠胀和腰骶不适感,严重时有便意频繁,里急后重等症状。

3. 便血 一般无此症状,偶尔大便干燥、衣裤摩擦刺激,肠黏膜发生充血、水肿、糜烂,大便时有滴血、粪便带血或手纸带血,但出血量少。

4. 潮湿瘙痒 因肛门括约肌松弛,有黏液自肛门溢出,以致肛周潮湿,分泌物反复刺激肛周皮肤而引起瘙痒。

5. 嵌顿　肛门直肠脱出不能及时还纳,脱垂的黏膜充血、水肿,致肛门括约肌痉挛而出现嵌顿,使肿胀疼痛加重,甚至出现局部坏死及肠梗阻。

6. 肛门失禁　严重患者,可伴有肛门不全失禁或完全失禁。

7. 便秘和腹泻　由于患者恐惧排便而久忍大便,可导致便秘;患者反复脱出,直肠黏膜受刺激和损伤,导致炎症或溃疡,也可出现腹泻。

8. 脱垂对全身的影响　本病发病缓慢,初始全身多无明显不适,也可见脾胃虚弱,中气下陷的表现,如乏力,纳呆,少气懒言,气短,头目眩晕等。由于长期脱垂,多年不愈,对精神影响颇大,可见情绪低落,心烦易怒,失眠多梦等。

四、诊断

1. 视诊　蹲位作排便动作,使肠管脱出肛门外。通过观察脱出物外貌,即可区别直肠脱垂的不同程度与类型。

(1)外观:如脱垂仅为黏膜,则脱出较短,或仅外翻肛口,可居某侧或全周;全层脱垂则脱出较长;如小肠、网膜坠入,则脱出甚粗,前壁特别膨隆,脱出肠管向后弯曲,状如弯牛角(图 2-6-1)。如病期较短,肿物表面黏膜平滑,色泽鲜艳,淡红光亮。如患病已久,因反复脱垂和纳入,黏膜肥厚粗糙,色暗无光,或见结节溃疡等。但检查前如脱出时间较长,因血运障碍而致瘀血,黏膜可呈紫褐色,此非肿物之真实色泽,故脱出后应及时检查。

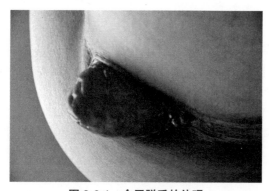

图 2-6-1　全层脱垂的外观

(2)皱襞形态:如直肠黏膜脱出,脱出物侧面观呈半球形,黏膜皱襞呈放射状分布,典型者呈一菊花状(图 2-6-2A);如直肠全层脱出,脱出物侧面观呈圆锥形,黏膜皱襞呈环状,层层折叠(图 2-6-2B);如直肠及部分乙状结肠脱出,脱出物侧面观常呈圆柱形,黏膜皱襞不明显(图 2-6-2C);如长期反复退出,黏膜可有增殖结节,表面可见大小不等的结节状隆起。

(3)肛门状况:肛门括约功能正常或轻度松弛者,肛门呈自然闭合,视诊不易分辨,重度松弛者,于膝胸位或蹲位检查时,肛门自然开张成一洞状。

2. 触诊 可以查清脱垂反折沟的有无,脱垂部分的长短粗细,括约肌力度如何,脱垂物的性状,以及是否合并其他病变。

(1)脱垂物指诊:首先触摸脱垂组织的软硬度,黏膜脱垂者触之柔软无坚硬肿块,全层脱垂则有弹性。然后触摸反折沟的有无,了解此沟是否完全消失或部分消失。

(2)直肠指诊:直肠指诊可以了解肛门括约肌功能状态,当手指伸入直肠后,如觉肛门紧缩有力,则说明括约肌功能无明显减退。如手指极易伸入,且无明显紧缩感或可以插入数指,或以手指挤压肛管壁时,肛门即开张呈洞状,则表明括约肌张力已经减退。然后可令患者有意缩肛,进一步了解肛门括约功能。亦可以取蹲位,医者手指插入肛内,让患者做排便动作,可以进一步了解直肠脱垂的过程,肛内手指可触及脱垂下降的肠管或隆起的黏膜。

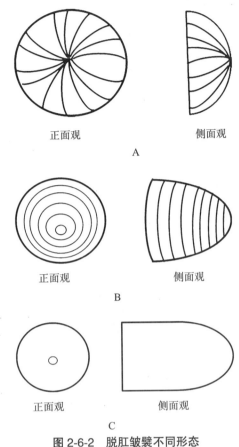

正面观　　　　　　　　侧面观

A

正面观　　　　　　　　侧面观

B

正面观　　　　　　　　侧面观

C

图 2-6-2　脱肛皱襞不同形态

A. 直肠黏膜脱出;B. 直肠全层脱出;C. 直肠及部分乙状结肠脱出

(3)测量:测量脱垂的长度和厚度,脱垂长度应从反折沟基底量起,至脱出物顶端为止。如反折沟消失,应从肛缘量起,前后左右四壁均应测量,脱垂长度应以测量之数加倍算之。脱垂厚度应于脱出物顶端测量,测量"同心圆"孔的内外径,可知脱出部分顶端的粗细和大小。

3. 辅助检查

(1)内镜检查:可直接观察肠壁情况,有无皱襞或隆起,内脱垂者此检查尤为重要,如肠壁全层下移,环状折叠可充满全部视野。

(2)排粪造影:排粪造影是内脱垂的主要检查手段,表现为在直肠侧位片上呈漏斗状影像,部分患者有骶直分离。直肠黏膜外脱垂患者,力排时钡剂排出肛门外,同时肛门外出现圆柱或圆锥形黏膜皱襞及大小、长度不等的肿物(图 2-6-3A)。也有的外脱垂患者在排完钡剂后自行回复,但直肠肛管处仍有多层黏膜内套叠存在。排粪造影结合小肠造影还可以观察是否伴有小肠脱垂（图2-6-3B）。除此之外排粪造影还可发现会阴异常下降、肛直角变钝，此是直肠脱垂常见的伴随现象。

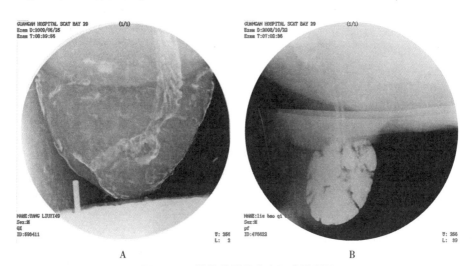

图 2-6-3 排粪造影结合小肠造影所见
A. 直肠脱垂，无小肠脱垂；B. 直肠脱垂伴小肠脱垂

（3）肛直肠测压

1）静息压下降，反映由脱垂肛管机械性扩张及其在远端直肠引起持续反射性内括约肌抑制所致的内括约肌功能障碍，其程度与肛门失禁相关。

2）肛管最大收缩压下降，反映由脱垂肠管机械性扩张及阴部神经伸展损伤所致的外括约肌等盆底横纹肌功能障碍。

4. 诊断标准

（1）1975年全国肛肠衡水会议制订的标准：具体如下，共分三度。

Ⅰ度：排便或增加腹压时，直肠黏膜脱出肛外，长度在3cm以内，便后脱出部分可自行回纳，一般无分明自觉症状；

Ⅱ度：排便或增加腹压时，直肠全层脱出肛外，长度在4~8cm不能自行还纳，需用手助其还纳，多伴有肛门括约肌松弛；

Ⅲ度：排大便或增加腹压时肛管、直肠、部分乙状结肠脱出肛门外，长度在8cm以上，用手复位都比较困难，可伴有肛门括约肌松弛，直肠黏膜糜烂、肥厚，便血，大便失禁等症状；

上述的三度分类，实际是以下三型：

Ⅰ型：黏膜脱垂型：是不完全脱垂，成年人常伴有内痔或外痔。

Ⅱ型：完全性直肠脱垂，不合并肛管脱垂。

Ⅲ型：在Ⅱ型的基础上并有肛管及乙状结肠脱出。

（2）2002年中华中医药学会肛肠分会制定的脱肛病诊断标准：即二型三度分类法。此分型方法较为流行。

一型：不完全性直肠脱垂，即直肠黏膜脱垂。

表现为直肠黏膜层脱出肛外，脱出物呈半球形，其表面可见以直肠腔为中心的环状的黏膜沟。

二型：完全性直肠脱垂，即直肠全层脱垂。

脱垂的直肠呈圆锥形，脱出部分可以直肠腔为中心呈同心圆排列的黏膜环形沟。

二型根据脱垂程度分为三度：

Ⅰ度为直肠壶腹内的肠套叠，即隐性直肠脱垂。排粪造影呈伞状阴影。

Ⅱ度为直肠全层脱垂于肛门外，肛管位置正常，肛门括约肌功能正常，不伴有肛门失禁。

Ⅲ度为直肠和部分乙状结肠及肛管脱出于肛门外，肛门括约肌功能受损，伴有肛门不全性或完全性失禁。

五、鉴别诊断

1. 多发性或大型内痔脱垂与黏膜脱垂相鉴别　内痔脱出肿物为曲张的血管团，可呈桑葚状、梅花状或环状，各痔核间多有明显分界，痔黏膜常充血，色鲜红或紫暗。单纯黏膜脱垂，可见放射状皱襞，脱垂黏膜多平滑光亮，色淡红。如黏膜脱垂为全周时，肿物无明显分界。如局限于一侧的黏膜脱垂，因其内无曲张的血管团故也易区别。有时黏膜脱垂伴有内痔脱垂，或内痔脱垂牵拉部分黏膜下移外翻，二者何为先发，须根据不同病史、症状和体征加以区别。但有时尚难确定。

2. 肛周皮下静脉高度曲张与肛管脱垂相鉴别　肛周皮下静脉高度曲张，因病变范围广泛，当努挣时肛管虽显著下移，然此种下移为肛管外端变长的表现，并无外翻现象。患者可误认为有物脱出。临床所见的肛管脱垂，肛周皮下静脉无明显曲张，努挣后肛管外翻，可察见齿状线并有黏膜翻出。

3. 肛管皮肤缺损或痔环切术后引起黏膜外翻与直肠黏膜脱垂相鉴别　因肛门手术导致的黏膜外翻，有痔、肛瘘等手术史，脱出的黏膜呈片状或环状，用手不能回纳入肛内，色鲜红，可因长期摩擦，而存在明显充血、水肿及分泌物增多。直肠黏膜脱垂可回纳入肛内，色淡红。

4. 直肠息肉脱出与直肠脱垂相鉴别　较大的直肠息肉可脱出肛门外，呈球形或分叶状，呈肉红色，容易出血。触之呈实质感，质中等。直肠指诊：可扪及息肉及其蒂，直肠腔正常，而直肠脱垂的肠腔在脱垂顶端的中心部位。

5. 会阴下降综合征与直肠内脱垂相鉴别　会阴下降综合征症状与直肠内脱垂相似,有观点认为二者可能是同一种疾病在不同发展阶段的不同表现。会阴下降综合征是由于盆底肌肉的紧张减退,肌肉下降,引起直肠功能紊乱,常有梗阻感觉,会阴部疼痛,排便频繁,排出气体困难。指诊肌肉紧张减低,用力时耻骨直肠肌下降。排粪造影可见肛管上部成漏斗形,直肠前壁向下突出。机电描记法可见肌肉紧张有异常。直肠内脱垂在指诊及视诊时,可发现直肠远端或肛管内有套叠的直肠黏膜或全层。

6. 隐性直肠脱垂综合征与直肠内脱垂相鉴别　隐性直肠脱垂综合征是青年人容易患的疾病,常有里急后重、便血和黏液,并有便秘,排便困难用力,腰部和肛门部疼痛,夜间遗尿。指诊直肠壶腹有时摸到息肉样肿块。乙状结肠镜检查可见直肠前壁黏膜水肿,有红斑和颗粒。有的有孤立溃疡,有的黏膜正常。直肠内脱垂属直肠脱出性疾病,主要症状有便秘、腹泻、肛门坠胀、排便困难、里急后重等,乙状结肠镜检查可见直肠黏膜或全层脱垂于直肠远端或肛管内而未脱出肛门,指诊可触及直肠壶腹内套叠的直肠黏膜或肠壁,乙状结肠镜检查时可见因反复脱垂而水肿、充血、溃疡、糜烂的直肠黏膜或肠壁。

六、治疗

本病为气机升降失常,大肠失于固脱。故去其有余,补其不足,升提固脱是其治疗的基本原则。分内、外药物治疗、针灸、注射和手术治疗。内、外药物及针灸治疗可以增强盆腔内的张力,增强对直肠的支持固定作用。对一度直肠脱垂,尤其对儿童可收到较好疗效。但对于二、三度直肠脱垂仅能改善症状,很难彻底治愈。注射与手术治疗是使直肠与周围组织或直肠各层组织粘连固定,使直肠不再下脱。

1. 内治法　服药治疗直肠脱垂是中医的主要治法,可使症状消失,脱垂回复。其治则以《内经》“虚则补之”,“下者举之”,“酸主收”等为依据。具体方法可有以下几种:

(1) 中气虚陷:治以补气升提固脱。此即《疡医大全》所说:“久病虚陷自脱者,肠必虚微无力,以升提补气为主” 以补中益气汤为主。对气虚兼有血虚者,合四物汤加减用之。

(2) 大肠虚寒:治以温中补虚,升提固脱。可取《和剂局方》之钓肠丸或《世医得效方》之文蛤散加减。亦可酌用《太平圣惠方》猪肝散方。

(3) 肺脏本虚:治以温肺益气,补益升提。可以保元汤与补中益气汤加减化裁。

(4) 诸虚劳损:治疗可本《薛氏医案》所说:“血虚者,四物加白术、茯苓;久痢者,补中益气汤加酒炒芍药;中气虚陷者前汤加半夏、炮姜、茯苓、五味;肾虚者,六味丸;虚寒者,八味丸。"

(5) 大肠湿热:治以除湿升提。可选用《薛氏医案》升阳除湿汤。

胡伯虎用生黄芪 30g,党参 10g,升麻 6g,枳壳、益母草 15g,水煎服。治疗小儿气虚脱肛,收到较好效果。黄乃健应用枳壳复肛汤,治疗直肠脱垂,也收到较好疗效。内治法取效一般较缓慢,对重症完全性直肠脱垂,疗效欠佳,也可愈而复发。另外,治疗过程中应注意调理大便,防止便秘或腹泻。

2. 外治法

(1) 熏洗:应用熏洗法治疗直肠脱垂,在中医古文献中有较多记载,如《儒门事亲》中论述脱肛时说:"大肠热甚也,用酸浆水煎三五沸,稍热,鞭洗三五度。"《直肠方》中的独虎散,以五倍子煎汤,加入焰硝、荆芥,乘热熏洗,治疗脱肛;《世医得效方》中的文蛤散,用五倍子、白矾、蛇床子,煎汤熏洗,治疗脱肛不收,也是有关熏洗治疗直肠脱垂的记载。熏洗多用收敛固涩之剂,如石榴皮、五倍子、枯矾、乌梅、枳壳、苦参、蛇床子、荆芥、朴硝等。用法为煎汤熏洗,每日1~2 次。

(2) 敷药:如《古今图书集成·医部全录》田螺水、涩肠散、蟠龙散、伏龙肝散、浮萍散、孩儿散等。常用药物如赤石脂、五倍子、乌梅、诃子肉、煅龙骨、浮萍草、鳖头等。上药为细末,干撒或以水、油调敷,亦可用鳖血涂布。

(3) 熨灸:此法简便易行,多用于小儿脱肛。现多以砖块烧热后外包毛巾或布,热敷局部,每次约半小时。

3. 针灸治疗 针灸治疗小儿脱肛和部分成人脱肛能收到一定效果。针后艾灸或电针可增强肛门括约肌收缩功能,改善肛门局部症状。

针刺取穴:百会、足三里、长强、气海、承山、环门(肛门左右中位赤白肉际分界处)、提肛(肛门左右中位,旁开肛门五分)等。中等度刺激,留针 3~5 分钟,同时灸百会、足三里、中脘、长强等穴。隔日 1 次,一般 10~15 次为 1 疗程。

4. 手术疗法 治疗直肠脱垂的手术术式很多,至今尚无统一的保准术式。每种式式都是根据某种学说而设计的,主要针对解决其中一种或多种解剖异常。各术式的效果相差也较大,并且不断出现新的纠正直肠脱垂的术式,应选择好适应证,并根据具体情况和术者操作娴熟的手术技巧,来决定采用何种术式,尽可能地取得较好的手术效果。

(1) 经会阴手术

1) 注射疗法

①黏膜下点状注射法

适应证:黏膜脱垂,部分 II 期脱垂。

禁忌证:脱垂黏膜急性炎症、糜烂、肠炎、腹泻等。

注射药物:5% 石炭酸植物油,6%~8% 明矾注射液,消痔灵注射液,5% 鱼肝油酸钠,收脱注射液等。

术前准备:术前排净大便或灌肠排便。

麻醉:一般不用麻醉。

手术步骤:侧卧位或截石位。0.1%新洁尔灭消毒皮肤及肠腔,铺手术巾。嘱患者增加腹压,使脱垂地黏膜脱出于肛门口,再行消毒,1~2把组织钳夹住脱垂的直肠黏膜,向外牵拉,给予一定的张力。如果黏膜脱出在3.0cm以内,可采用定点注射法,即在齿线上1.0cm处黏膜的前、后、左、右4处,分别于黏膜下层注药物,每点注射药物的剂量取决于选用的注射药。以5%石炭酸植物油为例,每点注射2ml。如果黏膜脱出在3~5cm时,宜采用多点注射法,即从齿线上方0.5~1.0cm以上开始,选择不同平面,斜形交叉,点距1.0~1.6cm,每点注药0.3~0.5ml(图2-6-4)。术毕将直肠还纳,放置洗必泰栓,外用纱布加压包扎固定。

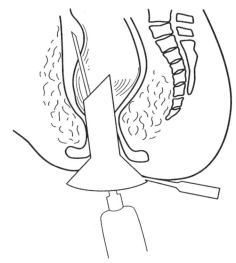

图2-6-4　直肠黏膜下点状注射法

术后处理:术后当日禁食或给予无渣饮食,控制排便。可2~3日后排便。便后清洗肛门。患者要卧床休息,避免用力下蹲及过度增加腹压。如有坠胀感,要尽量忍耐,不可因此而频繁排便。

操作注意事项:药液要注入黏膜下层,注意深浅得当。注射过深,药液进入直肠肌层,则易致肠壁肌层坏死;注射过浅,药液在黏膜层,致使黏膜水肿明显,易发生黏膜坏死溃疡。如果药液注入齿线以下的肛管皮下,可引起剧烈疼痛及水肿、坏死。

②黏膜下柱状注射法

适应证:Ⅰ~Ⅱ度脱垂。

禁忌证:直肠黏膜炎症、腹泻等。

注射药物:同上。

术前准备:同上。

麻醉:骶麻或局麻。

手术步骤:侧卧位或截石位。常规消毒会阴部皮肤,0.1%新洁尔灭消毒皮肤及肠腔,铺手术巾。适当扩肛,用组织钳夹住齿线上方黏膜,手指进入肠腔作引导,用长针头在齿线上 1.0cm 处进针黏膜下层。从上至下,边注药、边退针,使黏膜下层形成柱状串珠样注射区分别在直肠前、后、左、右作 4 条柱状注射。术后放置洗必泰栓于肛门内,敷料覆盖肛门,加压包扎固定。

术后处理:术后口服抗生素,控制大便 2~3 天。

③直肠周围注射法

适应证:Ⅱ~Ⅲ度直肠脱垂。

禁忌证:肠炎、腹泻、肛周皮肤感染、肛周脓肿等。

注射药物:收脱止注射液,消痔灵注射液,5% 鱼肝油酸钠,95% 酒精。

术前准备:清洁灌肠。

麻醉:骶麻或局麻。

手术步骤:截石位。常规消毒会阴部皮肤。0.1% 新洁尔灭消毒肠腔,铺手术巾。骨盆直肠间隙注射法　于截石位 3 点肛门外侧 1.5cm 处进针,用 7.5cm 腰穿针头和 20ml 注射器,进针 4~5cm,针尖遇到阻力,即达肛提肌。当通过肛提肌时有落空感,即进入骨盆直肠间隙。左手指进入直肠壶腹,触及针头位置,确定针尖在直肠壁外侧,以针尖可自由滑动而无固定为准。再进针 2.0cm,肥胖者加压后可进入 8.5cm,然后缓慢注入药物。一侧用量为 1∶1 的消痔灵与 1% 普鲁卡因混合液 15~20ml,或 8% 明矾注射液 15ml,或 95% 酒精 5~6ml,收脱注射液 15~20ml。使药液呈扇形均匀分布。对侧肛门外侧(即 9 点位置)以同样方法注射。直肠后间隙注射法　从尾骨尖至肛缘之中点处进针,在左手引导下进针 6~7cm,证实未穿入肠壁及骶前筋膜后,边注药、边退针,剂量为骨盆直肠间隙注射法一侧用量的一半。

术后处理:无渣饮食 1~2 天,控制大便 2~3 天。卧床休息 1 周。

附:李华山根据多年临床实践,对消痔灵注射治疗直肠脱垂,进行了系统研究,总结出一套有效的 8 点注射治疗方法。介绍如下。

a. 治疗前准备:术前 1 天流汁饮食,注射当日禁食,灌肠清洁,会阴部常规备皮。

b. 专用器械:消痔灵注射专用喇叭状肛门镜(前端口径 2.2cm,后端口径 5cm,长 8cm),注射器(20ml),9 号腰穿针(行直肠周围注射时用)。

c. 注射药物:消痔灵注射液。

d. 注射方法:腰麻成功后,患者取右侧卧位或膀胱截石位,肛门会阴部常规碘伏消毒。按直肠周围 8 点注射法进行注射,直肠黏膜下层不予注射。具体操作如下所述。

8 点注射法:

左侧骨盆直肠间隙注射:在膀胱截石位 3 点肛门缘外 1.5cm 处,先用 9 号腰穿针穿透皮层,刺针应先平行肛管,经肛门外括约肌至提肛肌,当通过提肛肌有落空感时,即进入骨盆直肠间隙,应使针斜向外侧。此时,用左手示指伸入直肠壶腹引导,触摸针尖部位,证实腰穿针位于直肠壁外侧,未穿透直肠时再将腰穿针全部刺入。如发现针头距直肠黏膜较远不易触及时应重新穿刺,刺入部位适当时,手指感到与刺针仅隔肠壁肌层,触得明显。继用手紧压针柄,针全长9cm,加压后可深入1cm,约进入10cm。准确定位后回抽无血再将药液注入。注药时应边退针边注药,使药液呈柱状均匀分布,一侧注射消痔灵10ml。然后再次进一步针尖向下,刺入后边退针边注药10ml。

直肠后间隙注射:更换腰穿针头及手套后,依前法,在后侧截石位6点肛门与尾骨间皮肤中点处穿刺。为使穿刺部位正确,用另一手示指入直肠壶腹作引导,进针约6~7cm。证实针头未穿透直肠壁,未穿入骶骨前筋膜,活动于直肠壁后,即表示已达直肠后间隙。方可边退针边注药,注入消痔灵10~15ml。

右侧骨盆直肠间隙注射:更换腰穿针头及手套后,依前法,在右侧截石位9点处穿刺定位并注药。

直肠前间隙注射:更换腰穿针头及手套后,依前法,在前侧截石位12点,男性在肛门与会阴间皮肤中点处穿刺,女性在肛门与阴道之间穿刺。为使穿刺部位正确,用另一手示指入直肠壶腹作引导,进针约6~7cm。证实针头未穿透直肠壁,未穿入前列腺及精囊腺后。回抽无血及白色液体方可边退针边注药,注入消痔灵原液20ml。

同法0~3点、3~6点、6~9点、9~12点位中点处注射,每针注射消痔灵原液20ml,穿刺方法与3点、6点、9点、12点位注射相同。

注意事项:严格执行无菌操作,每步注射完毕后要更换手套。掌握肛管直肠及其周围组织的解剖特点,切忌将药液注入肠壁肌层、骶骨前筋膜和腹腔内。切忌刺穿肠壁。

e. 注射后处理:术后禁食3~5天,予抗生素及肠外营养支持治疗,控制排便5天。第一次排便如排出困难则用温盐水1 000ml灌肠。患者注意卧床休息,避免用力下蹲及过度增加腹压。

2)三联术:直肠脱垂三联术是现代中医治疗直肠脱垂的常用术式,在临床有多种不同形式的变化。贾小强所倡导的直肠脱垂三联术包括直肠瘢痕支持固定术、直肠周围间隙注射术和肛门环缩术三部分,现简要介绍如下。

适应证:Ⅱ度、Ⅲ度直肠脱垂。

禁忌证:腹泻、肛周皮肤感染、肛周脓肿等。

术前准备:术前2天开始流质饮食,术前晚20时,口服聚乙二醇电解质散等渗溶液2L;术前晚22时后禁食禁饮,术晨清洁灌肠。

药物准备:消痔灵注射液(吉林省集安益盛药业生产,规格:10ml×1支)。消痔灵稀释液配制方法为,取消痔灵注射液原液与1%利多卡因注射液按1:1

比例进行配制,备用。

麻醉:骶麻或腰麻。

手术步骤:患者采用蛛网膜下腔麻醉,取膀胱截石位或左侧卧位。放置导尿管,常规消毒铺巾。充分显露脱出的直肠,尽量使脱出达到极限。再次消毒直肠黏膜。

第一步为直肠瘢痕支持固定术:取 3 把组织钳于截石位 1 点位由脱出的肠段最顶端开始向肛门齿状线方向纵行排列钳夹松弛黏膜,第一把组织钳位于脱出肠段顶端向内侧翻转处,3 把组织钳夹持黏膜长度约 5cm,取血管钳将被夹持黏膜纵行钳夹。取按 1∶1 比例稀释的消痔灵液,注射于被钳夹黏膜的黏膜下层,使其饱满、色苍白,用血管钳反复夹闭,使注射后的黏膜呈扁片状。取圆针 7 号丝线,于钳下将被钳夹黏膜分为上、中、下 3 等分进行贯穿缝扎。同法处理 5 点、9 点位(图 2-6-5)。根据脱出肠管长度从上至下分成 2 到 3 段进行处理。一般处理完毕后,脱出直肠即回缩入肛内。

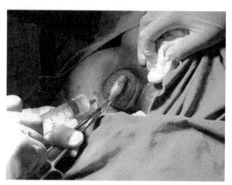
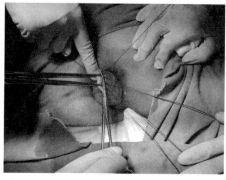

A

B

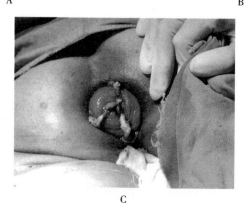

C

图 2-6-5 直肠瘢痕支持固定术

A. 纵行钳夹松弛直肠黏膜,注射消痔灵并夹闭成片状;B. 钳下分段贯穿结扎;C. 瘢痕支持固定术完成后情景及分布示意图

第二步为直肠周围间隙注射术：更换手术巾及手术器械，重新消毒手术野，更换手术衣及手套。取按 1∶1 比例稀释的消痔灵液，注射器佩戴规格为 0.7、长度为 10cm 的注射针针头，在左手食指直肠腔内引导下，由 3 点位距肛缘约 1.5cm 处进针，穿刺进入左侧骨盆直肠间隙，确定针尖到达位置正确后，回抽无血，缓慢推注药液 10~15ml。以食指轻柔按揉注射部位，使药液充分弥散。同法分别在 9 点位和 6 点位穿刺注药，完成右侧骨盆直肠间隙和直肠后间隙的注射（图 2-6-6）。

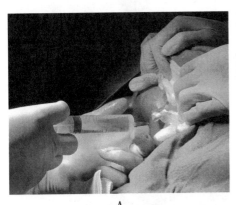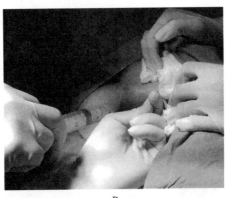

图 2-6-6　直肠周围间隙消痔灵注射

A. 食指引导下穿刺行双侧骨盆直肠间隙消痔灵注射；B. 食指引导下穿刺行后方直肠后间隙消痔灵注射

第三步为肛门环缩术：再次消毒术野，分别于前后正中距肛缘约 1cm 处，做长约 0.2cm 的切口，取腰穿套管针经切口做环肛周隧道将双 10 号丝线引入，收紧丝线，助手食指和中指插入患者肛管做标记，以直径可容纳 1 指半（约 2.5cm）为宜，将丝线打结牢靠，剪除尾线，4 号线缝合前后正中切口（图 2-6-7）。肛内置入橡胶排气导管，敷料覆盖包扎，手术完毕。

术后处理：术后应用单一广谱抗生素静脉滴注，每日两次，共 2 天；术后禁食不禁饮 4 天，术后第 5 天后改普食；术后留置尿管，控制大便 5 天；卧床 10 天。每日清洁换药 2 次，多在术后 8 天拆除缝线。

3）黏膜柱状结扎术

适应证：Ⅱ~Ⅲ度直肠脱垂。

术前准备：术前 2~3 小时肥皂水灌肠。

麻醉：骶麻或鞍麻。

手术步骤：截石位。常规消毒会阴部皮肤。0.1% 新洁尔灭消毒直肠腔，铺手术巾。首先在 7 点处，用 18cm 长的直止血钳纵行夹住齿线上方 1.5cm 以上的直肠黏膜 4~5cm 长，并将其外翻于肛门处。在被夹得黏膜下层，注射枯痔

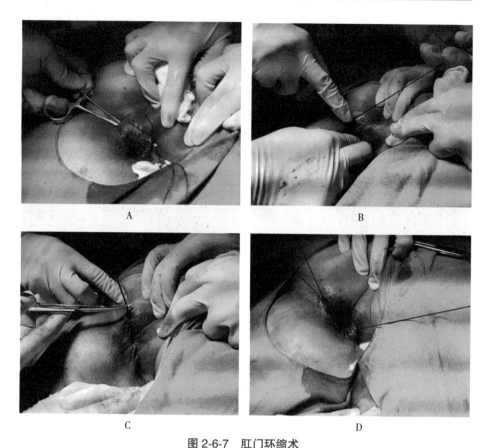

图 2-6-7　肛门环缩术

A. 前后正中做小切口，以小弯钳沿皮下做隧道，引入双 10 号线；B. 双 10 号丝线环绕肛门收紧，以容纳一指半（直径约 2.5cm）为度；C. 结扎后剪除多余丝线；D. 4 号丝线缝合前后正中切口

液或其他硬化剂，至膨胀为度。注意切勿夹住肌层。缝扎基底，在黏膜瓣基底部，止血钳以下，全长的 1/3 和 2/3 处分别作贯穿缝合，两针之间作褥式缝合，暂不结扎。待全部缝合后，边除去止血钳，边结扎缝线。依上述方法分别于 11点、3 点作同样的柱状结扎术。放置油纱条于肛门内，包扎固定。

术后处理：少渣饮食，控制大便 2 日，保持大便通畅。每日便后坐浴、换药，肛门内放置紫草油纱条。适当口服抗菌药物。

4）钳夹和烧灼术

适应证：儿童直肠脱垂。

术前准备：无特殊准备。

麻醉：局麻。

手术步骤：截石位。0.1% 新洁尔灭消毒肛门周围皮肤和肠腔。让患儿增加腹压排出脱垂的黏膜，用两把组织钳牵拉固定直肠黏膜。用电灼器或电凝器分别在 2 点、5 点、8 点、11 点处做纵行黏膜烧灼。从齿线上 1.0cm 开始向上,尽量达最高位。烧灼宽度为 0.5cm 左右。将脱垂直肠还纳入肛门,放置洗必泰栓,覆盖敷料,包扎固定。

术后处理:1. 肛门内放置洗必泰栓,每日 1 枚。2. 少渣饮食。3. 适当口服抗生素。

注意事项:此法应慎用。小儿脱肛宜保守治疗,多数即能治愈。少数病儿可采用局部黏膜下注射疗法,较为安全、有效。

5)肛门环缩术(Thierch 手术)

适应证:适用于肛门收缩无力或肛门已松弛的直肠黏膜,尤其老年体弱不适合较大手术者。该术式常用于在治疗直肠脱垂时的辅助性处理,如单独应用疗效差。

术前准备:清洁灌肠。

麻醉:鞍麻或局麻。

手术步骤:截石位。常规消毒会阴部皮肤,0.1% 新洁尔灭消毒直肠腔。用尖刀在肛门前、后距肛缘 2~3cm 处各作一纵行小切口,长 0.4~0.5cm。手指伸入肛门作引导,用 Doyen 持柄弯针或弯成半圆形的长穿刺针,从后侧切口进针,通过肛门左侧括约肌外缘的皮下组织,到前方切口穿出,将 20 号银针(或不锈钢丝,或尼龙条)穿过针孔(或穿过针芯),退出弯针或穿刺针,引出银丝。按同法将银丝从前侧切口穿至后侧切口,使银丝在皮下呈环形。助手将示指放入肛门内,然后逐渐拉近银丝两端,使肛门缩小至紧贴示指为度,在后侧切口处扭紧银丝。剪除多余的银丝,将银丝头端扭向尾处,埋入皮下组织。最后用丝线缝合前、后切口。敷料覆盖肛门,宽胶布或丁字带加压固定。

术后处理:术后早期宜禁食,静脉输液,应用抗生素,确保手术创口的 I 期愈合。每日换药。术后 7 天拆线。另有尼龙条法肛门环缩术。

6)经会阴修补直肠脱垂术

① Altemeier 手术

适应证:Ⅱ～Ⅲ度直肠脱垂。

术前准备:口服新霉素或甲硝唑片准备肠道 2~3 天,并进少渣饮食。术前 1 天全身应用抗生素预防感染。

术前准备:清洁灌肠,留置导尿。

麻醉:鞍麻或硬膜外麻醉。

手术步骤:截石位。宽胶布牵开肛门两侧臀部。常规消毒会阴部皮肤,0.1% 新洁尔灭消毒肠腔,铺手术巾。用 2 把组织钳夹住脱垂肠管顶端,尽量全部拉出脱垂肠管,于齿线上 1.0~1.5cm 处环形切开肠壁的全层。用组织钳夹住远端肠壁切缘,把近端肠管展平为单层,于肠管前方找到腹膜囊,并可由此进入腹膜腔,向上游离腹膜囊,连续缝合高位关闭"疝囊颈"。找到肛提肌,于直肠前壁前间断缝合肛提肌。由此可消灭盆底主要缺损。将多余肠壁分别于前、后纵行切开分成两半,切至肛缘处,分别在前、后做两端肠管全层缝合,作为牵引;将其余肠管边切边缝,行全层吻合。亦可先用 4 号丝线做肌层缝合。然后用 0 号铬制肠线做黏膜吻合。用油纱条包裹一胶管置入肛门内,敷料覆盖肛门,丁字带固定。

术后处理:禁食 3~4 天。常规补液及应用抗菌药物。5 天后进流质,保持大便通畅。便后换药。放置洗必泰栓 1 枚于肛门内,或涂入抗生素软膏。

② Delorme 术

适应证:Ⅱ~Ⅲ 度直肠脱垂。这种术式多用于治疗内套叠。对于低位较小的脱垂是比较理想的,年老体弱生命有限伴脱垂症状者也适合这种术式。

术前准备:口服新霉素或链霉素及甲硝唑片 2~3 天,并进少渣饮食。术前 1 天静脉应用抗生素。

术前准备:清洁灌肠,放置导尿管。

麻醉:鞍麻。

手术步骤:折刀位或截石位。宽胶布牵开肛门。常规消毒会阴部皮肤,0.1% 新洁尔灭消毒肠腔,铺手术巾。嘱患者增加腹压全部排出脱垂直肠。将 1∶20 万副肾生理盐水注射于直肠黏膜下,使黏膜漂浮。于齿线上 1.0~1.5cm 处环形切开直肠黏膜,并向近端游离剥脱直肠黏膜。用电刀剥离黏膜,电凝烧灼止血。根据手术术野暴露情况,术者应尽量向上剥离,然后切除多余的黏膜。用 4 号丝线,分 6 处纵行缝合折叠肌层。彻底止血,将近端黏膜与齿线上黏膜用 0 号铬制肠线间断缝合吻合。肠腔内放置包绕油纱条的橡胶管,外加敷料,包扎固定。

术后处理:禁食 2~3 天。常规补液及应用抗生素。控制大便 3~4 天。进食后保持大便通畅。每日便后换药,放置洗必泰栓或抗生素消炎药膏及紫草油纱条于肛门内。

7) PPH 术:PPH(procedure for prolapse and hemorrhoid)为痔吻合器环形切除术,也称痔脱垂经吻合器直肠下端黏膜切除术。

适应证:直肠黏膜脱垂伴有内痔。

术前准备:肠道准备同肛瘘切除一期缝合术。器械:33mm 吻合器(HCS33)、挂线器(ST100)、透明的肛门镜、肛管扩张器(CAD33)和缝扎器。

麻醉:低位腰麻或硬膜外麻醉。

手术步骤:体位是俯卧位或截石位。麻醉后扩张肛管,使内痔完全脱出,然后轻揉痔核,使痔还纳后,插入肛管扩张器,取出内塞,使脱垂的黏膜落入肛管扩张器中。取出肛管扩张器,通过肛门镜将缝扎器置入,从肛管内可见到脱垂的黏膜。尽量减少肛门镜内的脱垂黏膜,以便利缝合。在齿状线上 5cm 通过旋转缝扎器,用持线器在直肠黏膜上荷包缝合一圈,深度达黏膜下层。将吻合器张开到最大限度,头端伸入到环扎处上端,环扎缝线打结。用挂线器通过吻合器侧孔道夹持缝线的末端。缝线的末端引出后打结或用钳夹住。整个吻合器伸入肛管及直肠,并拉紧缝线。缝线不宜结扎过紧,以免捆绑于吻合圈中心杆上,影响向下牵拉。适当牵引结扎线可使脱垂的黏膜进入套管,旋紧吻合器后击发,切除并吻合脱垂黏膜。在击发吻合器后,保持吻合器关闭状态约 20 秒,可起到压迫和加强止血作用。将吻合器打开,同时取出吻合器。通过肛门镜检查吻合环,必要时加缝几针止血。吻合为黏膜与黏膜层的直接吻合,至少距齿状线 2cm,不影响肛门括约肌肌层。

手术要点:首先要扩肛使痔松弛容易还纳。通过旋转缝扎器将直肠黏膜环形缝合,缝合深度为黏膜下层,不能太深,以免损伤肛门括约肌及阴道。缝线应在齿状线上 5cm,必要时可再做一圈环形缝合,特别是黏膜脱垂较多者。插入吻合器后可适当收紧缝线,使脱垂的黏膜进入吻合器内,然后再旋紧吻合器。取出吻合器后,检查吻合口,看是否完整及光滑,必要时可加缝几针。

术后效果评价:PPH 手术有望作为一种治疗直肠黏膜脱垂的新方法。其优点是症状缓解率高,术后疼痛轻,住院时间短,恢复快。但缺点是吻合器价格较昂贵,在国内开展有一定困难,远期疗效还有待于长期随访结果。

8)经骶修补直肠脱垂术(Thomas 手术)

适应证:Ⅱ~Ⅲ度直肠脱垂。

术前准备:口服新霉素或链霉素及甲硝唑片 2~3 天,并进少渣饮食。术前 1 天静脉应用抗生素预防感染。

术前准备:清洁灌肠,放置导尿管。

麻醉:连续硬膜外麻醉或全身麻醉。

手术步骤:折刀位。常规消毒腰骶部及会阴部皮肤,0.1% 新洁尔灭消毒直肠腔。铺手术巾。做弧形切口,自第 3 骶骨中点向外 2.0cm 处切开,至尾骨尖下端。切开皮肤及皮下组织,切断肛尾韧带。切除尾骨和 S4、S5 椎骨。注意勿损 S3 神经。在中线切开盆外筋膜,显露肛提肌,并将其牵向两侧,显露直肠后壁。结扎切断骶中动脉。结扎切断直肠侧韧带。游离直肠两侧及前方,将直肠拉出切口外,显露直肠前上方 Douglas 陷凹,打开陷凹进入腹腔。游离 Douglas 陷凹的腹膜,将部分乙状结肠拉出,结扎切断乙状结肠系膜。游离并切除过多的陷凹腹膜,高位缝合,关闭陷凹。可用 1 号丝线将陷凹腹膜缝于乙状结肠或直肠壁。将肛提肌在直肠前用 4 号丝线缝合 3~4 针,使直肠后移。如乙状结肠过长,可作乙状结肠部分切除,直肠上段切除,但直肠远端应保留 5~7cm。后正中位缝合肛提肌及盆外筋膜,放置骶前引流管,缝合皮肤。

术后处理:禁食 2~3 天。常规补液及应用抗生素。术后 48~72 小时内拔除引流管。排气后予以流质饮食,逐渐恢复普食。术后 6~7 天,拆线。

（2）经腹手术

1）Graham 手术

适应证:Ⅱ~Ⅲ度直肠脱垂。

术前准备:术前清洁灌肠,放置导尿管。

麻醉:连续硬膜外麻醉或全身麻醉。

手术步骤:平卧位。常规消毒下腹部皮肤,铺手术巾。下腹旁正中或正中切口,自耻骨联合上缘至脐,按层次切开腹壁。切开腹膜时,注意勿损伤膀胱。进入腹腔后,改为头低脚高位。探查腹腔,重点探查 Douglas 陷凹加深、乙状结肠过长及骶骨直肠分离等异常情况。用纱垫将小肠推向上腹,S 拉钩牵开子宫,显露 Douglas 陷凹。切开陷凹底,于直肠前向下游离直肠前间隙至肛提肌水平。上牵直肠,显露肛提肌。将分离的肛提肌于直肠前用 4 号丝线间断缝合 3~4 针,用以加强盆底,使直肠后移至骶骨凹内。游离切除 Douglas 陷凹内多余的腹膜,重新缝闭陷凹,抬高盆底。缝合腹壁切口,一般无需放置腹腔引流。

术后处理:少渣饮食。保持大便通畅,必要时可给予缓泻药及软化大便药。常规应用抗生素。术后 7 日腹壁切口拆线。

2）Moschcowitz 手术

适应证:Ⅱ~Ⅲ度脱垂。

术前准备:术前清洁灌肠,放置导尿管。

麻醉:连续硬膜外麻醉或全身麻醉。

手术步骤:

①平卧位。

②常规消毒下腹部皮肤,铺手术巾。

③下腹正中切口,自耻骨联合上缘至脐,按层次切开腹壁。切开腹膜时注意勿损伤膀胱。进入腹腔后改为头低脚高位。

④探查腹腔,重点探查 Douglas 陷凹加深、乙状结肠过长及骶骨直肠分离等异常情况。

⑤用纱垫将小肠推向上腹,S 拉钩牵开子宫,显露 Douglas 陷凹。

⑥向上牵拉直肠,用 4 号丝线将陷凹环形缝合,第一层距陷凹 2.0cm 左右。一般缝合 4~7 层,使陷凹完全闭合为度。

⑦缝合腹壁切口,无需放置腹腔引流。

术后处理:适当口服抗生素。少渣饮食。控制大便 2~3 天。腹壁切口术后 7 日拆线。

3）Pemberton 乙状结肠固定术

适应证：Ⅱ～Ⅲ度脱垂。

术前准备：术前清洁灌肠，放置导尿管。

麻醉：连续硬膜外麻醉或全身麻醉。

手术步骤：

①平卧位。

②常规消毒下腹部皮肤，铺手术巾。

③下腹正中或旁正中切口，自耻骨联合上缘达脐，按层次切开腹壁。切开腹膜时注意勿损伤膀胱。进入腹腔后改为头低脚高位。

④探查腹腔，主要探查 Douglas 陷凹加深、乙状结肠冗长及骶骨直肠分离等异常情况。

⑤用纱垫将小肠推向上腹，S 形拉钩牵开子宫，显露 Douglas 陷凹。

⑥向头侧牵拉直肠及乙状结肠，并切开直肠与乙状结肠两侧腹膜，并绕过陷凹底。

⑦显露两侧输尿管并予以保护，游离乙状结肠，勿损伤肠系膜下动脉。

⑧将乙状结肠提起，钝性游离直肠后间隙。勿将骶前静脉撕裂，否则可引起骶前出血。这类出血有时较难控制。

⑨充分游离直肠后间隙达肛提肌水平，向上拉出脱垂的直肠，并将其固定在较高水平。

⑩将直肠缝合固定在骶前结缔组织和盆壁筋膜，并将乙状结肠袢状折叠缝合。

⑪将直肠与子宫缝合固定，乙状结肠与左侧腹壁及左侧髂窝组织缝合固定。也可将乙状结肠缝合固定在左侧腰大肌筋膜上。

⑫放置骶前引流管，按层次缝合腹壁。

术后处理：术后进少渣饮食，保持大便通畅。常规应用抗生素。术后 7 日腹壁切口拆线。

4）Frykman 直肠固定、乙状结肠切除术

适应证：Ⅲ度脱垂。

术前准备：口服新霉素或链霉素及甲硝唑 2~3 天，并给予少渣饮食。术前 1 天给全身应用抗生素。术前清洁灌肠，放置导尿管。

麻醉：连续硬膜外麻醉或全身麻醉。

手术步骤：

①平卧位。

②常规消毒下腹部皮肤，铺手术巾。

③取下腹正中或旁正中切口，自耻骨联合上缘达脐，按层次切开腹壁。切

开腹膜时注意勿损伤膀胱。进入腹腔后改为头低脚高位。

④探查腹腔,主要探查 Douglas 陷凹加深、乙状结肠冗长及骶骨直肠分离等异常情况。

⑤用纱垫将小肠推向上腹部或将小肠装入一塑料袋中,放置一侧。S 形拉钩牵开子宫。

⑥切开直肠及乙状结肠两侧腹膜,绕过陷凹底,充分游离直肠前、后间隙达肛提肌水平,注意勿损伤两侧输尿管、肠系膜下动脉及骶前静脉丛。

⑦将直肠牵向头侧,充分显露直肠侧韧带,将侧韧带缝至骶前。从靠近肠管的一端进针(此处侧韧带较牢固,而韧带中间部分比较薄弱),缝至骶前骨膜,两侧分别缝合 3~4 针,可牢固地固定直肠。

⑧切开降结肠侧腹膜达结肠脾曲,游离整个降结肠及乙状结肠,使结肠脾曲向下呈垂直状,充分切除过长的肠管,既要保证吻合口没有张力,又要彻底消除结肠冗长。在任意水平切断并吻合肠管。

⑨将盆筋膜缝于直肠前壁以消除过长的 Douglas 陷凹,并将陷凹内多余的腹膜游离后切除,盆底重新用腹膜覆盖。

⑩骶前放置腹压吸引,引流管自尾骨附近戳口引出。按层次缝合腹壁。

术后处理:禁食 3~4 天。常规补液及应用抗生素。骶前引流管在 48~72 小时内拔除。进食后保持大便通畅。术后 7~8 日腹壁切口拆线。

5)沈克非直肠前壁折叠术

适应证:Ⅱ度及部分Ⅲ度直肠脱垂。

术前准备:口服新霉素及甲硝唑 2~3 天,并予以少渣饮食。

术前准备:清洁灌肠,放置导尿管。

麻醉:连续硬膜外麻醉或全身麻醉。

手术步骤:

①平卧位。

②常规消毒下腹部皮肤,铺手术巾。

③下腹旁正中或正中切口,自耻骨联合上缘至脐,按层次切开腹壁。切开腹膜时,注意勿损伤膀胱。进入腹腔后,改为头低脚高位。

④探查腹腔,重点探查 Douglas 陷凹加深、乙状结肠过长及骶骨直肠分离等异常情况。

⑤用纱垫将小肠推向上腹,S 拉钩牵开子宫,显露 Douglas 陷凹。

⑥游离直肠,切开直肠两侧及陷凹底腹膜。

⑦游离直肠前间隙达肛提肌,显露肛提肌,用 4 号丝线在直肠前间隙缝合两侧松弛的肛提肌 3~4 针。

⑧将直肠向上拉紧,自上而下地横行折叠缝合直肠前壁及侧壁。逐步抬

高并显露直肠下部。每层用 4 号丝线间断缝合浆肌层 5~6 针,可使肠管缩短 2~3cm。通常折叠 3~5 层。折叠缩短肠管的长度,最好为直肠脱垂长度的 1 倍。如果直肠脱垂超过 10cm,应选择其他方法修补直肠脱垂。

⑨游离 Douglas 陷凹内过多的腹膜,并切除,重新缝合关闭陷凹使盆底抬高,缝合直肠两侧腹膜,逐层缝合腹壁,无需放置引流。

术后处理:禁食 1~2 天后给流质。常规补液及应用抗生素。保持大便通畅,必要时可给缓泻药及软化粪便的药物。术后 7 天腹壁切口拆线。注:国内不少学者认为,修补已损伤的肛提肌意义不大,可不予处理;主张将直肠抬高后,其两侧壁与骶前筋膜及骶骨岬骨膜缝合固定,可望提高治愈率。

6）张庆荣腹内 I 期手术

适应证:Ⅱ~Ⅲ度直肠脱垂。

术前准备:口服新霉素及甲硝唑 2~3 天,并给予少渣饮食。

术前准备:清洁灌肠,放置导尿管。

麻醉:连续硬膜外麻醉或全身麻醉。

手术步骤:

①平卧位。

②常规消毒下腹部皮肤,铺手术巾。

③腹部右侧旁正中切口,由耻骨至脐按层次开腹。切开腹膜是注意勿损伤膀胱。进入腹腔后改为头低脚高位。

④探查腹腔,主要探查乙状结肠冗长、Douglas 陷凹过深以及骶骨直肠分离等异常情况。

⑤用纱垫将小肠推向上腹,S 形拉钩牵开子宫,显露盆底。

⑥将直肠向上牵拉,于直肠两侧切开腹膜,切口绕过陷凹底。

⑦游离直肠后间隙达尾骨尖,注意勿损伤骶前静脉,显露两侧输尿管并予以保护。

⑧游离直肠前间隙,达前列腺或阴道上方。不切断直肠侧韧带。

⑨将直肠充分游离后向上拉紧,以 4 号丝线将直肠后壁缝于骶前筋膜后骨膜,缝合左、右两侧,每侧 2~3 针,最上一针宜在骶骨岬上方。

⑩提起陷凹腹膜缘,在正中与原切口垂直切开。将腹膜缝于直肠前壁,使陷凹抬高。

⑪ 在直肠和乙状结肠前壁横行折叠缝合 2~3 行,每行用 4 号线行浆肌层缝合 5~6 针,可使肠管缩短 2~3cm。

⑫ 缝合直肠两侧切口,并将盆侧壁腹膜折叠于直肠前壁。缝合腹壁切口。

术后处理:禁食 1~2 天后给流质,控制大便 3~4 日,保持大便通畅。常规补液及抗菌药物治疗,预防感染。腹部切口术后 7 天拆线。术后卧床 1~2 周,排便不宜用力,2~3 个月内不作重体力劳动。

7）腹腔镜手术（Laparoscopic surgery）：在直肠脱垂治疗的进化中,腹腔镜手术是最新的进展。随着腹腔镜手术广泛应用于外科临床,国外腹腔镜手术治疗直肠脱垂报道较多,出现了直肠、结肠切除术、直肠缝线固定术及直肠悬吊术多种方法。支持这种术式的人认为,腹腔镜手术具有技术操作简易、患者舒适、术中出血少、术后肠功能恢复快、美容、住院时间短、并发症少等诸多优点。腹腔镜直肠固定术和切除固定术治疗脱垂的结果都很好,在年老体弱者身上都能安全实施。腹腔镜修复直肠脱垂,结合了开放性腹部手术疗效好和微创手术并发症低的双重优点,很有可能代表了未来直肠脱垂经腹手术的发展方向,但仍旧是一个未被证明的希望,在被广泛接受之前值得进一步研究。

七、预防

1. 患脱肛后应及时治疗,防止发展到严重程度。

2. 避免负重远行,积极治疗慢性腹泻、便秘、慢性咳嗽等,防止腹压过度增高。

3. 局部可采用丁字形托带垫棉固定,或每天进行提肛运动锻炼。

4. 适寒温、调情志、节饮食、规律作息。

● 参考文献 ●

1. 喻德洪 . 现代肛肠外科学 . 人民军医出版社,1997:794-824.

2. 李雨农 . 中华肛肠病学 . 重庆:科学技术文献出版社重庆分社,1990:393-417.

3. 张东铭 . 大肠肛门局部解剖与手术学 . 第 3 版 . 合肥:安徽科学技术出版社,2009:175-203.

4. 喻德洪 . 肛肠外科疾病问答 . 上海:上海科学技术出版社,1983:170-198.

5. 韩宝,张燕生 . 中国肛肠病诊疗学 . 北京:人民军医出版社,2011:206-221.

6. 尚德俊 . 实用中医外科学 . 济南:山东科学技术出版社,1988:345-383.

7. 胡伯虎,等 . 实用痔瘘学 . 北京:科学技术文献出版社,1988:345-383.

8. 孟荣贵,喻德洪 . 现代肛肠外科手术图谱 . 郑州:河南科学技术出版社,2003:141-159.

9. 张庆荣 . 临床肛门大肠外科学 . 天津:天津科技翻译出版公司,1992:143-157.

10. 史兆崎,宋光瑞,胡伯虎,等 . 中国大肠肛门病学 . 郑州:河南科学技术出版社,1985:682-696.

11. 李润庭 . 肛门直肠病学 . 沈阳:辽宁科学技术出版社,1987:130-142.

12. 陈达恭 . 肛肠疾病手术图谱 . 北京:人民卫生出版社,1988:120-135.

13. Englebert JD,et al.The Craftof Surgery.Vol 11.2nd ed.Philip Cooper,1971:1 234-1 242.

14. Bowers WF.Surgical Gastroenterology.1st ed.Illinois：Thomas CC,1960：431-438.

15. 崔国策,祝子贝,李华山.消痔灵直肠周围间隙八点注射法治疗完全性直肠脱垂的疗效观察.中华中医药杂志,2017,32(5):2 315-2 318.

16. 贾小强,曹威巍,赵卫兵,等.三联术治疗28例Ⅱ~Ⅲ度完全性直肠脱垂的临床效果分析.结直肠肛门外科,2019,25(4):412-416.

17. Sainio AP,et al.Anal encirclement with polypropylene mesh for rectal prolapse and incontinence.Dis Colon Rectum,1991;34:905-908.

（李华山　崔国策）

第七章

休息痢

一、概述

休息痢是以时发时止、迁延不愈为临床特征,以发时腹痛、里急后重、大便夹有脓血为主要临床表现的病证,是临床上的常见病及难治病。隋代巢元方《诸病源候论》明确提出"休息痢"的病名,并对休息痢的病因病机有较为详细的论述:"休息痢者,胃脘有停饮,因痢积久,或冷气,或热气乘之,气动于饮,则饮动,而肠虚受之,故为痢也。"又云:"冷热气调,其饮则静,而痢亦休也。肠胃虚弱,易为冷热,其邪气或动或静,故其痢乍发乍止,谓之休息痢也。"该病属于现代医学炎症性肠病、阿米巴痢疾等疾病范畴。由于阿米巴痢疾全国范围内发病率的普遍下降,下文主要论述炎症性肠病。

炎症性肠病(inflammatory bowel disease,IBD)是一组不明原因的慢性肠道炎症性疾病,包括两种主要疾病类型:溃疡性结肠炎(ulcerative colitis,UC)和克罗恩病(Crohn's disease,CD),二者的临床和病理特征既有重叠又有区别。UC 是一种原因不明的直肠和结肠性炎症,病变主要发生在肠黏膜与黏膜下层;CD 可累及肠壁全层,病变部位涉及胃肠道各部位,以末段回肠及邻近结肠为主,多呈节段性、非对称性分布。IBD 过去常见于发达国家,近几十年,发展中国家 IBD 患病率逐步上升。我国 IBD 的发病率逐渐升高,已成为常见的消化系统疾病。

由于目前中医药对于 CD 的治疗尚无好的切入点及治疗优势,故下文中医内容多针对 UC 而言。

二、病因病机

中医认为,素体脾气虚弱是本病的主要发病基础,感受外邪、饮食不节(洁)、情志失调等是主要的发病诱因。本病病位在大肠,与脾、肝、肾、肺诸脏的功能失调有关;病理性质为本虚标实。

病理因素主要有:湿邪(热)、瘀热、热毒、痰浊、气滞、血瘀等。活动期多属实证,主要病机为湿热蕴肠,气血不调;缓解期多属虚实夹杂,主要病机为脾虚湿恋,运化失健。随着病情演变,可出现虚实、寒热、气血的病机转化。如脾气虚弱,运化不健,易为饮食所伤,酿生湿热之邪,由虚转实;而湿邪内蕴,情志不畅,或过用攻伐之品,损伤脾胃,常由实转虚,虚中夹实。素体脾胃虚弱,湿盛阳微,或过用苦寒之品,日久伤阳,可致病情由热转寒;脾虚生湿,久蕴化热,或过用温燥之品,可由寒转热,或寒热错杂。大便白多赤少,病在气分;大便赤多白少,病在血分,在病程中可出现气血转化和气血同病。

IBD 病因和确切的发病机制尚不十分明确,一般认为是环境因素作用于遗传易感的个体,使其免疫系统发生过度的免疫反应,最终导致肠道炎症,持续肠道感染、肠黏膜屏障缺损、肠黏膜免疫调节异常、遗传和环境等因素共同参与了疾病发生过程。近年来,肠道微生态在 IBD 发病中的作用逐渐受到重视。

三、临床表现

1. UC 主要症状为腹泻伴黏液脓血便,便血也属常见;腹痛是本病的另一重要症状,部位多在左侧腹和下腹部,直肠受累时可伴有里急后重。其他症状还包括腹胀、乏力、食欲减退、发热、营养不良等全身症状。本病约 1/5 患者可伴肠道以外其他系统的病变,最多见的如关节病变,之后依次为肝胆病变、皮肤病变、口眼病变等。

2. CD 本病多为青壮年发病,高发年龄为 20~30 岁,国内平均发病年龄为 35 岁左右,男性多于女性。腹痛为最常见症状,多位于右下腹或脐周;大多数病例存在腹泻,粪便多为糊状,也有呈脂肪泻者,夜间或清晨常因腹泻而觉醒,提示器质性病变,病变累及下段结肠者可伴脓血和里急后重。部分患者可因肠粘连、肠壁增厚等形成腹块,以右下腹、脐周多见;病变溃疡穿壁可形成瘘管。此外,发热、营养不良也是常见的全身症状。部分患者可伴发关节炎、结节性红斑、皮肤溃疡等肠道外病变。

四、诊断

1. 西医诊断

(1) UC:UC 的诊断应在建立在临床表现、特征性的内镜和病理组织学改变及排除感染性肠病的基础上。诊断内容包括:临床类型、病变范围、疾病活动性及严重程度、有无肠外表现和并发症。

典型的临床表现为黏液脓血便或血性腹泻、里急后重,可伴有腹痛、乏力、食欲减退、发热等全身症状,病程多在 6 周以上。内镜下特征性表现为持续性、融合性的结肠炎性反应和直肠受累,黏膜血管纹理模糊、紊乱或消失,严重者可见黏膜质脆、自发性出血和溃疡形成。病理可见结构改变(隐窝分叉、隐窝结构变形、隐窝萎缩和表面不规则)、上皮异常(黏蛋白耗竭和潘氏细胞化生)

和炎性反应表现(固有层炎性反应细胞增多、基底部浆细胞增多、淋巴细胞增多,固有层嗜酸性粒细胞增多)。同时需排除细菌感染性肠炎、阿米巴肠病、肠道血吸虫病、肠结核、真菌性肠炎、人类免疫缺陷病毒感染、缺血性肠病、嗜酸粒细胞性肠炎、白塞病等疾病。

UC的临床类型分为初发型和慢性复发型。病变范围采用蒙特利尔(Montreal)分类法:①直肠型:病变仅累及直肠,未达乙状结肠者;②左半结肠型:累及脾曲以远结肠者;③广泛结肠型:累及脾曲以近乃至全结肠者。按疾病活动性分为活动期和缓解期。活动期临床严重程度分级如下(表2-7-1):①重度:血便次数每日≥6次,且脉搏>90次/min,或体温>37.8℃,或血红蛋白<10.5g/dl,或血沉>30mm/h,或CRP>30mg/L;②血便次数每日<4次,脉搏<90次/min,体温<37.5℃,血红蛋白>11.5g/dl,血沉<20mm/h,或CRP正常为轻度;③介于轻、重度之间者为中度。肠外表现包括皮肤黏膜病变、关节损害、眼部病变、肝胆疾病、血栓栓塞性疾病等,并发症包括了中毒性巨结肠、肠穿孔、下消化道大出血、上皮内瘤变和癌变等。

表 2-7-1　UC 严重度 Truelove 与 Witts 分度

指标	轻度	中度	重度
脓血便次数 /d	<4	4,5	≥6
脉搏 / 次·min^{-1}	<90	≤90	>90
体温 /℃	<37.5	≤37.8	>37.8
Hb/g·L^{-1}	>115	≥105	<105
ESR/mm·h^{-1}	<20	≤30	>30
或 CRP/mg·L^{-1}	正常	≤30	>30

(2) CD:诊断CD前,必须常规排除肠结核,对鉴别有困难者须行诊断性抗结核治疗。完整的CD诊断应包括疾病活动度、病变范围、严重度及肠外表现和并发症。

内镜下可见节段性、非对称性的黏膜炎症、纵行或阿弗他溃疡、铺路石样改变,可有肠腔狭窄和肠壁僵硬等,病变呈跳跃式分布。胃肠道钡剂对比检查可见多发性、节段性炎症伴僵硬、狭窄、裂隙状溃疡、瘘管、假息肉形成及铺路石样改变等。病理可见裂隙状溃疡、非干酪样肉芽肿、固有膜底部和黏膜下层淋巴细胞聚集,而隐窝结构正常,杯状细胞不减少,固有膜中量炎性细胞浸润以及黏膜下层增宽。

病变范围结合影像和内镜结果确定,如肠道病变者可分为小肠型、结肠型、回结肠型。可将无全身症状、无腹部压痛、无包块、无肠梗阻者定为轻度；明显腹痛、腹泻和全身症状与并发症定为重度；界于其间者定为中度。其活动度参考 Harvey-Bradshow 活动指数确定，小于 4 分为缓解期，5~8 分为中度活动期，9 分以上为重度活动期，如表 2-7-2 所示。

表 2-7-2　克罗恩病 Harvey-Bradshow 活动指数

项目	计分
①一般情况	0：良好；1：稍差；2：差；3：不良；4：极差
②腹痛	0：无；1：轻；2：中；3：重
③腹泻	稀便每日记 1 分
④腹块（医师认定）	0：无；1：可疑；2：确定；3：伴触痛
⑤并发症（关节痛、虹膜炎、结节性红斑、坏疽性脓皮病、阿弗他溃疡、肛瘘、新瘘管或脓肿）	每种计 1 分

2. 中医证候诊断

（1）大肠湿热证

主症：腹泻，便下黏液脓血；腹痛；里急后重。

次症：肛门灼热，腹胀，小便短赤，口干，口苦。

舌脉：舌质红，苔黄腻；脉滑。

（2）热毒炽盛证

主症：便下脓血或血便，量多次频；腹痛明显；发热。

次症：里急后重，腹胀，口渴，烦躁不安。

舌脉：舌质红，苔黄燥；脉滑数。

（3）脾虚湿蕴证

主症：黏液脓血便，白多赤少，或为白冻；腹泻便溏，夹有不消化食物；脘腹胀满。

次症：腹部隐痛；肢体困倦；食少纳差；神疲懒言。

舌脉：舌质淡红，边有齿痕，苔薄白腻；脉细弱或细滑。

（4）寒热错杂证

主症：下痢稀薄，夹有黏冻，反复发作；肛门灼热；腹痛绵绵。

次症：畏寒怕冷，口渴不欲饮，饥不欲食。

舌脉：舌质红，或舌淡红，苔薄黄；脉弦，或细弦。

（5）肝郁脾虚证

主症：情绪抑郁或焦虑不安，常因情志因素诱发大便次数增多；大便稀烂或黏液便;腹痛即泻,泻后痛减。

次症:排便不爽,饮食减少,腹胀,肠鸣。

舌脉:舌质淡红,苔薄白;脉弦或弦细。

(6)脾肾阳虚证

主症:久泻不止,大便稀薄;夹有白冻,或伴有完谷不化,甚则滑脱不禁;腹痛喜温喜按。

次症:腹胀,食少纳差,形寒肢冷,腰酸膝软。

舌脉:舌质淡胖,或有齿痕,苔薄白润;脉沉细。

(7)阴血亏虚证

主症:便下脓血,反复发作;大便干结,夹有黏液便血,排便不畅;腹中隐隐灼痛。

次症:形体消瘦,口燥咽干,虚烦失眠,五心烦热。

舌脉:舌红少津或舌质淡,少苔或无苔;脉细弱。

证候诊断:主症2项,次症2项,参考舌脉,即可诊断。

五、鉴别诊断

IBD应与以下几种疾病鉴别,且UC与CD二者之间需要鉴别。

1. 感染性肠病　通过细菌学检查排除细菌性痢疾或其他细菌感染,多次检查患者新鲜粪便,若找到阿米巴滋养体或包裹,可以诊断阿米巴肠炎;

2. 肠结核　多继发于肠外结核,可通过病原学诊断方法鉴别诊断,必要时抗结核治疗;病理发现CD常见裂隙样溃疡,而肠结核少见;CD为非干酪样肉芽肿,体积较小,肠结核为干酪样肉芽肿,且体积较大;

3. 原发性肠道恶性淋巴瘤　该病进展快,病情呈短促进行性,患者一般情况差,便血较多、量大,发热高,病理下见溃疡大而不规则,淋巴细胞表现为癌样的单克隆增殖;

4. UC与CD的鉴别　如表2-7-3所示。

表2-7-3　UC与CD的鉴别

	UC	CD
起病	缓渐或突然	缓渐、隐匿
症状	脓血便多见	有腹泻,但脓血便少见
病变分布	连续	呈节段性
直肠受累	绝大多数受累	少见
末段回肠受侵	少见	多见

	UC	CD
瘘管形成	罕见	较多见
内镜表现	溃疡浅,充血出血明显,黏膜脆,有假息肉	分散的溃疡,周围黏膜有鹅卵石样改变
病理表现	病变主要在黏膜和黏膜下层,有浅溃疡、隐窝脓肿、杯状细胞减少	节段性全壁炎、裂隙状溃疡、肉芽肿、黏膜下层血管扩张、淋巴细胞聚集

六、治疗

本病治疗目标为:诱导病情深度缓解,包括临床症状缓解、黏膜愈合及组织学缓解;防止病情复发,提高生活质量;减少并发症,降低重症患者手术率。治疗方案包括支持、对症、心理治疗及营养治疗在内的综合措施;对具体病例强调个体化处理原则,不应一概而论。

1. 基础治疗　基础治疗包括:①精神支持、耐心解释和指导,使患者树立治疗的信心、理解治疗的目的与计划,主动配合并保持良好的医患关系;②休息,活动期患者要强调充分休息,以减少精神和体力负担,随病情好转可逐渐增加活动量,但一般应避免重体力劳动;③饮食和营养,注意补充营养,用少渣饮食,一般不宜进食牛乳制品,摄入低脂高热量、高蛋白、高维生素饮食。完全胃肠外营养对于重症 UC、营养支持对于 CD 是治疗方案中非常重要的部分。

2. 中医治疗　UC 当分活动期、缓解期论治,可根据证型变化采用序贯或转换治疗。活动期的治法主要为清热化湿,调气和血,敛疡生肌;缓解期的治法主要为健脾益气,兼以补肾固本,佐以清热化湿。

根据病情轻重程度采用不同的治疗方式。如重度患者应采取中西医结合治疗,中医治疗以清热解毒,凉血化瘀为主;轻中度可用中医方法辨证治疗诱导病情缓解;缓解期可用中药维持治疗。根据 UC 病变累及结肠部位的不同,采用对应的给药方法。如直肠型或左半结肠型可采用中药灌肠或栓剂治疗,广泛结肠型采用中药口服加灌肠联合给药。

(1)大肠湿热证

治则治法:清热化湿,调气和血。

主方:芍药汤(《素问病机气宜保命集》)。

药物:白芍、黄连、黄芩、木香、炒当归、肉桂、槟榔、生甘草、大黄。

加减:脓血便明显,加白头翁、地锦草、马齿苋等;血便明显,加地榆、槐花、茜草等。

（2）热毒炽盛证

治则治法：清热祛湿，凉血解毒。

主方：白头翁汤（《伤寒论》）。

药物：白头翁、黄连、黄柏、秦皮。

加减：血便频多，加仙鹤草、紫草、槐花、地榆、牡丹皮等；腹痛较甚，加徐长卿、白芍、甘草等；发热者，加金银花、葛根等。

（3）脾虚湿蕴证

治则治法：益气健脾，化湿和中。

主方：参苓白术散（《太平惠民和剂局方》）。

药物：党参、白术、茯苓、甘草、桔梗、莲子肉、白扁豆、砂仁、山药、薏苡仁、陈皮。

加减：大便白冻黏液较多者，加苍术、白芷、仙鹤草等；久泻气陷者，加黄芪、炙升麻、炒柴胡等。

（4）寒热错杂证

治则治法：温中补虚，清热化湿。

主方：乌梅丸（《伤寒论》）。

药物：乌梅、黄连、黄柏、桂枝、干姜、党参、炒当归、制附子等。

加减：大便稀溏，加山药、炒白术等；久泻不止者，加石榴皮、诃子等。

（5）肝郁脾虚证

治则治法：疏肝理气，健脾化湿。

主方：痛泻要方（《景岳全书》引刘草窗方）合四逆散（《伤寒论》）。

药物：陈皮、白术、白芍、防风、炒柴胡、炒枳实、炙甘草。

加减：腹痛、肠鸣者，加木香、木瓜、乌梅等；腹泻明显者加党参、茯苓、山药、芡实等。

（6）脾肾阳虚证

治则治法：健脾补肾，温阳化湿。

主方：附子理中丸（《太平惠民和剂局方》）合四神丸（《证治准绳》）。

药物：制附子、党参、干姜、炒白术、甘草、补骨脂、肉豆蔻、吴茱萸、五味子。

加减：腰酸膝软，加菟丝子、益智仁等；畏寒怕冷，加肉桂等；大便滑脱不禁，加赤石脂、禹余粮等。

（7）阴血亏虚证

治则治法：滋阴清肠，益气养血。

主方：驻车丸（《备急千金要方》）合四物汤（《太平惠民和剂局方》）。

药物：黄连、阿胶、干姜、当归、地黄、白芍、川芎。

加减：大便干结，加麦冬、玄参、火麻仁等；面色少华，加黄芪、党参等。

中药灌肠有助于较快缓解症状,促进肠黏膜损伤的修复。常用药物有:①清热化湿类:黄柏、黄连、苦参、白头翁、马齿苋、秦皮等;②收敛护膜类:诃子、赤石脂、石榴皮、五倍子、乌梅、枯矾等;③生肌敛疡类:白及、三七、血竭、青黛、儿茶、生黄芪、炉甘石等;④宁络止血类:地榆、槐花、紫草、紫珠叶、蒲黄、大黄炭、仙鹤草等;⑤清热解毒类:野菊花、白花蛇舌草、败酱草等。临床可根据病情需要选用4~8味中药组成灌肠处方。灌肠液以120~150ml,温度39℃,睡前排便后灌肠为宜,可取左侧卧位30分钟,平卧位30分钟,右侧卧位30分钟,后取舒适体位。灌肠结束后,尽量保留药液1小时以上。

常用中成药包括:虎地肠溶胶囊、补脾益肠丸、固本益肠片、肠胃宁片、固肠止泻丸、龙血竭片、结肠宁(灌肠剂)、锡类散(灌肠剂)、克痢痧胶囊等。针灸也是UC的可选择治法。

3. 西医治疗　对确诊的IBD患者,在使用糖皮质激素、免疫抑制剂、生物制剂前,均须常规进行乙型肝炎病毒感染标志物的筛查。在以上药物使用过程中,可能出现乙型肝炎表面抗原(HBsAg)的阳转,应根据情况提早使用抗病毒药物。

(1) UC:内科治疗药物包括以下几种

1) 水杨酸柳氮磺胺吡啶(salicylazosulphapyridine,SASP)和5-氨基水杨酸制剂(5-ASA):SASP在肠内分解为磺胺吡啶和5-ASA两部分,5-ASA是起治疗作用的成分,磺胺吡啶与药物的不良反应关系较大。5-ASA可通过抑制环氧化物酶,阻断前列腺素的合成来控制炎症,适用于轻症患者,特别是在激素减量时用于巩固疗效、较少复发。SASP不良反应较多,5-ASA制剂美沙拉嗪耐受性较好。可选择口服或栓剂治疗。

2) 糖皮质激素:非特异性抗炎作用,有口服、静脉滴注和保留灌肠3种方法,药物不良反应也较多。

3) 免疫抑制剂:如环孢素、硫唑嘌呤或6-巯基嘌呤。环孢素起效快,适用于对激素反应不好的重症UC患者,但具有肝肾毒性,使用时需定期监测。硫唑嘌呤或6-巯基嘌呤起效慢,在UC治疗中作为激素的辅助治疗。

4) 抗菌药物:UC合并感染时可适当加用广谱抗生素,甲硝唑也是比较常用的抗菌药物。

UC治疗方案如下:

1) 轻型:采用SASP,通常剂量为3~4g/d,分3~4次口服;采用5-ASA,剂量2~4g/d,分3~4次口服。直肠型或病变局限在乙状结肠者,可单独或加用栓剂。

2) 中型:如SASP或5-ASA治疗无效,则口服泼尼松或泼尼松龙,30~40mg/d,一般7~14天见效。症状控制后可逐渐减量。

3) 重型:在支持治疗的基础上,需要大剂量糖皮质激素治疗,采用短效或中效类激素,如静脉注射氢化可的松琥珀酸钠 300mg/d 或口服。若激素治疗 7~10 天反应不好,应考虑调整治疗方案。必要时完全胃肠外营养支持。

4）维持巩固期的治疗:应用 SASP 或激素初见疗效后应至少维持 2 周在开始逐渐减量,维持剂量的大小和减量间隔时间的长短要个体化。对于初发、治疗顺利的患者,维持治疗的时间至少 1 年;减量过程中一旦复发,药物用量要迅速提高到较高档次,按照发作期治疗。

5）手术指征:对于重度 UC 应重视多学科联合诊治,及时评估疗效及有无外科手术适应证。对伴有败血症或中毒性结肠炎的 UC 患者需进行外科会诊。对内科治疗无效的急重症患者,或连续使用泼尼松大于 20mg 超过 6 周时,推荐分阶段手术治疗。

（2）CD:内科治疗包括:糖皮质激素、氨基水杨酸类药物、免疫抑制剂、生物制剂、抗菌药物、粪菌移植（FMT）治疗、营养支持等。其中,氨基水杨酸类药物是治疗轻、中度 CD 的首选药物;糖皮质激素是中、重度患者、活动期病例控制发作的首选药物;硫唑嘌呤或 6- 巯基嘌呤用于治疗顽固的 CD、对瘘管的愈合效果尤佳,也可节约激素用量;生物制剂如英夫利昔单抗,对活动期或缓解期 CD 的临床症状、内镜下病变改善和溃疡及瘘管愈合等方面均有卓越疗效,但除价格昂贵外,其潜在的不良反应也越来越受到关注。

值得一提的是粪菌移植（FMT）治疗,早在 1 700 年前东晋葛洪撰写的《肘后备急方》中就有用人粪治疗中毒、温病、发热的记载,孕育着粪菌移植治疗方法。FMT 是将健康人粪便中的功能菌群移植到患者胃肠道内,重建具有正常功能的肠道菌群,实现肠道及肠道外疾病的诊疗。将健康供体粪便进行处理后,通过胃管、肠内营养管或灌肠等途径,置入患者肠道内以重建肠道正常微生态环境。FMT 可用于多次复发的艰难梭菌感染患者,已逐渐成为 IBD 治疗方面的热点。

营养支持治疗能够改善患者营养状况,提高生活质量,减少手术并发症,促进和维持 CD 缓解,促进黏膜愈合,改善自然病程,还能改善 IBD 患者对药物治疗的反应性。首选肠内营养（EN）治疗,存在 EN 禁忌时使用肠外（PN）营养。

绝大多数 CD 患者最终需要外科手术,但手术指征、方式、时机及术前术后处理需要内外科医生共同磋商确定。

4. UC 中西医结合治疗

（1）活动期:轻、中度 UC 中药治疗未能缓解症状,或结肠黏膜损伤无改善者,可考虑联合 5-ASA 治疗。在辨证治疗基础上选择:①直肠炎,直肠局部给予 5-ASA 1g/d;②左半结肠炎,局部给予 5-ASA≥1g/d,联合口服 5-ASA 2.0~4.0g/d;③广泛结肠炎,口服 5-ASA 2.0~4.0g/d,联合≥1g/d 5-ASA 灌肠液治疗。

在第 4-8 周评估应答反应,如有应答,继续使用 5-ASA;如无应答,则口服或局部用糖皮质激素,按重度 UC 处理。重度活动性 UC 采用中西医结合治疗。在使用糖皮质激素的基础上结合清肠化湿、凉血解毒等方法治疗。静脉输注糖皮质激素,应在第 3 天评估应答反应,对于激素抵抗患者,应及早考虑转换治疗(环孢素、他克莫司、抗肿瘤坏死因子单抗、维多珠单抗等),以免延误病情。糖皮质激素抵抗 / 依赖型 UC 宜采用中医辨证施治与西医联合治疗。西医方面可选择硫嘌呤类药物,包括硫唑嘌呤和 6- 巯基嘌呤;亦可采用生物制剂(抗 TNF 单抗或维多珠单抗)。

(2)缓解期:UC 维持治疗方案的选择由病情类型及诱导缓解的药物所决定,可以西药维持量配合中药口服或灌肠,再逐渐减少西药用量,以中药维持。在西药选择方面,使用 5-ASA 诱导缓解的轻中度活动期直肠炎或左半结肠炎,维持缓解的用药同活动期。口服糖皮质激素诱导缓解者,使用 5-ASA 或硫嘌呤类药物维持缓解。对生物制剂(抗 TNF 单抗或维多珠单抗)治疗有应答的患者,继续原生物制剂维持缓解。中医方面治疗以健脾益气为主,辅以清化湿热、调气活血、敛疡生肌之品。

UC 的治疗需要较长的疗程,还应定期随访,病情缓解后应根据病情维持治疗,目前尚无固定的疗程,一般以 3~5 年为宜。

七、预防与调护

吸烟是 UC 的保护因素,是 CD 的明确危险因素,对于患有 CD 的吸烟患者,应强调戒烟的重要性,力劝其戒烟并监督和协助其执行。

心理压力的变化与休息痢的病情活动密切相关,长时间承受较大压力可能会导致休息利痢患者的病情复发或加重。保持心理健康可以减少疾病复发。

应结合患者的病情分期、证型与体质因素进行饮食调养。活动期选择低脂流质或低脂少渣半流质饮食,如优质蛋白的淡水鱼肉、瘦肉、蛋类等,但避免含乳糖蛋白食品,如牛奶。缓解期选择低脂饮食,摄入充足的蛋白质,避免食用容易胀气和刺激性的食物,如粗纤维和辛辣食品。湿热证患者慎食牛羊肉和烧烤等温性食品,虚寒证患者避免进食生冷食物如海鲜、冷饮、冷菜冷饭等。同时可配合食疗,脾虚证可服用山药莲子粥,阴虚者可用槐花百合粥,湿热体质可服用薏苡仁马齿苋粥等。

此外,应重视对本病癌变的监测,按病情定期进行肠镜检查。

参考文献

1. 王丽丹,吕冠华,王洪杰 . 休息痢源流考析[J]. 安徽中医药大学学报,2017,36(5):3-6.

2. 萧树东,许国铭.中华胃肠病学[M].北京:人民卫生出版社,2008:448-468.

3. 王俊珊,刘占举.炎症性肠病的诊断和药物治疗相关指南解读[J].世界临床药物,2015, 36(12):809-813.

4. 中华中医药学会脾胃病分会.溃疡性结肠炎中医诊疗专家共识意见(2017)[J].中华中 医药杂志,2017,32(8):3 585-3 589.

5. 中华医学会消化病学分会炎症性肠病学组.建立全国通用的炎症性肠病诊治过程的关 键性质量控制指标的共识意见[J].中华炎性肠病杂志,2017,1(1):12-19.

（赵迎盼）

第八章

肠易激综合征

一、概述

肠易激综合征(irritable bowel syndrome, IBS)是一种功能性肠病,表现为反复发作的腹痛,与排便相关或伴随排便习惯改变,但相关常规检查并未发现其存在能够解释疾病症状的结构或生化方面的异常。功能性胃肠病罗马诊断标准是世界上公认的功能性胃肠病的诊疗标准,根据2016年最新发布的功能性胃肠病罗马 IV 诊断,IBS 可分为腹泻型(diarrhea-predominant irritable bowel syndrome, IBS-D)、便秘型(constipation-predominant irritable bowel syndrome, IBS-C)、混合型(IBS-M)和不定型(IBS-U)四种亚型。在我国,临床上以腹泻型 IBS 最为多见,便秘型、混合型和不定型 IBS 则相对较少。全球范围内 IBS 的患病率为 2%~15%,国内 IBS 的患病率相对较低。女性患病率高于男性,年轻人群比 50 岁以上人群更易受本病影响。中医并无肠易激综合征的病名,根据主要临床表现目前多将其归于"泄泻""腹痛""便秘""痛泻""肠郁""郁症"等范畴。IBS 临床易反复发作,严重影响患者的生活质量。

二、病因病机

中医认为本病的发生多与外邪入侵、情志失调、饮食失宜、体质虚弱等因素相关;其病机包括 3 个重要环节:脾胃虚弱和 / 或肝失疏泄是 IBS 发病的重要病理基础,肝郁脾虚是导致 IBS 发生的基本病机,脾肾阳虚、虚实夹杂是导致疾病迁延难愈的关键因素。诸多原因导致脾失健运,运化失司,形成水湿、湿热、痰瘀、食积等病理产物,阻滞气机,导致肠道功能紊乱;肝失疏泄,横逆犯脾,脾气不升则泄泻;若腑气通降不利则腹痛、腹胀;肠腑传导失司则便秘;病久则脾肾阳虚,虚实夹杂。此病初期,多为肝气郁结,失于疏泄,肝气横逆乘脾;继则脾失健运,湿从中生;脾虚日久而致脾阳不足,继则肾阳受累。所以此病以湿为中心,以肝气郁结而贯穿始终,气机失调为标,脾肾阳虚为本。在整个发病过程中,肝失疏泄,脾失健运,脾阳及肾阳失于温煦,最终导致 IBS 的病机转归由实转虚,虚实夹杂。

IBS 病变部位在肠,涉及肝、脾(胃)、肾三脏,肝失疏泄、肝脾不和是其核心病机;病久及肾,脾肾阳虚、虚实夹杂是本病迁延难愈的重要因素。

IBS的发病机制非常复杂,尚未完全阐明,目前认为可能与肠道动力异常、内脏高敏、肠道通透性异常、脑—肠轴功能紊乱、精神心理应激、内分泌免疫系统功能异常、肠道感染、遗传、早期生活应激事件等相关。近年来,肠道菌群紊乱被认为是IBS发病的重要发病机制;饮食在IBS发病中的作用也越来越受到重视,低FODMAP(低聚糖、双糖、单糖和多元醇,fermentable oligo-、di-、monosaccharides and polyols,FODMAPs)饮食目前被认为可以缓解IBS症状。

三、临床表现

IBS可表现为缓解期与发作期交替出现。最典型的症状为反复发作的腹痛,且该腹痛与排便相关或者伴随排便习惯改变。典型的排便习惯异常可表现为便秘、腹泻,或便秘与腹泻交替,同时可有腹胀/腹部鼓胀的症状。腹胀是对腹部压迫感、饱满感和(或)胀气的主观感觉,腹部膨隆是客观的可测量的腹围增大。还有些患者同时出现排便急迫感、排便不尽感、排便费力、粪便带黏液等。

罗马Ⅲ认为与排便相关或伴随排便习惯改变的腹部不适也是IBS的典型症状之一,但在最新的罗马Ⅳ标准的定义中删去了"腹部不适",仅留下了腹痛,认为"不适"的词义不精确,但国内部分学者对此存有异议。

此外,功能性胃肠病患者之间多有症状重叠,IBS患者常同时兼有功能性消化不良(FD)、胃食管反流病(GERD)的症状,如上腹痛、餐后饱胀、早饱、反酸、烧心等。部分IBS患者可伴随焦虑、抑郁状态,出现一些全身症状,如头痛、失眠、疲劳、尿频等。

在中医临床诊疗过程中,我们也常注意到IBS患者存在腹部怕凉、多汗怕风等症状。

环境变化(如气候变化、空调电扇、温度骤降、吹风)、情绪紧张、工作压力、饮食摄入常常是IBS的诱发因素。

对于粪便性状(外观)的评价,国际通用的有效工具是Bristol粪便性状量表,可作为反映结肠传输的可靠替代指标,该量表将粪便性状分为7型,序号较小的类型结肠传输缓慢,序号较大的类型结肠传输速度更快。如下图2-8-1所示。粪便异常是指该量表的1型、2型(便秘),6型、7型(腹泻)。

四、诊断

1. 中医证候诊断　根据国家食品药品监督管理总局2017年发布的《中药新药用于肠易激综合征临床研究技术指导原则》,IBS部分亚型中医证候诊断标准如下:

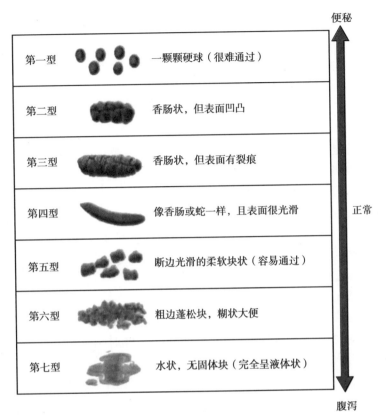

图 2-8-1　Bristol 粪便量表

（1）IBS-D

1）肝气乘脾证

主症:腹痛即泻,泻后痛缓;发作与情绪变动有关。

次症:肠鸣矢气;胸胁胀满窜痛;腹胀不适。

舌脉:舌淡红或淡暗,苔薄白;脉弦细。

证型确定:具备主症 2 项加次症 1~2 项,或主症第 1 项加次症 3 项,并参考舌脉进行诊断。

2）脾胃虚弱证

主症:餐后大便溏泻;畏生冷饮食。

次症:腹胀肠鸣;易汗出;食少纳差;乏力懒言。

舌脉:舌质淡,或有齿痕,苔白;脉细弱。

证型确定:具备主症 2 项加次症 2 项,或主症第 1 项加次症 3 项,并参考舌脉进行诊断。

3）脾肾阳虚证

主症：黎明即泻；腹部冷痛，得温痛减。

次症：腰膝酸软；大便或有不消化食物；形寒肢冷。

舌脉：舌质淡胖，边有齿痕，苔白滑；脉沉细。

证型确定：具备主症2项加次症2项，或主症第1项加次症3项，并参考舌脉进行诊断。

4）大肠湿热

主症：腹痛即泻；泄下急迫或不爽。

次症：脘腹不舒；渴不欲饮；口干口黏；肛门灼热。

舌脉：舌红，苔黄腻；脉滑数。

证型确定：具备主症2项加次症2项，或主症第1项加次症3项，并参考舌脉进行诊断。

（2）IBS-C

1）肝郁气滞证

主症：腹痛伴排便，大便干结难解；每于情志不畅时便秘加重。

次症：胸胁不舒；腹痛腹胀；嗳气频作，心情不畅时明显。

舌脉：舌质淡或暗，苔薄白；脉弦。

证型确定：具备主症2项加次症2项，或主症第1项加次症3项，并参考舌脉进行诊断。

2）大肠燥热证

主症：腹痛，或腹痛欲便但难解出；大便干硬。

次症：腹部胀痛，按之明显；口干口臭。

舌脉：舌质红，苔黄少津；脉细数。

证型确定：具备主症2项或加次症2项，或主症第1项加次症2项，并参考舌脉进行诊断。

（3）IBS-M

寒热夹杂证

主症：腹痛伴排便，腹泻便秘交作。

次症：腹胀肠鸣；口苦；肛门下坠；排便不爽。

舌脉：舌暗红，苔白腻；脉弦细或弦滑。

证型确定：具备主症1项加次症2项，并参考舌脉进行诊断。

2. 西医诊断　根据最新罗马Ⅳ功能性胃肠病诊断标准，IBS的诊断标准如下：

反复发作的腹痛，近3个月内平均发作至少每周1日，伴有以下2项或2项以上：

（1）与排便相关。

（2）伴有排便频率的改变。

（3）伴有粪便性状（外观）改变。

诊断前症状出现至少 6 个月，近 3 个月符合以上诊断标准。

符合以上诊断标准是诊断 IBS 的必需条件，但还不足以确诊。IBS 的确诊还需要除外器质性病变及代谢异常。罗马 IV 委员会鼓励临床医生基于症状作出 IBS 的诊断，尽量避免不必要的化验和检查。临床实践中可基于患者情况选择有限化验检查，最常用的是结肠镜检查、粪便常规检查等；同时结合治疗反应，可在诊疗过程中有选择地进行甲状腺功能检查、腹部超声检查、腹部 CT 等。对有警报征象的患者，要有针对性地选择进一步检查排除器质性疾病。警报征象包括：年龄 >40 岁、便血、粪便隐血试验阳性、贫血、腹部包块、腹水、发热、消瘦（3 个月内体重减轻 >10%）、结直肠癌家族史。

IBS 亚型的诊断标准如下：

1）IBS 便秘型（IBS-C）：至少 25% 的排便为 Bristol 1~2 型，且 Bristol 6~7 型的排便小于 25%。

2）IBS 腹泻型（IBS-D）：至少 25% 的排便为 Bristol 6~7 型，且 Bristol 1~2 型的排便小于 25%。

3）IBS 混合型（IBS-M）：至少 25% 的排便为 Bristol 1~2 型，且至少 25% 的排便为 Bristol 6~7 型。

4）IBS 不定型（IBS-U）：如果患者满足 IBS 的诊断标准，但其排便习惯异常不符合以上上述 3 者中的任何一个。

五、鉴别诊断

IBS 需要与以下三类疾病进行鉴别诊断：

1. 器质性肠病　如炎症性肠病（IBD），包括溃疡性结肠炎（UC）、克罗恩病（CD）两种主要类型。二者在结肠镜下出现特异性肠道黏膜炎症改变，结肠镜检查有助于二者与 IBS 的鉴别。

2. 代谢性疾病　如甲状腺功能亢进引起的腹泻，结合患者全身表现及甲状腺功能检查可鉴别。

3. 吸收不良性疾病　如乳糖不耐受、胆汁酸和碳水化合物吸收不良等。进食乳糖与腹痛腹泻具有明确因果关系时怀疑乳糖不耐受，可通过停用 4 周乳制品进行验证；出现腹泻症状尤其是水样泻，每日排便在 4~6 次以上，可怀疑胆汁酸吸收不良和碳水化合物吸收不良，可通过应用胆汁酸螯合剂（考来烯胺或考来维仑）进行经验性治疗试验或停用 4 周可疑碳水化合物进行评估。

六、治疗

IBS 的治疗目标是改善症状,提高患者的生活质量。需要根据患者情况,制定个体化治疗策略。

1. 基础治疗 IBS 治疗过程中应注意与患者建立良好的医患沟通和信任关系,取得患者的理解和配合是获得满意疗效的前提。

基于良好的医患关系,首先让患者建立对于 IBS 的正确的认知,其内容和目标是使患者充分了解 IBS 属于"功能性疾病"的本质。应让患者了解如下内容:①IBS 是功能性疾病;②没有证据显示 IBS 可以直接进展成严重的器质性疾病或恶性肿瘤;③通过生活方式调整,以及适当的药物治疗,多数患者的 IBS 症状是可以比较理想地得到改善;④IBS 症状有可能复发,但调整生活方式可能预防症状复发。认知治疗是 IBS 治疗中的必要环节。

其次,帮助患者建立合理的生活方式,包括:①避免诱发或加重症状的食物,限制的食物种类包括:富含短链碳水化合物(FODMAP)等成分的食物;高脂肪、辛辣、麻辣和重香料的食物。高膳食纤维素食物可能对便秘有效(但对腹痛和腹泻不利),一旦明确食物过敏原,应避免摄入含有该过敏原成分的食物;②减少烟酒摄入、注意休息、充足睡眠、每周 3~5 次高负荷的体格锻炼等。

2. 中医治疗 虽然目前缺乏高质量循证医学证据,但中医药治疗 IBS 具有明确疗效已经在中西医界达成一定共识。IBS 的中医治疗应当分型辨证论治,根据腹泻型、便秘型、混合型及不定型的特点结合证型变化适当佐以通便止泻方法进行治疗。

(1) IBS-D

1) 肝气乘脾证

治则治法:抑肝扶脾。

主方:痛泻要方(《丹溪心法》)。

药物:白术、白芍、防风、陈皮。

加减:腹痛甚者,加延胡索、香附;嗳气频繁者,加柿蒂、豆蔻;泻甚者,加党参、乌梅、木瓜;腹胀明显者,加槟榔、大腹皮;烦躁易怒者,加牡丹皮、栀子。

2) 脾胃虚弱证

治则治法:健脾益气,化湿止泻。

主方:参苓白术散(《太平惠民和剂局方》)。

药物:莲子肉、薏苡仁、砂仁、桔梗、白扁豆、茯苓、人参、甘草、白术、山药。

加减:舌白腻者,加厚朴、藿香;泻下稀便者,加苍术、泽泻;夜寐差者,加炒酸枣仁、夜交藤。

3）脾肾阳虚证

治则治法：温补脾肾。

主方：附子理中汤（《太平惠民和剂局方》）合四神丸（《内科摘要》）。

药物：附子、人参、干姜、甘草、白术、补骨脂、肉豆蔻、吴茱萸、五味子。

加减：忧郁寡欢者，加合欢花、玫瑰花；腹痛喜按、怯寒便溏者，加重干姜用量，另加肉桂。

4）大肠湿热

治则治法：清热利湿。

主方：葛根黄芩黄连汤（《伤寒论》）。

药物：葛根、甘草、黄芩、黄连。

加减：苔厚者，加石菖蒲、藿香、豆蔻；口甜、苔厚腻者，加佩兰；腹胀者，加厚朴、陈皮；脘腹痛者，加枳壳、大腹皮。

（2）IBS-C

1）肝郁气滞证

治则治法：疏肝理气，行气导滞。

主方：四磨汤（《症因脉治》）。

药物：枳壳、槟榔、沉香、乌药。

加减：腹痛明显者，加延胡索、白芍；肝郁化热见口苦或咽干者，加黄芩、菊花、夏枯草；大便硬结者，加麻仁、杏仁、桃仁。

2）大肠燥热证

治则治法：泻热清肠，润肠通便。

主方：麻子仁丸（《伤寒论》）。

药物：火麻仁、白芍、枳实、大黄、厚朴、杏仁。

加减：便秘重者，加玄参、生地黄、麦冬；腹痛明显者，加延胡索，原方重用白芍。

（3）IBS-M

寒热错杂证

治则治法：平调寒热，益气温中。

主方：乌梅丸（《伤寒论》）。

药物：乌梅、细辛、干姜、黄连、附子、当归、黄柏、桂枝、人参、花椒。

加减：少腹冷痛者，去黄连，加小茴香、荔枝核；胃脘灼热或口苦者，去花椒、干姜、附子，加栀子、吴茱萸；大便黏腻不爽、里急后重者，加槟榔、厚朴、山楂炭。

此外，还可以辨证选择中成药、针灸等外治法对 IBS 进行治疗。常用于 IBS 的中成药包括参苓白术颗粒（丸）、肉蔻四神丸、固本益肠片、痛泻宁颗粒、附子理中丸、葛根芩连丸（IBS-D），麻仁软胶囊、麻仁润肠丸、苁蓉润肠口服液

（IBS-C）等。

3. 西医治疗　目前 IBS 的西医治疗缺乏一个既有效又标准的 IBS 治疗流程,根据患者症状制定个体化的治疗策略是 IBS 治疗的核心。治疗流程见图 2-8-2。

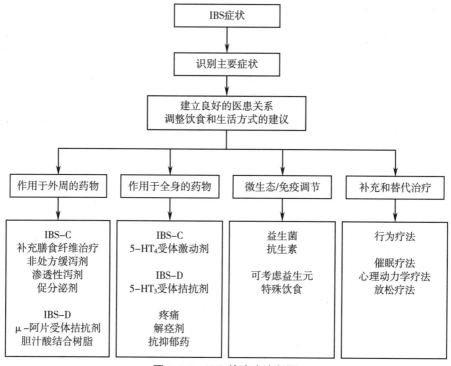

图 2-8-2　IBS 的治疗流程图

IBS 对患者最主要的危害是腹痛、腹胀、腹部不适和排便障碍(便秘、腹泻)等主观的痛苦感受。根据不同的症状,可个性化选择以下治疗药物,如表 2-8-1 所示:

表 2-8-1　IBS 治疗的药物选择

不适症状	药物选择	临床常用药物及剂量
腹部不适*	解痉剂:选择性肠道平滑肌钙离子拮抗剂(如匹维溴铵、奥替溴铵、西托溴铵、美贝维林、阿尔维林)或离子通道调节剂(如曲美布汀)可有效缓解 IBS,尤其是 IBS-D 患者的腹部不适,被国际多个指南和共识意见列为一线药物。	匹维溴铵片,50~100mg(1~2 片),一日 3 次;曲美布汀,0.1~0.2g(1~2 片),一日 3 次。

续表

不适症状	药物选择	临床常用药物及剂量
腹泻	止泻药物:5-HT$_3$受体拮抗剂(如阿洛司琼)或阿片受体拮抗剂(如洛哌丁胺)可以有效缓解IBS腹泻症状	循证医学证据较少,或有明确不良反应,故临床应用较少
便秘	渗透性泻剂:非处方缓泻剂及渗透性泻剂(如乳果糖、聚乙二醇)可用于缓解IBS-C的便秘症状	乳果糖口服液,10ml,一日3次;聚乙二醇,按照药物说明书

* 此处腹部不适是概称,包括腹痛、腹胀及狭义的无法用腹痛或腹胀来描述的腹部不适。

此外,益生菌对改善IBS症状有一定疗效,临床较常使用,但治疗中益生菌最佳种属、剂量、组合和治疗疗程等目前尚未形成共识,临床常用的包括地衣芽孢杆菌、双歧三联活菌胶囊等。抗抑郁焦虑药可用于IBS的治疗,但应用于经常规药物治疗效果不佳且合并明显精神心理障碍的患者。

七、预防

保持心理健康,生活起居规律,养成良好的饮食习惯可减少IBS的发生。教育患者充分认识该病的发病本质、特点及治疗知识,对治疗该病有十分重要的作用。

饮食原则:

1. 要规律饮食,以饮食清淡、易消化、少油腻,避免冷食、辛辣刺激食物、生食。一日三餐定时定量,不过饥过饱,不暴饮暴食,这样有利于肠道消化吸收平衡,避免因无规律饮食而致肠道功能紊乱。

2. IBS-C患者可适量补充水果、蔬菜、谷类、玉米等富含植物纤维食物以加速食物的运转,增加粪容量,使排便顺利。IBS-D患者尽量避免纤维素含量丰富的食物,可能会促进肠道蠕动进一步加重腹泻症状。

3. 已明确的可以引起症状的食物应该避免,例如含山梨醇的产品(低卡路里口香糖)、含高纤维或脂肪的食物和过量的咖啡因和酒精;乳糖不耐受可被认为是产生症状的原因之一;限制产气食物,如咖啡、碳酸饮料、酒精、豆类、甘蓝、苹果、葡萄、土豆以及红薯等的摄入。

4. 低FODMAP饮食,即减少难吸收的短链碳水化合物如果糖、乳糖、多元醇、果聚糖、低乳半聚糖的摄入,可能有利于改善IBS症状。

---• **参考文献** •---

1. 柯美云,方秀才,侯晓华.罗马Ⅳ:功能性胃肠病/脑-肠互动异常[M].北京:科学出版社, 2016:615-642.

2. 中华医学会消化病分会胃肠功能性疾病协作组,中华医学会消化病学分会胃肠动力学组.中国肠易激综合征专家共识意见(2015年,上海)[J].中华消化杂志,2016,36(5): 299-312.

3. 中华中医药学会脾胃病分会.肠易激综合征中医诊疗专家共识意见(2017)[J].中医杂志,2017,58(18):1 615-1 620.

4. 国家食品药品监督管理总局.总局关于发布中药新药用于肠易激综合征临床研究技术指导原则等5个临床研究技术指导原则的通告(2017年第217号)[EB/OL].http://www. sda.gov.cn/WS01/CL0050/220645.html

（赵迎盼）

第九章

便秘

一、概述

便秘是一个复杂的概念,不同的患者、不同的医生对其有不同的认识,目前,尚无一个确切的定义。从字义上来讲,便,是指排便,秘,应读为"bì",同"闭",意为闭塞不通。《辞海》对便秘的定义是排便次数减少,粪便干燥。《现代汉语词典》中对"便秘"的解释是"粪便干燥,大便困难而次数少的症状,也作便闭"。便秘是一个对排便状态不满意的主观描述,这种不满意状态既可以是身体上的,也可以是心理上的。

一般来讲,便秘是指排便次数少(少于三天1次)、粪便干结(Bristol 粪便分类属 1~2 型,见本书相关章节)、排便困难和排便不尽四个主要的症状,如有其中的一个症状或多个症状均可称之为便秘。

慢性便秘患病率在各项研究中存在较大的差异,一则可能是文化、饮食、基因、环境、社会经济情况及医疗卫生系统等方面的原因,再则可能与研究人群、采用的诊断标准及统计方法不同有关。北美洲、欧洲、亚洲、大洋洲、南美洲、南非慢性便秘的患病率分别为 3.2%~45.0%、0.7%~79.0%、1.4%~32.9%、4.4%~30.7%、26.8%~28.0%、29.2%;巴西、伊朗、法国、哥伦比亚的慢性便秘患病率分别 26.9%、22.9%、22.4%、21.7%;相对于西方国家,中国慢性便秘患病率较低,为 6%。

二、病因病机

1. 中医认识

(1)病因

1)体质偏异:素体阴阳气血的偏盛偏衰是形成便秘的重要因素,并影响其他致病因素的转化。素体阳盛,易于化热,常致肠胃积热而伤津。素体阴虚,如女子行经量多或素体阴血不足,肠道失润而干涩,易致便秘。素体虚弱,阳气不足,或年老体弱,肾气渐衰,气虚阳微,肠道传化无力,津液失于温化,也容易发生便秘。

2)饮食不当:饮食不当是导致便秘最常见病因。长期过用辛热、香燥、炙煿之品,偏嗜醇酒厚味,或过用某些燥热药物,均可导致肠胃积热,耗伤津液,以致肠道干涩,大便燥结难以排解,饮食过量,积于肠胃,蕴而化热,则津伤肠燥,腑气失于通降而便秘。恣食生冷之品,过用寒凉药物,以致阴寒内盛,凝滞肠胃,损伤阳气,引起传导失常而便秘。

3)情志失调:长期情志抑郁,沉闷不乐,肝失条达,气机郁滞,或忧愁思虑过度,肝郁气结,升降失调,均可致肠腑气滞,失于通降,发生便秘。气郁日久,化火伤阴,津伤阴亏则便秘。尚有久坐少动者,气机运行不畅,也可引起肠腑气滞,通降失调而便秘。

4)劳欲过度:过劳伤气,李东垣强调"劳役过度,损伤胃气",脾胃气虚则大肠传导无力。过劳汗出过多,又易于伤津,便肠道津亏,导致便秘。房劳过度,耗伤阴精,精亏血少,肠道失润,亦致便秘。

5)病后体虚:罹患他病,久伤正气,或伤气,或伤阳,或伤阴血。温热病日久,余热留恋,阴津耗伤。肠道津亏,失于润降,则大便燥结而秘。多汗、呕吐、泄泻、多尿等病变,津液亡失过多,妇女崩漏、产后,以及各种原因所致的出血性病变,均可导致血虚,阴血亏少,津液不足,以致肠道失润而干涩,引起便秘。久病伤气,寒性病变伤阳,气虚大肠传导无力,阳虚肠道失于温润,可致排便困难而便秘。久病及血,血行不畅,或失血之后,血积不行,或跌仆损伤,均致血瘀停积,津停失润,亦可发生便秘。

6)感受外邪:外感温热病邪,邪犯于肺,移热于肠;或内传阳明,肠胃热盛,耗伤津液。外感寒邪,内袭肠胃,阴寒结聚,凝滞气机,均可发生便秘。

(2)病机

1)大肠的传导功能失职是便秘的根本所在:大肠居于腹中,其上口在阑门处紧接小肠,其下端紧接肛门。大肠的主要功能是转化糟粕,大肠接受经过小肠泌别清浊后所剩下的食物残渣,再吸收多余的水分,形成粪便,由肛门排出体外。正如《素问·灵兰秘典论》说:"大肠者,传导之官,变化出焉"。"传导"即接上传下之意,"变化"即变食物残渣为粪便的意思。所以说,便秘是大肠的传导功能失职的主要表现之一,治疗便秘的根本在于改善或恢复大肠的传导功能。当然,导致大肠传导功能失常有多种多样的原因,如大肠传导无力,大肠燥热内结,大肠气滞不畅,大肠津液不足等。

2)五脏六腑皆可影响大肠传导而致便秘:如前所述,便秘的根本在于大肠传导失常,但大肠的生理功能与五脏六腑的关系非常密切,如肺的宣发肃降、肝的疏泄条达、脾的转输运化、肾的温煦濡养等,因此,除大肠本身的病变,五脏六腑任何一个脏器的病变,都可影响大肠的传导功能而导致便秘。

①与肺相关:《灵枢·经脉》篇曰:"肺,手太阴之脉,起于中焦,下络大肠,还循胃口,上膈属肺。"又曰:"大肠手阳明之脉……络肺,下膈属大肠。"肺与大

肠构成了脏腑阴阳表里的络属关系。肺主宣发,是大肠得以濡润的基础,可使大肠不致燥气太过;肺主肃降,是大肠传导功能的动力。肺藏魄,肛门又称"魄门"为肺气下通之门户,可见肺与大肠的关系尤为密切,所以肺气肃降则大便通畅,出入有常,肺气上逆可致大肠腑气壅滞,而见大便秘结,腹痛腹胀。

②与肝相关:肝主疏泄,具有调节全身气机,推动血和津液的正常运行的功能,肝的疏泄有助于促进脾胃的运化功能及大肠的传导功能,肝失疏泄,肝气郁结则大肠气滞可致便秘。肝藏血,血虚肠道失润亦可致便秘。

③与肾相关:肾开窍于前后二阴,大肠的传导功能有赖于肾气的温煦和肾阴的滋润,便秘的形成与肾的功能正常与否关系密切。李东垣云:"肾主五液,津液盛则大便如常"《杂病源流犀浊·大便秘结源流》曰:"大便秘结,肾病也。"《养生四要·却疾》曰:"肾虚则津液不足,津液不足则大便干涩不通。"

④与脾胃相关:脾主运化,运即转运传输,化即消化吸收,运化即把水谷化为精微,供应滋养全身。同时亦运化水津,促进水液代谢。胃主受纳腐熟水谷,并主通降,由此可见脾胃与大肠的关系最为密切,只有脾胃功能正常,大肠才能发挥其正常功能。

3)气、血、津液与便秘的形成:气、血、津液是构成人体的基本物质,是脏腑、经络等组织器官进行生理活动的物质基础。是维持人体生命活动的必要因素。便秘的形成与气、血、津液亦有密切的关系。

①气虚便秘:气具有推动和激发运动的作用,大肠的运动,有赖于气的推动,才能发挥其正常的传导作用。如气虚推动无力,大肠运行不畅,则可出现便秘。

②气滞便秘:大肠的运动功能不仅依赖气的推动,而且要有正常的气机运行,如肺气的宣发与肃降,脾气的升发与胃气的下降等各种气机的运动形式来协同大肠的传输功能,如果各种原因导致全身或局部的气机不调,则会引起各种各样的病变,如各种原因而致大肠的气滞,则会发生便秘。

③血虚便秘:全身的脏腑器官都依赖于血的滋养濡润,大肠的运动功能亦然,如血虚不能滋润大肠,则会致肠道失润,形成便秘。

④血瘀便秘:瘀血的形成有多种原因,瘀血一旦形成,又会阻滞气机,引起各种各样的病证,如瘀血阻滞肠道,大肠运行不畅,则亦可引起便秘。

⑤津亏便秘:津液具有滋润和濡养的功能,亦具有濡润滑利的作用。因此,大肠的传导功能有赖于津液的濡润滑利作用。如津液亏损,则肠道干枯,可致便秘。

2. 西医认识

病因:慢传输型便秘的病因比较复杂,常见的有以下几个方面

(1)饮食因素:进食量过少、饮水量不够、纤维摄入不足、其他饮食因素等。

（2）生活因素：不良排便习惯、生活起居变化、缺乏体育锻炼等。

（3）精神心理因素：精神过度紧张、心理因素、惧怕排便等。

（4）滥用泻药：滥用泻药是当前便秘发病与治疗中的一个严重问题，必须引起注意。常见原因如减肥、美容、排毒、误治等。

（5）药物因素：临床上有多种药物影响排便过程中的各个环节，引起便秘，如抑制或损害肠壁自主神经、干扰肠道平滑肌运动、成团反应、改变肠道内环境等。

（6）神经激素因素：神经的损伤、神经系统疾患、消化道激素、类固醇激素。

（7）疾病因素：①肠道疾病，如先天性巨结肠、老年性巨大结肠症、大肠肿瘤、大肠憩室、慢性结肠炎。②腹腔内疾病，腹腔的炎症：如阑尾炎、胰腺炎、胆囊炎、腹膜炎等。内脏疼痛性疾病：如胆石症、尿石症等。内脏下垂性疾病：如胃下垂等。其他：如卵巢囊肿、腹腔内肿瘤、腹水等。③肛管直肠疾病，如痔、肛周脓肿、肛瘘、肛裂、肛管直肠脱垂等。④肠道外疾病：代谢性疾病：如低血钾症、糖尿病、尿毒症、卟啉病、癌原性神经病变等。内分泌性疾病：如甲状腺功能低下、甲状旁腺功能亢进、垂体功能低下等。神经肌肉性疾病：如帕金森病、脑血管意外、多发性硬化、肌强直性肌营养不良、脊髓肿瘤和损伤、多发性神经纤维瘤、硬皮病、皮肌炎、系统性红斑狼疮等。

现代医学认为其病因病理目前尚未完全明了，可能与肠神经系统及 cajal 间质细胞、中枢神经及自主神经系统调节功能障碍、激素水平异常等有关。

三、临床表现

1. 症状特点

（1）排便次数少：每周少于 3 次，自然排便间隔时间延长，并逐渐加重。

（2）大便干结：参考 Bristol 粪便形态（图 2-8-1）。

（3）排便困难：粪便干硬，难以排出，用力努挣，大汗淋漓，排便时间较长，一般大于 5 分钟，严重者需借助开塞露、灌肠、手抠等方式才能排出。

（4）伴随症状：常见的有腹胀、腹痛、口苦、口渴、头晕、恶心、会阴胀痛、肛门下坠、心情烦躁、皮疹。少数患者伴有焦虑症或抑郁症。

2. 专科检查　多无特殊体征，部分患者可在左下腹触及肠管形。

四、辅助检查

1. 结肠镜或钡灌肠检查可除外结肠器质性病变。

2. 结肠传输试验为便秘首选的检查方法。可以帮助区分便秘是慢传输便秘还是出口梗阻型便秘或是正常传输型便秘。

3. 排粪造影、直肠肛管测压检查和盆底肌电图检查可了解便秘发生的原因,为便秘的分型提供依据。

五、诊断

诊断标准

（1）罗马Ⅳ标准

具备在过去6个月中至少12周连续或间断出现以下2个或2个以上症状：1/4的时间有排便费力；1/4的时间有粪便呈团块或硬结；1/4的时间有排便不尽感；1/4的时间有排便时肛门阻塞感或肛门直肠梗阻；1/4的时间有排便需用手法协助；每周排便<3次。不存在稀便，也不符合肠易激综合征的诊断标准。

（2）中华医学会消化学分会标准

1）常有排便次数减少，少便意，粪质坚硬，因而排便困难。

2）肛直肠指检时无粪便或触及坚硬的粪便，而肛门外括约肌的缩肛和力排功能正常。

3）全胃肠或结肠通过时间延长。

4）缺乏出口梗阻型便秘的证据，如气球排出试验正常，肛门直肠测压显示正常。

六、鉴别诊断

1. 与结肠器质性病变相鉴别　如结直肠肿瘤、先天性巨结肠症、肠梗阻等。可通过立位 X 线腹平片除外肠梗阻，如通过结肠镜或钡灌肠检查除外结直肠肿瘤。

2. 与常见内科疾病引起的继发性便秘相鉴别　如糖尿病、甲状腺功能减退、帕金森综合征、中风后遗症、精神性疾病等。根据情况做相应的检查。

3. 与出口梗阻性便秘相鉴别　一般出口梗阻性便秘多表现为排便困难，有的患者大便不干，或排便次数也正常，仍有排便困难，或排便不尽的感觉，有时便次反多，便量较少，甚至用手协助排便，或用开塞露或灌肠洗肠排便。可通过传输功能检查及排粪造影和肛管压力测定来确诊。

七、治疗

1. 中医辨证治疗

（1）肝脾不调证：欲便不下，肛门坠胀，腹部胀痛，用力排便时尤著，甚则矢气亦费力；伴嗳气频作，胸脘痞闷，纳食减少，苔薄脉弦。

治则：疏肝解郁，扶土抑木。

代表方剂：六磨汤合四逆散加减。加减法：若气郁化火，证见口苦咽干，可加黄芩、山栀、丹皮；两胁刺痛者，加桃仁、红花；纳食减少，加山楂、神曲。

可选用四磨汤口服液,每次 20ml,每日 3 次。

（2）肺脾气虚证:临厕无力努挣,挣则汗出气短,便后疲乏。大便质软,腹无胀痛,面色㿠白,神疲气怯,舌淡边有齿痕,苔薄,脉虚。

治则:补益肺脾,润肠通便。

代表方剂:黄芪汤加减。加减法:若伴有肛门坠胀或脱肛,加柴胡等。

可选用补中益气丸,每次 6g,每日 2 次。

（3）气阴两虚证:大便干结如栗,形体消瘦,面色萎黄无华,长期依赖泻剂,舌偏红少苔上有裂纹,脉细。

治则:益气养阴,调补肝肾。

代表方剂:增液汤合润肠丸加减。加减法:伴心烦口干,脉细数者,加党参、知母、玉竹等。

可选用,滋阴润肠口服液或苁蓉润肠口服液,每次 20ml,每日 2 次。

（4）脾肾两虚证:粪蓄肠间而无便意,便出艰难,排时汗出短气,便后疲乏不堪;伴有头晕耳鸣,气喘心悸,腰酸背痛,腹胀喜暖,渴喜热饮,小便清长,纳呆食少,面色㿠白,长期依赖泻剂,不服泻剂则数日不行,舌淡苔厚腻,脉沉迟。

治则:补益脾肾,培本通便。

代表方剂:济川煎加减。加减法:偏脾气虚者,重用白术,加肉苁蓉、威灵仙等;偏肾阴虚者,加玄参、生地、麦冬、女贞子等;腹胀甚者加半夏、薤白等。

可选用附子理中丸,每次一丸,每日 2 次。

2. 中医外治法

（1）敷脐疗法:敷脐疗法同祖国医学其他疗法一样有着悠久的历史,我国最早的医书《五十二病方》中就有敷脐疗法的记载,之后历代医家均有论述。脐在经络系统中是一个重要的穴位,属于任脉,任脉为阴脉之海,与督脉、冲脉"一源而三歧",联系周身经脉,故中医有"脐通百脉"之说。现代医学研究表明,脐部皮肤表皮角质层较薄,屏障功能较差,并且脐下无脂肪组织,皮肤筋膜和腹膜直接相连,故渗透性较强,药物分子较易透过脐部皮肤的角质层,进入细胞间质,迅速弥散入血到达全身。根据不同的疾病,选用不同的药物治疗。

方剂选沉香通便散;药物组成:沉香、生白术、莱菔子各等份研细末;具体应用方法:患者仰卧,用 75% 乙醇消毒肚脐及肚脐周围皮肤,将上药取 5g 兑温水调成糊状敷于肚脐,其上敷纱布固定。每天更换 1 次。2 周为一疗程。

（2）中药灌肠:具有良好效果,方剂可选大承气汤,每次煎取 100ml,每日灌肠 1 次,每次灌 50~100ml。

（3）针刺治疗:主穴:第 1 组:天枢、气海、上巨虚、足三里、百会;第 2 组:中髎、下髎、大肠俞、肾俞、脾俞。配穴:肝脾不调加支沟、合谷、太冲、肝俞、三阴交;气阴两虚加三阴交、照海、太溪。肝脾不调加支沟、合谷、太冲、肝俞、三阴交;肺脾气虚灸神阙、气海、百会;气阴两虚加三阴交、照海、太溪;脾肾两虚灸关元、命门、腰阳关。两组穴位隔日交替使用,留针30分钟。

(4)穴位埋线治疗:穴位埋线疗法是治疗便秘常用的一种中医外治方法,是将不同型号的羊肠线,根据需要埋入不同的穴位,通过羊肠线对穴位的持续弱刺激作用(相当于持续留针),达到治疗疾病的目的。其机理是通过羊肠线的物理性和生物性刺激而起到治疗作用。埋线疗法是依靠刺激穴位引发经络的调节作用从而改变人体内分泌及体内的神经体液平衡。羊肠线对相关穴位的持续性刺激可以增强肠道平滑肌的张力及兴奋性,促进肠蠕动。由于针刺方法只能短时留针,不能起到持续性刺激作用,所以埋线疗法的治疗作用突出。穴位埋线法安全有效、无痛苦,是一种简便易行的、融多种疗法、多种效应于一体的复合性治疗方法。

具体方法是:①将无菌包装的羊肠线取出,用生理盐水冲洗干净,消毒剪刀剪成1cm的线段,置于无菌盘内,将其穿入埋线针内备用。②选用穴位:根据中医辨证可选取不同的穴位,常用的有天枢、足三里、大肠俞等。如合并出口梗阻,可加长强穴。③取合适体位,显露所取穴位,常规消毒,将放置肠线的针穿刺入所选穴位,出现针感后,边推针芯,边退针管,将肠线注入穴位中(约2cm左右),出针后,压迫止血,无菌敷料固定。

(5)耳穴贴压:耳穴贴压疗法是用质硬而光滑的植物种子或具有一定形状和质地的药物及制品粘贴在耳廓表面的穴位上,并施加一定压力,以达刺激耳穴、防治疾病的一种方法。此法是在耳毫针治疗疾病的基础上替代耳穴针刺或埋针的一种简易治疗法。它较耳穴针刺或埋针更为简便易行,安全可靠,无创伤,无副作用,且能起到持续刺激之效果。

方法简介:根据病情选取特定的主穴和配穴,将耳廓常规消毒后,把粘有王不留行籽的0.8cm×0.8cm的胶布,贴于穴位上,常用的穴位有肺、脾、大肠、直肠、皮质下、便秘点、胃、腹、三焦等。采用轻柔按摩法:用指腹轻轻将压贴的穴位压实贴紧,然后轻轻按压顺时针方向旋转,以患者有酸胀或胀痛或轻微刺痛为度。并嘱患者照此法,每天自行按压耳穴3~5次。两耳交替治疗,隔天更换一次;治疗5次为一疗程。

3. 西药治疗 选用通便药时应考虑药效、安全性与药物依赖性以及费效比,以无毒副作用,不产生药物依赖性为原则,具体运用时参考药物说明书,如:

聚乙二醇4000散:每次10~20g,每日1~2次。

乳果糖口服溶液:每次15ml,每日2次。

普卡必利片:每次2mg,每日1次。

4. 心理治疗 部分结肠慢传输患者存在不同程度的心理障碍,除了上述的治疗方法外,一定要详细了解患者的病史、一般情况,分析压力源和心理障碍类型,给予合理的心理治疗。

5. **手术治疗**　若保守治疗无效,手术是最后的选择。尽管手术存在一些并发症,但有一定疗效。只是手术治疗时机的选择尚有争议。常用的手术方法有以下几种。

(1)全结肠切除回肠直肠吻合:适合于全结肠动力障碍的患者。需要注意的是直肠保留长度的问题,如果确定直肠是正常的,则应尽量保证直肠的完整性,也就是保留直乙交界处以下的直肠,这样做能保留正常的排便反射,减少术后腹泻,防止肛门失禁。如果确定直肠也存在动力障碍,则应少保留直肠,以免术后便秘不缓解。

(2)次全结肠切除升结肠直肠吻合:适合于右结肠无动力障碍的患者。由于回盲瓣的保留,有效地减慢了小肠的排空速度,既有利于营养物质的吸收,也减少了术后的排便次数。需要注意的是至少 3 次以上的检查确定右结肠无动力障碍,术中探查盲肠、升结肠无扩张、肠壁无变薄:升结肠保留 3~5cm 即可,以免术后便秘不缓解。

(3)结肠肠段切除:适合于一段结肠无动力的患者。需要注意的是至少 3 次以上的检查确定存在动力障碍的结肠肠段,术中探查其余结肠无扩张、肠壁无变薄,方可切除病变肠段:但由于缺乏确定存在动力障碍的结肠肠段的精确检查手段,即使手术也难免术后便秘不缓解或远期疗效不佳,故此术式应慎用。

(4)结肠起搏器:目前已开始使用起搏器治疗结肠慢传输便秘,但是疗效尚不确切,因为结肠的起搏点是多源的。相信随着结肠起搏点研究的完善和起搏技术的成熟,起搏器可能成为治疗本病的手段之一。

八、预防与调护

1. 合理饮食"三多三少"

(1)多进食:只有足够的进食量,才能增加粪便数量,促进肠蠕动,促进排便。

(2)多饮水:晨起喝杯温开水(快速喝水效果更好),有助于清洁和刺激肠道蠕动,使大便变软而易于排出。每天饮水量须不少于 8 杯(1 500ml),最好喝些绿茶,有利粪便排出。

(3)多吃富含膳食纤维的食物:如新鲜蔬菜水果、麦麸或全麦面粉。膳食纤维可减少结肠对水分的吸收使粪便变软、变粗,刺激结肠运动而防治便秘。菌藻类(如海带、蘑菇、木耳、紫菜等)、豆类(黄豆、豌豆、蚕豆等)、芝麻、笋子,以及一些蔬菜、瓜果中膳食纤维含量最丰富。必要时可以每天服 1~2 次膳食纤维制剂。美国饮食协会建议成人每天摄取 20~35g 食物纤维,便秘患者则至少 30g。如果您用心选择食物,一天要获取 30g 纤维并不困难。例如,半杯绿豆子可提供 5g,1 个小苹果提供 3g,1 碗燕麦提供 13g。

(4)少食辛辣刺激性食物:某些刺激性食物对肠道有抑制麻痹作用,从而影响排便,如浓茶、辣椒、咖啡等。

(5)少食零食:有些人不正常饮食,吃饭没有规律,见饭就饱,以吃零食为主,天长日久,则会损伤肠胃功能,引起便秘。

(6)少抽烟饮酒:抽烟饮酒也会刺激肠道,引起便秘。

2. 正常排便"三要三忌"

(1)要定时排便:早晨起床后,一般人结肠会产生集团运动,将粪便推入直肠而引起便意(称起立反射),故每天起床后排便一次最好。但每个人的排便习惯不一样,有的在餐后容易排便(称胃结肠反射),无论什么习惯,定时每天一次最好。因此,无论您有无便意,不妨餐后蹲 5 分钟。假以时日,即可形成排便生物钟反馈。

(2)忌强忍大便:生活中,许多人早已习惯了方便时才上厕所,而不是依照体内的反应。然而,忍便会逐渐使结肠对便意的反射弱化,导致便秘。因此,千万不要强行抑制便意(忍大便),要做到有便意就排。

(3)要"速战速决":实际上排便动作所需时间极短,2~3 个排便动作约 1 分钟,如果超过 3~5 分钟后,仍无便意,应停止大便。

(4)忌蹲厕过久:坐在马桶上注意读书看报,便时不应分散注意力。

(5)要轻松排便:排便时首先酝酿便意,然后随其自然,轻松排出。如无便意,也不必强行排便。

(6)忌过度摒便:否则会使直肠或盆底出现病变。要按照排便动作规律进行排便,即前一个排便动作完成后,稍事休息,等产生第二次排便感时,再作第二个排便动作,切不可在两次排便动作的间歇期强行排便。

3. 生活起居"三常三戒"

(1)常欢笑:长期的忧郁哀愁可以引起胃肠功能紊乱和便秘。祖国医学有怒伤肝,思伤脾,忧伤肺,恐伤肾,喜伤心之说,长期不良的情绪可引起五脏六腑的疾病。笑是调节情绪的最好方法,可以帮助治疗包括便秘在内的许多疾病。笑虽不能代替药的作用,但它可以有效地调节情绪的稳定,在良好情绪的影响下,既能使机体各系统功能得到改善,又能提高药物在体内的效力,从而达到祛病的目的。

(2)常洗澡:沐浴不但可清洁身体,还可以促进全身细胞的新陈代谢,改善内分泌,亦可消除神经紧张和疲劳。日常洗澡的水温以 40℃为宜,太热易使皮脂过多脱落;入浴的时间以 10 分钟最适合,至于入浴的次数因身体条件和环境而不同,但每天可以入浴1次。

(3)常运动:运动可增加腹肌张力和胃肠道蠕动,改善排便动力不足。早晨散步、慢跑、做深呼吸、活动腰肢等,有促进消化和排便的作用。俗话说"活动活动,大便自通"。散步、跑步、做深呼吸运动、练气功、打太极拳、弯腰抬腿等适当的活动;参加休闲娱乐活动,适当体力劳动,不仅有利于强壮身体,还可使胃肠活动增加、增强食欲,使膈肌、腹肌、提肛肌得到锻炼,提高排便辅助肌的收缩力。另外,还能提高肠道的蠕动能力,因而提高排便动力,预防和治疗便秘。经常劳动的农村老年人和经常进行运动的人很少患便秘,而城市中的许多老年人因懒于活动而容易便秘。运动锻炼要结合个人的年龄、性别、体质、兴趣等,选择适宜的锻炼方式,持之以恒。运动的特点是"动",动则谷气得消、血脉流通,也就是说,运动能使大便保持通畅。

以下介绍两种预防并治疗便秘的锻炼方法。①医疗体操:主要是增强腹肌及骨盆肌的力量,因为腹肌收缩有力,腹内压增加,就利于排便。站立:可做原地高抬腿步行,深蹲起立,腹背运动,踢腿运动和转体运动。仰卧位:可轮流抬起一条腿或同时抬起两腿,稍停后放下,两腿轮流屈伸,模仿踏自行车动作,举两腿由内向外画圆圈等。②快步行或慢跑:此运动可使肠道受到按摩,促进肠道蠕动,有助于解除便秘;体力较差者可在早餐后做15分钟散步再去排便。

(4)戒熬夜:保证适度的睡眠时间,长时间熬夜,身体的生理节奏会被打乱,造成自主神经失调,从而引起肠道功能紊乱,导致便秘。因此保持规律的生活、充足的睡眠,早起早睡,不能熬夜太久。

(5)戒劳累:避免疲劳过度,安排好生活与工作,避免过于紧张和劳累,要做到劳逸结合,起居有常;生活轻松,精神愉快。尽量避免长时间坐在那里看书或看电视等,也要避免久卧、久坐、久立等,这对预防便秘也很重要。疲劳过度多指在工作、生活、学习、家务中过度繁忙劳累,或在进行一项活动或工作时超过自己所能负担的限度,如经常工作到深夜、睡眠不足、家务或应酬过忙、旅途疲劳未能得到充分休息等。疲劳能使机体处于虚弱和被动的状态,消耗体力和精力,打乱人的正常生理活动规律,抑制排便反射从而引起便秘。中医认为,过度疲劳包括三个方面:劳力过度、劳心过度、房劳过度,这三个方面均可导致便秘的发生。

(6)戒劣习:戒除一些不良的生活习惯和不良嗜好,也是防治便秘的一个重要方面,例如吸毒者或运用兴奋剂等均会引起来严重的便秘,嗜酒也会引起便秘,还有如赌博者,长时间忍便等也是便秘的一个原因。还有男同性恋,过度手淫等这些习惯也是便秘的原因,一定要戒掉。

4. 活动活动,大便自通

(1)步走:在清晨步行,起床后立即到户外快速步行半小时,体力较差者,可在早餐后做 15 分钟左右的散步,然后喝一杯开水,再上厕所大便。

(2)太极拳:练习太极拳可调节神经功能,舒通气血,调达肝气,保持胃肠运动的良好神经调节等。因此,太极拳对于功能性便秘是一种简便易行、有效的运动疗法。对于长期从事静坐少动性工作的人,经常练习太极拳还可以预防便秘的发生。

(3)跳绳:跳绳是一项简单易行,不需特殊场所和设备便可开展的运动。由于做此项活动时,腹部肌肉配合提腿跳动,腹内脏器跟腿不断地跳动而"振荡运动",使腹肌、胃肠平滑肌、盆腔肌肉、提肛肌和括约肌等普遍得到锻炼和运动,并促进胃肠蠕动。同时,跳绳时呼吸加快加深,使胸、背及腹肌都参加了活动。因此,跳绳对腹肌、膈肌、盆腔肌群等是一种全面锻炼,可以保证参与排便动作的肌群保持张力,防止排便动力不足,预防便秘。跳绳时开始要慢一些,跳一会儿,休息一会儿。经过一段时间锻炼,加快次数,5 分钟后做放松活动或散步,像其他的体育锻炼一样,只要持之以恒,一定会见到效果。

5. 按揉按揉,便秘自除

(1)按摩腹部:仰卧,屈曲两膝,两手搓热后,左手放在肚脐上,右手放在左手手背上,以肚脐为中心,顺时针方向按揉,开始轻揉,以后逐渐加重。每日 2~3 次,每次 15 分钟左右。

(2)按摩穴位:按摩足三里,每晚睡前排除杂念,自然呼吸,自行按摩足三里穴 10 分钟,顺时针按摩 5 分钟,逆时针按摩 5 分钟。

(3)指压穴位:取天枢穴,即脐旁 2 寸,左右各一,用左右两拇指按压左右天枢穴,力度以轻度压迫为宜,待有便意后如厕,患者无法完成时可由他人协助完成。

6. 防治便秘"操"练起来

(1)"快便"保健操

1)呼吸运动:仰卧,膝弯曲,两臂平放于身体两侧。做深呼吸运动 15~20 次。

2)屈腿运动:仰卧,两腿伸直,两手自然平放。两腿屈膝,并尽力将两腿往身体的方向拉,使大腿贴向腹部,然后再回到准备姿势。

3)踏车运动:仰卧,两腿伸直,两臂向外展。两腿同时往上举,然后再回到准备姿势。重复做 10~15 次。中间可休息一会儿,往上举时两腿必须伸直。

4)仰卧起坐:仰卧起坐做 10~20 次。中间可休息几次。体弱或腹肌较弱者,坐起时双手可伸直碰到脚尖,或双手支撑地面以帮助起坐。

(2)防治便秘操

1)屈腿运动:仰卧位,两腿同时屈膝提起,使大腿贴腹反复十几次。

2)举腿运动:仰卧位,两腿同时举起,膝关节保持伸直,然后慢慢放下,重复十余次。

3）踏车运动：仰卧位，轮流伸屈两腿，模仿踏车运动，伸屈运动范围尽量大些。

4）仰卧起坐：从仰卧位起坐，坐起后两手摸足尖，再倒下，如此反复4~8次。

（3）大肠弯曲症患者的保健操：大肠比较长，而且走行弯弯曲曲，即使没有患病，有时也会造成肠道内容物排出不畅的情况。对于大肠弯曲症的患者，做弯腰运动比较好。此运动非常简单，就是患者采取直立形式，然后身体向前向下弯曲，双手触地，身体呈折叠状。这个运动可以直接刺激大肠，促使大肠蠕动，从而达到排便通畅的目的。这个体操应在每次饭后30分钟左右，反复做1~2次效果比较好。

7．七分钟肠体操　英国人汉斯·布鲁克发明的肠体操共有7节，每一节体操只要做1分钟，全部只要7分钟就可以完成。这套体操能够充分锻炼腹部肌肉，坚持锻炼3~7天，每天坚持做1次肠体操，便能够使自己从便秘体质转换为快便体质。

（1）摇晃吊床运动

1）仰卧在地板或垫上，双膝弯曲，脚底紧贴地板，脚跟尽量往臀部的方向靠近。双腿分开约30cm，两手放在身体的两旁。

2）将臀部从地板上举高约5cm，用头部、肩膀和双腿支撑身体的重量。

3）把身体当作摇床一样，将臀部左右摇摆。运动中要调匀呼吸。左右摇摆各10次之后，将臀部再慢慢地放回地板上休息。重复同样的动作6次。

特别提醒：本节体操会让肠道有很大的扭曲，对于弛缓性便秘患者来说，会有从外侧往内侧紧绷起来的效果。这一运动同时会摇动肠中内容物，故会刺激肠的内壁，使肠蠕动的力量更大。扭曲的身体也会刺激腹部，有助于提高腹肌力量。

（2）使腹部紧张和缓和的运动

1）平躺在地板上，双腿伸直，两手的手掌贴住地板放于背后，紧缩下巴，抬头。

2）在膝盖上用力与双腿同时抬高，双腿离地板约30~45cm。用臀部与手支撑全身的平衡，注意不要让膝盖弯曲。

3）虽然同时将肩膀与双腿放下，可是这个时候的膝盖也是用力伸直的。

4）用肩膀双腿同时放置于地板上，让腹部稍稍休息。重复这以上动作5次。

特别提醒：本节体操可以收缩、锻炼平时运动不足的下腹部肌肉。但应注意，如果腹肌没有足够的力量，反而会伤害到腹肌。因此，腹肌没有足够力量的人,可以忽略本节体操,待腹肌改善后再做本节体操。

(3)抽水机运动

1)将背部贴在地板上,仰卧,让全身肌肉尽量放松。不要移动肩膀与肋骨,只要振动腹部肌肉。

2)将双手贴在腹部,集中意识,用力于腹部肌肉使之紧张,同时将下腹部的肌肉往上提。重复同样的动作12次。在紧缩腹部肌肉的同时吸入少许的空气,在放松的时候吐出。稍稍休息后略加速重复上述动作再做,共12次。

特别提醒:本节体操主要是增强大肠内壁的运动。弛缓性或痉挛性便秘是由于肠道蠕动迟钝造成的,所以只要回复原有的蠕动就可以了。因运动不足所引起的便秘之人,可先从本节体操试做。

(4)压迫侧面运动

1)站立,将双手放置于腰上,双腿分开约15cm,脚尖稍微向外张开。

2)紧缩下腹部,抬起左脚脚跟,左脚脚尖着地,身体往左侧弯曲。这时要强力压迫左侧的腹肌,但胸部的肌肉仍然保持放松状态。伸腿,膝盖伸直不可弯曲。此时,手不一定要放于腰上,垂下也可以。

3)右侧重复相同的动作。左、右各进行20次,合计为40次即可。慢慢做运动,用鼻子轻轻地吸气、呼气,不能急躁。

特别提醒:本节体操可以强化两边的腹肌,同时对肠内壁也会起到刺激作用,对刺激排便有很大的帮助。

(5)腹部的缩进与恢复运动

1)双膝并跪于地板上,双手放置于地板上。在膝盖下面放置坐垫或小枕头会比较舒适。

2)轻轻地吐气并紧缩腹部。同时轻轻地把头往下垂,让身体成弓状。

3)将头向上扬,恢复原来的姿势。初学者大约做6次,以后可以做到18次。刚开始时动作可以比较缓慢,逐渐加快速度。如果面对镜子,一边做一边观看腹部紧缩、放松情形的话,效果会更好。

特别提醒:本节体操对于背部姿势不正确有矫正作用,可以减轻肠的负担,让肠道活动恢复正常。当然,本节体操对肠内壁有较大的刺激作用,故可刺激排便。

(6)腰部回转运动

1)站在有靠背的椅子后50~60cm,双手紧抓住椅背,手臂尽量伸直。

2)尽情地摇晃臀部,将腰往左边转,然后往右边转,持续30~40秒,这时要尽量注意紧缩小腹,保持头部不动,将手臂尽量伸直,双脚用力贴住地板。刚开始可以动作较慢,以后再加快速度。

特别提醒:本节体操能帮助已经松弛的腹部再次紧缩,所以,每天持续做这个运动,可锻炼腹肌,而且还能帮助排便。

（7）腹式呼吸运动

1）双腿张开约 10cm,双手伸开放置于肋骨下方。

2）用鼻持续吸气并使空气遍布于整个胸腔,在紧缩小腹的同时用双手轻轻将肋骨提起。

3）一边呼气一边将肋骨轻轻往下放松,待空气完全呼出后休息一会。重复同样的动作 4~6 次。

特别提醒:如果能够一边做体操,一边意念自己"做这个体操一定会治好我的便秘",可达事半功倍的效果。本节体操的基本姿势是站立,如果躺在床上做也同样有效。

8. 合理用药"三要三不要"

（1）要在医生指导下用药

1）造成便秘的原因非常复杂,有许多严重的疾病可能出现便秘的症状,如急性阑尾炎、急性肠梗阻、肠套叠、肛周脓肿等,应急时去医院治疗,如自以为是便秘,服些泻药治疗,那就大错特错了,不仅会贻误病情甚至危及生命。

2）任何一种通便药物都有其特定的服用剂量、使用方法和适应证,必须在医生指导下使用才能避免药物的毒副作用并取得良好的治疗效果。可以说没有任何一种通便药能随意使用,俗话说"是药三分毒",如果不听医生的忠告,轻率地服用药物,不但不能使便秘得到有效治疗,还可能造成不良后果。

3）某些特定的人群,如孕妇便秘、婴幼儿便秘、身体虚弱的老年人便秘以及高血压、心脏病、脑血管病等疾病患者便秘,不仅仅是个简单的通便问题。如何使孕妇保持大便通畅又保证胎儿正常发育? 如何治疗婴幼儿便秘又保证其茁壮成长? 怎样才能使体虚的老人顺利排便又有益于他们的健康? 怎样通过治疗便秘促进患有各种疾病的患者康复? 这些问题都需要医生来解答。因此,在医生的指导下用药治疗便秘最安全,最可靠并能取得最佳疗效。

（2）要了解便秘药物的应用原则:选择通便药物,要遵循下列原则:①天然无毒、有效成分准确定量;②不腹泻,软便;③安全可靠、无不良反应、无依赖性;④价格合理、适宜家庭备用;⑤孕妇用药对子宫无刺激性,不产生致畸、致突变作用;⑥不引起婴儿腹泻及其他不良反应;⑦安全性高,耐受性好;⑧补充膳食纤维,增强肠道动力,能够重建规律的排便习惯。

（3）要知道泻药不是减肥药:不少女士为了身材苗条而服用减肥产品,但这些减肥产品大都含有通便成分,如大黄类刺激性泻药,而刺激性泻剂就是造成泻药性便秘的主要元凶。长期应用刺激性泻剂,如大黄、芦荟、决明子、番泻叶等含蒽醌类及其衍生物的药,可因减弱直肠的排便反射引起弛缓性便秘。

（4）不要图"一时之快":有些人有了便秘,在服用某种泻药后便秘好了,便以为该泻药疗效好,以后再有便秘就长期服用;有些人因患肛门疾病,为了减轻疼痛也长期服用泻药。殊不知,这样的方法只能是竭泽而渔。泻药虽能暂时帮助排便,但若长期使用会造成结肠神经细胞损伤,导致肠动力降低,对药物形成依赖,从而加重便秘。医学上有个名词叫作"泻药性便秘",是一种慢性顽固性便秘,就是指长期服用某些泻药后,引起或加重便秘的情况。

(5)不要轻信广告传言:由于便秘的患病率高,而大多数患者又是一知半解,有些患者还觉得不好意思去就诊,往往通过听广播、看电视、上网和读报纸来了解有关知识,自行用药,轻信广告,按图索骥,结果可想而知。更有甚者,宁相信街头小报,电线杆广告或听别的患者介绍,也不听医生的劝告,殊不知,便秘是一个非常复杂的问题,医生对其的了解也有限,更何况是患者。所以绝不能自作主张,自行用药,否则将是自作自受,自找苦吃。

(6)不要滥用泻药:当前,由于种种原因,滥用泻药物的患者越来越多,主要有以下几方面因素:①为了减肥而长期服用泻药或者某些减肥药中含有泻药成分;②认为粪便中含有大量有毒物质,为了排毒而长期服用泻药;③认为服用泻药可以美容,而长期用泻药;④因偶尔的一次便秘,而服用某种泻药后,而自认为疗效好,以后再有便秘而长期服用;⑤追求服用泻药后,排便时的快感;⑥因患有肛门疾病,为了减轻疼痛而长期服用泻药;⑦医源性滥用泻药。国内外资料均已表明,滥用泻药是便秘形成的一个重要原因。而滥用泻药的结果是使便秘更加严重,其主要机制是长期服用泻药,对结肠平滑肌神经细胞的损伤,从而导致结肠对肠内容物刺激的反应性降低,使结肠运动功能紊乱,而发生便秘。但对其详细的病理机制,目前尚未研究清楚。泻药的种类很多,常用的容积性泻剂、润滑性泻剂和刺激性泻剂均有一定的副作用,特别是刺激性泻剂几乎都含有蒽醌类物质,如果导片、大黄、番泻叶、芦荟、决明子等,长期服用不但会导致"泻剂依赖"而且还可能引起结肠黑变病,并损害肠神经系统,使结肠的动力减弱,从而形成了泻药性便秘。因此,切忌不能滥用泻药。

(刘仍海 龚文敬)

第十章

息肉痔

一、概述

息肉痔是指发生于大肠黏膜上的赘生物,是一种常见的大肠良性肿瘤。历代文献中有"息肉痔""悬胆痔""垂珠痔""樱桃痔"等病名。其临床特点为肿物蒂小质嫩,其色鲜红,便后出血。若很多息肉积聚在一段或全段大肠者,称息肉病。可分为单发性和多发性两种,前者多见于儿童,后者多见于青壮年。本病少数可恶变,尤以多发性息肉者恶变较多。息肉痔为中医病名,西医学称之为结直肠息肉。

二、病因病机

息肉的发生与饮食不节、劳倦内伤、情志失调及先天禀赋不足等因素有关。

1. 风伤肠络 风性善行而数变,且风常夹热,热伤肠络,血不循经,溢于脉外则便血。《证治要诀》:"血清而色鲜者为肠风,浊而黯者为脏毒。"《见闻录》:"纯下清血者,风也。"

2. 气滞血瘀 饮食不节、劳倦过度,导致脾胃运化功能不足,湿邪内生,下注大肠,经络阻塞,瘀血浊气凝聚不散,气滞血瘀,日久而发为息肉。

3. 脾气亏虚 先天禀赋不足或思虑过度,忧思不解,郁结伤脾,脾气不行,水湿不化,津液聚而成痰,痰气郁结于大肠,则化生息肉。

西医学认为本病的发生可能与遗传、饮食、环境、慢性炎症刺激等有关。

三、诊断

1. 临床表现 因息肉大小及位置的高低不同临床症状有所不同。位置较高的小息肉一般无症状;低位带蒂息肉,大便时可脱出肛门外,小的能自行回纳,大的便后需用手推回,常伴有排便不畅、下坠,或有里急后重感。多发性息肉常伴腹痛、腹泻,排出黏液脓血便,久之则体重减轻,体弱无力,消瘦,贫血等。若息肉并发溃疡及感染,可有大便次数增加,便后有里急后重,便后出血伴血性黏液便排出。

2. 肛门指诊 对低位息肉有重要诊断价值。可扪及圆形柔软肿物,表面光滑,活动度大,有长蒂时,常有肿物出没不定的情况。多发性息肉,则可触及直肠腔内有葡萄串样大小不等的球形肿物,指套染血或附有血性黏液。

3. 内镜检查 乙状结肠镜或纤维结肠镜检查并取活体组织行病理检查,进一步明确诊断。气钡双重造影检查能发现早期微小病变,可确定息肉的部位与数目。

4. 按组织学表现和病理性质分类

(1)腺瘤性息肉:管状腺瘤、管状绒毛腺瘤、绒毛腺瘤和家族性腺瘤息肉病。这类息肉是由肠上皮生长的新生物,极易发生癌变。

(2)错构瘤:这类肿瘤是正常组织的异常混合,一种或数种组织过度生长的肿瘤。包括幼年息肉、幼年息肉病和黑斑息肉综合征。息肉一般不会恶变,但息肉病则多会恶变。

(3)炎症性息肉:即假息肉,由肠黏膜溃疡而引起。常见的有:慢性溃疡性结肠炎、良性淋巴样息肉和良性淋巴样息肉病,属正常淋巴组织,与癌变无关。

(4)增生样息肉:又叫化生性息肉。是在直肠和结肠黏膜上的无蒂小结节,可单个孤立,也可多发颜色与周围黏膜相同,直径仅有几毫米,一般无症状,多并发腺瘤。

5. 诊断标准 仍然以结肠镜与病理检查结果作为诊断依据。

四、鉴别诊断

1. 直肠癌 可有大便习惯的改变,大便变扁变细,便血,色紫黯,气味恶臭,伴里急后重。直肠指检可触及基底不平,质硬推之不移的肿块,病理检查可明确诊断。

2. 肛乳头肥大 发生在齿线肛窦部附近,常单个发生,质较硬,表面光滑,呈灰白色,多无便血,活检可明确性质。

3. 内痔 位于直肠末端近齿线处,呈圆形或椭圆形,质柔软,基底较宽而无蒂,便血量多。多见于成年人。

五、治疗

1. 辨证论治 本病为癌前病变,一旦发现,应及早采用手术治疗。病理确诊为良性者,可辅以中药辨证内服,多发性息肉者配合外治法。

(1)风伤肠络证

证候:便血鲜红。息肉表面充血明显,脱出或不脱出肛外。舌质红,苔薄白或薄黄,脉浮数。

治则治法:清热凉血,祛风止血。

方药:地榆散加减。常用地榆、黄芩、槐角、槟榔、赤芍等。

（2）气滞血瘀证

证候:肿物脱出肛外,不能回纳,疼痛,息肉表面紫暗,舌紫,脉涩。

治则治法:活血化瘀、软坚散结。

方药:少腹逐瘀汤加减。

常用小茴香、干姜、延胡索、没药、川芎、官桂枝、赤芍、炒五灵脂、生蒲黄、当归等。

（3）脾气亏虚证

证候:肿物易于脱出肛外,表面增生粗糙,或有少量出血,肛门松弛。舌质淡,苔白,脉弱。

治则治法:补益脾胃。

方药:参苓白术散加减。

常用白扁豆、人参、白术、白茯苓、炙甘草、山药、莲子肉、桔梗、薏苡仁,砂仁等。

2. 外治法　常用的外治法为保留灌肠法。

保留灌肠法:适用于多发性息肉,左半结肠为主。选具有收敛、软坚散结作用之药物。如用乌梅、海浮石各 12g,五倍子 6g,牡蛎、夏枯草各 30g,紫草、贯众各 15g,浓煎为 150~200ml,取每次 50ml,保留灌肠,每天一次。

3. 手术

（1）结扎法:适用于低位带蒂息肉。

侧卧位或截石位,局部常规消毒,麻醉后,用示指将息肉轻轻拉出肛外,或在肛镜下,用组织钳夹住息肉轻轻拉出肛外,用圆针丝线在息肉基底贯穿结扎,然后切除息肉。但是要注意的是肛门周围有急性脓肿或湿疮者;有痢疾或腹泻患者,伴有严重肺结核、高血压、肝脏、肾脏疾患或血液病患者;临产期孕妇是有贯穿结扎法禁忌证的。操作中结扎部位要准确,结扎组织过多可扎住正常皮肉,过少则术后留存部分未坏死脱落的病变组织。其次扎线要扎紧,否则不能达到完全脱落的目的。扎线后一般 1~2 周病变部位可坏死脱落,若病变组织干枯而扎线未脱者,应待其自然脱落,不要硬拉,以防出血。

（2）套扎法:本法是通过器械将小乳胶圈套入息肉根部,利用胶圈较强的弹性阻止血液循环,促使息肉缺血、坏死、脱落。主要适用于直肠低位息肉。

操作方法:取膝胸位或左侧卧位。术前先排空大便,再行指诊,以排除其他病变。肛门镜检查两次。第一次检查息肉的位置,第二次再行套扎。插入肛门镜,抽出镜芯暴露息肉后,由助手固定肛门镜,术者左手持套扎器,右手持组织钳,经套扎器套管钳夹根部,并将之牵入套扎器内,将胶圈推入,扎到息肉根部,然后松开组织钳并与套扎器一并取出,最后退出肛门镜,可经肛门注入少许黄连素软膏。直肠息肉在局麻下,扩肛,然后行套扎。一次套2、3个胶圈。注意的是套扎后24小时以内最好不解大便,便后肛门不适,可行热水坐浴。

（3）内镜下行结肠息肉切除术:

1）内镜下电凝电切术（endoscopic high-frequency electrocoagulation）

基本操作:见图 2-10-1。

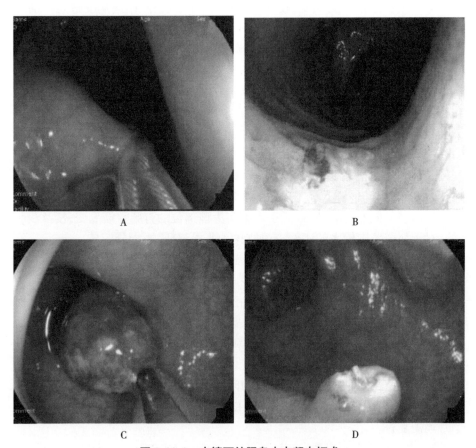

图 2-10-1 内镜下结肠息肉电凝电切术

A. 直径 6mm 息肉;B. 冷圈套器收紧勒除术后;C. 直径 10mm 有蒂息肉;D. 热圈套器套扎电凝电切术后

①方法选择:对直径小于0.5cm的息肉,一般采用活检钳铅除或电凝灼除;直径小于2cm的亚蒂或无蒂息肉,多采用圈套 + 电凝切除法。

②圈套 + 电凝切除法:圈套器钢丝在息肉基底稍上方为息肉切除的最佳部位,或在基底部注射盐水,使形成蒂,再切除;有蒂息肉采用圈套器 + 电凝切除法,尽可能保留残蒂1cm左右长;直径大于2cm的无蒂息肉可采用圈套器法,但需先将高渗盐水或1:10 000肾上腺素溶液在息肉基底部黏膜下注射,

然后再行圈套电凝切除;大的息肉也可分块分期切除,2~3周后行第二次切除。

并发症:最常见并发症是消化道出血,文献报道迟发性出血的发生率为1%~2%;其次是穿孔,可发生在息肉切除术时的即刻,也可发生在术后数天内。

2)内镜下黏膜切除术(endoscopic mucosal resection,EMR)。

基本操作:

①诊断和定位结肠病变:在进行EMR治疗之前,对结肠病变进行术前评估非常重要,一般要进行病理检查以确定病变的性质,对于发生癌变的病变,需要进行超声肠镜或CT检查,以确定病变仅位于黏膜或黏膜下层。

②在病变下注射生理盐水或50%葡萄糖,并在其中加入肾上腺素,配成1:100 000溶液,并可以在其中加入少量的亚甲蓝,以了解需要切除的范围。在注射过程中,尽量先注射口侧,然后再注射肛侧,因为如果先注射肛侧,可能影响视野,使口侧注射不充分。在注射过程中,一定要注意"非提起征",因为"非提起征"是最准确判断病变深度的方法,如果一侧有非提起征,可能本侧病变侵及肌层。笔者曾遇一患者,术前病理提示为直肠10cm处直肠腺瘤局部病变,术前超声肠镜和直肠CT检查均提示为局限于黏膜的病变,在进行注射过程中出现一侧非提起征,最后手术证实为该部位的直肠腺瘤癌变,侵及浅肌层。对于病变范围较大的病例,有时判断"非提起征"不十分容易。

③圈套切除:圈套切除过程中,要逐渐收紧圈套丝,不宜太慢,也不宜太快。太慢可能伤及肠壁肌层,太快可能出血。

④冲洗创面、止血:切除后,对创面进行冲洗,如果发现可以进行电凝止血或用钛夹止血。对于分次切除的患者,需要进行创面染色,进行观察。

并发症:EMR并发症主要为出血和穿孔,出血发生率为1%~3%,穿孔发生率为2%。笔者进行48例64个病变的EMR切除术,出血为3例,发生率为6.3%,无穿孔。另外,EMR术后复发的问题也应该注意,特别是分次切除的病例,一定要进行随访,以防复发。一般EMR术后在3个月、6个月、12个月、26个月均需复查。

3)内镜黏膜下剥离术(Endoscopic submucosal dissection,ESD):

基本操作:见图2-10-2。

①确定边缘:为了实现切缘阴性,对肿瘤边缘进行界定十分重要。对于胃部病灶,可用0.2%靛胭脂染色;对于食管鳞癌,可使用卢戈氏碘。应用高分辨率白光内镜及0.2%靛胭脂染色较容易确定结肠息肉的边界。一些胃肿瘤边界不易确定,放大窄带成像内镜及病变外缘活检阴性有助于确定侧缘。

②标记:黏膜下注射将会使病变边缘模糊不清,因此在进行ESD之前需进行黏膜标记,可通过ESD针刀或氩离子凝固术进行。由于肿瘤有上皮下层扩散的可能,对于胃部病变,需要在病灶外缘5mm处进行标记,食管腺癌为

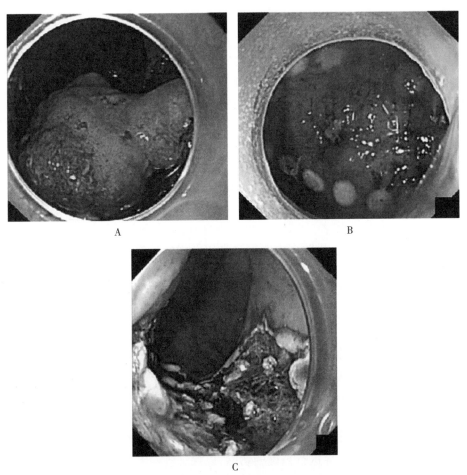

图 2-10-2 内镜下结肠息肉黏膜下剥离术

A. 直肠 40mm 广基息肉；B. 病变范围标记；C. 内镜下黏膜剥离术后

5~10mm，但是为了避免多余切除形成狭窄，尽量使标记接近病灶边缘。结肠息肉的边界通常较清晰，因此标记并非必需。

③黏膜层环周切开：首先，在病灶边缘进行环周切开，以使得肿瘤与其他黏膜层分离并暴露肿瘤下部的黏膜下层，通常选用针刀。一旦黏膜下层被暴露，即可用针刀或末端绝缘刀对病灶进行环周切开。环周切开通常在远离标记处 5mm 进行，因此在肿瘤和切口之间至少保证有 10mm 的正常组织。在食管及结直肠 ESD 中，在进行黏膜下切除之前通常仅进行部分的环周切开，以保证黏膜下层抬举及安全切除。

④黏膜下层切除：通过注射抬举液体以保证黏膜下层暴露充分。应用远端装置使得内镜可以进入黏膜下空间，进而实现对黏膜下层的切除及安全切

除肿瘤。

并发症：

ESD 是近年来发展起来的一个新技术。由于 EMR 过程中,对于超过 2cm 的息肉,如果单纯使用圈套丝进行切除,可能会遗留部分黏膜导致术后复发。ESD 技术是在黏膜下注射后,使用特制黏膜切开刀将黏膜切开一圈,然后进行圈套切除。该技术示 EMR 延伸,主要并发症为出血穿孔,出血发生率 12%,穿孔为 5%。

（4）经肛门微创手术（TAMIS）

适应证：①肿瘤距肛缘 12cm 内直肠息肉,单发直肠类癌以及早期直肠癌;②病变累及肠壁不足 1/2 周,术前病理分期 p Tis、p T1 期直肠癌;③拒绝根治术的 p T2 期直肠癌患者;④全身基础状态良好,未合并重要脏器损伤;⑤未行术前、术后辅助治疗。排除多发肿瘤患者以及术前检查提示有远处转移或淋巴结转移者。

基本操作：术前肠道准备,一般选用全身麻醉,体位可根据术前检查所确定的肿物具体位置选择,尽量确保肿瘤能够位于视野下方。如肿瘤位于直肠前壁,则选择俯卧折刀位;如肿物位于直肠后壁,则选择截石位。

术野常规消毒,铺无菌单,经轻柔扩肛至 3~4 指,于肿物上方置入碘伏纱团后置入 SILS Port,调节好位置并固定;调节气腹机,并维持 CO_2 压力稳定于 12~15mmHg（1mmHg=0.133kPa）,以防止肠腔过度扩张。经套管置入腹腔镜镜头,助手扶镜以显露肿物所在位置,术者于腔镜系统下进行手术操作。

首先用针式电刀或超声刀电灼标记出切除边界（距肿瘤边缘 0.5~1.0cm）,术者沿预设的切除边界进行精确的切除,以保证肿瘤能够在足够的切缘下获得完整切除。为减少出血可先于瘤体的基底部注射肾上腺素盐水抬高黏膜。术者需根据术前诊断和肿瘤分期选择合适的切除方式：对于良性的腺瘤,倾向于施行黏膜下切除。若术前组织活检提示为恶性肿物,经直肠超声检查显示肿物局限于黏膜以及黏膜下层（Tis 或 T1 期）,则需进行全层切除,但处理直肠上段前壁的肿瘤时须谨慎,避免切入腹腔。

切下的标本自肛门取出后应将周边平展,用多枚大头针将其固定在一小块聚乙烯泡沫上或木板上,检查切除深度、切缘安全距离、组织硬度,并立即送术中快速冰冻病理学检查。手术创口经仔细止血、冲洗后在腔内予以缝合。油纱条填塞肛门以压迫止血。术后行常规病理学检查,确定肿瘤的分期。

并发症：肛门括约肌损伤、术后尿潴留、大便带血、肠瘘、持久性排便失禁、直肠狭窄、性功能障碍、术后复发等。

（5）结肠切除术：全结肠均可见息肉,可考虑做结肠切除术。

1）家族性结肠息肉病：为一常见常染色体显性的家族性遗传性疾病。主要特征为结肠黏膜弥漫性密集分布无蒂或短蒂的腺瘤性息肉。息肉常为数毫米大小,很少有达数厘米的。数目300~500个以上,平均约1 000个。

手术方式:①结肠全切除、回肠与直肠吻合术;②结直肠全切除、回肠造口术;③结直肠全切除、回肠肛管吻合术;④结直肠全切除、回肠贮袋与肛管吻合术。

2)黑斑息肉综合征:是一种以胃肠道多发性息肉和皮肤及口腔黏膜黑色素斑为基本特征的常染色体显性遗传性疾病。目前应用肠镜可以较容易地评估小肠肿瘤并改善预后和治疗。发现息肉或用内镜切除,或外科切除。对于肠内>0.5cm的多发息肉,可分次用纤维肠镜电切。经内镜微波可直接接触息肉表面使其凝固坏死,治疗多发、密集、广基或细蒂小息肉尤为适合。微波还具有抗肿瘤免疫效应。除了用内镜切除息肉外,还可以开腹手术切除息肉。对于较大的息肉或生长密集的息肉,可切除部分肠管。若有恶变可按恶性肿瘤处理。

3)幼年性息肉:又称黏液性或潴留性息肉,属于肠道错构瘤性息肉,主要发生在20岁以前,但成人也不少见。治疗应根据有恶变倾向进行考虑,对有家族史者从10岁起应1~2年行内镜检查一次,应积极的行息肉电切,若无法办到则应考虑全结肠切除或肠管部分切除,若家族中大肠癌发病率高,除注意患者外,尚应注意对其家族进行消化道癌的排除性检查。小儿息肉一旦电切后,贫血、低蛋白血症也可改善。

六、预防护理

1. 预防

(1)积极治疗结直肠疾病:内外痔、肛瘘、肛裂、肛窦炎及慢性肠炎等。保持大便通畅,养成定时排便习惯,防止便秘或腹泻的发生。

(2)不定期做大便潜血试验:反复潜血阳性者应及时进行肠镜检查,以防误诊。部分患者拒绝肠镜检查,可考虑行结直肠肿瘤粪便基因检测。指导患者科学饮食,养成良好的生活习惯,禁烟、酒及干硬刺激性食物,保持大便通畅。

(3)避免受凉,防止咳嗽,适量运动,保持乐观及良好的心理状态,保证充足的睡眠及规律的生活。

(4)让患者掌握有关的医学知识,增强保健能力。

(5)告之患者结肠息肉有较高的复发率和再发率,术后应定期随访,对腺瘤性息肉、多发性息肉、高龄者、宽基大息肉及息肉不典型增生者,应在术后半年复查肠镜1次,以后每年复查1次,术后定期肠镜追踪观察对预防息肉恶变,提高早期大肠癌的检出率具有重要意义。

2. 护理

（1）详细向患者解释息肉切除的方法、目的、可能出现的并发症及处理措施，术前术后的注意事项，让患者及家属了解治疗的必要性，了解内镜下切除息肉是一种较外科手术痛苦小、创伤轻微的技术，消除其顾虑，取得配合。同时介绍治疗成功的病例，以帮助患者增强战胜疾病的信心。

（2）肠息肉切除者术后进少渣饮食，忌粗纤维、生硬、辛辣等刺激性食物，保持大便通畅，防止便秘增加腹压，必要时在医生的指导下使用缓泻剂。

（3）门诊患者术后卧床休息 6 小时。住院的患者，有较大息肉、多发性息肉、无蒂息肉及凝固范围较大的，卧床休息 2~3 天。2 周内均避免重体力劳动。

（4）术后要常规监测患者的生命体征，密切观察有无血便、腹胀、腹痛、腹膜刺激征等情况。避免使腹压增加的各种活动。

（5）出院指导及健康宣教，定期门诊随访，若有腹痛黑便等不适及时就医。指导患者避免精神紧张，过度劳累，保持乐观的情绪，保证规律的生活和足够的睡眠，树立战胜疾病的信心，正确处理好社会以及家庭间的相互关系，保持良好的心理状态。

（金黑鹰）

第十一章

锁肛痔

一、概述

锁肛痔是以初起为便血流水,渐现大便变形,排便困难,次数增多,里急后重,肛门生肿物坚硬、流脓血臭水为主要表现,发生于肛门直肠的癌病类疾病。《外科大成》,云:"锁肛痔,肛门内外如竹节锁紧,形如海蜇,里急后重,便粪细而带扁,时注臭水,此无法治。"本病属于现代医学的直肠肛管癌范畴。本病多发于40岁以上,偶见于青年人。

临床上可表现为大便性状改变、便秘或腹泻、下利脓血、腹痛、腹中包块、消瘦、乏力等。

二、病因病机

锁肛痔的发病,无非是内因与外因,外因为六淫、伤食等邪毒郁积;内因为脏腑经络失调,阴阳气血亏损。邪毒乘虚而入机体而成湿热、气滞、血瘀、火毒等,而正气虚促使邪毒久聚不散成块而产生肿瘤,二者互为因果。

1. 病因

(1)外感六淫:《医宗必读》中云:"凡人格息失宜,起居失常,易为六淫所侵"。因有寒气客于肠外,或久坐湿地,或外感湿毒,内客于肠腑,滞留不去,气血瘀滞,与邪毒相搏结,发为肿瘤。

(2)饮食失节:长期过食油腻肥甘或误食不洁之品,伤及脾胃,运化失职,湿热内蕴,留滞于肠,久而不去,气血凝滞而成积。

(3)七情内伤:忧思恼怒,肝气犯脾,脾失健运,痰湿内生,毒邪蕴结,湿毒下注,肠络瘀滞,结而成块。张子和曰:"积之始成也,或因暴怒喜悲思恐之气。"

(4)正气亏虚:邪不能独伤人,"积之成也,正气不足而后邪气踞之。"肠癌之发生必先有正气亏虚,其人或禀赋不足,或年老体弱,或久泻久痢,脾肾亏虚,复有邪毒入侵,内结痰湿、气滞、瘀血,攻注于肠道,发为肿瘤。

2. 病机　中医认为凡积病多体虚,由虚而致积,因积而愈虚,二者互为因果,而正虚为病之本,可遍及全身;邪实为病之标,显示于局部。锁肛痔的发生根本内因亦为正气不足,内虚主要责之于脾、肾二脏,脾为后天之本,肾藏先天之精,脾气不足则运化失司,痰湿内生,肾气不足则温煦无力,湿浊不化。素体本虚,复感邪毒,与痰湿搏结,下注于肠道,日久不去,又可蕴而化热,气血凝滞,遂成肠积。由此可见,湿热、火毒、瘀滞为病之标;脾、肾不足为病之本,而正虚又以阳虚为主。二者互为因果,正虚则邪恋,邪实则正愈虚,故使疾病缠绵难治。锁肛痔整个过程,皆贯穿着湿、毒、瘀、虚四证。疾病早中期正胜邪毒尚不强大,多以湿毒蕴结、气滞血瘀为主;病至晚期,湿毒瘀滞愈盛,加之手术、化疗、放疗等方法的不良反应,邪胜正气渐衰,病及终末,则多致脾肾两虚,阴阳双亏,正气亏虚无力抗邪,邪毒流注他脏。

三、临床表现

锁肛痔生长相对缓慢,早期常无症状,随着肿瘤增大可出现排便习惯改变,便次增多或减少,并伴有肛门坠胀。继则发生便血,血色鲜红或暗红,伴有黏液,且便次增多,有里急后重感,或有脓血便。晚期排便困难,粪便变细变扁,甚至出现肠结征象。

1. 排便习惯的改变　常为最早出现的症状,病灶越低则越明显。当一定时间内出现便稀、便秘、排便次数增加、大便性状改变等变化时应引起高度重视。由于肿瘤本身分泌黏液及继发炎症,可使黏液粪便增多,排便次数增加,粪便不成形或稀便,亦可出现便稀和便秘交替出现。

2. 便血　病变越接近肛门则血色越鲜,且往往是血便分离,病变越远离肛门则血色越暗,且与粪便相混。

3. 腹痛　因肿瘤体积增大或浸润肠壁导致肠管狭窄引起肠梗阻时可出现阵发性腹部绞痛,侵犯肛管则可引起肛门剧痛,侵及骶丛时,可有剧烈疼痛。

4. 全身症状　包括贫血、中毒症状、消瘦等。贫血多由慢性失血引起,中毒症状则由于肠管吸收肿瘤本身及因坏死、感染产生的毒素导致。锁肛痔最易转移至肝、肺、脑等器官,当出现远处转移时则可出现相应器官的临床表现。

四、诊断

1. 诊断依据

(1)早期排便习惯改变,便次增多或减少,可伴有肛门坠胀。

(2)继则发生便血,血色鲜红或暗红,伴有黏液,且便次增多,有里急后重感,或有脓血便。

(3)晚期排便困难,粪便变细变扁,甚至出现肠结征象。侵及骶丛时,可有剧烈疼痛。

（4）身体逐渐消瘦,出现恶病质。

（5）肛门指检,多可触及肿块及溃疡,指套染血。

（6）直肠镜检查:可见肿块及溃疡,取活组织病理检查可明确诊断。

2. 检查

（1）直肠指诊:一般可发现距肛门8cm以内的病变,可呈菜花样质硬的肿物或边缘突起中心凹陷的溃疡,或呈环状狭窄。

（2）内镜检查:对于便血或黏液血便及大便习惯改变并经直肠指诊无异常发现者,均应常规进行直肠镜及纤维结肠镜检查。可见肿块及溃疡,取活组织病理检查可明确诊断。

（3）影像学检查:CT、MRI及高分辨率的直肠内超声检查,主要在明确直肠的肠壁与肠外浸润深度及有无淋巴结转移等,有利于进行临床分期,指导治疗方案及预后。

（4）大便潜血检查:对锁肛痔的诊断虽无特异性但仍是其筛选的常用方法。

（5）肿瘤标志物检查:最常用的肿瘤标志物为血清癌胚抗原（CEA）,但其也可与其他肿瘤和良性组织发生交叉反应,因此对本病的诊断不具有特异性,敏感性也不高。CEA是目前最有效的监测锁肛痔术后转移复发的检验手段,有研究显示64%的复发可经CEA检测发现,其敏感性远远超出其他检测手段。其他癌相关抗原,如CA19-9,CA50,CA125,CA242等也已经应用于临床,它们在锁肛痔中分别有20%~40%的阳性率,特异性在90%以上,并可预测复发。

3. 直肠肛管癌的组织学分型　直肠肛管癌大体可分为以下类型:乳头状腺癌、管状腺癌、黏液腺癌、印戒细胞癌、未分化癌、小细胞癌、腺鳞癌、鳞状细胞癌、类癌、一穴肛癌等。最常见的为管状腺癌,占全部大肠癌的66.9%~82.1%,根据分化程度可分为三级:分别为高、中、低分化腺癌。Ⅰ型、Ⅱ型早期癌以高、中分化腺癌多见,Ⅲ型则以低分化腺癌多见。进展期直肠肛管癌中的隆起型以高分化腺癌比例较高,约占30%;溃疡型中高分化癌与低分化癌之比约为1:1.6;浸润型则以低分化腺癌较多;胶样型则全部为黏液癌。

4. 直肠肛管癌的分期　临床常用的为美国病理学家协会推荐由AJCC和国际抗癌联盟（UICC）指定的TNM分期系统。

原发肿瘤（T）

Tx 原发肿瘤无法评价

T0 无原发肿瘤证据

Tis 原位癌:局限于上皮内或侵犯黏膜固有层

T1 肿瘤侵犯黏膜下层

T2 肿瘤侵犯固有肌层

T3 肿瘤穿透固有肌层到达浆膜下层，或侵犯无腹膜覆盖的结直肠旁组织

T4a 肿瘤穿透腹膜脏层

T4b 肿瘤直接侵犯或粘连于其他器官或结构

区域淋巴结（N）

Nx 区域淋巴结无法评价

N0 无区域淋巴结转移

N1 有 1~3 枚区域淋巴结转移

N1a 有 1 枚区域淋巴结转移

N1b 有 2~3 枚区域淋巴结转移

N1c 浆膜下、肠系膜、无腹膜覆盖结肠／直肠周围组织内有肿瘤种植，无区域淋巴结转移

N2 有 4 枚以上区域淋巴结转移

N2a 4~6 枚区域淋巴结转移

N2b 7 枚及更多区域淋巴结转移

远处转移（M）

Mx 远处转移无法评价

M0 无远处转移

M1 有远处转移

M1a 远处转移局限于单个器官或部位（如肝,肺,卵巢,非区域淋巴结）

M1b 远处转移分布于一个以上的器官／部位或腹膜转移

当我们知道以上的内容后可通过如下组合确定分期：

期别	T	N	M
0	Tis	N0	M0
I	T1	N0	M0
	T2	N0	M0
ⅡA	T3	N0	M0
ⅡB	T4a	N0	M0
ⅡC	T4b	N0	M0
ⅢA	T1~T2	N1/N1c	M0
	T1	N2a	M0
ⅢB	T3~T4a	N1/N1c	M0
	T2~T3	N2a	M0
	T1~T2	N2b	M0

ⅢC	T4a	N2a	M0
	T3~T4a	N2b	M0
	T4b	N1-N2	M0
ⅣA	任何 T	任何 N	M1a
ⅣB	任何 T	任何 N	M1b

五、鉴别诊断

1. 锁肛痔与内痔　内痔间歇性便血,血色鲜红,无明显疼痛,齿线上方黏膜明显隆起充血。

2. 锁肛痔与息肉痔　息肉痔多见于儿童及青年人,有家族遗传史,直肠指检可摸到大小不等、单个或多个、柔软、可活动的肿物。

3. 锁肛痔与肛门狭窄　肛门狭窄有直肠溃疡或手术。注射等治疗史,仅排便困难、便细,无便血等症,全身状况良好。

4. 锁肛痔与痢疾　痢疾发病急骤,常有恶寒发热和周身不适感,恶心呕吐与脱水,粪便检查痢疾杆菌阳性。

六、治疗

1. 病证特点　锁肛痔为本虚标实之病症,本虚以脾肾亏虚为主,标实则多见湿热、气滞、血瘀、火毒。因此锁肛痔的治疗应以益肾温阳,健脾理气治本,并以清利湿热、清热解毒、活血化瘀治标。但在疾病的治疗和演变过程中,邪正盛衰是不断变化的,因此在疾病的不同阶段,应灵活掌握扶正与祛邪的主次。中医治病历来强调阴阳平衡,这就要求临床医生在治疗过程中时时注意达到阴阳平衡这一治疗目标。所以锁肛痔总的实施原则是辨证与辨病相结合,扶正与祛邪相结合,调整阴阳平衡。

2. 治疗原则

(1) 培补脾肾,扶助正气:肿瘤发病的最基本特点是正虚邪实,手术、化疗及放疗后更使元气大伤,因此扶正培本应贯穿在肿瘤治疗的全过程。正所谓:"癥积不能速除,正气亟待扶助。"就锁肛痔而言,则应以培补脾肾为主,肾为先天之本,脾为后天之本,先后天可相互促进、濡养、补充,脾肾之气充足,可充养脏腑,平衡阴阳,调动机体的抗癌能力。

(2) 通腑攻下,祛邪解毒:大肠为六腑之一,主传化糟粕,泻而不藏,以通为用,气滞、血瘀、痰湿、热毒等阻于肠中,导致肠道阻塞不通,传化失司。传化之道不利,糟粕难以下行,邪毒不能排出体外,则成积聚。又因正气亏虚无力驱邪外出,邪毒越聚越深,邪毒胜于其内,进一步耗伤气血津液,正气损伤更甚,从而导致邪愈甚而正愈虚,正愈虚则邪更深的恶性循环。因此,当一部分病例术后发生局部复发或远处转移。在顾护正气的基础上,消除肠道肿块,通下腑中浊毒、瘀血等病理产物,辨施各种通下之法,是治疗锁肛痔的重要环节。

(3)顾护胃气,留存生机:锁肛痔发展至晚期,邪毒弥散,正气衰败,患者全身状况很差,此时治疗最为棘手,如果还一味攻邪必大伤正气。中医认为,扶正必先顾护胃气,存得一分胃气则留得一分生机。脾胃为气血生化之源,化源乏竭,病必不治;若胃气尚存,则可挽留一息生机。此时用药宜以轻灵之品,以使气息流动,复苏胃气,苦寒伤胃、滋腻碍胃之品不可轻投,使胃气败绝。如兼见邪实较盛的情况,则应在攻邪的基础上佐加健脾益气,调畅气机的药物以顾护胃气。

3. 辨证论治

(1)湿热下注

主证:腹胀腹痛,里急后重,大便味臭质黏,下痢赤白,口干口苦,纳谷少馨,肛门灼热,恶心胸闷,小便黄,舌红苔黄腻,脉滑数。

治则治法:清热利湿,解毒散结。

方药:槐角丸加减。

参考处方:槐角、地榆、黄芩、生薏米、金银花、枳壳、当归等。

(2)气滞血瘀

主证:下腹刺痛或胀痛,痛有定处,胁胀易怒,便下脓血,血色暗红,或里急后重,或大便滞下。舌质暗红或有瘀斑,苔薄黄,脉弦数。

治则治法:活血祛瘀,行气止痛。

方药:膈下逐瘀汤加减。

参考处方:桃仁、红花、当归、川芎、赤芍、生地、丹皮、五灵脂、元胡、枳壳、乌药。

(3)脾肾亏虚

主证:腹痛隐隐,腹部肿物渐大,久泻久痢,便下脓血腥血,形体消瘦,面色苍白,气短乏力,腰膝酸软,畏寒肢冷,舌淡胖有齿痕,苔白,脉沉细。

治则治法:健脾固肾,消癥散积。

方药:参苓白术散合四神丸加减

参考处方:人参、白术、茯苓、生薏米、砂仁、陈皮、补骨脂、吴茱萸、肉桂、五味子、莲子肉、桔梗。

4. 中成药应用

(1)康莱特注射液:主要成分为薏苡仁油,有益气养阴、消癥散结的功效,适用于不易手术的气阴两虚、脾虚湿蕴型锁肛痔的治疗,对中晚期锁肛痔患者还有一定抗恶病质和止痛作用,也可配合放、化疗,有增敏减毒作用。

（2）鸦胆子油注射液：主要成分为不饱和脂肪酸，可明显抑制肿瘤细胞DNA的合成，对各期癌细胞均有杀伤和抑制作用。主要用于消化道肿瘤。

（3）华蟾素注射液：主要成分为中华大蟾蜍，有清热解毒、软坚散结的功效，适用于邪盛正不衰的中晚期锁肛痔患者，尤适于肝脏转移患者，还有抗乙肝病毒及升高白细胞等作用。

（4）生脉注射液：主要成分为红参、麦冬、五味子提取物，有益气养阴、复脉固脱之功，适用于气阴两虚、脉虚欲脱、邪盛正衰的中晚期锁肛痔患者。

（5）贞芪扶正胶囊：主要成分黄芪、女贞子。有益气养阴之功，适用于各期锁肛痔患者辅助扶正治疗，一般不单独应用。

（6）西黄丸：药物组成：犀黄、麝香、乳香、没药、黄米饭。有清热解毒、消痛化结之功。适用于各期锁肛痔，邪盛胃气不衰，偏热毒型的患者。

5. 配合放疗和化疗的减毒增效作用　放疗和化疗属于猛烈的祛邪之法，虽可使肿瘤减小或消失，但同时也易伤人体正气，造成免疫功能低下，影响远期生存率。大量临床和实验研究已证实，中医治疗在改善患者放疗或化疗时消化道反应、骨髓抑制、肝功能损害、免疫功能低下均有明显疗效，另外还有增效作用。

（1）配合化疗用药：化疗初期，以健脾和胃止呕为法，可配合清热和胃、益气生津以减轻化疗所致的消化道反应，辨证用药基础上酌加黄连、苏叶、陈皮、半夏、竹茹、砂仁、木香、太子参、白术等。化疗期间以益气养血为主，以补肾健脾养血生髓为法，辨证用药基础上酌加炙黄芪、党参、白术、菟丝子、女贞子、旱莲草、鸡血藤、当归、阿胶、补骨脂等。化疗后期以益气养阴为法，八珍汤酌加天冬、麦冬、沙参、女贞子、旱莲草等。

（2）配合放疗用药：放疗期间，可配合清热解毒、养阴益气之剂，稍佐活血，药如太子参、天麦冬、沙参、连翘、野菊花、生地、白芍、瓜蒌、石斛等。早期以活血化瘀为主，益气养阴为辅，桃红四物汤加丹参、泽兰、太子参、天麦冬、生芪等。中后期以益气养阴为主，活血化瘀为辅，八珍汤酌加天冬、麦冬、丹参、泽兰等。对于放射性直肠炎，应当中医辨证论治，属于肝脾不和痛泻药方加减，属于湿热内盛白头翁汤或葛根芩连汤加减，重用车前子使湿热从小便分消。属于脾虚湿盛，参苓白术散或补中益气汤加减；脾肾阳虚四神丸加减。在以上诸方中注意加活血化瘀药。

6. 西医治疗

（1）治疗原则：直肠肛管癌的治疗目前以手术根治为主，绝大多数的患者均要接受手术治疗，对Ⅰ期和Ⅱ期患者不主张术后进行辅助化疗，Ⅲ期患者推荐术后的辅助化疗，可使生存期提高25%~30%，对于直肠癌T3或有淋巴结转移者还应进行放射治疗。出现远处转移而不能手术根治的Ⅳ期患者则首选

5-FU 为主的联合化疗,如为肝或肺的单发转移灶,也可考虑手术切除。各期患者均可在西医治疗的同时配合中医综合治疗,以降低术后复发转移,提高生活质量,延长生存期。

(2)外科治疗:外科治疗是直肠肛管癌治疗的主要手段,也是根治性的治疗方法。直肠肛管癌根治术应将原发灶与所属引流区淋巴结作整块切除,达到远、近、周围切缘阴性。直肠肛管癌最常见的转移器官为肝、肺和脑,出现转移的患者如不进行手术切除其 5 年生存率很低。出现远处转移的患者如果能够进行手术切除有可能会为其带来较长生存期,但是在术前应进行严格的评估。

(3)放射治疗:放疗可以提高直肠癌的局部控制率,减少术后的局部复发,对于 T3 的直肠肛管癌患者术前或术后行放射治疗时必要的,通常为术前新辅助放疗、术后放、化疗综合治疗。美国的标准方案为"三明治式"治疗:化疗 + 放、化疗 + 化疗。对于术前病理检查为低分化腺癌、肿瘤侵及周围组织及肿瘤巨大的患者应行术前放疗,可以降低肿瘤分期,提高手术切除率和保肛率,降低局部复发率。

(4)化学和靶向治疗:直肠癌的化疗始于 20 世纪 50 年代,早期主要是以 5-FU 为主的单药应用,70 年代中期开始应用联合化疗,尤其是 90 年代以后,直肠癌的化疗有了长足进步。目前直肠癌化疗常用的药物包括:5-FU/CF、奥沙利铂、卡培他滨、伊立替康、雷替曲塞等。高危 II 期和 III 期患者术后需行辅助化疗,一线方案常选择奥沙利铂 +5-FU/CF 或卡培他滨的方案。高危因素包括:在手术时淋巴结摘取不足 12 枚、T4 肿瘤、肿瘤穿孔、组织学分化不良、DNA 微卫星不稳定性。

在直肠癌的治疗中分子靶向药物也在晚期直肠癌中取得了可喜的效果。贝伐单抗(Bevacizumab,Avaastin)是一针对血管内皮生长因子(VEGF)的单克隆抗体,西妥昔单抗(Cetuximab,C225)是一抗表皮生长因子受体(EGFR)的单克隆抗体,二者常与化疗合用,用于晚期直肠癌的治疗。西妥昔单抗主要针对 KRAS 基因野生型患者有效,贝伐单抗则对 KRAS 基因无选择性。

7. 中医临床研究进展

(1)根治术后结直肠癌:杨宇飞教授及其团队根据中医药辨证论治特点,与临床方法学家一起,进行了系列前瞻性队列研究,探讨 II、III 期结直肠癌在西医常规治疗基础上[根治术、化疗和 / 或放疗,按照 NCCN 临床指引]长期应用中医综合治疗减少复发转移的临床价值,经过 5 年随访发现 1 年以上的辨证论证汤剂治疗可以将 II、III 期的转移复发率降低 12%,明显延长患者无病生存期。

随机对照试验往往集中于单药单方的研究,如韩力等观察健脾清肠方联合化疗治疗 60 例大肠癌术后脾虚湿热证患者,随机分为 2 组各 30 例,两组均以 5-Fu+CF+ 奥沙利铂化疗方案为基础治疗,治疗组在化疗间期加用中药健脾清肠方,结果显示健脾清肠结合化疗能明显改善大肠癌术后患者脾虚湿热证证候,提高生活质量,改善 KPS 体力状态,提高 IL-6 水平。张静华等将 60 例大肠癌术后辅助化疗患者随机分为治疗组和对照组,治疗组 30 例在化疗同时服用扶正减毒汤,对照组单用 FOLFOX 方案化疗,结果治疗组恶心呕吐、腹泻、周围神经毒性、白细胞减少等不良反应发生率明显低于对照组($P<0.05$),两组比较有显著性差异;对于肝功能损害治疗组略低于对照组,两组比较无显著性差异($P>0.05$)。

(2) 晚期结直肠癌:中医药治疗晚期结直肠癌的研究主要在提高生活质量,延长带瘤生存方面开展,近年来,也有预后因素相关性研究报道。吕仙梅等采用非随机同期对照研究的方法,将 198 例Ⅳ期大肠癌患者分为中药组 106 例(辨证论治治疗)和非中药组 92 例(西医常规治疗)。结果表明:198 例Ⅳ期大肠癌死亡 100 例,占 50.50%,Cox 比例风险模型分析显示中药治疗是影响晚期大肠癌总生存期(OS)的独立性相关因素($P=0.019$):非中药组中位 OS 为 19.66 个月,中药组中位 OS 为 32.67 个月。中药组中位 OS 较非中药组延长了 13.01 个月($P=0.025$)。胡兵等将 62 例晚期大肠癌患者随机分为对照组及治疗组,分别给化疗或藤龙补中汤联合化疗治疗:观察患者治疗前后 Treg 细胞及相关细胞因子变化。结果治疗组治疗后 Treg 及 IL-10、TGF-β 水平显著降低($P<0.01$),与对照组比较差异显著($P<0,01$)。作为国家中医药管理局十一五结直肠癌专病建设组长单位,中国中医科学院西苑医院肿瘤科组织全国 26 家协作单位完成了中医结直肠癌诊疗方案梳理,1 044 例回顾性及前瞻性研究:晚期结直肠癌治疗以中西 - 医结合综合治疗为主,晚期结直肠癌患者 1 年、2 年、3 年生存率分别为 42.24%、15.34%、7.41%。中西医结合的模式也在疗效上得到肯定,肿瘤控制率的比例达到 74.3%,肿瘤控制率指完全缓解(CR)+ 部分缓解(PR)+ 病变稳定(SD),其中(CR+PR)占 16.3%。

(3) 疗效评价研究:中医治疗结直肠癌尚缺乏统一的疗效评价标准,目前临床上多采用西医 RECIST 或 WHO 实体瘤疗效标准,并不能体现中医治疗维持肿瘤稳定和提高生存质量的疗效特点。朱尧武等将 89 例晚期结直肠癌患者纳入观察,全组中位生存期为 15.56 个月。单因素分析表明瘤体大小、Karnofsky 评分、体质量、主症及疼痛变化 5 个因素与预后相关,多因素回归分析表明瘤体大小、Karnofsky 评分、体质量及主症变化 4 项为独立预后因素,提示这 4 各方面可以作为中医疗效评价的要素。

七、预防

1. 积极防治直肠息肉、肛瘘、肛裂、溃疡性大肠炎及慢性肠道炎症的刺激。

2. 多发性息肉、乳头状息肉一旦诊断明确应早期手术切除，以减少癌变的机会。

3. 养成良好的饮食习惯，饮食宜多样化，避免长期食用高脂肪、高蛋白饮食，多食用含有维生素和纤维素的新鲜蔬菜。

4. 防止便秘，保持大便通畅。

5. 调畅情绪，避免长期情绪压抑及紧张。

6. 对于高危人群，定期进行便潜血筛查及肠镜检查。

参考文献

1. Graham RA, Wang S, Catalano PJ, et al. Postsurgical surveillance of colon cancer: Preliminary cost analysis of physician examination, carcinoembryonic antigen testing, chest x-ray and colonoscopy. Ann Surg, 1998, 228: 59-63.

2. Castells A, Bessa X, Daniels M, et al. Value of postoperative surveillance after radical surgery for colorectal cancer. Dis Colon Rectum, 1998, 41: 714-724.

3. AJCC. Cancer Staging Manual. 7th ed. New York: Springer, 2010.

4. 张代钊. 中西医结合治疗放化疗毒副反应. 北京: 人民卫生出版社, 2000.59-80.

5. YANG YF, GE JZ, WU Y, e t al. Cohort study on the effect of a combined treatment of tradition al Chinese medicine and western medicine on the relapse and metastasis of 222 patients with stage II and III colorectal cancer after radical operation. Ch in J Integr Med, 2008, 14 (4): 251-256.

6. 关佳慧, 杨宇飞, 吴煜, 等. 中西医结合减少Ⅱ、Ⅲ期结直肠癌复发转移222例队列研究的再随访. 癌症进展, 2010, 8 (2): 193-195.

7. 杜欣, 杨宇飞, 许云, 等. 中医药减少Ⅱ、Ⅲ期结直肠癌根治术后复发转移的用药规律分析. 世界科学技术-中医药现代化, 2014, 30 (1): 26-30.

8. Xu, Y, et al., Association Between Use of Traditional Chinese Medicine Herbal Therapy and Survival Outcomes in Patients With Stage II and III Colorectal Cancer: A Multicenter Prospective Cohort Study. JNCI Monographs, 2017, 2017 (52): lgx015-lgx015.

9. 韩力, 潘永福, 黄春锦, 等. 健脾清肠方结合化疗治疗锁肛痔术后临床观察. 上海中医药杂志, 2012, 46 (5): 42-44.

10. 张静华, 杨军. 扶正减毒汤治疗锁肛痔术后化疗不良反应30例临床观察. 山东中医杂志, 2013, 32 (12): 874-875.

11. 吕仙梅,郑坚,朱莹杰,等.中药干预治疗对晚期锁肛痔生存期的影响.现代肿瘤医学,
    2012,20(9):1 911-1 915.

12. 胡兵,安红梅,李刚,等.藤龙补中汤对晚期锁肛痔患者调节性T细胞作用临床研究.世
    界中西医结合杂志,2014,9(3):294-296.

13. 朱尧武,何小宁,杨宇飞.晚期结直肠癌中医治疗预后因素分析.中国现代医学杂志,
    2013,23(14):108-112.

（许云）

第十二章

肛周皮肤病

第一节　肛门湿疡

一、概述

肛门湿疡是肛肠科临床常见的疾病之一,其症状以肛门处潮湿、瘙痒为主,所以中医又有"肛门湿疮""浸淫疮""绣球风"等名称。本病可以在任何年龄发作,没有固定的发病季节,患病之后多迁延难愈,容易形成慢性病程。

现代医学称之为肛门湿疹。肛门湿疹和其他部位的湿疹在临床表现上有一定差异。湿疹"eczema"一词源于希腊语,皮肤病学家们用之定义最常见的皮肤浅表性炎症反应形式,早期表现为红斑水肿,逐渐进展为水疱和渗出,随后出现结痂和鳞屑,慢性阶段后呈现苔藓样改变即出现皮肤增厚、纹理明显,伴有抓痕、色素减退或色素沉着。肛门湿疹则多以肛门或肛门周围皮肤反复发作瘙痒及对称性的潮红、渗液、疼痛、糜烂、红色丘疹为主要临床表现的一种疾病。

中医对本病有着较为深入的认识,早在东汉时期,张仲景就对本病治疗进行了描述,《金匮要略》中云:"浸淫疮,黄连粉主之。"后世医家对其临床表现以及病因病机有着较为详细的描述。《圣济总录》设有浸淫疮条,详细论述了浸淫疮的临床表现:"其状初生甚微,痒痛汁出,渐以周体,若水之浸渍,淫泆不止,故曰浸淫疮。"《医宗金鉴·外科心法要诀》中记载:"此证初起如粟米,而痒兼痛,破流黄水,浸淫成片,随处可生。"

二、病因病机

肛门湿疡的病因病机,先贤多有论述。明代陈实功认为肛门湿疡是因为风热、湿热和血热交集而引起的,《外科正宗》中有"血风疮,乃风热、湿热、血热三者交感而生,发则瘙痒无度,破流脂水,日渐沿开。"《医宗金鉴·外科心法要诀》则认为肛门湿疡的发病是"由脾胃湿热,外受风邪,相搏而成。"现代医家认为本病根据不同发病阶段,其病因病机有所不同:初期多为实证,风盛则瘙痒不止,湿盛则糜烂流水;随着病情进展,会出现损伤正气而成虚症的情况,其病机由湿邪凝滞,瘀阻经络,血不荣养肌肤,出现肌肤失养,干枯皲裂的表现。

现代医学认为,肛门湿疹是一种炎症性、变态反应性疾病。其发病多与全身性疾病如糖尿病等有关,部分患者发病是因为肛门疾病出现粪便、肠液、炎性分泌物等反复刺激引起。变态反应、神经精神因素、体质因素是其发生的主要原因。

三、临床表现

剧烈的瘙痒及肛门周围潮湿是本病突出的特点。尤其是到慢性阶段,临床表现多继发于对患处的挠抓和摩擦。

较为剧烈的瘙痒通常会导致恶性循环:瘙痒能够引起患者的不断挠抓,挠抓的刺激会加重病情,这些改变降低了人体对瘙痒的感受阈值。渗出会让患者感到肛门周围潮湿不适。严重的瘙痒、潮湿可以影响到患者的生活和工作,因此肛门湿疡对患者的心理健康可造成很大的负面影响。

此病临床上常分为急性期、亚急性期和慢性期等 3 种类型:

1. 急性肛门湿疡　急性发作,病程较短,初期的表现有肛门红斑、丘疹、渗出等。瘙痒呈间歇性或阵发性发作,夜间加重,部分患者影响休息。

2. 亚急性肛门湿疡　多由急性期治疗不当导致,病情相对缓慢,症状可见红斑,丘疹,鳞屑、痂皮、糜烂等,和急性期相比,水疱不多,渗液少。

3. 慢性肛门湿疡　急性、亚急性湿疡治疗不当,出现肛缘皮肤增厚粗糙,呈苔藓样变,弹性减弱或消失。伴有皲裂,颜色棕红或灰白色,皮损界限不清,瘙痒剧烈。

四、诊断

本病根据临床表现,不难做出诊断。

肛门湿疡患者通常会自觉肛门瘙痒、潮湿不适,慢性期若肛周皮肤皲裂或破溃可引起肛门疼痛。若迁延不愈,可出现肛周皮肤黏膜增厚纹理增粗的情况,患者会感到较为剧烈的瘙痒,甚至可出现烦躁、失眠、神经衰弱等症状。

五、鉴别诊断

肛门湿疡需与肛周接触性皮炎、肛门瘙痒症等疾病进行鉴别。

1. 肛周接触性皮炎　此类疾病有明显的致敏物及接触史,且病变仅仅局限于接触物质的部位,皮疹多为单一形态,界限清楚,重者可出现丘疹和大疱,在去除病因之后可以自愈。

2. 肛门瘙痒症　为一种神经功能障碍性皮肤病,此病患者能够感觉到肛周皮肤顽固性瘙痒,搔抓后伴有剧烈灼痛,夜间更甚。皮损以肛门皱襞肥厚为主,可见苔藓样变,可有辐射状皲裂,多数无渗出,仅见干性抓痕及血痂。此病多因患者反复挠抓引起。

六、治疗

1. 内治法

（1）湿热下注型

辨证要点：本型肛门湿疡通常为急性肛门湿疡，发病急骤，肛门皮肤潮红，伴有丘疹、水疱、黄水淋漓，局部灼热瘙痒，同时还伴有大便秘结，小便短赤等表现。舌质红，苔黄腻，脉弦滑或弦数。

治则治法：清热利湿，祛风止痒。

常用方药：萆薢渗湿汤（《医学心悟》）加减，萆薢、车前子、茯苓、莲子心、菖蒲、黄柏、丹参、白术、地肤子、龙胆草。

（2）血虚风燥型

辨证要点：本型通常对应于肛门湿疡的亚急性期，可见肛门周围皮肤肥厚，伴角化皲裂，皮损表面有抓痕和血痂。患者同时会伴有心烦易怒，午后低热，夜寐不佳等症状。舌苔白薄而干，脉弦细或沉细。

治则治法：滋阴养血，除湿润燥。

常用方药：滋阴除湿汤（朱仁康）加减：生地、元参、丹参、当归、茯苓、泽泻、地肤子、蛇床子等。

（3）脾虚湿盛型

辨证要点：多见于慢性期肛门湿疡，可见肛周皮肤粗糙肥厚，伴有少量渗液，味腥而黏，皮肤表面因抓搔而产生抓痕和出血点，伴有鳞屑。口渴不思饮，大便不干或便溏，腹泻。舌淡，舌体胖，舌边伴有齿痕，苔白腻脉沉缓或滑。

治则治法：健脾益气，燥湿祛风。

常用方药：除湿胃苓汤《丹溪心法》加减：苍白术（各）、厚朴、陈皮、甘草、桂枝、泽泻、猪茯苓（各）、党参、防己等。

2. 外治法

中药坐浴熏洗法：

（1）湿热下注证：以祛风活血，清热利湿为主。常用方药：湿疡平洗方（贾小强）加减：苦参、蛇床子、大腹皮、川芎、蝉蜕、荆芥、防风、红花、紫草、白鲜皮、黄柏等。煎水，坐浴熏洗，每次 10~20 分钟，每日 2 次。

（2）血虚风燥证：以养血祛风为主。

常用药物：当归、白芍、生地黄、何首乌、荆芥、防风、蝉蜕、甘草等。煎水，坐浴熏洗，每次 10~20 分钟，每日 2 次。

3. 其他疗法　可以根据病情选择西药进行治疗，如口服抗组胺药、非特异性抗敏治疗、皮质类固醇激素、免疫抑制剂等，以及封闭疗法、外用药膏等治疗。

七、预防

应避免进食烟、酒、鱼、虾等刺激性食物和已知的过敏食物；应避免外界刺激，如热水烫洗、肥皂或强烈的刺激性药物外用；尽量不用暴力搔抓，同时避免穿通透性不良、过紧过窄的内裤，内裤以柔软之棉纱制品为宜；积极治疗各种肛肠疾病，如痔疮、肛瘘、肛裂、腹泻、便秘等。

参考文献

1. 秦佳维,余苏萍.肛周湿疹中西医治疗近况.辽宁中医药大学学报,2012;12(1):205-207.
2. Kenneth A. Arndt,Jeffrey T. S. Hsu.项蕾红,译.皮肤病治疗手册.第7版.北京:科学出版社,2010.
3. 吴双美.中西医结合疗法治疗肛周湿疹50例临床观察[J].中外医学研究,2016,14(36):140-142.
4. 梁县宗,黄健军.中西医结合治疗肛门湿疹(急性期)41例疗效观察[J].广西中医药大学学报,2016,19(03):46-47.
5. 冯敏,符开俊,郭红平.综合疗法治疗肛门湿疹35例[J].实用中医药杂志,2015,31(10):919-920.
6. 贾小强,蔡兴娟.湿疡平洗方治疗肛周湿疹的经验总结.中医杂志,2017,58(19):1695-1697.

第二节　肛门瘙痒症

一、概述

肛门瘙痒症是肛肠科常见疾病之一,是一种发生于肛门部位的局限性神经机能障碍性皮肤病。本病老年和青壮年多发,男女均可发病,人群发病率为5%。肛门瘙痒症的主要特点是无明显诱因出现的肛门以及周围皮肤剧烈的瘙痒,瘙痒部位无明显皮损,瘙痒挠抓之后会出现抓痕、血痂、肛门周围皮肤增厚、苔藓样变。肛门瘙痒症,一般只限于肛门周围,部分患者可蔓延到会阴、外阴或阴囊后方,瘙痒呈阵发性,以夜间为甚,四季均可发病,冬季瘙痒症状加重。

中医古籍将肛门瘙痒症归属于"风瘙痒""谷道痒""风痒""肛门痒""朐痒"等范畴。《外科证治全书·痒风》记载:"遍身瘙痒,并无疥疮,搔之不止。"本病分为原发性和继发性两种,原发性肛门瘙痒症无明显的诱因。继发性肛门瘙痒症多是由于痔、瘘、肛裂、肛门疮毒、癣、疣、蛔虫、蛲虫等多种疾病治疗不当或者未经治疗继发而成。

二、病因病机

肛门瘙痒症发病原因较为复杂,其总的病因病机与中医之"风瘙痒"大致相同。

多由于禀赋不耐,六淫侵袭、情志内伤、饮食不节,或者肝肾亏虚等因素导致气血虚弱,或者气滞血瘀,或者血热内蕴引起。

风热、风寒或湿热之邪蕴于肌肤,湿热下注不得疏泄,阻于肛门周围皮肤以及虫毒搔扰、衣物刺激等所致;

也可因风邪久留体内,化火生燥,以致津血枯涩,肌肤失养所致。

"风"为肛门瘙痒发病的最关键因素。《诸病源候论》对肛门瘙痒症的病因病机以及临床表现有着详细的记载:"风瘙痒,此由游风在于皮肤,逢寒则身体疼痛,通热则瘙痒。风瘙痒者,是体虚受风,风入腠理与血气相搏而俱,往来于皮肤之间,邪气不能冲击为痛,故但瘙痒也。"

三、临床表现

瘙痒是本病的主要临床表现,伴或不伴有黏膜或者皮肤的损害。

根据不同的时期,临床表现不同。

早期的表现仅限于肛门周围皮肤瘙痒,时轻时重,有时刺痛或灼痛,有时如虫行蚁走,有时如蚊咬火烤,有时剧痒难忍,瘙痒在夜间会加重。

瘙痒长期不愈,会使皮肤溃烂、渗出、结痂,加上挠抓后,致肛周皮肤增厚,皱襞肥厚粗糙呈放射状褶纹,苔藓样变,色素沉着或色素脱失。部分患者瘙痒比较严重,蔓延至会阴、阴囊、阴唇或骶尾部。

经久不愈的患者,易继发肛门以及周围皮肤黏膜的皲裂。

肛门瘙痒多和患者精神因素有关,通常会伴有失眠等精神症状。

四、诊断

肛门瘙痒症根据病因可以分为原发性和继发性两种。

原发性瘙痒无明显的诱因,发病早期通常不伴有原发性的皮肤损害,仅有肛门处的瘙痒。之后渐渐加重,会出现肛门以及周围皮肤因搔抓而出现的破溃、糜烂、出血,长期不愈患者会有结痂、色素沉着或色素脱失以及皮肤增厚呈苔藓化。

继发性肛门瘙痒症通常可以找到原发的肛门疾病,并且伴有特异性的皮肤损害或原发病症。导致肛门瘙痒症的常见原发病有肛瘘、肛门湿疹、湿疣、神经性皮炎、肛管直肠肿瘤、蛲虫等。此外还有精神因素导致的精神性肛门瘙痒症,内分泌因素引起的内分泌性肛门瘙痒症以及老年患者出现老年肛门瘙痒症和冬季性肛门瘙痒症。

五、鉴别诊断

临床上,本病要与肛周湿疹、神经性皮炎、蛲虫病等疾病进行鉴别。

1. 肛周湿疹 肛周湿疹的临床表现多为皮损为多形性、弥漫性对称分布的红斑丘疹,急性期可有渗出,慢性期则有浸润肥厚。

2. 肛门神经性皮炎 此病的皮损是典型苔藓样变,无多形性皮疹,无渗出等表现。

3. 蛲虫等寄生虫病 本类疾病具有传染性,主要症状是肛门周围奇痒,夜间更甚,可通过检出蛲虫成虫或蛲虫卵来鉴别。

六、治疗

1. 内治法 根据病情辨证施治。

(1) 湿热下注

辨证要点:本型肛门瘙痒症,常见肛门部位潮湿瘙痒,常蔓延至会阴、阴囊等处,渗出物多。伴有心烦口苦,小便黄,大便秘。舌红苔黄,脉滑数。

治则治法:清热解毒,利湿止痒。

常用方药:龙胆泻肝汤加减:龙胆草、山栀、黄芩、柴胡、车前子(包)、泽泻、六一散(包)、当归、生地、白鲜皮、马鞭草等。

(2) 血热风盛

辨证要点:血热风盛型肛门瘙痒症,主要症状为患者自觉肛门瘙痒灼热,遇热更甚,肛周局部皮肤潮红。同时可伴有心烦口苦,大便秘,小便黄。舌红苔薄黄,脉数。

治则治法:凉血清热,祛风止痒。

常用方药:凉血清风散(《朱仁康临床经验集》)加减:生地、丹皮、赤芍、当归、知母、蝉衣、苦参、白蒺藜、荆芥、生石膏(先煎)等。

(3) 血虚风燥

辨证要点:本证常见于久治不愈病程长的患者,主要症状为肛门奇痒,皮肤干燥增厚无弹性,同时伴有角化皲裂,伴抓痕、血痂等。舌绛红,脉虚数。

治则治法:养血祛风,润燥止痒。

常用方药:当归饮子(《证治准绳》)加减:当归、赤白芍、川芎、生熟地、首乌、防风、荆芥、白蒺藜、生黄芪、甘草、丹皮、丹参等。

2. 外治法

(1) 湿热下注型:花椒、枯矾、朴硝。煮沸后先熏后洗患处,每日2次。

(2) 血热风盛:苦参、蛇床子、地肤子、白鲜皮、川椒、黄柏各等份。煎汤熏洗患处,每日 2 次。

(3)血虚风燥型:蛇床子、苦参、川椒、艾叶、明矾等。煮沸后静置候温,坐浴熏洗局部,每日 2 次。

七、预防

肛门瘙痒症多和精神因素有关系,所以本病重在预防和调理。

要做到平素肛门部位清洁干燥,避免出现肛门湿疹等疾病;勤洗内衣裤,内衣裤不可过紧,避免局部摩擦出现的瘙痒;禁止使用强刺激性的肥皂等洗浴用品,不可用过热的水刺激肛门;避免食用和接触致敏食物、化学药品、花粉、生漆,以及某些药品;避免焦虑情绪和过度紧张;避免用力搔抓肛门周围皮肤,以免搔破引起感染;出现肛门瘙痒症需要及早发现及早治疗。

第三节 肛 门 癣

一、概述

肛门癣是肛门以及臀部周围皮肤红斑丘疹以及瘙痒为主要临床表现的一种疾病。临床上多因股癣治疗不当蔓延而致,部分患者是直接感受癣菌引起的。肛门癣男性多发,体态肥胖之人多发,夏季比冬季多发。

肛门癣在中医文献中被称为"阴癣",属于"钱癣""圆癣"等疾病范畴。清代著作《续名医类案》中描述此病:"两股间湿癣,长三四寸,下肢膝,发痒时抓搔、汤火俱不解,痒定出黄赤水出,又痛不可耐。"

现代医学认为,肛门癣是真菌感染引起的一种传染性疾病。

二、病因病机

肛门癣的发生,多因湿热化浊侵袭肌肤引起。

肥胖之人痰湿之躯汗泄不畅而致内蕴湿热,或常人因夏日炎热,肛门以及阴股部位多汗潮湿,湿邪难泄,闭而蕴热所致。隋巢元方认为此病多因为风湿邪气客于腠理肌肤所致:"癣病之状,皮肉隐疹如钱文,渐渐增长,或圆或斜,痒痛有匡郭,里生虫,搔之有汁。此由风湿邪气客于腠理,复值寒湿与血气相搏,则血气痞涩,发此疾也。"

现代医学认为肛门癣是真菌感染所致。

三、临床表现

肛门癣主要发病于肛门,亦可延扩至会阴、股以及臀部。

发病初期,由于内蕴之湿热浸润,加之外感湿热之邪,湿热下注,蕴于肌肤而出现红斑、丘疹、水疱、瘙痒等。先为淡红色小丘疹,渐渐增大至钱币状大小,形状或圆或椭圆,环形或多环形性的红斑,边缘清楚,中心向愈。可伴有轻微瘙痒,部分患者会有剧烈瘙痒感觉,也可因反复搔抓引起渗液结痂。夏季瘙痒加重,冬季瘙痒减轻。

四、诊断

肛门癣的诊断主要依据病史、典型的临床表现和实验室检查,部分患者因为治疗不当出现难辨认性肛门癣。

肛门癣患者,多有传染接触史,多在夏季发病。

症状表现为肛周瘙痒以环状水肿红斑为主,伴有中心愈合渐渐向外扩散的典型情况。

实验室检查真菌阳性。

五、鉴别诊断

需与肛门湿疹相鉴别。

肛门湿疹无传染史,以糜烂、渗出为主要临床表现。慢性湿疹,肛门部位皮肤多半呈现灰白色,很少有水疱,四季均可发生,男女发病率相当。实验室检查真菌为阴性。

六、治疗

肛门癣的治疗以外治法为主,通常不需要口服汤剂治疗。如果因治疗不当,诱发癣菌疹等情况,出现红斑、丘疹、水疱甚至脓疱等,可对症治疗。

外治法治疗,主要采用刺激小、浓度低的药物为主,不宜用刺激性强的药物。

常用方药:苦参、蛇床子、地肤子、黄柏、枯矾等。煎水,坐浴熏洗,每次10~20分钟,每日2次。

也可用具有抗真菌作用的西药外用治疗。

七、预防

肛门癣主要在于预防,避免接触肛门癣、体癣、股癣患者以及衣物,可以有效避免此病发生;日常生活中要注意个人清洁卫生,避免与他人共用毛巾、浴盆等,以避免与癣病患者及其所用物品接触,切断传播途径;平常要保持肛门部皮肤干燥;如患有手足癣、甲癣等真菌性疾病,要及时治疗,避免传染到肛门部位。

第四节　肛门接触性皮炎

一、概述

肛门接触性皮炎是指肛门部位皮肤黏膜接触到刺激性物品或致敏物后，所发生的急性或慢性炎症性皮肤病。肛门接触性皮炎，多是急性发作，如果反复接触过敏物质，则可以形成慢性皮炎。本病无明显季节性，男女发病相当，见于各种年龄人群。

中医文献无肛门接触性皮炎这一病名，属于"漆疮""马桶癣""膏药风"等疾病范畴。婴幼儿肛门接触性皮炎多和尿布等使用不当有关。

二、病因病机

肛门接触性皮炎主要病因为接触"马桶""尿布""膏药"等导致肛门部位皮肤黏膜出现过敏反应。

人体禀性不耐，接触致敏物质，毒邪侵入肛门黏膜及周围皮肤，郁而化热，邪热与气血相搏而发病。本病潜伏期较短，一般是几分钟，也有迟发的，会在接触致敏物几天内发病。

三、临床表现

肛门接触性皮炎的临床表现因接触物的不同和人体质不同，有着不同的症状和体征。

本病一般发病较快，发病部位固定，即接触刺激物的部位，发病范围多有明确的边界。根据严重程度，有不同的临床表现。症状表现大多形态单一，症状轻的仅有红斑和小丘疹，症状严重者可见红斑、水疱、糜烂甚至是大疱，更严重的会出现表皮坏死、溃疡。

患者自觉症状主要有肛门部位皮肤瘙痒、疼痛、烧灼及胀痛感。部分严重的患者可伴有畏寒、高烧、恶心以及头痛等全身症状。

四、诊断

肛门接触性皮炎，在发病前均有过敏物质或刺激物接触史，发病急，发病部位固定。本病多为自限性，祛除病因后可自愈。接触物斑贴试验呈阳性。

五、鉴别诊断

本病需要与肛门急性湿疹进行鉴别。

肛门急性湿疹会出现潮红、渗出、瘙痒等症状,但多无明显接触史,发病原因不明朗,皮损多样性,无明显边界,容易反复形成慢性。

六、治疗

首先要祛除致敏物质,避免反复发作,演变成慢性皮炎。治疗方法可分为内治法和外治法。

1. 内治法　肛周接触性皮炎治疗以祛风清热、凉血解毒、利湿止痒为主,根据临床辨证论治。

（1）风毒血热型

辨证要点:有明确接触史,并出现肛门黏膜以及周围皮肤出现红斑、丘疹、肿胀为主的临床表现,患者自觉肛门周围有灼热瘙痒感,同时伴有口干,舌红苔黄,脉数。

治则治法:祛风清热,凉血止痒。

常用方药:化斑解毒汤合龙胆泻肝汤加减:玄参、知母、石膏、黄连、升麻、连翘、牛蒡子、甘草、龙胆草、泽泻等。

（2）血虚风燥型

辨证要点:反复接触致敏物质,导致病情反复发作,出现皮损肥厚干燥,有鳞屑,或呈苔藓样变。患者自觉肛门以及周围皮肤瘙痒剧烈,有抓痕及结痂。舌淡红,苔薄,脉弦细数。

治则治法:清热祛风,养血润燥。

常用方药:消风散合当归饮子加减:厚朴、陈皮、炙甘草、荆芥穗、防风、蝉蜕、羌活、藿香、白僵蚕、川芎、茯苓等。

2. 外治法

（1）皮损以潮红、丘疹为主者:选用三黄洗剂外搽,或青黛散冷开水调涂,或1%至2%樟脑、5%薄荷脑粉外涂,每天5~6次。

（2）皮损以糜烂、渗液为主者:选用苦参、马鞭草、马齿苋等药物煎水湿敷,或以10%黄柏溶液湿敷。

（3）皮损以糜烂、结痂为主者:选用青黛膏、清凉油乳剂等外搽。

（4）外用药物不可使用刺激性强的药物,避免外用强效激素等西药。

七、预防

本病重在预防,平素尽量不接触异物,保持肛门部位干燥洁净;如有痔疮等肛门疾病,尽量避免出现药物引起的过敏,过敏后尽快撤退药物;平常不宜用热水或肥皂洗涤肛门,禁止用刺激性强的外用药物;患病后尽快治疗,同时避免挠抓。

第五节 肛周化脓性汗腺炎

一、概述

肛周化脓性汗腺炎是指肛周皮肤内大汗腺反复感染化脓所形成的慢性蜂窝组织炎,是一种经久难愈的慢性化脓性疾病。常可广泛蔓延,形成多发性表浅的小脓肿、窦道等,瘢痕、脓痂与溃口脓液并存,可与聚合性痤疮和头部脓肿性穿凿性毛囊周围炎一起发病形成毛囊闭锁三联征,有反常型痤疮称谓。属中医"蜂窝瘘"、"串臀瘘"、"软脓疔"、"肛门痈"等疾病范畴。本病多发于中青年,男性多于女性发病,体型肥胖者及有家族遗传史者多发。

二、病因病机

肛周化脓性汗腺炎的发病多因外感六淫,加之平素过食膏粱厚味,导致毒热浸淫肛周皮肤,进而出现营卫不和,热盛肉腐,化脓成瘘。《外科证治全书》中提到:"脏毒者,醇酒厚味,勤劳辛苦,蕴毒流注肛门结成肿块,其病有内外虚实之殊分。"认为本病的发病和体质以及饮食有很大关系。

三、临床表现

肛周化脓性汗腺炎是一种反复发作性疾病,根据临床表现可以分为急性期和慢性期两种类型。

急性期患者,肛门周围皮肤单发或多发的毛囊丘疹、红肿、脓包、脓点,自然破溃后可流出黏稠有臭味的脓性分泌物。

慢性期可见皮下溃疡,窦道和瘘管,病变可以蔓延到阴囊、臀部、阴唇、股内侧和骶部。

部分患者可伴有全身症状,如发热,头痛,食欲不振,淋巴结疼痛肿大或消瘦,贫血,低蛋白血症,内分泌和脂肪代谢紊乱等症状。部分患者伴有聚合型痤疮和头部穿凿性毛囊炎。

四、诊断

肛周化脓性汗腺炎临床相对少见,临床上多见于青壮年身体肥胖之人,皮肤汗腺油性分泌物旺盛,常有粉刺、痤疮者多发。

患者平素患有肛门周围皮下反复化脓感染,病程经久不愈,且容易反复发作。发病初期可见肛门周围皮肤毛囊结节,伴有红肿疼痛,状如疖肿。硬结破溃后可流出脓性分泌物,伴有臭味。

血常规检查,可见白细胞以及中性粒细胞增高。部分患者需要做病理检查,以确诊。

五、鉴别诊断

本病应与复杂性肛瘘、藏毛窦等疾病进行鉴别。

1. 复杂性肛瘘:复杂性肛瘘临床多见,窦道外口一般 2 至 5 个,窦道索条状与周围组织界限清楚,窦道索条状通入肛门肛隐窝或直肠且多有肛门直肠脓肿病史。

2. 藏毛窦:窦道多见于肛门后方骶尾部,且在许多病例脓性分泌物中可见毛发。

六、治疗

本病要以中西医结合治疗为主,中医治疗用内服结合外用药物辨证论治。

1. 内治法

（1）毒热浸淫型

辨证要点:肛门周围皮肤红肿热痛,伴有红丘疹结节以及脓性分泌物,同时可见发烧,头痛,食欲不振等全身症状。舌质红,苔黄腻,脉滑数。

治则治法:清热解毒,理气祛湿。

常用方药:仙方活命饮加减,白芷、贝母、防风、赤芍药、当归尾、甘草节、皂角刺（炒）、穿山甲（炙）、天花粉、乳香、没药、金银花、陈皮、虎杖、黄柏、黄芩、夏枯草等。

（2）气阴两虚型

辨证要点:长期不愈,肛周皮肤反复化脓感染,出现皮肤晦暗,脓液少,同时伴有体倦乏力,少气懒言以及腰膝酸软等症状。舌质红,苔薄白,脉细弱。

治则治法:益气养阴,解毒除湿。

常用方药:托里消毒散（《校注妇人良方》）加减,人参、黄芪、当归、川芎、芍药、白术、茯苓、金银花、白芷、甘草等。

2. 外治法

如意金黄散:脓成但未破溃时使用。

拔毒膏:脓成破溃,但脓流出未尽时使用。

3. 手术疗法　外科手术治疗是根治本病的重要方法。

4. 其他疗法　根据病情可选用西药进行治疗,如抗生素、异维 A 酸和糖皮质激素,也可选择使用抗雄激素类药物、免疫抑制剂以及肿瘤坏死因子 α 抑制剂。

七、预防

肛周化脓性汗腺炎需要提早预防,青壮年肥胖者要多运动,减少体内的脂肪含量;常人日常生活中要注意做到保持肛门部的清洁卫生,勤洗澡;平素患有慢性消耗性疾病和其他肛肠疾病者应积极进行治疗;有肛周化脓性汗腺炎病史的患者,要避免食用刺激性食物,不饮酒,以避免上火;本病要做到早发现早治疗,避免出现反复迁延不愈。

参考文献

1. 冯丽鹏,李国栋,冯六泉.中西医结合治疗肛门瘙痒症的疗效分析[J].北京中医药,2017,36(02):153-155.

2. 李文斌,冯智.内外协同、标本兼治治疗肛门瘙痒症40例[J].陕西中医药大学学报,2016,39(04):59-61.

3. 段亚芬.中医药治疗肛门瘙痒症[J].湖北中医杂志,2015,37(03):56-57.

4. 张兵.中西医结合治疗肛门瘙痒症的临床效果观察[J].中外医学研究,2016,14(08):5-6.

5. 王广帅.肛门瘙痒症中西医结合治疗临床观察[J].中国实用医药,2015,10(24):24-25.

6. 赵阳.中药熏洗治疗肛门瘙痒症临床研究[D].辽宁中医药大学,2015.

7. 顾玉德.浅谈肛肠病的治疗与预防[J].中医杂志,2003,44(1):290.

8. 顾伯康.中医外科学.北京:人民卫生出版社,1987.11.

9. 李娜,叶心忠,晁芳芳,等.中西医结合治疗肛周化脓性汗腺炎21例[J].实用中西医结合临床,2015,(7):75-76.

10. 付琦,袁鹏,李春雨.肛周化脓性汗腺炎13例临床分析[J].中国普外基础与临床杂志,2016,23(08):995-997.

11. 赵林鹏.龙胆泻肝汤联合顶端切除旷置术治疗肛周化脓性汗腺炎疗效观察[J].现代中西医结合杂志,2016,25(01):61-63.

12. 冯六泉,宋伟平,石淑敏,等.揭盖式切除加中药治疗肛周化脓性汗腺炎探讨[J].世界中西医结合杂志,2013,8(09):947-949.

13. 肖戈,王真权.如意金黄散外敷治疗复发性肛周化脓性汗腺炎1例[J].湖南中医杂志,2016,32(02):113-114.

14. 王天夫.肛周化脓性汗腺炎的诊疗方案探讨[J].中国烧伤创疡杂志,2017,29(05):348-350.

15. 王东树.龙胆泻肝汤加味治疗肛周化脓性大汗腺炎22例[J].实用中医药杂志,2000(08):11.

(付中学)

第十三章

肛肠性传播疾病

第一节　肛周尖锐性湿疣

一、概述

肛周尖锐湿疣是临床最为常见的一种性传播疾病,属于中医古典医籍"疣"病范畴,又称"瘙瘊""性病疣"等,是由人类乳头瘤病毒(HPV)感染引起的皮肤黏膜增生性性传播疾病。早在《五十二方方》中就记载了针灸治疗疣的方法,《黄帝内经·灵枢》中阐述疣的发病原因和体虚有关,提出"虚则生疣"。中医古籍中无肛周尖锐湿疣的专门记载。

世界范围内,尖锐湿疣的发病率占性传播疾病发病率的第二位,具有流行性。该病潜伏期通常为3周到8个月不等,个别患者潜伏期可达数年。部分人接触到病毒后也可不发病,皮肤破损后感染病毒是其发病的基础。肛周尖锐湿疣的发病呈逐年上升趋势,尤其是随着社会开放程度的增加,尤其是男男性行为的增多,肛周尖锐湿疣患者数量持续上升。

本病男女均可罹患,男性多于女性,主要发生在性活跃的人群尤其是男男同性发病率较高。有一定的自限性,部分病例容易复发。

二、病因病机

肛周尖锐湿疣的发病原因,中医认为主要是因为正虚,房事不洁或间接接触污秽之品,湿热邪毒从外侵入肛门黏膜部位,感受秽浊之毒,毒邪蕴聚,酿生湿热,湿热下注肛周皮肤黏膜而产生赘生物。湿邪缠绵,所以尖锐湿疣容易出现缠绵难愈的情况,反复发作,难于根治。

现代医学认,肛周尖锐湿疣是因为不洁性生活,尤其是男男同性性生活之后,感染人类乳头瘤病毒(HPV),病毒通过局部细微损伤的皮肤黏膜而接种在肛门周围,经过一定的潜伏期而出现赘生物。

三、临床表现

肛周尖锐湿疣主要表现为肛周黏膜以及肛管内出现淡红色或污秽色、柔软的表皮赘生物。起初多为淡红色或皮色丘疹状,渐渐增多,融合成乳头状、菜花状或者鸡冠状赘生物,赘生物大小不一,单个或群集分布,表面分叶或呈棘刺状,湿润基底较窄或有蒂。大部分患者无任何症状,少数患者可出现局部疼痛或瘙痒。疣体易擦烂出血,若继发感染,分泌物增多,可伴恶臭。部分患者临床上肉眼不能辨别或外观黏膜正常。

四、诊断

根据临床表现或者患者自我感觉,仔细询问患者有无肛门性交病史或尖锐湿疣病毒接触史,可以做出诊断。部分难辨认肛周尖锐湿疣患者,可以通过病理组织学检查、醋酸白试验、肛门直肠镜检查等进行确诊。

五、鉴别诊断

1. 肛周扁平湿疣　扁平湿疣为梅毒常见皮肤损害,好发于肛门周围部位,容易与肛周尖锐湿疣相混淆。肛周扁平湿疣皮损为扁平而湿润的丘疹,表面光滑,成片或成簇分布。扁平湿疣是梅毒的表现之一,可找到梅毒螺旋体,梅毒血清反应强阳性。

2. 痔疮　肛周尖锐湿疣需要与痔疮相鉴别。痔疮通常是从肛门里脱出,呈圆形或者椭圆形,大部分表面呈暗红色或者紫红色。

六、治疗

肛周尖锐湿疣需采用中西医结合内外合治的方法进行治疗。中医药治疗本病以解毒散结除湿,化瘀祛疣为准则,外用中药治疗多以杀虫除湿,解毒清热,活血化瘀,腐蚀赘疣为大法。

1. 内治法

湿毒聚结型:湿毒下注肛门处出现疣状赘生物,色灰或褐或淡红,质软,表面秽浊潮湿,触之易出血,恶臭;伴小便黄或不畅;苔黄腻,脉滑或弦数。

治则治法:利湿化浊,清热解毒。

常用方药:萆薢化毒汤加减,常用药物为萆薢、归尾、丹皮、牛膝、防己、木瓜、苡仁、秦艽、薏苡仁、猪苓等。

加减:肛门瘙痒明显者加白鲜皮、地肤子,利湿解毒止痒;脾虚湿盛,大便溏烂者,加山药、白扁豆等。

2. 外治法

(1)熏洗法:板蓝根、山豆根、木贼草、香附等;或白矾、皂矾,侧柏叶、生薏苡仁、孩儿茶等。煎水先熏后洗,每天 1~2 次。

(2)点涂法:鸦胆子仁捣烂涂敷或鸦胆子油点涂患处包扎,3~5 天换药 1

次,应注意保护周围正常皮肤,适用于疣体小而少者。

（3）火针:用火针从疣体顶部直接刺到疣体基底部,直至脱落。

3. 其他疗法

（1）局部注射选用干扰素或博来霉素。

（2）激光、冷冻、电灼疗法。

（3）疣体较大者,可选用手术切除。

注意不要过度治疗,避免损害正常皮肤黏膜和瘢痕形成,预防感染。

七、预防

1. 对高危人群进行健康教育,传播肛周尖锐湿疣相关预防知识。

2. 严格禁止不洁性交和肛交,尤其是婚外的不洁性交。

3. 注意肛门部位卫生,发现尖锐湿疣及早治疗。

4. 积极治疗性伴侣,避免交叉感染。

第二节　肛周梅毒

一、概述

肛周梅毒指的是以肛门周围为主要发病部位或传播部位的梅毒,是因为感染苍白（梅毒）螺旋体引起的慢性、系统性性传播疾病,也是一种世界范围内流行的性传播疾病,男女均可发病。随着社会的变革,男男性行为的增加,造成肛周梅毒男同之间的发病率上升。

梅毒是一种古老的性传播疾病,中医古籍称之为霉疮、广疮、时疮、棉花疮、霉疮、痔疮、花柳病等。早在2 000多年前就有关于梅毒的记载,到了隋朝,巢元方《诸病源候论》,其中在花瘘候中描述到:"风湿容干皮肤,与血气相搏,其肉突出,如花开状。"唐·王焘《外台秘要》亦云:"七伤之情,不可不思。第六之忌,新息沐浴,头身发湿,举重作事,流汗如雨。以合阴阳,风冷必伤。其腹急痛腰脊疼强。四肢酸疼,五脏防响。上攻头面,或生漏沥,云出《古今录验》二十五卷中。"孙思邈《千金要方》专门讲到其发病原因:"交合事,蒸热得气,以菖蒲末白粱粉敷合,燥则湿痛不生。"又说:"治阴恶疮,以蜜煎甘草末涂之。"宋代,窦汉卿《疮伤经验全书》提到:"霉疮由于与生痔疮之妇人交合薰其毒气而生。"到了明朝,有论述梅毒的专著《霉疮秘录》出版,系陈司成所撰,详细介绍了梅毒的发病以及治疗情况。

中医学虽然对梅毒有所了解,但是并没有很好的治疗方法。直到1905年德国动物学家F.R.肖丁发现了导致梅毒的生物体-梅毒螺旋体,人类对梅毒这种古老的疾病才有了较为清楚的认识。P. 艾丽开创化学疗法治疗梅毒,让梅毒从不治之症名单上除去。

二、病因病机

肛周梅毒多是因为淫秽疫毒,可与湿热、风邪杂合致病。多因气化(间接)传染和精化(接触)传染而发。不洁性生活,尤其是男男性行为是造成肛周梅毒传播的主要途径。非性交传染,即接触被污染的被褥、浴具、厕所用具、毛巾、食具、衣物或与梅毒患者接触,容易引起梅毒的传播。胎传梅毒,可以通过胎盘传播给胎儿。总的病机是因为人体正气虚弱,感染梅毒疫疠之气,伤及肛门以及周围皮肤所成,治疗不当会出现脏腑感染。人体感染梅毒疫疠之气之后,正虚邪盛,化火生热,痰湿蕴集肛门部位形成疳疮;肛门周围皮肤先起红晕,后即见成斑片者,名杨梅斑;有形如风疹者,名杨梅疹;若其状如赤豆,嵌入肉内者,则名杨梅豆;若疹粒破溃,肉反而突出于外者,更名翻花杨毒。严重者,其毒侵及骨髓、关节、内脏,则统称之为杨梅结毒。

三、临床表现

中医学典籍对梅毒的认识从症状开始。古籍记载,梅毒先出现下疳,或见有横痃,继则发杨梅疮。近代中医学家总结前人经验,将梅毒归纳为:早期称之为疳疮;中期称之为杨梅疮;晚期称之为杨梅结毒;胎传者称之为猴狲疳。肛周梅毒,不同的时期,有着不同的临床表现。

一期肛周梅毒主要表现为疳疮(硬下疳):通常发生于不洁性交后的 3 周左右,在肛门部或直肠部出现单个 1cm 大小的稍隆起的硬性结节,表面轻度糜烂或成浅表性溃疡,其上有少量黏液性分泌物或覆盖灰色薄痂,无痛无痒。治疗或不治疗,均可在 1 个月内自然消失。

二期肛周梅毒,以肛周黏膜损害为主,部分患者可伴有骨骼、感觉器官及神经系统的损害。一般发生在感染后 10 周或硬下疳出现后 6~8 周后。二期梅毒早期有流感样表现,主要症状为头痛,恶寒,低热,食欲差,乏力,肌肉及骨关节疼痛,全身淋巴结肿大,继而出现皮肤黏膜损害、骨损害、眼梅毒、神经梅毒等。

二期肛周梅毒主要表现有:肛周扁平湿疣;皮损有斑疹(玫瑰疹)、斑丘疹、丘疹鳞屑性梅毒疹、毛囊疹、脓疱疹、蛎壳状疹、溃疡疹等;肛周梅毒性白斑;梅毒性脱发以及黏膜损害等。也可伴有骨损害,即出现骨膜炎及关节炎。损害到眼睛,可发生虹膜炎、虹膜睫状体炎、视神经炎和视网膜炎等临床表现。

三期肛周梅毒亦称晚期梅毒,常侵犯多个脏器。常见临床症状有:结节性梅毒疹、树胶样肿、近关节结节。也可侵犯黏膜、骨、眼睛以及心血管和神经系统。

潜伏肛周梅毒,是因为肛周梅毒未经治疗或用药剂量不足,无临床症状,血清反应阳性。2年以内者称为早期潜伏梅毒,有传染性;2年以上者称为晚期潜伏梅毒,少有复发,少有传染性。

四、诊断

肛周梅毒容易误诊,需要仔细询问病史,并根据临床表现进行判断。有不洁性生活史,性伴侣有梅毒病史,均为重点关注人群。肛周梅毒的临床表现,除外典型的肛周扁平湿疣和肛周白斑,还会出现类似湿疹、银屑病等临床表现。肛周梅毒的确诊需要靠实验室检查来确定,实验室检查非梅毒螺旋体抗原血清试验阳性,梅毒螺旋体抗原血清试验查得梅毒螺旋体阳性,或蛋白印迹试验阳性均有利于诊断。聚合酯链反应查得梅毒螺旋体核糖核酸阳性,或取硬下疳、病损皮肤、黏膜损害的表面分泌物、肿大的淋巴结穿刺液在暗视野显微镜下查及梅毒螺旋体,均可确诊。三期梅毒出现神经损害的,需要进一步行脑脊液穿刺等确诊。

五、鉴别诊断

梅毒被临床形容为模仿大师,不同期的梅毒临床表现不同,很容易和常见皮肤病相混淆。

1. 一期肛周梅毒硬下疳需要与软下疳、生殖器疱疹、肛门溃疡、白塞病等疾病相鉴别。

2. 二期梅毒的临床表现多样,应该与银屑病、湿疹、玫瑰糠疹、药疹、多形性红斑、扁平苔藓等疾病相鉴别。肛周扁平湿疣,需要与肛周尖锐湿疣相鉴别。

3. 三期梅毒需要与狼疮、结核、神经系统疾病、心血管系统疾病等相鉴别。

六、治疗

肛周梅毒的治疗,以现代医学方法为主,青霉素类药物是主要用药。在治疗过程中,可根据临床表现,中药辨证论治,促进患者痊愈,缓解并发症。

1. 内治法

(1)肝经湿热

辨证要点:肛门等处有单个质坚韧丘疹,四周红肿,患处灼热,腹股沟部有杏核或鸡卵大,色白坚硬之肿块,或出现胸腹、腰、四肢屈侧及颈部杨梅疹、杨梅痘或杨梅斑;伴口苦纳呆,尿短赤,大便秘结;苔黄腻,脉弦数。

治则治法:清肝解毒,利湿化斑。

常用方药:龙胆泻肝汤加减,龙胆草、栀子、黄芩、木通、泽泻、车前子、柴胡、甘草、当归、生地、土茯苓、牡丹皮、赤芍等。

（2）痰瘀互结型

辨证要点：疳疮色呈紫红，四周坚硬突起，或横痃质坚韧，或杨梅结呈紫色结节，或腹硬如砖，肝脾肿大；舌淡紫或黯，苔腻或滑润，脉滑或细涩。

治则治法：祛瘀解毒，化痰散结。

常用方药：二陈汤合消瘰丸加减，陈皮、法半夏、茯苓、炙甘草、土茯苓、桃仁、红花、夏枯草等。

（3）脾虚湿蕴型：

辨证要点：疳疮破溃，疮面淡润，或结毒遍生，皮色褐暗，或皮肤水疱，滋流黄水，或腐肉败脱，久不收口；伴筋骨酸痛，胸闷纳呆，食少便溏，肢倦体重；舌胖润，苔腻，脉滑或濡。

治则治法：健脾化湿，解毒祛浊。

常用方药：芎归二术汤（《外科正宗》）加减，白术、苍术、川芎、当归、人参、茯苓、薏苡仁、皂角针、厚朴、防风、木瓜、木通、穿山甲（炒）、独活、金银花、甘草、土茯苓等。

（4）气血两虚型：

辨证要点：病程日久，结毒溃面肉芽苍白，脓水清稀，久不收口；伴面色萎黄，头晕眼花，心悸怔忡，气短懒言；舌淡，苔薄，脉细无力。

治则治法：补气益血，扶正固本。

常用方药：十全大补汤加减，人参、肉桂、川芎、地黄、茯苓、白术、甘草、黄芪、川芎、当归、白芍等。

（5）气阴两虚型：

辨证要点：病程日久，低热不退，皮肤干燥，溃面干枯，久不收口，发枯脱落；伴口干咽燥，头晕目眩，视物昏花；舌红，苔少或花剥苔，脉细数无力。

治则治法：益气养阴，补肾填精。

常用方药：生脉散合大补阴丸酌加土茯苓、地骨皮、菊花、银柴胡等；骨髓痨者，加服地黄饮子。

2 其他疗法 一旦确诊为梅毒，应及早实施正规疗法，常用青霉素类药物，如水剂普鲁卡因青霉素、苄星青霉素。如果对青霉素过敏，可选四环素或红霉素等治疗。并足量、规则用药。

七、预防

1. 要进行关于梅毒知识的健康教育宣传，尤其是针对男男同性的梅毒知识宣传，做好防护工作；

2. 如果有不洁性生活，要及早检查，及早发现，及早诊断，及早治疗，用药要规律足量；

　　3. 严禁卖淫嫖娼，对旅馆、浴池、游泳池等公共场所加强卫生管理和性病监测；

　　4. 家庭发现一例梅毒患者，家属及密切接触者均需进行筛查。

参考文献

1. 范瑞强，邓丙戌，杨志波. 中医皮肤性病学. 北京，科学技术文献出版社，2010：790-796.

2. 石学波，赵一栋，季孙平，等. 肛周尖锐湿疣76例临床特征分析. 临床皮肤科杂志，2016，45（3）：232-233.

3. 李兰英，孙越，徐向辉，等. 男男性行为者肛周及肛管尖锐湿疣复发的危险因素分析. 中国艾滋病性病，2017，23（6）：542-545.

4. 李兰英，牛忆军，宁镇，等. 男男性接触者肛周及肛管内尖锐湿疣患者HPV分型与复发的关系. 中华皮肤科杂志，2012，45（5）：308-311.

5. 钟文英，王小波，李琦，等. HPV分型及梅毒与尖锐湿疣复发的关系. 中国艾滋病性病，2015，21（2）：143-145.

6. 张志礼，杨建荣. 中国性病学. 南昌：江西科学技术出版社，1991：144-145.

7. 柏建芸，刘轶，柳忠泉，等. 天津市2012-2016年青年学生男男性行为者的行为特点及HIV和梅毒感染状况[J]. 中国艾滋病性病，2018，24（01）：58-61.

8. 徐敏，王玉琴，陈强，等. 北京市2010-2016年梅毒流行病学分析[J]. 中国热带医学，2018，18（01）：76-79.

9. 刘清华. 梅毒患者血清学转归的影响因素分析[J]. 临床合理用药杂志，2017，10（36）：135-136.

（付中学）

第十四章

肛管直肠狭窄

一、概述

肛管直肠狭窄是指由于先天因素、手术损伤、炎症刺激等原因导致的肛管直肠内腔径缩小,以致大便变形变细、排出困难的一类疾病。该病临床相对少见,处理时较为棘手。临床症状随病因及狭窄程度的不同而有所差别。

二、病因病机

中医学认为,本病多由先天不足、外伤等原因引起。

现代医学认为,凡是能够导致肛门直肠周围结缔组织肥厚、瘢痕挛缩、肛门直肠弹性变差或管腔狭窄的因素,均可导致肛管直肠狭窄。

1. 先天因素　胚胎期肛门直肠发育失常,出生后肛门直肠开裂不全,形成狭窄。

2. 炎症刺激　肛门直肠的各种慢性炎症和溃疡,如溃疡性结肠炎、克罗恩病、肠结核、阿米巴痢疾等疾病引起肠道局部炎性增生所致。

3. 手术损伤　肛门直肠手术损伤后局部组织感染,炎细胞浸润,纤维组织增生,瘢痕挛缩诱发狭窄,多由痔瘘切除术、痔上黏膜环切钉合术、内痔硬化剂注射术、括约肌成形术、肛周尖锐湿疣电灼术、低位直肠癌保肛术等操作不当所引起(图 2-14-1),是临床中最常见的一类狭窄,称之为医源性狭窄。

4. 外伤误治　肛门外伤、烫伤、烧伤等原因引起局部组织坏死诱发狭窄。

5. 肿物压迫　肛门直肠肿瘤或邻近肿物压迫,如前列腺、子宫、卵巢、骶尾部等肿瘤压迫所致。

6. 肌肉痉挛　既往肛裂反复发作刺激肛门括约肌痉挛肥厚或习惯性便秘患者长期应用甘油灌肠或口服泻剂通便后而引起肛门内括约肌痉挛纤维化所致。

三、临床表现

该病常以排便费时费力,大便变细,便时肛门疼痛为主症,常见临床表现主要包括:大便排出困难、排便时间延长、便条变形变细、便感频繁或排便次数

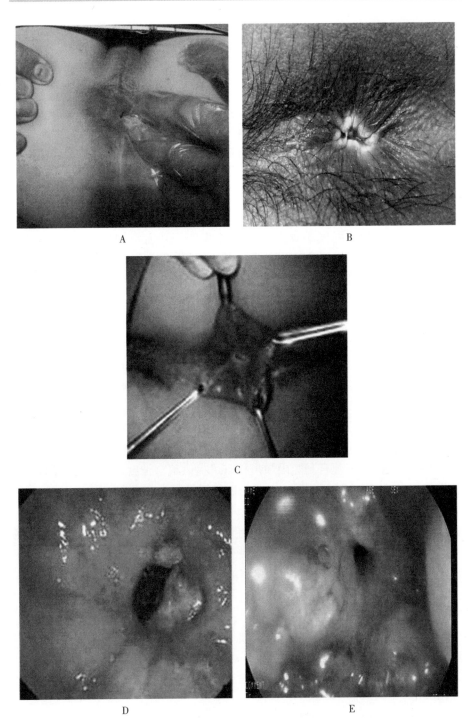

图 2-14-1 手术后肛管直肠狭窄图例

A、B. 痔切扎术后；C. 混合痔 PPH 术后；D、E. 直肠癌术后

增多、大便不尽感或肛门坠胀不适、脓血便、里急后重、肛门疼痛等，长期排便困难者还可伴有腹痛、腹胀、恶心、食欲不振、消瘦等全身症状，若病程较长，尚可诱发肛门部分泌物增多，长期刺激肛周皮肤可继发肛周湿疹、皮炎等不适。严重排便困难者常依靠泻剂、栓剂、灌肠、甚或指抠等方法辅助排便。

临床查体时，肛门指诊可感知肛门直肠腔狭窄变小，肛门括约肌痉挛，可触及腔内半环状、环状或手镯状的狭窄环，质硬，弹性差，活动度小，严重者手指通过困难，伴明显触痛。有时因疼痛剧烈，部分患者不能很好地评估狭窄情况，需于局麻下行肛门指诊检查。

四、诊断

结合既往病史、排便困难为主症的临床表现，以及肛门指检、肠镜检查及必要的辅助检查，如钡剂灌肠造影等检查，较容易明确诊断。

中低位肛管直肠狭窄可通过肛门指诊明确诊断，指诊时示指尖可触及无弹性的瘢痕组织或狭窄环。

高位狭窄可在肠镜下明确狭窄环所在位置及狭窄程度。内镜下可见肠腔缩小，肠黏膜瘢痕纤维化形成，亦或狭窄环表面黏膜糜烂、溃疡或出血，严重者肠镜不可通过，狭窄近端肠腔扩张，镜下取活体组织，送病理检查，病理诊断有助于了解狭窄的性质，尤其是直肠癌保肛术术后狭窄，更应排除肿瘤局部复发的可能。

气钡灌肠双重造影检查亦可提示狭窄环的具体位置、狭窄的范围和程度，影像中可见狭窄部位呈缩窄形，狭窄近端肠腔明显扩张（图 2-14-2）。

经会阴 3D 超声及直肠腔内超声检查可提供狭窄长度、程度及肛门括约肌的详细信息，为病情判断及手术方式的选择提供有力参考。

盆腔 CT 及 MRI 检查可明确狭窄段周围组织的具体情况（图 2-14-3），尤其对于肿瘤所致的恶性狭窄，对于判断狭窄程度、肿瘤分期等尤为重要；结肠 CT 肠道仿真内镜检查适用于肠镜检查未能通过狭窄部位的梗阻性狭窄，可重建狭窄处的肠内表现，为术前评估狭窄的口径及范围提供参考。

五、分类

1. 根据形态及范围分类　根据狭窄的形态及累及范围不同可将其分为线状狭窄、环状狭窄与管状狭窄。

（1）线状狭窄：指肛管直肠部分狭窄，狭窄呈线状或半环状，多见于肛门部痔瘘术后。

（2）环状狭窄：指环绕肛管直肠周径发生的狭窄，其狭窄环的上下长度累及范围不超过 2.5cm，多见于 PPH 术后或直肠癌经吻合器吻合术后。

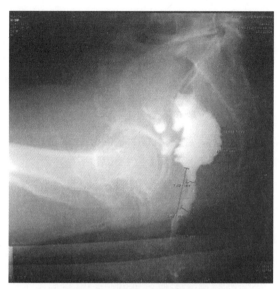

图 2-14-2　直肠狭窄排粪造影表现

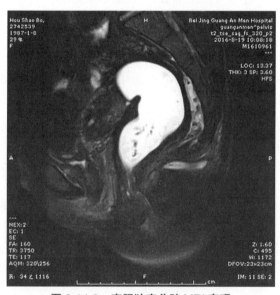

图 2-14-3　直肠狭窄盆腔 MRI 表现

（3）管状狭窄：指沿肛管直肠纵轴发生的狭窄，其狭窄环的上下长度累及范围超过 2.5cm，多见于肠道炎症性病变。

2. 根据狭窄部位的高度分类　根据狭窄下缘距齿状线的距离，将其分为低位狭窄，中位狭窄与高位狭窄。

（1）低位狭窄：狭窄位置位于齿状线以下 ≥0.5cm 者。

（2）中位狭窄：狭窄位置位于齿状线≤0.5cm 或接近齿状线者。

（3）高位狭窄：狭窄位置位于齿状线以上≥0.5cm 者。

3. 根据狭窄程度分类 根据狭窄程度，将其分为轻度狭窄，中度狭窄与重度狭窄。

（1）轻度狭窄：狭窄环直径 <2cm, >1.5cm，示指可通过，患者无明显症状，或仅感便意频繁、排便不尽感者；

（2）中度狭窄：狭窄环直径 <1.5cm, >1.0cm，示指通过困难，小指可通过，患者大便变细，排便不畅，伴肛门会阴下坠填塞不适感者；

（3）重度狭窄：狭窄环直径 <1.0cm，小指不能通过，大便不能排出，或伴低位不全性梗阻症状者。

六、鉴别诊断

先天性狭窄、炎症性狭窄及手术损伤所致的医源性狭窄多合并有明确的既往病史及病因，诊断尚容易。需要鉴别的是病史与病因不太明显的狭窄。

1. 直肠肿瘤 肿瘤所致狭窄者，一般病程较长，进行性加重，并多有暗红色血便或脓血便史。早期直肠癌多无典型症状，较难发现，形成狭窄者，均已病至晚期。位置低者，指诊可触及肿块，不规则，凹凸不平，质硬，压痛，指套染血。位置较高者，电子结肠镜下可见直肠腔内溃疡性或菜花样肿物隆起，活检可确诊。直肠癌低位吻合术术后形成的狭窄，应行吻合口处的病理活检以排除局部复发的可能。

2. 性病性淋巴肉芽肿 患者以女性为主，有性病接触史，病变主要在生殖器和腹股沟，为病毒性感染。排便困难常伴肛门刺激症状，黏液脓血便，可并发肛瘘。狭窄多位于齿状线上方，质地硬而表面光滑，色苍白，肛门口呈开放状。弗莱试验、补体结合试验及病毒检查阳性。

3. 克罗恩病 克罗恩病累及肛管直肠者，病变多在齿状线以上，少数可累及肛管。由于病变部位的纤维化和瘢痕形成，可有部分患者出现肠管狭窄。这种狭窄多呈管状，并逐渐向正常肠管移行。患者主要表现为腹痛、腹泻、发热、乏力、消瘦等症，内镜下或 X 线可显示肠管节段性狭窄，鹅卵石样改变。

4. 肠结核 增生性肠结核的患者，由于结核性肉芽肿极度增生，形成肿块而致肠管狭窄。溃疡型肠结核，若与黏膜粘连，可牵拉或压迫肠管而致狭窄；若溃疡愈合，纤维增生，瘢痕挛缩亦可使肠管狭窄。但该类患者既往多有肠结核或其他肠外结核的病史及全身表现，如潮热、盗汗、消瘦等。抗结核治疗有效。

5. 血吸虫性肠病 慢性血吸虫病晚期，直肠壁因虫卵沉着，肉芽肿形成和纤维化增生,可在直肠形成大小不同的包块,有的融合成团,质地坚硬,凹凸不平,易与肿瘤混淆。该类患者多有疫水接触史,粪便中可找到血吸虫卵或局部黏膜活检可确诊。

七、治疗

肛管直肠狭窄多以排便困难为主症,解除狭窄使排便通畅是治疗本病的最终目的。临床中根据狭窄产生的不同原因、位置、程度及范围等情况采取不同的治疗方案。轻度狭窄可暂予保守治疗为主,主要包括膳食及药物调理,坐浴熏洗,指法或器械扩肛等物理疗法以保持大便通畅;中、重度狭窄在保守治疗无效时,可结合狭窄部位、范围及形成原因,合理选择不同的手术方式,临床治疗时常以一种术式为主,必要时可选择两种及以上术式联合应用。

1. 扩肛疗法

(1)直接扩肛法:该疗法旨在物理作用下有效松解狭窄环以达到治疗目的,扩肛疗法是治疗和预防肛管直肠狭窄的有效措施之一。

1)适应证:对于任何轻中度良性肛管直肠狭窄,经肛门可触及者。

2)操作要点:肛门周围局部浸润麻醉后,在肛门松弛的情况下,用手指、肛门镜或扩肛器,扩张肛门及狭窄环,开始时先以示指沿狭窄环逆时针方向用力扩张,待肛门松弛后改为左右示指尖向相反方向反复扩肛,每次扩肛时间以3~5分钟为宜,使狭窄段逐渐松解(图2-14-4)。

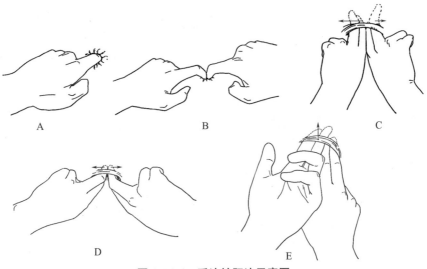

图 2-14-4　手法扩肛法示意图

(2)内镜下球囊扩张术:对于狭窄位置较高的直肠癌术后吻合口狭窄,经肛门难以触及者,可选择内镜下球囊扩张技术。该疗法通过产生放射状扩张力直接作用于狭窄部位,可避免沿肠管纵向撕脱及不恰当的切割力而造成肠管损害,疗效可靠安全,术后并发症及死亡率低,可作为直肠癌术后吻合口狭窄的首选治疗方法,可根据病情需要采用不同的压力和扩张直径,并可在肠镜直视下进行,必要时可重复扩张(图2-14-5)。

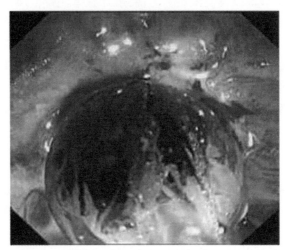

图2-14-5 内镜下球囊扩张术

(3)支架植入术:对于位置相对较高的直肠狭窄,若经扩张治疗效果欠佳,亦可采用可膨胀式假体或支架植入的方法缓解狭窄的梗阻症状,然而该疗法却存在肠穿孔、支架移位、支架断裂等并发症,且多用于直肠癌所致恶性狭窄难以行手术治疗者(图2-14-6)。

2. 狭窄切开术

(1)适应证:该疗法是治疗肛管直肠狭窄最直接的手段,且设备及技术要求低,对于中低位肛管直肠狭窄,经肛可操作者尤为适用。

(2)操作要点及注意事项:可于肉眼直视下直接松解狭窄,临床应用广泛,然而对于齿状线以上的狭窄行切开术时应格外小心,操作时应在术野暴露清楚下进行且止血设备要完善,最好用超声刀切开,防止术中及术后不可控的大出血的发生,同时注意切开的深度,防止肛门功能受损。

3. 肛门括约肌松解术

(1)适应证:适用于肛门括约肌收缩痉挛或手术瘢痕挛缩所致肛管狭窄者。

(2)操作要点:手术时予蚊氏钳于肛管侧方挑起部分肛门内括约肌与外括约肌皮下部(图2-14-7),行锐性切开,并反复扩肛,以肛管顺利通过2~3指

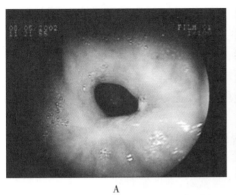

A

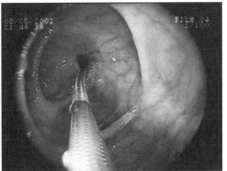

B

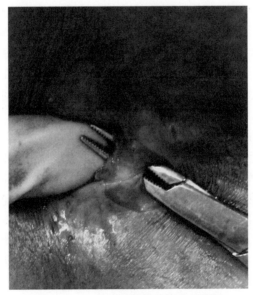

C

图 2-14-6 支架植入术

图 2-14-7 肛门括约肌松解术示意图

为度。轻度狭窄者可单点位切开,中重度狭窄者可分别于两个点位同时切开部分肛门括约肌,但不可多处切开,防止术后肛门失禁的发生。

(3)特点:肛门括约肌部分切开后,可部分甚至完全解除由于括约肌挛缩而引起的肛管狭窄及肛门疼痛。该操作较为简单,多与其他术式联合应用,若患者肛管狭窄程度较轻时,亦可单独使用。

4. 挂线疗法

(1)适应证:适合于直肠狭窄位置较高伴有肛管狭窄者。若狭窄位置较低,可采取切开联合挂线术。

(2)操作要点:患者取侧卧位,麻醉满意后,术区常规消毒铺巾,消毒肛管及直肠下段,右手示指探查肛门内狭窄区域,充分了解狭窄的程度及范围,左手示指于肛门内做引导,右手持中弯钳于狭窄环下缘经肛门内外括约肌之间向上至狭窄环上缘穿出,上下范围包绕整个狭窄环,对于齿线以上直肠中下段狭窄,予探针自狭窄环下缘穿入连带部分直肠肌层向上至狭窄环上缘穿出,以适当力度拉紧橡皮筋后于基底部结扎。对于肛管直肠部分狭窄者,于瘢痕狭窄最明显处挂线,轻度环状狭窄者行两点位挂线,中、重度环状或管状狭窄者可行 3 点位同时挂线。

(3)注意事项:手术时可根据狭窄程度选择 1~3 处同时挂线,保证充分切断狭窄环;一般直肠前壁不予挂线,因女性可能损伤阴道后壁,男性可能损伤前列腺、精囊腺或尿道等器官;穿入探针过程中需扪清穿入处是否有动脉搏动,挂线时应避开动脉,以免误伤导致不可控制的大出血或直肠壁血肿的发生;同时需把握好狭窄环的上下缘,橡皮筋的上下范围应完全包绕狭窄环,保证橡皮筋的穿行层次位于肛门内、外括约肌之间,以确保疗效;若狭窄环位置较高,距肛缘超过 7cm 者,挂线时需小心,尤为直肠两侧挂线时,避免穿入腹腔导致腹膜炎等严重并发症;术后应早期扩肛,根据橡皮筋的松紧程度择期紧线,并尽早恢复饮食,促进胃肠功能恢复,以恢复成形粪便对狭窄处的机械扩张作用。

(4)特点:采用中医挂线治疗肛管直肠狭窄,主要取其以线代刀,缓慢切开狭窄环处瘢痕组织,彻底松解狭窄环,同时线的异物刺激作用又可使被挂开处组织逐渐粘连固定,达到边切割边修复的目的。该疗法具有缓慢切割,压迫止血,损伤小,痛苦轻,恢复快,简便安全等优点,同时可避免因直接切开狭窄处病变组织导致的出血及括约肌损伤所致的大便失禁;由于挂线的引流作用,亦可避免肛周或直肠下段感染的发生;该法疗效确切,橡皮筋勒开处边勒开边被黏膜上皮覆盖,狭窄松解彻底,能完全解除排便困难等症状。

5. 纵切横缝术

(1)适应证:对于肛管狭窄位置较低者,可于直视下行狭窄处病变组织的纵切横缝术,该术式适用于肛管局限性狭窄或陈旧性肛裂引起的括约肌痉挛所致狭窄者。

(2)操作方法:手术时于瘢痕组织最明显处作纵行切开,上至瘢痕上0.5cm,下至瘢痕下1.0cm,使切口贯穿瘢痕组织,深至健康组织,游离切口下端皮肤,以减轻张力,用圆针带4号线从切口上端进针,通过基底部从切口下端穿出,拉拢丝线两端结扎,使纵行切口变为横形,间断缝合5~8针即可,该术式可有效扩大狭窄口径(图2-14-8)。

6. 皮瓣转移肛门成形术　该术式在彻底清除狭窄处瘢痕组织、松解狭窄的同时,采用正常皮肤或黏膜皮瓣转移的方式重建肛管狭窄区域,以达到根治狭窄的目的,对肛管局部解剖学狭窄及缓解排便困难有良好的治疗效果,且存在复发率低、症状缓解率高及患者易于接受等优点,尤适用于中重度肛管狭窄。然而保证皮瓣的血供及游离度,确保皮瓣存活率,防止皮瓣相关并发症的发生,对于手术成功与否至关重要。

临床中根据肛门狭窄的位置与程度不同,可灵活选用不同类型的皮瓣转移肛门成形术,常见的皮瓣类型主要包括:Y-V皮瓣、V-Y皮瓣、菱形皮瓣、房形皮瓣、直肠黏膜瓣、U状岛形皮瓣、旋转S形或Z形皮瓣、W星状皮瓣、腹壁皮瓣、C形皮瓣以及以直肠下动脉皮支或阴囊(阴唇)后动脉为轴心血管的轴型皮瓣、男性包皮皮瓣等。对于严重的肛管狭窄,可以同时行双侧皮瓣转移术,亦可辅以内括约肌部分切开术以达到扩大肛管口径的目的。现将临床中常用的皮瓣类型,如Y-V皮瓣、菱形皮瓣及房形皮瓣的手术要点分述如下:

(1)Y-V皮瓣

1)适应证:对于位置较低、范围较小的非复杂性肛管部分狭窄,若狭窄范围<肛管周径1/4周时,可合理选择Y-V皮瓣转移肛门成形术。

2)操作要点:行Y-V皮瓣转移时,需垂直切开狭窄瘢痕深达正常组织并将瘢痕清除,上端需跨越瘢痕上缘,形成Y的垂直支,Y宽的基底部分是导向肛缘远端的,直达肛周正常皮肤,Y形尾端分叉处应位于瘢痕组织与正常组织交界处,整体切除长度约5~8cm,充分游离Y形基底皮瓣,使其能够无张力向肛管内推进移行,将其尖端无张力缝合至齿状线附近Y的垂直切口顶端,构成V字构型(图2-14-9)。

(2)菱形皮瓣

1)适应证:其形式由Y-V皮瓣转移术变换而成,仅将Y形的远端皮瓣设计成菱形,其中菱形皮瓣的边长及大小可根据狭窄程度而定,一般设计为1~2cm,适用于狭窄范围较大的肛管中下段狭窄。

2)操作要点:彻底切除肛管处瘢痕组织后,于肛旁皮肤做一菱形皮瓣,皮

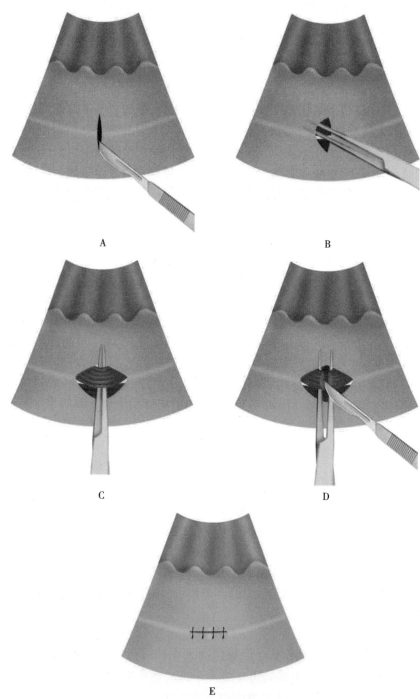

A

B

C

D

E

图 2-14-8　纵切横缝术示意图

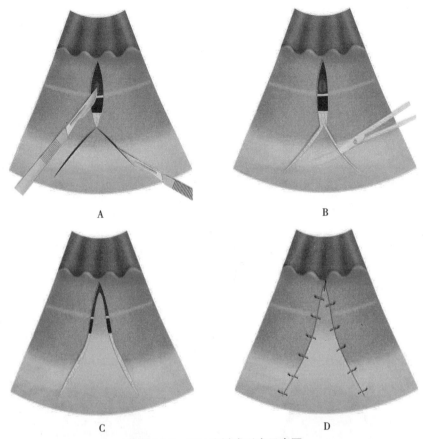

图 2-14-9　Y-V 皮瓣成形术示意图

瓣的前半部分面积应与瘢痕切除后的缺损区域面积相当,潜行游离皮瓣周围皮下组织,但应连带皮瓣中部皮下脂肪蒂以保证皮瓣血供,将其无张力推移至肛管内创面缺损处,使菱形皮瓣顶点缝合固定于直肠黏膜处即创面缺损远端顶点,缝合时亦应连带部分肌肉组织,防止皮瓣移位,最后间断缝合皮瓣其他顶点及菱形各边,其外侧皮肤拉拢缝合即可(图 2-14-10)。

(3)房形皮瓣

1)适应证:适用于肛管全长的环状或管状狭窄,上述转移皮瓣尚不能提供足够的组织来覆盖切除后的瘢痕区域者。

2)操作要点:手术中纵行切开肛管区域的瘢痕组织,并向两侧游离将瘢痕组织彻底清除,皮瓣设计成屋顶样,屋顶的宽基底部朝向肛内而尖状屋顶朝向肛缘外侧,即 V-Y 皮瓣的邻近尾端转化成矩形结构。设计房形皮瓣时,其基底宽度应与瘢痕缺损的宽度相当,而皮瓣的长轴应与狭窄区域的长度相当,注意皮瓣的宽径不应超过肛管周径的 1/4,若单侧房形皮瓣尚不能达到缓解狭窄

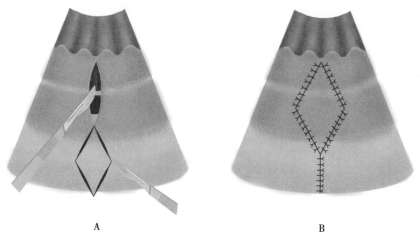

图 2-14-10　菱形皮瓣成形术示意图

的目的,可于对侧行双侧房形皮瓣转移术式。从皮瓣边缘全层切开后,向外周边缘潜行分离皮瓣组织约 0.5~1cm,皮瓣基底部注意保留皮下血管蒂,将其一并向肛管内推移,覆盖瘢痕切除区域,并分别与直肠黏膜、肛管边缘切口行全层间断缝合,最后缝合房形皮瓣尾端的 Y 形缺陷(图 2-14-11)。

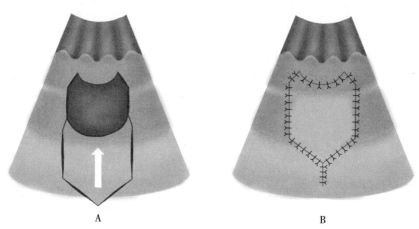

图 2-14-11　房形皮瓣成形术示意图

7. 经腹直肠狭窄切除术　直肠中上段狭窄经以上治疗无效者,可采用经腹直肠狭窄切除术。手术注意以切除狭窄段为目的,尽量减少正常肠壁的切除。病变范围较大的严重狭窄,也可参照直肠癌 Dixon 术式,至于直肠广泛性病变,或肛门直肠周围严重感染,括约肌功能丧失者,宜选择乙状结肠永久性造口术。

8. 结肠或回肠造口术　该术式仅适用于因会阴部广泛缺损致瘢痕挛缩引起的肛管直肠狭窄或低位直肠恶性肿瘤致管腔狭窄而无法行手术切除者，因该术式极大地增加了患者的心理及身体负担，因此临床中应用较少。

（李华山　贾山　李宇飞）

第十五章

肛门失禁

一、概述

肛门失禁是一种以肛门自主控制功能出现障碍，不能随意控制大便和排气的疾病。此病发病率约为 0.5%~1.5%，其中 65 岁以上女性发生率为 1.3%，女性是男性同年龄段发病率的 8 倍，近几年该病发病率逐渐升高。中医学中并无"肛门失禁"病名，古文献中属"大便滑脱""遗矢"等范畴。

二、病因病机

1. 大肠虚冷　中医学认为"虚寒"是导致肛门失禁的主要因素。《诸病源候论·大便失禁候》曰："大便失禁者，由大肠与肛门虚弱冷滑故也。肛门，大肠之候也，俱主行糟粕，既虚弱冷滑，气不能温制，故使大便失禁。"

2. 中气下陷　因素体虚弱，中气不足，痢疾日久，伤脾损肠，致中气下陷，升举无力，固摄失司，脱肛不收则排便失禁。

3. 阴阳两虚　因久病久下，年老体弱，真阴耗损，温煦无权，阴阳两虚。

4. 肾虚不固　房劳伤肾，肾亏后阴失约，肛门收缩无力或不能控制，则大便失禁。

5. 气机失常　因忧愁思虑，情志内伤，久坐少动，气机通降失常致肛门失约。

6. 外伤失治　因产后、外伤、手术或车祸后，筋脉肌肉受损，固摄无权，致肛门失禁。

三、临床表现

1. 症状

(1) 完全失禁：完全不能随意控制大便，排便次数频繁，咳嗽、走路、下蹲、睡眠时都可有粪便和肠液流出，污染衣裤和被褥。肛门、会阴部经常被粪便、黏液、分泌物污染，肛门周围潮湿，久之则出现瘙痒、糜烂及湿疹。

(2) 不完全失禁：不能控制稀粪，干粪尚能控制。当粪稀时，排粪前常不自觉有少量粪便和黏液溢出，污染内裤，腹泻时更重，常有黏液刺激皮肤。

2. 体征　指诊时,感觉肛门口松弛。嘱患者咳嗽或收缩肛门时,括约肌收缩无力或完全失去收缩功能。因外伤而使括约肌断裂所造成的肛门失禁,肛门局部可看到或指诊摸到括约肌断裂的裂口及其瘢痕,括约肌张力存在,但是不能收缩闭锁肛门。

四、诊断

1. 辅助检查　除根据患者既往病史、临床表现等进行初步诊断外,还可采用多种辅助检查帮助明确诊断。

（1）肛门直肠测压:它是评估肛门括约肌功能和直肠感觉异常的首选方法。肛管静息压主要代表内括约肌功能,收缩压主要代表外括约肌功能。肛门失禁患者表现为:肛管静息压和肛管最大收缩压降低,括约肌功能长度缩短、直肠感觉膨胀耐受容量减少以及直肠肛管抑制反射减弱或消失等。

（2）肛管腔内超声:腔内超声图是评价肛门直肠生理功能和大便失禁的基础。采用 7~10MHz 及 360° 开角的肛内探头探测,能清晰地显示出肛门内外括约肌、耻骨直肠肌和直肠阴道隔等组织结构,精确显示损害部位、范围、不对称状况和内括约肌厚度。这项检查耐受性好,可为医师提供肛门失禁的解剖方面重要信息。在超声检查中,内括约肌表现为低回声区,外括约肌表现为高回声区,瘢痕多表现为混合中等回声。最主要的是可确定肌肉组织是否完整及是否存在缺损。

（3）肌电图:肛门肌电图通过针形电极记录肛门括约肌纤维产生的电活动情况。连续记录肛管周围的运动单位电位。这项技术可用来描述外括约肌形态和神经肌肉的完整性。该项检查虽较为痛苦,但可以提供有关特定部位肌肉的生理状态的数据。

（4）排粪造影:排粪造影利用放射成像的方法记录排便行为,可显示排便时连续的图像以及在此过程中的盆底动态变化情况。可以研究排便过程中直肠形态和肛直角的变化,弥补临床检查难以发现的异常。在肛门失禁患者中,排粪造影主要用于证实粪便不完全排出,医生可由此判断是否存在充盈性便失禁。

（5）结肠镜:结肠镜检查对于肛门失禁患者是必要的,可以了解肠腔内病变情况,重点了解有无炎性肠病导致粪便控制力和直肠顺应性改变。

2. 量化评分　常用的量化评分方式有肛门失禁 Wexner 评分系统（表2-15-1）。

表 2-15-1　肛门失禁 Wexner 评分系统

肛门失禁类型	频率				
	从不	很少	有时	经常	总是
固体	0	1	2	3	4
液体	0	1	2	3	4
气体	0	1	2	3	4
卫生垫	0	1	2	3	4
生活方式改变	0	1	2	3	4

0= 正常；20= 完全失禁；从不 =0（从不）；很少 =<1/ 月；有时 =<1/ 周，≥1/ 月；经常 =<1 天，≥1/ 周；总是≥1/ 天

五、鉴别诊断

不能因为肛周有粪便污染就判断有肛门失禁，当有如下疾病时亦会出现肛周粪便污染的情况：如直肠黏膜脱垂、痔脱垂、粪便排空不全、卫生习惯差、肛门直肠性传播疾病、肛门直肠肿瘤等，需结合症状、体格检查及相关辅助检查加以鉴别。另外，当患者出现粪嵌塞时亦可出现假性肛门失禁，正如中医所描述的"热结旁流"症状，需结合肛门检查以鉴别诊断。肠道炎性病变会因为炎性刺激引起肛门控制力和直肠顺应性下降而出现大便不自主外溢，可通过病史及肠镜检查帮助鉴别。

六、治疗

肛门失禁的治疗较为复杂，需要针对病因选择恰当的治疗方法。治疗方法大致可分为非手术治疗和手术治疗两大类。神经功能障碍性失禁，可采用中药、针灸、生物反馈等非手术治疗。肌肉损伤或严重功能障碍者可采用适当的手术治疗。

1. 非手术治疗

（1）一般治疗：最重要的是饮食调理和排便训练。肛门失禁患者的饮食调理十分重要的，通过增加膳食中食物纤维，以增加粪便体积，加强排便规律性。避免进食刺激性食物，控制油腻及产气食物的摄入。同时可以根据患者习惯的排便时间，在同一时间使用栓剂或开塞露，建立反射性排便，配合腹部按摩，持续 3~4 周。对于老年患者因粪便嵌塞造成的假性肛门失禁，可用软化大便的药物或灌肠，定时清除直肠内积粪。

（2）会阴训练：会阴收缩训练有利于提高肛提肌、耻骨直肠肌和肛门外括约肌的张力，提高患者对粪便的控制能力。常用的会阴训练方法有：

1）仰卧屈膝，抬头用左手摸右膝：放松，抬头用右手摸左膝。每日训练1~2次，每次训练反复15~20次。

2）坐位深呼吸，收缩肛门括约肌，坚持数秒钟，放松，反复15~20次，每天训练1~2次。

3）站立，收缩臀部并向脐部提肛，放松膝关节，反复15~20次，每天训练1~2次。

经过几周至数月的训练，可明显改进患者对粪便的自主控制能力。会阴训练不需要特殊仪器和设备，随时随地均可进行，适合多数患者。

（3）中医药治疗

1）辨证论治

①中气下陷

证候：大便滑脱不禁，肛门下坠，面色萎黄，神疲气怯，舌淡，苔薄，脉濡细。适用于老年性特发性大便失禁症状的改善。

治则：健脾益气，升提固脱。

代表方：补中益气汤加减。

大便不成形者，加五味子、诃子；尿频数者，加煨龙骨、煅牡蛎、益智仁、桑螵蛸等。

②脾肾亏虚

证候：大便滑泄，污染衣裤，面色黧黑，腰膝酸软，头晕目眩，小便清长甚或不禁，舌淡，苔薄，脉沉迟。

治则：健脾益肾，固本培元。

代表方：右归丸加减。大便滑泄者，加附子、诃子、补骨脂；畏寒肢冷者，加肉桂；肛门坠胀者，加葛根、枳壳、杏仁等。

③肝郁脾虚

证候：便意频数，时欲如厕，肛门坠胀，腹部胀痛；伴见嗳气呃逆，纳少眠差，舌淡红，苔薄，脉弦。

治则：疏肝解郁，扶土抑木。

代表方：六磨汤合四逆散加减。肛门灼热者加槐花、丹皮、牛膝、黄柏等；食欲不振者，加半夏、薤白、薏仁等。

2）针灸疗法：适用于无括约肌损伤的神经元性肛门失禁，或特发性肛门失禁。

主穴：八髎穴，配穴：百会、太溪、三阴交、肾俞、脾俞。

中医学认为八髎穴能固摄二阴；百会位于巅顶，能升提阳气；太溪为肾之原穴,三阴交为肝脾肾经之交会穴,针灸此二穴能通调肾气,肾气通调,则二便正常。现代研究发现八髎穴即骶后孔处,骶神经根从此穿出,对该组穴位强刺激产生的感应,可以通过骶神经后支的传递,促使腰骶低级中枢与大脑皮质高级中枢建立良好的神经反馈肛通路,且能改善前、后二阴肌肉舒缩能力。而百会穴相当于大脑旁中央小叶投影区,针刺此穴能改善血液循环,提高大脑皮质的功能。

3)中药坐浴:适用于肛门松弛、直肠脱垂所致的肛门失禁和脾肾亏虚肌肉张力减退、后阴开合失司引起的肛门失禁。方选脱福康合葱韭汤加减。洗浴方主要由以下药物组成:明矾、石榴皮、五味子、乌梅、甘草、红花、金樱子、防风、乳香、葱白、韭菜。用法:水煎、坐浴,每日 1-2 次,每次 20~30 分钟。本方具有补肾壮阳,收敛固脱,酸涩止遗之效。

(4)生物反馈训练(biofeedback training):生物反馈训练安全、无创。训练可分三期。

第一期:在专门的生物反馈训练室进行,并有专业人员指导训练,掌握了要领后即可携带便携式生物反馈训练仪回家训练,1 个月后复查。

第二期:训练患者肛门自主收缩时括约肌与直肠的协调性。

第三期:以引起直肠扩张感的容量阈值开始扩张直肠,但不让患者看到监视器上的各种反馈信号,而凭直肠扩张感觉收缩肛门外括约肌。

每次应持续 30~60 分钟,每周 2~3 次,6~10 周为一疗程。

生物反馈训练对于老年性及直肠低位吻合术后肛门失禁患者的治疗特别有价值,比单纯会阴训练有效。

(5)电刺激疗法:将电极置入肛内后用直流电刺激肛门括约肌和盆底,电流逐渐加大至患者感到麻刺感致肛门肌肉收缩。刺激频率 80 次 / 分,每次治疗 20 分钟,每天 1 次。通过此方法可逐步建立括约肌的张力和收缩性。

(6)肛门塞:肛门塞治疗肛门失禁的原理是,通过在肛内置入可调节的装置,达到阻止大便外泄的目的。制作肛门塞的材料有多种,如聚氨甲酸酯海绵、硅胶、棉条等。肛门塞的临床疗效较好,有报道有效率 64%,但也存在不适感、腹胀、容易滑脱等问题。此外还有一种由硅酮环和可改变长度的球囊共同构成的肛门塞。通过一个单向活瓣机制,球囊可以用 30ml 注射器充气和放气。该方法能够有效地减少粪便污染,可以减少对皮肤的影响,改善患者的生活质量,但对盆底神经障碍的患者存在压迫性坏死问题。

(7)骶神经刺激疗法(sacral nerve stimulation,SNS)

1)适应证:肛周横纹肌无损伤或损伤较小的功能障碍患者,普遍应用于神经源性病变的患者。

2)治疗方法:分试验性刺激(诊断阶段)和永久性植入电刺激器(治疗阶

段）。试验性刺激（诊断阶段）：患者取俯卧位，将绝缘针经皮穿入第3或第4骶神经孔，电刺激以试验感觉和运动神经根的应答。当获得典型的应答后，将导丝作为暂时电极，连接外部刺激器相。刺激参数波宽210s，频率2.88Hz，振幅2.8V（1~6V），强度0.5~2.0mA，患者可以回家自行调节刺激强度，以舒适为度，同时记录排便日记。比较试验刺激前、后的排便日记，如果有大于50%的客观改善以及主观症状明显改善，那么可以考虑永久性治疗阶段。再次刺激测试电极，在4个电极中至少确保3个电极能获得良好的运动应答。将与电极相连的电刺激器置于前腹部或后上臀部。神经刺激器的控制与调节均由外部控制器进行，患者可以在设定的范围内自行调节电刺激的幅度至舒适的感觉刺激水平。丹麦一组45例失禁患者，年龄27~82岁，有37例行SNS治疗，32例有效，5例电极移除（3例无效，2例感染）。随访18个月，治疗后肛门失禁评分（Wexner评分）从16分下降至6分。英国圣马克医院等三个中心共59例患者，46例永久性植入电极SNS治疗，1年后随访44例效果好，无严重并发症。

2. 手术治疗

（1）肛门括约肌折叠术

1）适应证：本手术适用于长期肛管直肠脱垂、内痔脱出造成的括约肌松弛无力、肛门闭合不全的大便失禁者。

2）术前准备：术前1日流质饮食，术前1晚和手术当日清晨分别清洁灌肠1次。

3）麻醉与体位：低位硬膜外麻醉或腰麻。头低臀高截石位或折刀位。

4）手术步骤

①常规消毒会阴部皮肤与直肠黏膜。

②于截石位3点、9点处肛周皮肤分别做一长1~2cm的横行切口，切至皮下组织，用止血钳潜行分离外括约肌的皮下部部分肌纤维，然后将其挑出切口，一般以肛门内能放入两横指为度。

③挑出的肌纤维束不要切断，将其折叠两层后用可吸收线做褥式缝合2~3针。

④将折叠部分再送回皮下，皮肤切口用丝线间断缝合2~3针，对好切口皮缘，无菌敷料包扎，丁字带悬吊固定。

5）术后处理：术后1周给予抗生素预防感染，尽量控制大便4~5日，拆线后鼓励患者先做提肛运动，以增强肛门括约肌功能。

6）并发症：结扎过紧导致血运坏死，术后肛周感染。

（2）股薄肌移植括约肌重建术

1）适应证：适用于外伤、先天畸形或括约肌修复失败的患者，其括约肌功能完全消失。

2）术前准备：术前 3 日流质饮食，术前 1 晚和手术当日清晨分别清洁灌肠 1 次，术前 1 日应用抗生素。

3）麻醉与体位：低位硬膜外麻醉、腰麻或全身麻醉。体位选择截石位，两下肢外展。

4）手术步骤

①选取一侧股薄肌，进行常规消毒。在下肢内侧做三个小切口，最低在膝内侧，自下而上游离后从上方切口拉出该肌，注意保护好血管和神经，用盐水纱布包裹备用。

②在肛门前、后方距肛缘 1.5cm 各做 2cm 弧形切口，由此两切口做隧道围绕肛门两侧再从肛门前切口与股部上切口做一隧道，将股薄肌通过隧道拉至肛门前方，再围绕肛门后方。

③屈曲内收大腿，拉紧肌腱，助手示指感知松紧度后，将肌腱末端固定在耻骨结节骨膜周由耻骨结节切口拉出。

5）术后处理：术后 1 周给予抗生素预防感染，应随时清除肛周分泌物，控制排便 1 周。最后缝合各切口。首次排便避免用力，以免肌肉撕裂。术后 3 周开始功能训练。

6）并发症：肌瓣的缺血坏死及感染。

（3）臀大肌移植括约肌重建术

1）适应证：适用于肛门括约肌损伤后，其功能完全消失者。

2）术前准备：同股薄肌移植括约肌重建术。

3）麻醉与体位：低位硬膜外麻醉或腰麻。俯卧折刀位。

4）手术步骤

①在两侧坐骨结节至骶尾关节处，顺臀大肌纤维走行方向做弧形切口，暴露臀大肌，远端腱性部分在大转子止点处切断，保留骶尾骨固定点。在该肌内侧下缘游离一条 2.0cm 宽、1cm 厚的肌瓣，其长度以在无张力情况下能包绕肛门半周为度，注意保护该肌的臀下血管和神经。

②在 3 点、9 点距离肛缘 1.0cm 处做长 1.5cm 横切口，即顺肛缘弧形切口，在肛周做皮下隧道，适当切除瘢痕组织，隧道宽度应能顺利通过肌瓣，注意防止损伤直肠和阴道，避免肌瓣牵拉过度和扭曲。

③将左侧肌瓣向下经隧道由肛前在 9 点切口穿出并缝合固定于右侧肌瓣，而右侧肌瓣经肛后在 3 点切口拖出缝合固定于左侧肌瓣上。

④重建肛门括约肌时，助手示指在肛管内，以牵拉两侧肌瓣时示指有紧缩感为度。注意两肌瓣需在不同高度环绕直肠。放置引流管于肌间隙内，逐层关闭。

5）术后处理:术后 1 周给予抗生素预防感染,应随时清除肛周分泌物,控制排便 1 周,首次排便避免用力,以免肌肉撕裂。术后 3 周开始功能训练。

6）并发症:肌瓣的缺血坏死及感染。

（4）人工肛门括约肌植入术

1）适应证:AAS 主要适用于其他手术失败的严重大便失禁和骶神经刺激试验无反应或不适合此试验的肛门括约肌病变。

2）材料:人工肛门括约肌主要包括括约肌袖套、控制泵和压力调节囊三部分,为可植入性弹性硅胶假体。肌袖放置在外括约肌外面,泵置于阴囊或阴唇左侧,而压力调节囊在膀胱左侧或腹膜外,中间以硅橡胶管连接。整个装置充满液体,患者可以控制括约肌袖套的充盈程度以控制肛门的开合。

3）术前准备:同股薄肌移植括约肌重建术。

4）麻醉与体位:全身麻醉,截石位。

5）手术步骤

①在 3 点、9 点（或 6 点、12 点）距离肛缘 1.0cm 处做长 1.5cm 横切口,即顺肛缘弧形切口,在肛周做皮下隧道,适当切除瘢痕组织,切口深度要达到 5cm,以保留足够的空间植入套囊,注意防止损伤直肠和阴道。

②从切口处钝性分离外括约肌与周围组织至坐骨直肠窝,肛门后方钝性分离同样的深度,置入套囊分检器来确定选择套囊的长度,一般推荐要置入的套囊要比分检器测量的长 1cm,宽度多选择 1.5cm 或者 2cm。

③腹部操作通过腹股沟切口,分离肌肉,进入 Retzius 区,选择压力为 0.81~0.9kPa 的气球,把套囊的管子连上套管针或隧道器,进入腹股沟切口,在腹股沟切口和阴唇（男性阴囊）的内侧之间打成通道。

④植入气泵,用连接器连接 4 个管子,仔细止血,抗生素冲洗伤口,用可吸收线逐层缝合。

6）术后处理:术后 1 周给予抗生素预防感染,给予 1 周流质饮食,应随时清除肛周分泌物。植入 6 周后,教患者如何开关气泵,有造口者,择期行肠连续性修补。

7）并发症:有控制泵机械障碍、出口梗阻。当并发感染和套囊腐蚀,一定要取出装置,绝对不能试图用抗生素来保留植入物。

（5）阑尾造瘘顺行结肠灌洗（Malone antegrade colonic enema,MACE）

1）适应证:主要适用于严重的肛门失禁患者,其他手术均失败。

2）术前准备:术前 1 日流质饮食,术前 1 晚和手术当日清晨分别清洁灌肠 1 次,术前可放置胃管。

3）麻醉与体位:腰麻或全身麻醉,仰卧位。

4）手术步骤

①沿下腹横纹切口进腹，找出阑尾。保留阑尾系膜，将阑尾根部带部分盲肠壁切除，使其末端呈喇叭口状，切除阑尾头部，使阑尾呈两端开通的管腔。

②沿盲肠结肠带切开浆肌层，长度约 5cm，切口远端切开黏膜，用无损伤线吻合阑尾近头端于结肠黏膜开口处，阑尾置于黏膜下隧道内并缝合浆肌层，形成一抗反流通道。

③术前已选定好阑尾造口部位并将呈喇叭状的阑尾根部移至该处，固定盲肠于前腹壁以防阑尾扭转，取切口外侧较宽广皮瓣做成一皮肤管道并与阑尾根部喇叭口吻合。造瘘管道内需放支架管 2~3 周，支架管拔除后造口管道可放置导尿管，便于插管冲洗。

5）术后处理：术后 1 周给予抗生素预防感染，给予 1 周流质饮食。

6）并发症：造瘘口会出现狭窄或闭塞。

七、预防

目前针对肛门失禁的预防主要集中在两方面，一方面是对肛门手术或分娩时要注意对肛门括约肌、盆底肌的保护以及肛管感受器的保护，减少手术损伤；另一方面，积极对肛门手术后患者及产后妇女进行早期盆底康复训练，应教育绝经前妇女开始早期的生理康复和常规家庭训练，以预防大便失禁的发生。但对于肛门失禁的预防需要公众通过媒体和网络信息的大量获知才能实现。患者、医生和政策制定者必须意识到这一疾病及其对社会的影响，以及其与医疗费用、个人生活质量和经济因素的关系。

参考文献

1. Albuquerque A. Endoanal ultrasonography in fecal incontinence：Current and future perspectives[J]. World J Gastrointest Endosc, 2015, 7(6)：575.

2. Sjodahl J, Walter SA, Johansson E, et al. Combination therapy with biofeedback, loperamide, and stool-bulking agents is effective for the treatment of fecal incontinence in women-a randomized controlled tri-al[J J. Scand J Gastroenterol, 2015, 50(8)：965.

3. Meyer I Richter HE. Impact of f eca I· mcontmence and its treatment onquality of life in women [J]. Womens Health, 2015, 11(2)：225.

4. Filho HS, Mastroti RA, Klug WA. Quality-of-life assessment in children with fecal incontinence [J]. Dis Colon Rectum, 2015, 58(4)：463.

5. Jerez-Roig J, Souza DL, Amaral FL, et al. Prevalence of fecal incontinence (FI) and associated factors in institutionalized older adults[J]. Arch Gerontol Geriatr, 2015, 60(3)：425.

6. 周惠芬,丁曙晴,丁义江,等.八髎穴骶后孔定位测量与取穴方法研究[J].中国针灸,2013,33(8):703.

7. 颜帅,刘佃温,刘翔,等.张东岳教授防治肛门失禁经验撷要[J].时珍国医国药.2016,27(2):480-481.

8. Lukacz ES,Segall MM,Wexner SD.Evaluation of an Anal Insert Device for the Conservative Management of Fecal Incontinence[J].Dis Colon Rectum,2015,58(9):892-898.

9. 陈彩凤,陈永麟,朱丽香,等.自制"优拓"肛门塞用于改善高龄老年患者大便失禁效果分析.国际医药卫生导报,2014,20(2):167-169.

10. 胡耀.老年病人大便失禁巧用OB棉条的护理体会.中国保健营养,2017,27(30):159-160.

11. Thaha MA,Abukar AA,Thin NN,et al.Sacral nerve stimulation for faecal incontinence and constipation in adults[J].Cochrane Database Syst Rev,2015,18(3):CD004464.

12. J anssen PTJ,Kuiper SZ,Stassen LPS,et al.Fecal incontinence treated by sacral neuromodulation:Longterm follow-up of 325 patients[J].Surgery,2017,161(4):1 040-1 048.

（曹威巍）

第十六章

先天性肛门直肠畸形

一、概述

先天性肛门直肠畸形（congenital anorectal malformation，ARM）是指先天性消化道末端发育异常的疾病。其发病率居先天性消化道畸形首位，全球范围内发病率约为 0.2‰~0.6‰，男性发病率略高于女性。据国内畸形监测网统计，在我国的发生率是 2.81/ 万，部分病例有家族性发病倾向。其畸形范围可涉及肛门直肠远端畸形及泌尿生殖道畸形，亦常合并其他器官的先天性畸形，如先天性心脏病、食管或十二指肠闭锁、输尿管、肾脏以及脊柱、脊髓的畸形，较常见的伴随畸形有子宫隔膜、双子宫、男性尿道下裂等。中医早在明代孙志宏著《简明医彀》中即有记载："罕有儿初生无谷道，大便不能者，旬日后必不救，须用细刀割穿，要对孔亲切，开通之后，用绢帛卷如小指，以香油浸透插入，使不再合，傍用生肌散敷之自愈"。

二、病因病机

先天性肛门直肠畸形的发生主要为胚胎期后肠发育不全所致。

肛管上部、直肠和部分泌尿生殖器官是胚胎时期后肠的衍生物。后肠近端与中肠相连，远端部分为一个膨大的囊腔，称为泄殖腔。泄殖腔的腹侧连通尿囊，两侧有中肾管开口。当胚胎发育至 5 周时，在后肠与尿囊之间的夹角部分由间充质形成一个楔状物，称为泌尿生殖膈。泌尿生殖膈继续向尾端发展，将泄殖腔一分为二。腹侧称为原始尿生殖窦，背侧部分称为原始直肠。当胚胎发育到 7 周时泌尿生殖膈已经到达并接近泄殖腔膜，两者紧贴在一起，成为会阴体。这时，泄殖腔也被分为两部分，前部分为尿生殖膜，背侧部分称为肛膜。在肛膜的周围，外胚层升起，中央形成浅的凹陷，称为肛凹。肛凹向深处发展，并与肛膜相遇后在第 8 周末破裂，形成肛管。在这一胚胎发育过程中，泌尿生殖膈的延伸对以后直肠、膀胱、尿道、阴道等完成正常发育。当泌尿生殖膈延伸失常，后肠（尾肠）与尿生殖窦分隔不全时，就可形成直肠与膀胱、尿道或阴道之间的瘘管和直肠的高位畸形。如肛凹未向深处发育，肛膜穿通不全，就可形成肛门闭锁或狭窄等畸形。

先天性肛门直肠畸形的发生是正常胚胎发育过程中出现障碍的结果,引起肛门直肠发育障碍的原因尚不完全清楚,但是越来越多的证据提示,基因表达异常作为致病的关键因素,其致病受一系列与后天生长发育有关的基因及其之间的相互调控,如 SHH 基因及其靶基因 Bmp-4、Hoxa-13、Hoxd-13 等。

三、分类

目前先天性肛门直肠畸形的分类方法种类繁多,包括 Ladd-Groos 分类法、国际分类法、Wingspread 分类法、Pena 分类法及 Krinkenbeck 分类法等。现将肛门直肠畸形 Wingspread 分类法详述如下,旨在为临床提供更多的参考与指导。

1. 男性:

(1)高位

1)肛门直肠发育不全

①直肠前列腺尿道瘘:瘘管开口于后尿道,无肛门内括约肌,外括约肌不明显,盲端位于 PC 线(从耻骨中点向骶尾关节做一连线)上。

②无瘘:盲端与尿道见可有纤维索带连接,无肛门内括约肌,仅有外括约肌痕迹,盲端平或高于 PC 线。

2)直肠闭锁:直肠盲端止于不同高度,肛门及肛管正常,有肛门内、外括约肌及肛提肌,且与肛管保持正常关系。

(2)中间位

1)直肠尿道球部瘘:直肠盲端位于尿道球部海绵体肌之上,耻骨直肠肌包绕直肠盲端瘘口,肛门内括约肌缺如,直肠盲端位于 PC 线与 I 线(在坐骨棘阴影上端作一条与 PC 线相平行的平行线)之间。

2)肛门发育不全,无瘘:直肠盲端终于尿道球部海绵体肌之上,耻骨直肠肌环绕直肠盲端。肛门内括约肌缺如,外括约肌仅见痕迹,直肠盲端位于 PC 线与 I 线之间。

(3)低位

1)肛门皮肤瘘:瘘管开口于肛门至尿道背部正中线上任何部位,以阴囊部居多。肛管呈瓣状,瘘管被菲薄的皮肤缝掩盖。耻骨直肠肌正常。

2)肛门狭窄:肛门及内、外括约肌正常。

除上述 3 类畸形外,还有一些罕见畸形。

2. 女性

(1)高位

1)肛门直肠发育不全

①直肠阴道瘘:直肠盲端开口于阴道后壁中部。

②无瘘。

2）直肠闭锁。

（2）中间位

1）直肠前庭瘘：直肠盲端位于 PC 线上或稍下，瘘管长 1~2cm，通过耻骨直肠肌，沿阴道后壁开口于阴道前庭窝。

2）直肠阴道瘘：瘘管开口于处女膜上方，耻骨直肠肌环绕直肠盲端与瘘管。

3）肛门发育不全、无瘘：直肠盲端终于阴道下端平面，尿道及阴道正常，直肠盲端位于 I 线或其下。

（3）低位

1）肛门前庭瘘：瘘管甚短，直肠与阴道紧密相邻，耻骨直肠肌正常，有肛门内括约肌痕迹，肛门外括约肌有时存在，瘘口位于阴道前庭部，瘘口周围为黏膜。

2）肛门皮肤瘘。

3）肛门狭窄。

（4）泄殖腔畸形：这是一种较少见的肛门直肠畸形，即直肠、阴道、尿道共同开口在一个腔，可以按病理解剖特点将其分为 3 种类型：

1）常见型：共同管长 2~3cm，阴道大小正常，肌肉复合体及肛门外括约肌位置正常。

2）高位型：共同管长 3~7cm，骶骨发育短小，肌肉发育薄弱，阴道狭小，骨盆前后径小，一般术后效果不理想。

3）低位型：共同管长 0.5~1.5cm，又称低位直肠阴道瘘合并女性尿道下裂，盆部发育正常，预后佳，本病常合并双阴道、双子宫。

（5）罕见畸形

1）"长"泄殖腔伴尿道、阴道和直肠在顶部联合，又可分为 4 类：无阴道积水；有阴道积水；阴道隔膜；阴道分隔伴直肠膀胱瘘。

2）泄殖腔伴肛门、直肠发育不全和泌尿生殖瘘。

3）泄殖腔伴阴道闭锁和直肠尿道瘘。

4）直肠阴道连接、阴道与尿道构成泄殖腔。

5）"短"泄殖腔。

6）泄殖腔伴阴茎尿道。

7）泄殖腔伴双阴道积水，直肠与一个阴道连接。

8）泄殖腔伴双阴道，一阴道有梗阻，一阴道无梗阻。

9）超短泄殖腔段。

四、临床表现

本病种类繁多，临床表现主要为婴儿出生后 24 小时内不见胎粪排出，喂奶后即出现呕吐,严重腹胀等一系列梗阻症状。不同的畸形会有不同的相应症状,其中肛门直肠狭窄、无肛合并会阴前庭瘘者,在出生后一段时间内粪便性状的改变,渐渐可以出现排便困难等梗阻症状。

1. 肛门闭锁　肛门闭锁属中间位畸形,有肛门闭锁不并发瘘管与并发瘘管之分,前者极为少见。原肛凹处光滑无孔,有浅凹但无任何孔隙,直肠盲端已抵达盆底,并已穿过耻骨直肠肌。在 X 线片上,气体上缘位于耻尾连线下平面,外括约肌发育不全或极为薄弱。

2. 肛门直肠狭窄　肛门外观基本正常,只是在检查时才发现肛管上端有一环状狭窄,此类畸形可以排出稀软便,只是在大便干结时出现梗阻症状。

3. 直肠阴道瘘　分为直肠阴道低位瘘(中间位畸形)和直肠阴道高位瘘(高位畸形),肛凹处可以光滑无孔,也可以有较浅肛凹,但绝无开口。女婴排便时自阴道内流出粪便,指诊肛凹处无冲击感。

4. 直肠前庭瘘　本类畸形属低位畸形,肛门闭锁并发直肠前庭瘘,外观前庭、尿道、阴道都属正常,直肠通过瘘管开口于阴道后壁舟状窝内,瘘管开口不大。表现为婴儿自阴道口排出粪便,粪便干结时可并发梗阻症状,原肛凹处平坦或有浅凹。

5. 直肠尿道瘘或直肠膀胱瘘　属高位直肠肛门发育不全,由于原肛延伸失败,直肠尿道膈未发育,因而泄殖腔囊被分隔为生殖系和消化系,此类肛管缺如,直肠常开口于尿道前列腺区,肛提肌发育良好,外括约肌下部发育尚好,受到刺激时能皱缩肛门部皮肤,原肛门处可见肥厚的会阴缝,由于脂肪垫的填充,臀沟很浅,在男婴常表现为小便呈墨绿色稀便(胎粪和气体)。

6. 直肠泄殖腔瘘　在女性可见一简单外口,通入上面的一个球性腔,在这一球性腔前面有尿道开口,腔的后面有直肠开口,中间是子宫。

五、辅助检查

术前影像学检查是检查儿童先天性肛门直肠畸形最重要的技术方法,对新生儿肛门直肠畸形的诊断及其手术治疗具有重要意义,包括 X 线检查、瘘管造瘘、超声、CT、MRI 等,决定手术方式最主要的是肛门直肠畸形的类型,现将临床常用检查手段的特点分述如下:

1. 超声检查　超声检查操作简便、无放射风险、可反复操作,对先天性肛门直肠畸形的诊断尤其是产前诊断有着重要价值,但产前超声检查对 ARM 的发现具有较低的特异性和敏感性,越复杂的肛门直肠畸形越易在产前检出。产前超声检查需要考虑到先天性肛门直肠畸形可能的情况有扩张的结肠、羊水过少 / 多、阴道扩张、肠管扩张、膀胱扩张、输尿管扩张、正常直肠位置缺乏胎粪、腹部 / 盆腔囊肿、肾积水、腹水、肾缺如、脊柱畸形、子宫阴道积液、多囊肾、两性畸形等。产后超声可以测量直肠盲端与肛门隐窝的距离,观察瘘管的走行、直肠盲端与耻尾线的位置关系,从而判断先天性肛门直肠畸形的类型。

2. X线平片检查　出生后24小时的倒立位侧位X线平片是传统上判断先天性肛门直肠畸形位置的最重要手段,适用于肛门闭锁且无可见瘘管的新生儿,用以判断肛门直肠畸形的类型。然而倒立位平片受多种因素的影响而存在一定的误差,可结合超声检查,以提高确诊率。同时产后的骨盆正侧位平片对于判断先天性肛门直肠畸形患儿骶骨的发育情况有着重要价值。

3. X线造影检查　对于复杂的先天性肛门直肠畸形,术前行高压远端结肠造影,对了解病变类型、瘘管的位置具有重要的临床意义。直肠肛门畸形合并上泌尿道异常时应采用静脉泌尿系造影。窦道造影检查对瘘管的显示较腹部倒立位X线片及MRI检查有更好的准确性,能够准确地测定闭锁高度,确定瘘道的方向和长度,为外科医生选择手术方式提供可靠依据(图2-16-1)。

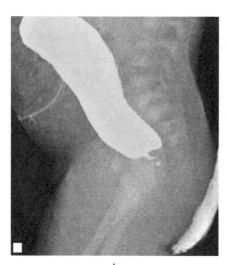
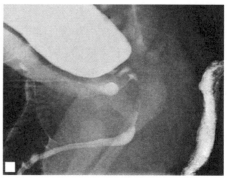

A　　　　　　　　　　　　B

图2-16-1　钡灌肠X线造影显示肛门直肠畸形伴尿道直肠瘘

4. CT检查　螺旋CT及三维重建可观察到直肠盲端的位置、与PC线的关系、瘘管的位置、骶尾骨的发育情况、盆底横纹肌复合体与肛门括约肌的发育情况,从而有助于判断病变的类型,为手术方案的设计及判断预后提供依据。然而该项检查放射线较大,近年来已逐渐被MRI取代。

5. MRI检查　产前行MRI检查对复杂性先天性肛门直肠畸形的诊断有一定优势,同时对于先天性肛门直肠畸形的合并症,如脊髓异常、肾缺如、肾积水、骶前包块等,亦可检查清楚;术前行MRI及三维重建能多平面准确显示先天性肛门直肠畸形闭锁水平、有无瘘管、盆底横纹肌复合体的发育情况及与远端直肠的关系、肛门括约肌的发育情况、骶尾椎及脊髓有无异常、泌尿生殖系统有无异常等。因 MRI 无辐射无创伤，能够准确地显示肛周肌肉的发育状况及其他系统伴发的畸形，其三维影像重建技术提供的信息又可为重建手术提供参考，因此临床中得到广泛运用。

六、诊断

先天性肛门直肠畸形的诊断较为容易，通过会阴部体格检查即可发现异常，但为了决定手术方式及评估预后，必须综合分析直肠盲端位置、直肠盲端与邻近泌尿生殖器官是否存在异常瘘管及位置、盆腔神经肌肉部分的完整性、其他伴随器官畸形及严重程度，尤其泌尿系畸形等因素，因此影像学检查在术前决策中具有重要地位。

1. 症状　新生儿出生后无胎粪排出，喂奶后腹部膨胀，出现呕吐，继之皮肤干瘪、消瘦，若发现和治疗不及时，则易导致肠梗阻、肠坏死，致新生儿死亡。若患儿并发有直肠尿道瘘、直肠阴道瘘，大便则会从尿道或阴道排出。但若粪便的异常排泄没有被注意，尿道或阴道存留粪便过多，可引起膀胱炎、肾盂肾炎、阴道炎等。

2. 专科检查　体检时应仔细检查患儿会阴部，患有此病的患儿绝大多数正常肛门位置无肛门。婴儿哭闹或屏气时，会阴中央有突起，手指置于该区可有冲击感。并应仔细检查阴道的存在，尿道的开口，瘘口的准确位置，肛凹的大小等。

3. 辅助检查　倒置 X 线侧位片可了解直肠末端气体阴影与肛缘位置，瘘管造影可直接显示盲端的位置，超声、CT、MRI 等检查可判断盲端位置，而且可以观察肛周肌群发育及其走向。

七、治疗

肛门直肠畸形的治疗原则应根据类型、直肠盲端位置的高低选择术式。术中勿损伤肛提肌，并使直肠盲端确切地通过耻骨直肠肌环及肛门外括约肌中心；有效地利用和保护肛提肌等与排便功能有关的肌群；尽可能地减少盆神经的损伤，最大限度地保持良好的排便功能是手术成功的关键。

1. 会阴肛门成形术　适用于低位型肛门直肠畸形不伴有尿道瘘、阴道瘘、膀胱瘘等高位瘘管者。手术中于正常肛穴位置作 X 形或纵向切口，长度约 1.2~1.5cm，切开皮肤及皮下组织，保证直肠末端从由耻骨直肠肌、括约肌组成的横纹肌复合体中心拖下，避免损伤尿道、阴道及盆底神经，找到直肠盲端，充分游离直肠，使其在无张力情况下，使直肠盲端能自然突出于皮肤切口之外 0.6~0.8cm 为宜。最后将直肠全层与肛周皮肤无张力缝合，塞入肛管固定。

2. 前矢状入路肛门成形术　该术式可完整的保留瘘口,最大限度的保存内括约肌及齿状线区域分布的高度特化的神经终末组织,为获得最好的排便功能创造了条件;保留瘘口的同时还避免了术后直肠黏膜外翻。该术式的手术要点为:①经瘘口向直肠腔内填塞无菌绷带以阻止肠内容物外溢干扰手术及污染伤口;②瘘口皮肤黏膜交界处缝 4~6 根牵引线,避免钳夹瘘口组织加重组织损伤;③用针形电刀游离瘘口和直肠,可减少出血并保持良好的手术视野;④在电刺激仪引导下纵行正中劈开外括约肌前部,将直肠置于横纹肌复合体中心,然后原位修复括约肌,或在电刺激仪引导下于外括约肌收缩中心纵行切开皮肤 1.0cm,将直肠经括约肌中心穿出;⑤利用两侧的耻尾肌重建会阴体,缝合时勿留死腔。手术因完整地保留了瘘口,成形之肛门一般较小,所有术后需常规扩肛。

3. 骶会阴肛门成形术　适用于中间位肛门直肠畸形,伴直肠尿道球部、尿道膜部瘘或直肠阴道瘘、直肠前庭瘘者。手术于尾骨尖下方做横切口,长约 5cm,沿正中线切开肛尾筋膜,靠近中线向深部分离,分离耻骨直肠肌环,从包绕于瘘管及直肠盲端的后下方,用直角钳将直肠做钝性分离。会阴部切口同会阴肛门成形术,于外括约肌中间向上分离,直达骶尾部切口。将一条橡胶带穿过外括约肌中心及耻骨直肠肌环,并扩张两肌环,以能通过直肠为度。游离直肠,从骶尾部切口显露直肠,紧贴肠壁钝性分离,对伴有尿道及阴道瘘者,应在直视下游离瘘管,将其切断,缝合残端。以使直肠无张力自然下降到肛门切口为宜,并将其间断缝合。

4. 腹骶会阴肛门成形术　适用于中高位型肛门直肠畸形。骶尾部及会阴部切口与骶会阴肛门成形术相同。分离耻骨直肠肌环,高位畸形时耻骨直肠肌向前上方移位,故应在阴道壁或尿道壁后方分离,直到钳尖插入肌环,然后将直角钳尖端向后至会阴部肛门口处。腹部应行左下腹经腹直肌切口,游离直肠及乙状结肠,将乙状结肠提出于腹壁切口处,切开乙状结肠两侧腹壁腹膜,显露直肠盲端,充分游离直肠、乙状结肠,使其无张力达会阴切口。在靠近骶前窝用手指向会阴部做钝性分离,一直分离到近肛门处为止。向下牵引直肠盲端至会阴切口之外,缝合固定直肠壁与皮下组织,最后分别缝合骶尾部及腹部切口。

5. 后矢状入路肛门成形术(PSARP 术)　目前已作为高位肛门闭锁的标准术式之一,该术式的基本原则是术前行结肠造瘘,在骶部正中切口,合理地使用电切及电刺激器,充分游离直肠及确切地修复横纹肌复合体,以期最大限度地恢复正常生理解剖功能。该术式需分期进行,I 期结肠造口术,II 期后矢状入路肛门成形术,同时关闭造瘘口或 3 个月后再行结肠造口闭合术。手术中于尾骨尖与肛凹之间行后矢状位切口,电刺激下沿中线切开肛门外括约肌,通过切口寻找直肠盲端,之后顺直肠盲端向上分离直肠,充分游离直肠后向下拖行并穿过耻骨直肠肌环,之后与两侧肌肉对准缝合,使得肌肉完全包裹直肠,成型后的肛门直径在 1.0~1.2cm。

6. 腹腔镜下肛门成形术(LAARP)　在脐窝放置第 1 个 5mm 的套管,在腹部的左右两侧分别放置 2 个 5mm 的套管,镜头从第 1 个套管中通过,在直视下对乙状结肠以及直肠进行剥离,术中对远端直肠游离,当直肠逐渐变细时可能发现尿瘘,对于直径 >0.5cm 的瘘管可用生物夹对其进行夹闭。直视下分离盆底脂肪,同时显露出盆底肌肉及耻骨直肠肌,在电刺激引导下经肛门外括约肌中心纵行切开皮肤,通过镜头辨认收缩中心,从盆底隧道抓住直肠盲端,之后去除套管的同时连同直肠从隧道中拉出,使用 6-0 可吸收线与会阴皮肤缝合。该手术的关键技术是:①腹腔镜下明确盆腔器官的病变(如子宫、阴道、尿道瘘和直肠等);②游离乙状结肠系膜,松解直肠和乙状结肠;③游离、切断和结扎直肠泌尿系瘘;④明确两侧耻骨直肠肌间隙,指导经会阴的穿刺针穿过其中心,进而形成隧道,将直肠从中穿出,成形肛门。

（贝绍生）

第十七章

骶尾部藏毛窦

一、概述

骶尾部藏毛窦（pilonidal sinus）是在骶尾部臀间裂的软组织内形成的一种慢性窦道或囊肿，内藏毛发是其特征。本病首先由 Anderson 于 1847 年报告，1880 年由 Hodges 命名为 pilonidal sinus（毛囊瘘），也有称本病为毛囊囊胞、骶尾窦的。中医学称之为"尾闾窦道"。据欧美文献报告，本病患者绝大多数为白人，其次是黑人，尤其是青年男性、肥胖、毛发浓密和臀间沟深者好发。本病多在青春期后 20~30 岁发病，因毛发脂腺活动增加而发病增多。

二、病因病机

中医认为，本病的形成是由于尾部皮肉之间残留异物或兼有邪毒侵袭，导致局部气血凝滞，蕴蒸化脓，溃破成漏。

现代医学对于本病的病因有先天性和后天性两种学说。

先天性学说认为藏毛窦是先天性上皮的残留或先天性皮肤凹陷所致，藏毛窦里的毛发被解释为内陷的上皮存在毛囊的缘故。归纳起来大致有骶尾部髓管残留物、骶尾部中央缝畸形发育和类似鸟类尾羽腺结构的退化残迹等三种假说。

后天学说认为，因为骶尾部呈漏斗状，背部脱落的毛发沿脊梁下落到骶尾部时陷于此漏斗内，因为臀大肌的力量，毛发被拉卷进皮下。或是皮肤原发感染，继发毛发植入。Patey 和 Scarff 于 1946 年提出了该学说。推论的起因据说是在藏毛窦已经被确实切除掉的部位又再次发生了新的藏毛窦。

三、临床表现

临床特点为骶尾部反复形成脓肿，破溃后形成慢性窦道，经久不愈。

在发生感染以前，患者往往没有感觉。偶尔可摸到尾部皮肤有局部增厚或发硬。典型症状是在尾部出现一个表浅脓肿，自行破溃或被手术切开，流出少许脓液。数日后脓液停止排放，遗留一硬结，一两周后逐渐平复。数周或数月后，上述症状重复发生，并出现另一脓肿。如此反复发作，直至获得正确诊断和治疗为止。

　　当囊肿处于静止期,在骶尾部中线皮上,可见不规则小孔,小的如针尖,大的直径数毫米,周围皮肤变硬(图 2-17-1);孔内有肉芽组织,有时有毛发(图 2-17-2)。如用探针探查,可探入数毫米以致 10 余厘米,挤压可排出稀淡臭味液体。急性期有触疼、红肿,排出更多的脓性分泌物,有时有蜂窝组织炎,生成脓肿。

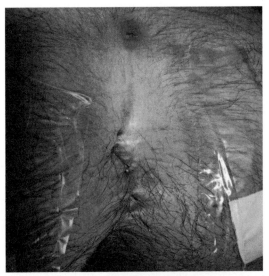

图 2-17-1　骶尾部藏毛窦的外观

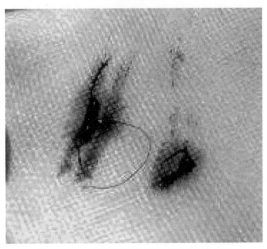

图 2-17-2　骶尾部藏毛窦内取出的毛发

中医根据临床表现不同将本病分为三类证型：

1. 寒湿凝聚　肿块生长缓慢,光滑活动,无压痛,伴口淡、畏寒。舌淡红,苔薄白,脉沉紧。

2. 湿热蕴结　恶寒发热,局部红肿、疼痛拒按。舌质红,苔黄,脉数。

3. 气阴两虚　肿块溃破,经久不愈,流液清稀,伴有精神萎靡、形体消瘦。舌质嫩红,苔薄,脉细无力。

四、诊断

本病的诊断往往是基于临床对患者病史的询问以及对臀沟部所做检查而做出的,慢性或复发者尤其如此。为了更准确地诊断,有必要进一步做 MRI、CT、超声波等影像学检查。

1. 病史　病程多较短,但也有长达 3~4 年者,更有长达 10 年以上者。经调查得知,因为症状轻,痛苦微,患者就诊与接受治疗多较晚。

2. 症状　藏毛窦发病初始表现为骶尾部有肿块胀痛,破溃后间歇溢出分泌物和脓液,病情转为慢性,有时反复贮留脓液,过程比较缓慢。疼痛、肿胀、排脓被认为是藏毛窦的三大症状。

3. 体征　在骶尾部正中接近肛门侧的皮表能见到小的凹陷和皮下的潜行囊腔。向上数厘米处常有继发口存在,继发口较大,由肉芽组织组成,或稍偏向左或稍偏向右。一般认为特别容易偏向左侧,常见凹陷中伸出 1~2 束毛发。

4. 辅助检查　影像学检查在骶尾部藏毛窦的诊断和鉴别诊断中具有较大的价值。MRI 检查价值最大,可全面了解藏毛窦的部位、深度及蔓延情况,特别是与骶前囊肿、肛瘘、骶尾骨结核性等病变的鉴别诊断价值很大。窦道造影可了解藏毛窦的范围、深度及走向,但目前已经很少做。盆腔及骶尾部 X 片检查也是简便易行的检查,可鉴别骨质破坏性疾病(结核)以及骶尾部畸胎瘤。超声检查对藏毛窦的诊断及鉴别诊断有重要价值,病灶内毛发所致线样强回声是其特征声像图表现。

五、鉴别诊断

应该与骶尾部藏毛窦作鉴别诊断的疾患有发生在骶尾部的疖、痈、肛瘘、化脓性汗腺炎、其他的特异性肉芽肿(如结核、梅毒)、放线菌病等。

疖生在皮内,由皮突起,尖有黄头;痈有许多孔,内有坏死组织;肛瘘外口距肛门比距尾骨尖近,瘘管行向肛门,肛门内有内口,有肛门直肠周围脓肿史;结核性肉芽肿与骨相通,经 X 线检查,可见骨质有破坏,身体其他部分可有结核病变。梅毒肉芽肿,有梅毒史,梅毒血清反应阳性。放线菌病,经分泌物涂片或培养,可找到放线菌。

六、治疗

1. 一般治疗 骶尾部窦道如感染发炎、肿痛明显者,可根据辨证证型给予口服中药,常用方如,具有清热解毒,软坚散结功效的仙方活命饮加减,同时局部热敷,或给抗生素消炎。

2. 手术治疗 虽然通过采用保守疗法可控制本病症状,但无法根治,治愈本病必须采用手术等方法。应根据囊肿与窦道的数量、发布及有无并发感染选择手术方式。如已成脓肿,宜切开引流。因骶尾部皮肤和皮下组织较厚且硬,早期外观可无明显的脓肿症状,如炎症蔓延,可引起骶尾部蜂窝组织炎和深部组织坏死,所以要及早切开引流。如作切除缝合术,须待炎症得到控制后,再行手术治疗。

(1)窦道切除开放术:窦道切除术可能是治疗本病时根治性最好的方法。据高野报告,切除后开放的术式创面愈合时间接近切除后缝合术式。笔者推荐采用切除瘘管后开放式术式,认为,开放术式不仅并发症少,而且复发率较低,因而值得推荐。

手术时,由外口注入亚甲蓝过氧化氢溶液,围绕外口作一棱形切口,切开皮肤,原则上要将全部藏毛窦所累及的皮肤、瘘道、瘢痕组织切除干净,创面开往引流(图2-17-3)。但在脓肿期手术应切开引流,切口要适当增大。

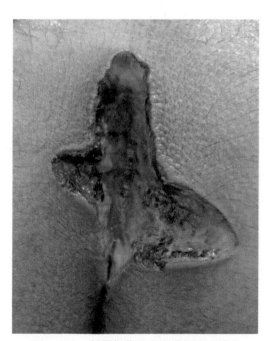

图 2-17-3 骶尾部藏毛窦窦道切除开放术

切除开放术操作简单、手术时间短、损伤小、痛苦小、治愈率高,复发率低。但创面愈合时间可能会较缝合术长。

(2) 切除缝合术:适用于只有囊肿或单一窦道或病变范围小、无感染的藏毛窦,切除后创面张力较小者。

切除缝合术的禁忌证为:①病变范围最长径超过 7.5cm;②窦道外口离中线 3cm 以上;③囊肿中未见分泌物;④体毛较多者;⑤缝合手术术后复发者。

手术时窦道切除方法与窦道切除开放术相同,在完整切除全部病变组织后,分层缝合皮下脂肪及皮肤,关闭全部创面。

本法愈合时间短,局部瘢痕少,效果良好。但由于坐和站立活动可产生持续张力,伤口有裂开的可能。据临床统计,切除缝合术后的复发率相对较高。

(3) 窦道切除袋状缝合术:适用于手术创面过大不能直接缝合者。

手术切除病变部分基本同前面的切除开放术。切除完成后,将病变组织伤口两侧皮肤与骶骨筋膜缝合,使大部伤口一期愈合,中间一部分伤口由肉芽组织愈合。本法能缩小手术创面,缩短愈合时间,但相应增加了复发率。

(4) 窦道切除皮瓣转移术:对于其他方法治疗失败的复杂性或多次复发病变范围较大的藏毛窦患者,在切除病灶的同时可以应用皮瓣转移术。皮瓣转移术是用健康组织瓣覆盖缺损,通过软组织重建来改变臀沟轮廓,可减少复发率。皮瓣转移术包括多种不同的皮瓣转移术式,目前临床常用的是 Limberg 皮瓣转移术和 Bascom 臀沟抬高术。

1) Limberg 菱形转移皮瓣成形术:1946 年由 Alexander Limberg 首先提出。其手术原则为:①菱形标记好需切除的藏毛窦病变和转移皮瓣;②完整切除包括窦道在内的所有受累组织及中线小凹,直至骶骨筋膜;③游离合适的菱形皮瓣;④转移覆盖填平臀沟缺损处;⑤皮瓣下放置引流管,间断缝合皮下及皮肤,或作皮内缝合,再结合真空负压引流,促进愈合(图 2-17-4)。

2) 改良 Bascom 术:该手术仅切除病灶皮肤部分而保留正常皮下组织,其主要机理是,通过游离的皮瓣拉平臀沟,消除潮湿及细菌等导致臀沟上皮组织损伤的因素。在臀沟处移植有抵抗力的皮肤以阻止毛发的侵入从而减少复发,转移臀沟中线切口避免切口张力过大。

手术步骤:①术前将两侧臀部推向中线,两侧臀部皮肤接触缘为手术区标记线;②标记出椭圆形切口,切除中线病灶;③游离对侧皮瓣覆盖缺损处皮肤;④将皮瓣无张力缝合于对侧以拉平臀沟(图 2-17-5)。对于继发脓肿、外口及窦道仅作切开搔刮引流,以待 2 期愈合。

皮瓣转移手术的主要缺点是,皮瓣转移技术难度大、手术时间长、损伤较大。切口一旦感染或裂开可导致手术失败,同时愈合后瘢痕较大,有瘢痕体质者慎用本术式。但皮瓣转移术可缩短愈合时间,成功率相对较高。

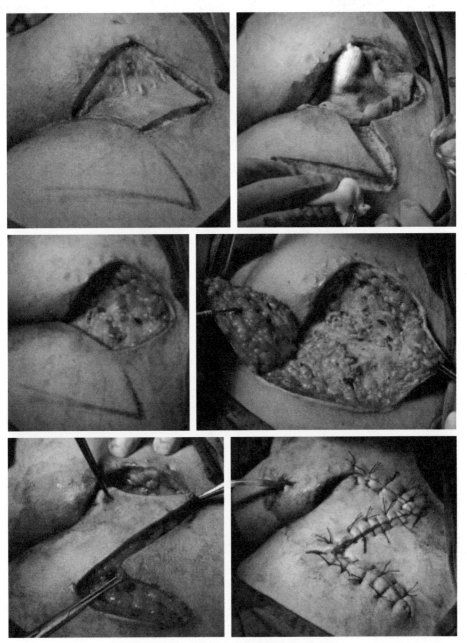

图 2-17-4　Limberg 菱形转移皮瓣成形术

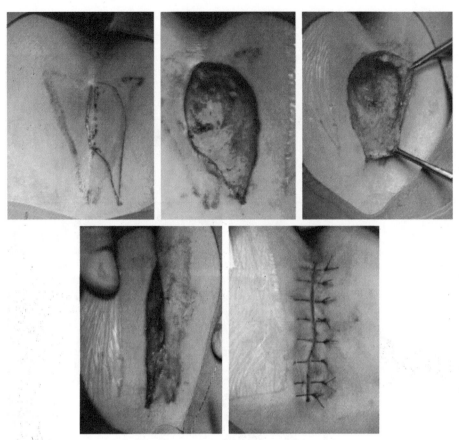

图 2-17-5 改良 Bascom 术

七、预防调护

注意骶尾部的清洁卫生，及时清除毛发。避免长期开车颠簸。如骶尾部有外伤时应及时治疗。

参考文献

1. 曹吉勋.中国痔瘘学.成都:四川科学技术出版社,1985:345-347.

2. 高野正博著.史仁杰编译.肛肠病诊疗精要.北京:化工出版社生物医药分社,2009:283-290.

3. 祝斌,龙浩成,戴洛.骶尾部藏毛窦诊断与治疗.腹部外科,2013,12(4):323-324.

4. 李刚,王青云,覃达贤,等.藏毛窦的 CT 及 MRI 诊断[J].中国临床医学影像杂志,2013,24(11):825-826.

5. 傅强,崔立刚,陈文,等.骶尾部藏毛窦的超声诊断[J].中国超声医学杂志,2014,30(1):86-88.

6. 吴国柱,红华,冯德喜,等.超声对藏毛窦的诊断价值[J].中国超声医学杂志,2014,30(9):855-856.

7. Theo Evers,Dietrich Doll,Edouard Matevossian 等.藏毛窦发病率和远期复发率现况及其影响因素分析[J].中华外科杂志,2011,49(9):799-803.

8. 冯滢滢,丁健华,赵克.骶尾部藏毛窦的诊断与治疗体会.中国当代医药,2010,17(27):181-182.

9. 陈邑岐,钱海华,邵万金,等.骶尾部藏毛窦 15 例诊治分析.中国误诊学杂志,2009,9(25):6 253-6 254.

10. 竺平,邵万金.藏毛窦临床诊治研究进展[J].中华胃肠外科杂志,2014,(12):1 254-1 257.

11. 范雷涛,张云生,李畅,等.Ⅰ期切除减张缝合联合负压吸引治疗藏毛窦的临床疗效[J].中国医科大学学报,2016,45(9):852-854.

12. 詹学斌,陈朝文,刘东生,等.藏毛窦切除术后切口开放、缝合或皮瓣转移的疗效回顾[J].中国微创外科杂志,2010,10(12):1 127-1 129.

13. 叶文钦,曾伟金,陈泽文,等.骶尾部藏毛窦的 MR 诊断和影像鉴别[J].影像诊断与介入放射学,2016,25(4):316-319.

14. 赖荣斌.两种不同术式治疗骶尾部藏毛窦的疗效比较[D].中国医科大学,2013.

15. 吕永成,韩洪秋.骶尾部藏毛窦的诊断与治疗[J].中华胃肠外科杂志,2009,12(4):421-422.

16. 谷建南,林树森,李春雨,等.菱形切除 Limberg 皮瓣转移术与切除一期缝合术治疗骶尾部藏毛窦疗效评价[J].中国现代普通外科进展,2015,18(5):409-411.

17. 于锦利,段宏岩,王凯,等.两种转移皮瓣成形术治疗骶尾部藏毛窦[J].新医学,2015,(3):157-161.

18. 邵万金.骶尾部藏毛窦诊治特点[J].临床外科杂志,2015,(4):255-258.

19. 于锦利,段宏岩,蔡姮婧,等.臀沟中线小凹切除术治疗骶尾部藏毛窦伴大范围感染[J].山西医科大学学报,2015,46(4):368-370.

20. 邵万金,侯孝涛,孙桂东,等.Limberg 转移菱形皮瓣治疗骶尾部藏毛窦[J].临床外科杂志,2014,(9):699-700,702.

21. 周青,陈玉根,吴本升,等.藏毛窦切除+袋型缝合治愈藏毛窦 7 例体会[J].中国现代手术学杂志,2011,15(3):封 3.

22. 侯孝涛,谷云飞,陈玉根,等.骶尾部藏毛窦 21 例治疗体会[J].临床外科杂志,2013,21(12):975-976.

（史仁杰）

第十八章

骶前囊肿

一、概述

骶前囊肿是一类位于盆腔腹膜返折以下,直肠后、骶骨前间隙的先天发育性囊性肿物,归属于骶前肿瘤范畴,约占骶前肿瘤74%。骶前囊肿临床少见,发病率为0.025%~0.014%,多见于中青年女性,男女比例为1∶3。骶前囊肿局部癌变率为8%,感染率为30%。根据组织胚胎学来源和病理性质,临床常见类型有皮样囊肿、表皮样囊肿、错构瘤、尾肠囊肿等。根据其发生的部位和临床表现可能属于中医"锐疽"范畴,《黄帝内经·灵枢·痈疽》中记载:"发于尻,名曰锐疽。其状赤坚大,急治之,不治,三十日死。"

二、病因病机

祖国医学认为本病由于肾阴亏损,脾胃不和,湿热蕴结,日久化毒,乘虚侵袭,气滞血瘀,湿毒瘀滞凝结督脉而成。

本病的发病原因说法不一,有专家认为是在胚胎结合时外胚层、中胚层定位失败(皮肤细胞原基偏离原位)所造成的;也有专家认为皮样囊肿、表皮样囊肿在病理上不具有三个胚层结构,与畸胎瘤有别,属错构瘤的一种。由于骶前间隙存在多种胚胎来源,故骶前囊肿性质多样,临床常见类型主要为起源于先天残留组织的皮样囊肿、表皮样囊肿或囊性畸胎瘤等,绝大多数在新生儿期或儿童期出现。

三、临床表现

本病发病隐匿,发展缓慢,50%的骶前囊肿患者无明显体征及症状,多由体检发现。骶前囊肿的临床症状与囊肿位置、大小、是否并发感染以及邻近器官受压或累及的程度有关。

患者出现症状主要是由于肿块压迫周围组织、器官导致的,例如:向前压迫直肠会导致排便异常和下腹部疼痛;向前侧方压迫膀胱、输尿管会导致排尿异常;压迫骶丛神经时,会出现相应的神经疼痛;如压迫坐骨神经时,出现下肢放射痛;压迫阴部神经时,会出现会阴部疼痛和二便失禁等;骶前囊肿发展到一定程度容易继发感染,此时可出现肛门部酸胀或疼痛,可向直肠、臀部及大腿内侧放射,压迫膀胱可出现尿频或尿潴留。临床误诊率较高,手术切开或自行破溃后伤口经久不愈,或多次手术治疗失败,形成高位直肠瘘,治疗难度大,严重影响患者生活质量。

由于囊肿向前压迫改变了直肠的正常形态,部分患者骶尾部存在体表肿物,也有的表现为"酒窝征"、"肛后小凹"(图 2-18-1)、"瘘口"等。肛门与尾骨尖之间的小凹陷,通常位于肛门后正中齿线下方,容易与肛瘘外口相混淆。肛管后方小凹或小瘘口常是骶前囊肿的重要指征。骶前囊肿也可表现为肛周脓肿的临床特征。由于缺乏与该病相关的特异性临床表现,加之该病的发病率极低,容易误诊为泌尿系的肿瘤、结直肠肿瘤、肛周脓肿、肛瘘等疾病。

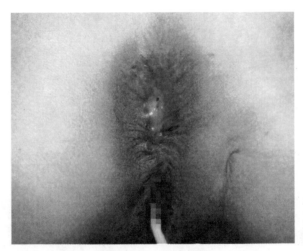

图 2-18-1 肛后小凹

四、诊断

以直肠指检可触及直肠后壁饱满或无痛性肿块为主要体征。直肠指检最简便易行、无创伤、阳性率高,文献报道 67%~96% 的骶前肿块可通过直肠指检发现。

为了准确诊断,需借助影像学检查方法。在临床上可以选用直肠腔内超声、X 线钡剂灌肠造影、尿路造影、腹部平片、CT、MRI、直肠镜等检查手段,进行诊断与鉴别诊断。

1. 直肠指诊 可发现无痛性的囊性包块。

2. 直肠腔内超声 可发现有低回声、密度均匀或不均匀,似有包膜的肿物。其优点是:创伤小、廉价、阳性率高。超声可作为初步诊断的首选检查。

3. 造影检查　钡剂灌肠造影检查对于了解骶前囊肿与肠管的关系有帮助,尿路造影对于了解骶前囊肿与输尿管、膀胱的关系及其压迫程度非常有帮助。对经历过误诊误治手术切开引流,肛旁有"瘘管"者应行瘘道造影检查。

4. X 线检查　X 线平片可发现囊肿对骨质有无破坏、囊肿内有无骨骼成分如牙齿等,但不如 CT、MRI 精确。

5. 盆腔 CT 或 MRI　可发现囊性占位病变,能够直观了解肿物与周围组织之间的关系,在横断面上显示肿物与直肠、骶骨的关系,肿物位置的高低,以及有无粘连及骨质破坏。高质量的横断面成像可以提供囊肿大小、位置、形态(图 2-18-2),与毗邻组织的关系,以及囊肿特异性特征,包括囊性或实质成分,非均质或均质的液体;解剖学部位以外的部分,如牙齿、异位骨组织、坏死、累及邻近结构,放射科医生往往能够运用这些特征与骶前其他占位性病变进行鉴别诊断。

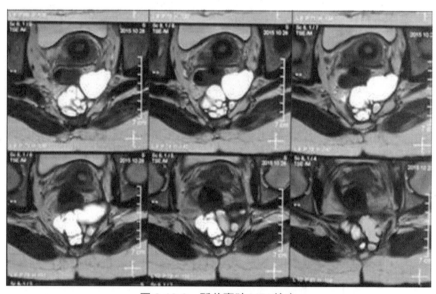

图 2-18-2　骶前囊肿 MRI 检查

6. 活组织病理检查　准确诊断至关重要,尽管影像学检查可提示诊断,但是对很多骶前囊肿可能是不准确的,组织活检是明确诊断的最佳方法。典型的皮样囊肿有很厚的壁,纤维囊内是鳞状上皮组织,在这些鳞状上皮组织里可以看到各种皮肤附属物,如小汗腺、皮脂腺等,囊里充满干酪样的碎屑,偶尔里面还有牙齿和头发。穿刺可抽出酸臭、如牛油样黄色液体,又称油囊肿。

骶前囊肿的诊断主要在于病理定性诊断,然而,大多数临床医生不愿意对骶前囊肿进行活检,这是由于骶前囊肿位置的特殊性,成功取到囊壁组织比较困难,故定性诊断有一定难度,即使可行,取活组织操作中易导致囊肿内容物外溢,继发感染,也有发生肠管、膀胱、血管等副损伤的可能。尤其是恶性的骶前肿瘤,感染后受到激惹而增殖或扩散,将导致严重后果。

骶前囊肿的诊断主要依据肉眼及病理切片、电镜下组织病理学表现,而免疫组织化学可作为一种辅助手段。因而,手术后病理检查是诊断骶前囊肿并进行组织学分类的"金标准"。

五、鉴别诊断

骶前囊肿不都是皮样囊肿或表皮样囊肿,还有中肾管囊肿、囊性直肠重复、尾肠囊肿、骶尾部畸胎瘤、骶前脊索瘤、骶前脊膜膨出等。骶前囊肿需进行如下鉴别诊断。

1. 皮样囊肿(demoid cysts) 来源于外、中二个胚层。囊壁为复层鳞状上皮,单房或多房,肿瘤表面为皮肤,包括皮脂腺、汗腺、毛发、毛囊等,基质主要为脂肪组织、肌肉、软骨、骨、牙齿、神经脑组织等,各种成分均排列紊乱,不形成完整的器官。又称囊性畸胎瘤,但有的专家持反对意见。

2. 表皮样囊肿(epidemoid cysts) 先天性表皮样囊肿是一种良性肿瘤,是神经管闭合期间外胚层(一个胚层)细胞移行异常所致。囊壁为复层鳞状上皮,单房,内为清亮液体,也可是其他物质,无皮肤附属物。后天获得性表皮样囊肿主要是外伤或医疗操作而引起,认为是由于皮肤表皮细胞碎片异位所形成。

3. 中肾管囊肿(Wolffian duct cysts) 又称 Gartner 氏囊肿,女性较常见,来源于胚胎时期中肾管阴道部残迹,因上皮生长,分泌物潴留扩张而形成囊肿。镜检囊壁被覆一层无纤毛立方形或低柱状上皮,囊腔内为透明或浅褐色液体。男性极为罕见。皮样囊肿、表皮样囊肿、中肾管囊肿影像学鉴别诊断见表 2-18-1。

表 2-18-1　皮样囊肿、表皮样囊肿、中肾管囊肿影像学鉴别诊断

	皮样囊肿	表皮样囊肿	中肾管囊肿
CT	CT 平扫时可呈低密度区,CT 值达 –100Hu,有时可有钙化,而呈高低混杂密度影。一般边界清楚,偶有呈高密度者,CT 值在 20Hu 以上。	CT 平扫呈均匀或不均匀的低密度,CT 值与水相近,多介于 –20~10Hu 之间,也可为脂肪密度。	CT 值达 5~22Hu,圆形或卵圆形,低密度薄壁囊性肿块,边界清楚,可见多发钙化。显示钙化方面 CT 优于 MRI。

续表

	皮样囊肿	表皮样囊肿	中肾管囊肿
MRI	在 T1W1 及 T2W1 加权像上均呈高信号,但信号强度较低。若内含有毛发等不同成分,信号不均匀,以 T2W1 为著。	在 T1WI 图像上,呈不均匀的较低信号,在 T2WI 图像上,表现为明显的高信号,与脑脊液信号强度相似,甚至高于脑脊液信号,但信号不均匀。	表现为长 T1 长 T2,薄壁囊性肿块,囊壁部分弧线状强化。显示病灶囊变结构及与周围结构之间关系,MRI 检查优于 CT。
增强	CT 或 MRI 强化扫描无增强。	CT 或 MRI 增强后无强化。	CT 或 MRI 增强后无强化。

4. 囊性直肠重复(cystic rectal duplication):非常少见,仅占骶前囊肿的5%。位置与直肠相近或相连,囊壁为平滑肌、内层为黏膜层,有时可有异位组织如胃黏膜、胰腺组织等。

5. 尾肠囊肿(tailgut cysts) 是一种十分罕见的先天性囊肿,又称直肠后囊性错构瘤。单囊或多囊,多种上皮覆盖(纤毛柱状、鳞状、移行上皮等)。它的外壁结构与结肠相似,内有脂肪组织,但无浆膜层。

6. 骶尾部畸胎瘤 分为隐型(骶前畸胎瘤)、显露型、混合型三型。具有三个胚层的多种多样组织成分,排列结构错乱,有囊性畸胎瘤及实性畸胎瘤两种。根据其组织分化成熟程度不同,又分为良性畸胎瘤和恶性畸胎瘤二类。

7. 骶前脊索瘤 早期即有骶尾部疼痛症状,随肿块增大,可压迫直肠和膀胱,引起尿失禁、便秘,甚至截瘫等。CT 表现为不均质密度,与骶前关系密切,可有骨质破坏。

8. 骶前脊膜膨出(anterior sacral meningocele) 脊膜膨出是脊髓中胚层的先天发育异常造成的,多发生于脊柱背面的中线部位,女性多见,以腰骶部S2~S3 水平最为常见,故称为骶前脊膜膨出。该病有三个特征:先天性骶骨缺损、骶前盆腔占位及盆腔脏器、组织受压症状。临床症状以便秘、盆腔或腹部肿块和前后位骶椎片的"弯刀征"为特征性表现。MRI 检查是诊断该疾病最可靠、最确切的诊断方法,不仅能定位和了解囊肿与周围神经、骨质及内脏的关系,而且能判断手术的难易程度和预后。

六、治疗

一旦明确诊断,无论肿瘤大小,都应早期手术切除。当囊肿与直肠粘连,难以分离,或有直肠损伤,或需合并部分肠壁切除时,可行乙状结肠预防性造瘘术,待肠瘘愈合后再行造瘘回纳术。中医中药治疗可改善症状,调节机体免疫功能,提高生活质量,有助于延长恶性畸胎瘤患者的生存期。

1. 辨证论治

（1）内治

1）湿热蕴结证

证候:肛门坠胀,便次增多,里急后重,舌红,苔黄腻,脉滑数。

治则治法:清热利湿。

方药:槐角地榆丸加减。

2）气滞血瘀证

证候:囊肿向肠腔内隆起,触之饱满,疼痛拒按,或里急后重,排便困难;舌紫暗,脉涩。

治则治法:祛瘀攻积,清热解毒。

方药:桃红四物汤合失笑散加减。

3）正虚邪恋证

证候:肛周溃破流脓液,质地稀薄,肛门隐隐作痛,外口皮色暗淡,漏口时溃时愈,按之质较硬,或有脓液从溃口流出;伴有神疲乏力;舌淡,苔薄,脉濡。

治则治法:托里透毒。

方药:托里消毒散加减。

4）阴液亏虚证

证候:肛周溃口,外口凹陷,脓出稀薄;可伴有潮热盗汗,心烦口干;舌红,少苔,脉细数。

治则治法:养阴清热。

方药:青蒿鳖甲汤加减。

（2）外治:败酱草、白花蛇舌草等浓煎保留灌肠,每日2次,每次40ml。缓解坠胀、排便困难症状。

2. 手术疗法　目前主要有经骶手术和腹腔镜手术两种形式,国内外文献中以经骶术式居多。一般认为,经骶尾入路或经肛周入路适宜切除低于S3水平或位于骶岬下的骶前囊肿,且手术时间短,出血少,术后住院时间短。手术入路可根据囊肿的大小及囊肿下极与肛门的距离位置进行选择。根据入路的不同,手术方法各有不同。

（1）经骶尾部手术:经骶前/肛周行"∧"形、弧形切口或横行切口,暴露出囊性肿物后可主动减压抽出液体或取出内容物,囊壁内反复用碘伏液冲洗,荷包缝合穿刺孔,然后再剥离囊壁。分离以钝性分离为主,部分囊壁与周围组织粘连时可锐性分离。剥离切除囊壁应彻底,否则易复发,必要时可切除S4、S5及尾骨。分离肿瘤时要尽量避免骶前神经的损伤,以免造成排便、排尿功能障碍和远期的性功能障碍。

（2）经骶尾旁路手术：取俯卧折刀位，臀部宽胶布牵开固定，取旁骶尾切口入路，逐层切开至骶尾骨，横向切断尾骨韧带。纵行切开肛提肌筋膜和肌肉，进入骶前间隙，暴露囊肿，必要时切除尾骨以暴露术野。助手示指在直肠内压迫抬高病灶以帮助暴露并引导手术，采取锐性或钝性将病灶与邻近组织分离。

（3）腹腔镜下手术：膀胱截石位，头低足高30°，术者站于患者右侧，脐孔10mm 戳孔置入 30° 镜头，左、右脐旁腹直肌外缘 5mm 戳孔为副操作孔，右下腹 10mm 戳孔为主操作孔。切断乙状结肠左侧腹膜，解剖暴露直肠上动脉及伴行静脉并结扎切断，注意保护靠近肠壁的血管弓。按照全直肠系膜切除的原则，沿着直肠固有筋膜与盆壁筋膜的间隙行锐性分离直至尾骨尖部。切断直肠侧副韧带并注意保护盆腔的自主神经。从会阴部向头侧托起会阴部暴露包块轮廓，打开盆底肌，暴露囊肿乳白色囊壁，沿囊壁完整游离切除囊肿（图2-18-3），注意保护肠壁。

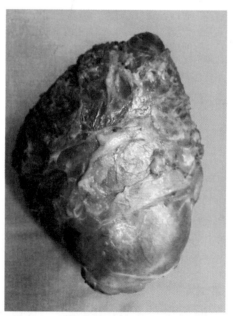

图 2-18-3　被切除的具有完整囊壁的囊肿

骶前囊肿的内容物：形形色色，多种多样。有黄油样（图 2-18-4）、蛋清样、黄色糊状便样、冰淇淋、豆浆样（图 2-18-5）、蛋花汤样、钙化结节、熟蛋黄样、浓咖啡样、豆腐渣样、泡白菜样、豆芽样等（图 2-18-6）。

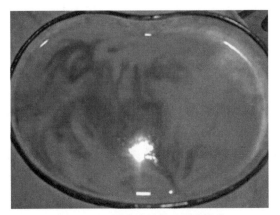

图 2-18-4　骶前囊肿黄油样内容物

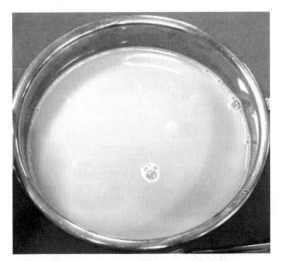

图 2-18-5　骶前囊肿豆浆样内容物

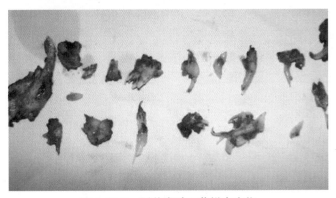

图 2-18-6　骶前囊肿豆芽样内容物

手术治疗是目前治疗此病的唯一能够达到根治效果的方法。如果切除不彻底,很容易复发。单纯的引流只能暂时缓解局部压迫症状。不提倡穿刺细胞学检查及部分切除活检。如有恶变,可同时进行骶尾骨、直肠切除,并于术后辅以全身化疗和盆腔局部放疗,一定程度上能改善预后。

骶前囊肿的主要手术并发症是创面大出血及副损伤。创面大出血分为创面渗血及髂血管损伤出血。创面出血多由钝性分离时撕裂骶前静脉丛所致。所以在采用骶尾部切口时切忌在看不到骶骨前面的情况下盲目进行钝性分离,宜采用紧贴囊肿壁锐性分离切除。术中副损伤主要为直肠或输尿管损伤。囊肿与直肠后壁有一潜在的间隙,在直视下对盆腔脏器的辨认不困难,若囊肿曾发生过感染,并与直肠及骶骨存在严重的粘连,在分离时易发生低位直肠后壁损伤。术前宜行清洁肠道准备,必要时置粗肛管或行术前双侧输尿管逆行插管以便术中辨认。如术中发现损伤可行直肠或输尿管修补。

骶前囊肿手术应将切除的标本常规送病理检查,必要时反复病检。术后6~12个月复查一次。若已发生癌变,可行骶前肿瘤根治手术或放化疗等。

3. 注射疗法　可采用无水乙醇硬化注射法。患者取侧卧位,于尾骨前肛周皮肤取穿刺点,在穿刺点给予 0.25% 利多卡因行局部浸润麻醉,可注入适量亚甲蓝加生理盐水,在肛镜下观察直肠内有无染色,排除囊肿与直肠相通的可能,避免治疗时乙醇误入直肠内。然后左手示指于直肠内引导,右手持 20~50ml 空针(针头选用 12~16 号),从穿刺点穿刺进入囊腔,抽尽腔内液体。根据囊肿大小注入无水乙醇(按抽出液体量的 1/4~1/3 量来计算注入无水乙醇量),保留 30 分钟左右抽出囊肿内乙醇,再次注入无水乙醇 5~10ml 保留于囊腔。

七、预防

1. 避免高脂肪饮食,多食新鲜蔬菜、水果。

2. 生活起居要有规律,劳逸结合,注意锻炼身体。

3. 自我调节情绪,保持心情舒畅。

4. 保持大便通畅,防止便秘的发生。

5. 积极治疗肛门及骶尾部病变,一旦发现肛门及骶尾部不适,肛缘有硬结或出脓血、肿痛应及时检查,尽可能做到早期发现,早期治疗。

· 参考文献 ·

1. Messick CA Presacral(Retrorectal)Tumors. Optimizingthe Management Strategy,Dis Colon Rectum,2018:61:151-154.

2. Dahan H,Arrive L,Wendum D,et al. Retrorectal developmental cystsin adults:clinical and radiologic histopathologic review,differential diagnosis,and treatment[J]. Radiographics, 2001,21(3):575-584.

3. Michael E. Abel,Richard Neslson,M. Leela Prasad,et al. Parasacroccygeal Approach for the resection of retrorectal developmental cysts. Dis colon Rectum,1985:28:855-858.

4. Jang S H,Jang K S,Song Y S,et al. Unusual prerectal location of a tailgutcyst:a case report[J]. WorldJ Gastroenterol,2006,12(31):5 081-5 083.

5. Johan AF,James L,McGauley,et al. Sacral and presacral tumor:problems in diagnosis and management. Neurosurgery,1989,25(6):884-888.

（刘佃温）

第十九章

肛门直肠痛

一、概述

肛门直肠痛包括由于手术、外伤、炎症等造成的肛门直肠部器质性和非器质性原因引起的疼痛。本章主要讨论后者，即功能性肛门直肠痛（functional anorectal pain，FAP）。患者可出现肛门坠胀疼痛、刺痛、异物感、蚁行感、灼痛等症状，为临床难治性疾病，患病率高达 7.7%，以女性多见。FAP 属于盆底功能障碍性疾病（pelvic floor dysfunction，PFD）的范畴，临床症状常表现为一组综合征，伴有肛肠、妇科、泌尿系等其他盆底功能障碍，包括阴道痛、前列腺痛以及排便和排尿障碍等。根据功能性胃肠疾病罗马Ⅳ诊断标准，功能性肛门直肠痛包括肛提肌综合征、非特异性肛门直肠痛和痉挛性肛门直肠痛，不同种疼痛类型常同时存在，可根据疼痛持续的时间、特征及体格检查加以区分。临床诊治涉及多学科，采用针灸、生物反馈和中医辨证论治的综合治疗有优势。

二、病因病机

祖国医学对功能性肛门直肠痛很早就有认识，称为"大肠疼痛""谷道痛"等。从整体观认为，该病病位在魄门，但与五脏六腑都有关联，即"魄门亦为五脏使"。由于本病多因情志失调，女性多见，亦归入"郁症""脏躁"。中医认为脏腑失调，情志失舒，常致气血运行不畅，肝失疏泄、脾失运化、湿邪内生、气滞血瘀，可因患者素体寒化或郁热或寒热错杂，瘀、湿、热夹杂，多属实证，实则"不通则痛"；久病则耗伤营血，脾虚失运，气血亏虚，虚则"不荣则痛"，虚实夹杂，迁延不愈。

西医学关于 FAP 的发病机制尚不明确，多认为是一种心身疾病。认为各种原因引起盆底肌过度活动，痉挛收缩，肌肉高张力导致局部血液循环障碍；同时局部的疼痛负性刺激通过感觉神经上传至中枢，大脑皮质兴奋，使患者精神焦虑，靶肌肉进一步痉挛，形成恶性循环。南京市中医院盆底疾病中心研究团队经过多年对 FAP 的研究发现，相对于盆底肌高张力引起的过度活动，盆底肌低张力引起的活动低下也是 FAP 的一个重要发病机制。生理心理异常既是病因也是结果，互相影响。此外，相关研究还提出本病与结直肠功能障碍

（肠易激综合征）、遗传性内括约肌肌病等有关。

三、诊断

该疾病的诊断主要根据患者的症状表现，通过查体和专科检查，排除器质性疾病后确立。同时通过盆底特殊检查可以帮助进一步分析病因，指导治疗。

1. 病史 了解患者的基本信息，包括性别、年龄、职业等；特殊的疼痛病史，包括病程、疼痛性质、部位、发作频率等；疼痛所伴随的其他症状，尤其常伴有的其他盆底痛和排尿或排便障碍等；女性患者的月经史、生育史、产伤史等；另外还需要了解患者的外伤史和手术史，包括颅脑或脊髓损伤及肛肠、泌尿、妇科的手术等。

2. 临床表现

（1）疼痛特点：在仔细询问患者病史的基础上，可以使用疼痛视觉模拟评分表（VAS：1~10 分，0 分为无疼痛，10 分为无法忍受的疼痛）了解痛苦程度；患者描述疼痛的特点：如坠胀、刺痛灼痛、痉挛样、跳痛等；疼痛发作规律和持续时间：为数分钟或数十分钟或持续存在，是夜间还是白天或无规律；是否有牵涉痛；加重/缓解因素：如坐浴或休息；是否伴随阴道痛或尿道痛或性交痛等；是否伴随排便/排尿障碍如排便不尽，手助排便，尿等待，夜尿增多，咳嗽漏尿等。

根据南京市中医院盆底中心对该疾病 300 余例的综合研究发现，FAP 主要表现为肛门直肠部坠胀（56.5%~72.7%）；VAS 评分 7~10 分（重度疼痛）占一半以上；疼痛可放射至会阴、阴道、尿道、骶尾部、下腹部和下腰部等；久坐是最常见的诱发因素，此外还与排便、情绪、劳累等因素有关；温水坐浴、平躺休息可缓解。超过 50% 的患者伴随排便障碍，接近 50% 的患者伴随尿失禁或排尿不畅。

（2）关注和鉴别伴随疾病所致的疼痛：全身性疾病（如糖尿病、脑血管意外后）、肛肠疾病（如痔、肛裂、炎症性肠病、孤立性直肠溃疡、肠易激综合征等）、妇科疾病（子宫内膜异位症、盆腔炎等）、泌尿系疾病（尿路感染、前列腺炎、间质性膀胱炎等）、手术史（肛门部、盆底、脊髓等）、外伤史（骨盆、脊髓）。

3. 专科检查 对于 FAP 患者，直肠指诊首先可以排除因肠道肿瘤、狭窄和炎症所致的疼痛，之后可以通过示指敏感的触觉判断肛管肌肉张力、收缩力、肌肉活动协调性，是否存在盆腔脏器脱垂、耻骨直肠肌/阴部神经触痛点、盆底其他部位触痛点等；对于女性患者，阴道指诊可以明确是否合并触痛点、会阴体完整性和伴随盆腔脏器脱垂情况等。如肛提肌综合征患者会有耻骨直肠肌牵拉痛，临床以右侧多见；FAP 患者还常伴有出口梗阻型便秘，常见直肠黏膜内脱垂、耻骨直肠肌反常收缩等。

4. 辅助检查 临床通过一些特殊检查排除器质性疾病,并有利于判断疼痛的具体类型(过度活动 / 活动低下),常用的辅助检查包括:

(1) 肛管直肠测压:通过检测肛管静息压、最大收缩压、排便弛缓反射、直肠感觉功能等,提供肛管直肠功能状态的信息,是评估括约肌功能、直肠反射和感觉功能的首选评估方法。南京市中医院盆底中心分析了 154 例(其中女性 115 例,年龄 21~79 岁)FAP 患者肛管直肠测压的特点,通过与正常参考值比较,发现 FAP 表现为:肛管静息压下降(30.5%),肛管收缩压下降(65.6%),直肠排便压下降(57.1%)。临床上表现为括约肌功能的下降(低张力,低收缩力),而非单纯高张力。

(2) 盆底表面肌电:采用经肛门 / 阴道表面电极记录盆底横纹肌潜在运动电位,通过分析肌电活动的波幅、变异性、中值频率等,评估盆底肌功能异常。临床常用 Glazer 盆底表面肌电评估法(Glazer Protocol)。南京市中医院盆底中心研究了 FAP 患者的盆底表面肌电特征,发现 FAP 盆底表面肌电特征为肌电活动变异性增高及收缩波幅下降,代表盆底肌募集功能差,盆底肌 I 型肌(慢反应肌,耐疲劳,占盆底肌 70%)稳定性差,I 型肌和 II 型肌(快反应肌,不耐疲劳,占盆底肌 30%)运动不协调。

(3) 排粪造影:可动态观察该疾病是否合并存在直肠前突、直肠黏膜内套叠、会阴下降、肠疝、盆底失弛缓等影像学征象,有利于判断功能性肛门直肠痛伴随其他盆底功能障碍。可以采用单纯钡剂排粪造影和 MR 排粪造影。

(4) 盆底超声:根据超声探头放置路径不同,可以采用经会阴、经阴道、经直肠途径获得图像,排除肛管直肠周围感染等所致疼痛,可同时探查肛管内外括约肌的损伤,动态观察前中后三盆腔器官活动的功能状态,用于诊断合并盆底脏器脱垂、盆底失弛缓、尿失禁等。相对于排粪造影,能更好地显示盆底器官整体及动态解剖。南京市中医院盆底中心采用经会阴超声观察 33 例女性FAP 患者的盆底特征,超声下发现合并膀胱尿道脱垂 6 例(18.2%),单纯性膀胱脱垂 5 例(15.2%),直肠前突 14 例(42.4%),直肠黏膜内套叠 14 例(42.4%),盆底失弛缓 7 例(21.2%)。说明 FAP 常伴有其他盆底功能障碍,盆底松弛型常见。

排粪造影和盆底超声等影像学检查结果需要结合临床症状,肛门指诊发现和功能学检查,综合分析和判读。

(5) 内镜检查:主要用于排除肛管直肠器质性疾病,如肿瘤、狭窄、炎症和损伤等。

5. 诊断标准 功能性肛门直肠痛的诊断主要采用功能性胃肠疾病罗马IV 诊断标准。症状超过 3 个月可满足临床诊断要求,症状超过 6 个月可满足科研诊断。

（1）肛提肌综合征（必须包括以下所有条件）：①慢性或复发性直肠疼痛；②每次发作持续至少 30 分钟；③耻骨直肠肌有牵拉痛；④排除导致直肠疼痛的其他原因，如炎性肠病、括约肌肌间脓肿或肛裂、血栓性痔、前列腺炎、尾骨痛及盆底严重器质性病变。

（2）非特异性肛门直肠痛：符合肛提肌综合征诊断标准，但耻骨直肠肌无牵拉痛。

（3）痉挛性肛门直肠痛（必须包括以下所有条件）：①反复发生的直肠疼痛，与排便无关；②每次发作持续数秒至数分钟，不超过 30 分钟；③在发作间期无肛门直肠痛；④排除导致直肠疼痛的其他原因。

四、鉴别诊断

FAP 需要与引起肛门疼痛的各种肛门直肠器质性疾病相鉴别，如痔、肛裂、肛瘘、肛周 / 肌间脓肿、肛周皮肤病、肛门直肠部肿瘤、炎性肠病等。

首先要询问疼痛的性质（主症特点），其次是伴随症状（兼有症），并通过望诊及触诊（直肠指诊）初步判断。

1. 胀痛　如肛门坠胀疼痛明显，伴有肛周肿物脱出，局部红肿，多为炎性外痔；若胀痛时作时止，伴肛周间断性流脓水，肛周可见溃口，多为热毒未尽之肛瘘；肛内胀痛，伴有里急后重、大便次数增多、便血，指诊肛管或直肠触及肿块，考虑肛门直肠部肿瘤。

2. 刺痛　痛如针刺，伴有大便干燥、便血，肛内可见裂口，指诊肛管紧缩，可见于肛裂；肛周刺痛，肿物脱出肛门外，局部可见青紫色团块，见于血栓性外痔。

3. 肿痛　肛周或肛内胀痛明显，起病较急，伴有发热、便秘、排尿困难，肛周皮下触及包块，肤温升高，触痛明显，或直肠指诊扪及直肠黏膜下有卵圆形隆起，按之发热，有波动感，多考虑湿热蕴结之肛周脓肿。

4. 灼痛　肛周灼痛，疼痛剧烈，局部包块焮红肿胀，常见于火毒蕴结肛周之肛痈；肛周灼热疼痛，伴有瘙痒，缠绵难愈，肛周皮肤见发红、渗液、皲裂等，多考虑肛周皮肤病。

5. 隐痛　起病缓慢，病程较长，疼痛不剧，绵绵不休，肛周肿块，肿势平塌，按之较硬，表皮不红，触痛不显，多见于气血不足之阴证肛痈或肛周特异性包块。

五、治疗

1. 中医内治法　根据"不通则痛""不荣则痛"的病机，首辨虚实，再辨寒热和气血。疼痛剧烈，按之痛甚者多为实证；痛势隐隐，按之痛减者，多属虚证；

灼痛,遇冷痛缓者,多属热证;冷痛,得热痛减者,多属寒证;痛处胀闷,时感抽掣,喜缓怒甚者,多属气滞;痛如针刺,痛处不移而拒按者,多属血瘀。

（1）肝脾不调证

证候:肛门坠重或掣痛;精神抑郁,胸胁胀满,善太息,或有呕逆嗳气,大便失调;舌质淡,苔薄腻,脉弦。

治则:疏肝解郁,行气健脾。

方药:柴胡疏肝散加减。柴胡、白芍、川芎、枳壳、陈皮、香附、甘草。胸胁胀闷甚者,可加石菖蒲、瓜蒌、半夏;呃逆嗳气者,加旋复花、代赭石。

（2）肺脾气虚证

证候:肛门坠胀,休息后缓解,朝轻暮重;体倦乏力,伴有直肠、膀胱或子宫松弛或脱垂;动则气短,易自汗,舌质淡,苔薄白,脉细弱。

治则:益气健脾,升提固托。

方药:补中益气汤加减。黄芪、白术、陈皮、升麻、柴胡、党参、当归、炙甘草。兼血虚者,加鸡血藤、熟地、川芎。兼阳虚者,加附子、肉桂、干姜等温通气血;兼食欲不振者,加山楂、砂仁、神曲;兼气滞脘腹痞胀者,加枳壳、木香。

（3）肝肾阴虚证

证候:肛门灼热刺痛;形体消瘦,五心烦热,口干喜冷饮,腰酸乏力,潮热盗汗,月经先期量少;舌红质嫩,舌体瘦薄,脉弦细数。

治则:养阴清热,宁心安神。

方药:六味地黄丸合滋水清肝饮加减。生地、山萸肉、山药、丹皮、泽泻、茯苓、柴胡、栀子。兼有大便秘结者,养阴清热的同时以"益气养阴调气"求本,可加用生白术、黄芪健脾益气,生地、玄参增液润肠;兼有失眠多梦者,加豆豉、酸枣仁、乌梅;兼有月经量少者加女贞子、墨旱莲。

（4）气滞血瘀证

证候:肛门坠胀掣痛,绵绵不休或痛如针刺,久坐加重;胸胁胀闷;舌黯或有紫气及瘀点,脉涩或弦紧。

治则:理气活血,化瘀止痛。

方药:桃红四物汤合血府逐瘀汤加减。熟地、当归、白芍、川芎、桃仁、红花、赤芍、牛膝、枳壳、桔梗、柴胡、甘草。气郁化火者可加用金铃子散;兼气虚者加用四君子汤。

（5）湿热下注证

证候:肛门坠胀潮湿;伴大便黏着后重,腹部胀满,口中黏腻,口臭,纳食差;舌苔黄厚腻,脉滑数或濡数。

治则:清热利湿,行气调血。

方药:三仁汤合四妙丸加减。薏苡仁、杏仁、白蔻仁、半夏、厚朴、滑石、通草、竹叶、苍术、牛膝、黄柏。湿重者加用藿香、佩兰、车前子、泽泻利湿;热重者加用黄芩、栀子清热燥湿。

2. 针刺治疗 中医善用针灸治疗慢性躯体性疼痛,对于功能性肛门直肠痛需针对病位选穴,联合移神定痛和循经远取。基于现代医学骶神经调控理论,结合骶神经刺激治疗在盆底功能障碍中的应用,采用深刺八髎穴作为关键技术,三层面神经调节,整体调理。

(1)取穴:①主穴:中髎、下髎、肝俞、肾俞、大肠俞;②配穴:百会、大椎、安眠。

(2)操作方法:中髎、下髎需刺入骶后孔,斜刺 75mm,针尖朝内侧、大腿根部方向,针体与人体纵轴呈 30° 角、与皮肤呈 60° 角,使针感放射至肛门和会阴部,加电针,连续波,2Hz,1mA;肝俞、肾俞、大肠俞直刺 0.5~1 寸,不加电针;百会、大椎、安眠,低频率、小幅度均匀提插捻转,操作 2~5 分钟。

(3)疗程:每日一次,留针 30 分钟,10 次为 1 个疗程,治疗两个疗程。

(4)注意:南京市中医院盆底中心对 FAP 患者随机对照研究显示,接受针刺治疗完成 2 个疗程的患者依从性约 94%。针刺疗法的优势是起效较快(1疗程内),在缓解疼痛的基础上能明显改善患者精神心理状态。

3. 盆底生物反馈训练 生物反馈疗法是 20 世纪 60 年代由实验心理学发展起来的一项新医疗技术。作为一项认知行为疗法,已被广泛地用于功能性肛门直肠疾病的治疗,其中盆底生物反馈技术治疗功能性便秘已被循证医学推荐为一线疗法。盆底生物反馈训练的目的是锻炼盆底肌的稳定性、协调性,增强盆底肌肌力,同时改善直肠的感觉功能。FAP 患者生物反馈的训练方案需要依据盆底表面肌电的评估,治疗中注意评估和随访,个体化调整方案。

(1)FAP 盆底表面肌电的主要特征:肌电活动仅变异性增高(盆底肌不协调);静息基线升高及变异性升高(盆底肌过度活动,不协调);静息基线下降及变异性增高(盆底肌活动低下,不协调);收缩波幅降低和变异性增高(盆底肌肌力下降,不协调)。

(2)FAP 生物反馈训练方案:盆底生物反馈治疗模式包括放松训练、Kegel盆底肌模板训练、电刺激 - 触发电刺激等。放松训练时患者在舒缓的音乐声中闭上眼睛,治疗师嘱咐其从颈部、后背、盆底、大腿逐步放松全身的肌肉,可配合意念、腹式呼吸或催眠等方法;Kegel 盆底肌训练是患者学会控制自身盆底肌肉自主收缩 - 放松,临床上常用 10 秒收缩 -10 秒放松模式,此训练可以加强大脑中枢对盆底肌的控制,同时增加肌力,形成有效的本体感觉和条件反射的重建;电刺激和触发电刺激主要通过一定频率的物理治疗帮助患者定位训练的靶肌肉,抑制或兴奋盆底肌活动。主要采用的刺激频率包括:5~20Hz 和35~60Hz,前者可抑制盆底副交感神经的兴奋,降低盆底肌群兴奋性,用于治疗盆底肌张力增高,兴奋性过度所致的疼痛;后者可增强盆底肌肉的兴奋性和收缩力,用于治疗盆底肌张力下降,活动低下所致的坠胀或疼痛;触发电刺激是将患者主动收缩肌肉引发的肌电信号转化为反馈电流,再次刺激肌肉收缩或放松,促进肌肉功能恢复及辅助掌握训练方案。临床常根据 FAP 患者盆底表面肌电评估的特征制定治疗方案:①单纯变异性升高:Kegel 训练模式(盆底肌收缩 10 秒,放松 10 秒);②静息基线升高合并变异性升高:放松训练 +Kegel 训练模式(盆底肌收缩 10 秒,放松 10 秒);③静息基线降低合并变异性升高:单纯电刺激 +Kegel 训练模式(盆底肌收缩 10 秒,放松 10 秒);④收缩波幅降低合并变异性升高:触发电刺激 +Kegel 训练模式(盆底肌收缩 10 秒,放松 10 秒)。训练的核心是盆底肌的稳定性和协调性,因此生物反馈训练以 Kegel 训练模式为主导和根本。

(3)疗程:每天 1 次,每次 30 分钟,10 次为 1 个疗程,由于条件反射的建立需要至少三周,因此治疗需要两个疗程,同时配合家庭生物反馈训练,定期随访。

(4)注意:南京市中医院盆底中心对 FAP 患者的随机对照研究显示,接受生物反馈治疗完成 2 个疗程的依从性约 97%。生物反馈疗法起效相对慢(坚持 2 个疗程治疗),治疗的优势是疗效稳定,对伴有排便障碍(盆底失弛缓综合征)的 FAP 患者效果更有优势。

在临床实践中,相对于单纯的针刺或生物反馈治疗,针刺结合生物反馈疗效更优,这是南京市中医院盆底中心回顾性分析接受针刺联合生物反馈治疗的 142 例 FAP 患者的经验总结,经过中位数为 28 个月的随访,针刺联合生物反馈治疗的近期总有效率为 85.9%,远期疗效 75.2%,患者近、远期总满意率分别为 92.3% 和 84.2%。

4. 其他治疗

(1)物理治疗:主要包括温水坐浴、扩肛、局部按摩、微波腔内照射等。40℃的温水坐浴可以使肌肉放松,改善局部血流,缓解疼痛;扩肛可以使括约肌放松,适合盆底肌张力增高患者;局部按摩可以通过阴道按摩触痛点,适合肌筋膜紧张合并阴道痛患者;微波腔内照射可以改善局部血液循环,加快致痛物质代谢,可结合活血化瘀外用中药加强疗效。

(2)药物治疗

1)口服药:钙离子拮抗剂、解痉药、止痛药、抗抑郁药。

2)外用药:硝酸甘油软膏。

3)吸入药:沙丁胺醇。

药物治疗主要用于缓解括约肌痉挛。FAP 患者常伴有不同程度的精神心理障碍,临床上推荐适当使用抗抑郁、焦虑药物协助改善症状。但关于 FAP

药物治疗的研究多为个案报道或小样本非随机对照研究，缺乏相关的循证医学依据。

六、预防

1. 提肛运动　改善局部血液循环，改善盆底肌功能，预防盆底肌松弛或运动不协调引起的盆底功能障碍。采用坐位或仰卧位，全身放松，调整呼吸，每次肛门持续收缩-放松各10秒，20~30次，早晚各一次。

2. 精神调摄　中医强调"形神合一"，重视情志因素在疾病发生、发展、预后等方面所起的作用。不同程度的情志障碍，可使人体气机逆乱，气血阴阳失调而发病；反之，精神愉悦对预防疾病的发生和发展有着积极的意义。

3. 饮食疗法　调整饮食结构，多食蔬菜、水果等富含膳食纤维食物，改善排便；避免饮酒和辛辣刺激之品。此外可依据"药食同源"，不同体质类型的患者经过体质辨识后采用饮食调理，如气虚体质者，可服用山药、大枣、黄芪等。

参考文献

1. Drossman DA, Hasler WL. Rome IV-Functional GI Disorders: Disorders of Gut-Brain Interaction[J]. Gastroenterology, 2016, 150: 1 257-1 261.

2. Drossman DA, Li Z, Andruzzi E, et al. U. S. householder survey of functional gastrointestinal disorders. Prevalence, sociodemography, and health impact[J]. Dig Dis Sci, 1993, 38(9): 1 569-1 580.

3. Koloski NA, Talley NJ, Boyce PM. Epidemiology and health care seeking in the functional GI disorders: a population-based study[J]. Am J Gastroenterol, 2002, 97(9): 2 290-2 299.

4. Thompson WG, Irvine EJ, Pare O, et al. Functional gastrointestinal disorders in Canada: first population-based survey using Rome II criteria with suggestions for improving the questionnaire [J]. Dig Dis Sci, 2002, 47(1): 225-235.

5. Boyce PM, Talley NJ, Burke C, et al. Epidemiology of the functional gastrointestinal disorders diagnosed according to Rome II criteria: an Australian population-based study[J]. Intern Med J, 2006, 36(1): 28-36.

6. 荣文舟. 现代中医肛肠病学[M]. 北京: 科学技术文献出版社, 2000: 301.

7. Santoro GA, Wieczorek AP, Bartram CI. Pelvic Floor Disorders[M]. 1 st ed. Italy: Springer Verlag, 2010.

8. Deen KI, Kumar D, Williams JG, et al. Anal sphincter defects: correlation between endoanal ultrasound and surgery[J]. Ann Surg, 1993, 218: 201-205.

9. Dietz HP. Pelvic floor ultrasound: a review[J]. Am J Obstet Gynecol, 2010: 321-334.

10. 薛雅红,丁曙晴,丁义江.动态经会阴超声评估女性慢性肛门痛盆底形态学特征.中华超声影像学杂志,2016,25,11:69-74.

11. 丁义江,丁曙晴,陆挺.丁泽民治疗肛门直肠痛临证经验探析[J].江苏中医药,2015,47(10):1-3.

12. 赵斌.丁义江教授辨治功能性便秘思路初探[J].中医药通报,2011,10(6):22-24.

13. 蔡海红,王玲玲.王玲玲教授八髎穴深刺法及临床应用[J].中国针灸,2014,34(3):285-288.

14. 薛雅红.针刺治疗功能性肛门直肠痛随机对照试验的文献评价及临床研究[D].南京中医药大学,2017.

15. 郑玲,丁曙晴,丁义江,等.针刺联合生物反馈治疗功能性肛门直肠痛疗效分析[J].中华胃肠外科杂志,2016,19(12):1 375-1 378.

16. Jorge JMN,Habr-Gama A,Wexner SD. Biofeedback Therapy in the colon and Rectal Practice[J]. Applied Psychophysiology and Biofeedback,2003,28(1):47-61.

17. 丁曙晴,丁义江.盆底表面肌电生物反馈在功能性排便障碍诊治中的应用[J].中华物理医学与康复杂志,2009.31(5):349-350.

18. 薛雅红,丁曙晴,丁义江,等.生物反馈结合针刺治疗功能性肛门直肠痛40例临床疗效分析[J].腹部外科,2011,24(3):174-176.

19. Ng CL. Levator ani syndrome-a case study and literature review[J]. Aust Fam Physician,2007,36(6):449-452.

20. 徐大超.消炎膏结合微波腔内照射治疗气滞血瘀型功能性肛门直肠痛的临床研究[D].南京中医药大学,2013.

（丁曙晴）

附录

中国中医科学院西苑医院肛肠科诊疗规范选编

　　中国中医科学院西苑医院肛肠科，是一个有着六十多年历史，在国内享有盛誉，中医特色和优势都非常显著的优秀专科，是中国医师协会中西医结合医师分会肛肠专家委员会主任委员单位、北京肛肠学会会长单位、中国中医药信息协会肛肠分会会长单位，北京市中医药管理局重点专科建设单位。2018年荣获艾力彼医院管理研究中心发布的中国中医医院最佳临床型专科肛肠科。现将中国中医科学院西苑医院肛肠科现行的常见病诊疗规范选编如下：

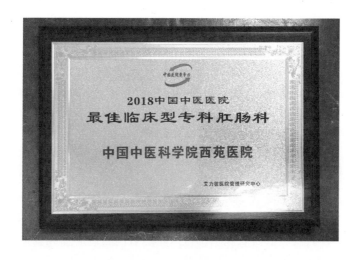

第一部分　痔（混合痔）

一、诊疗方案

（一）诊断

1. 疾病诊断

（1）中医诊断标准：参照中华中医药学会《中医肛肠科常见病诊疗指南》（中华中医药学会 . 中医肛肠科常见病诊疗指南 . 北京：中国中医药出版社，2012：10.）制定。

中医病名:痔

1) 症状

①便血:特点为便时滴血、射血,量多、色鲜红。

②脱垂:便后痔组织脱出肛外,可自行还纳,后期需用手托回,严重者步行时都可能脱出。

2) 体征:肛检见齿线上下黏膜皮肤隆起,质柔软,多位于3点、7点、11点处。

具备以上第(2)相加第(1)项中的①或②,诊断即可成立。

(2) 西医诊断标准:参照《精编结直肠肛门外科常见疾病临床诊疗路径》(黄忠诚,魏东.精编结直肠肛门外科常见疾病临床诊疗路径.北京:科学技术文献出版社,2019:27.)。

痔分为内痔、外痔和混合痔。

内痔是肛垫(肛管血管垫)的支持结构、血管丛及动静脉吻合发生的病理性改变和移位。

混合痔是内痔和相应部位的外痔血管丛的相互融合。

1) 症状体征

内痔:主要临床表现是出血和脱出,可并发嵌顿。

分为4度。Ⅰ度:便时带血、滴血,便后出血可自行停止;无痔脱出。Ⅱ度:常有便血;排便时有痔脱出,便后可自行还纳。Ⅲ度:可有便血;排便时有痔脱出,需用手还纳。Ⅳ度:可有便血,痔持续脱出或还纳后易脱出。

外痔:主要临床表现为肛门部软组织团块。

混合痔:主要临床表现为内痔和外痔的症状同时存在。

2) 检查方法

①肛门视诊:检查有无内痔脱出,肛门周围有无静脉曲张性外痔、血栓性外痔及皮赘,可行蹲位检查。观察脱出内痔的部位、大小。

②肛管直肠指诊:肛管直肠指诊可以排除肛门直肠肿瘤和其他疾病。

③内镜检查:了解混合痔内痔部分的分布情况和严重程度。

2. 证候诊断 参照中华中医药学会《中医肛肠科常见病诊疗指南》(中华中医药学会.中医肛肠科常见病诊疗指南.北京:中国中医药出版社,2012:10.)制定。

(1) 风伤肠络证:滴血或喷射状出血,血色鲜红,大便秘结或有肛门瘙痒,舌质红,苔薄黄,脉数。

(2) 湿热下注证:便血色鲜,量较多,肛内肿物外脱,可自行回纳,肛门灼热,苔黄腻,脉弦数。

(3) 气滞血瘀证:肛内肿物脱出,甚或嵌顿,坠胀疼痛,甚则内有血栓形成,肛缘水肿,触痛明显,舌质红,苔白,脉弦细涩。

（4）脾虚气陷证：肛门松弛，内痔脱去出不能自行回纳，需用手法还纳。便血色鲜或淡，舌淡，苔薄白，脉细弱。

3. 鉴别诊断

（1）肛裂：可见肛管皮肤全层、纵行、梭状裂口，裂口外端多有赘皮外痔形成，多见于肛管后正中或前正中，疼痛剧烈，伴有便血、便秘等。疼痛具有周期性特征。

（2）直肠脱垂：大便时肿物脱出，脱出物多为环形或半环形，可见放射状或环形黏膜皱褶，重度直肠脱垂表面无黏膜皱褶。黏膜颜色多正常。一般无便血，或便血量少。

（3）直肠腺瘤：表现为肛门脱出性包块，便后可还纳，色鲜红，多有蒂，常不伴疼痛，可有少量便血。直肠指诊、内镜检查可确诊。

（4）直肠癌　主要症状为大便习惯改变，便血，脓血便，可有直肠刺激症状，中低位直肠癌指诊时可及硬性肿物。内镜检查、病理检查可确诊。

（5）结直肠炎：主要症状为腹泻、黏液便、腹痛等症状。内镜检查、病理检查可确诊。

（二）治疗方案

参照中华中医药学会《中医肛肠科常见病诊疗指南》（中华中医药学会. 中医肛肠科常见病诊疗指南. 北京：中国中医药出版社，2012：10.）制定。

1. 一般治疗　包括增加水份摄入及膳食纤维的摄入，保持大便通畅，防治便秘和腹泻，温热坐浴，保持会阴清洁等。

2. 手术治疗

（1）混合痔高悬低切术

1）适应证：混合痔。

2）手术方法介绍：高悬低切术式由贾小强教授创立。贾小强教授结合临床治疗经验，对混合痔发生机制、临床演变规律进行深入研究，提出了混合痔的三分法，将混合痔分为齿线上的上痔部分，肛缘以下的下痔部分和肛管部分的中痔部分。根据中医内外痔分别处理的传统结扎疗法技术，遵循中医"下者举之"的治疗原则设计出高悬低切术式。此术式着重处理导致便血和脱出的上痔部分，同时切除导致异物感、瘙痒、肿痛等症状的肛缘外下痔部分，而温和地处理中痔部分，提出完整保留肛管皮肤（中痔）的高悬低切术。将高悬低切术式应用于Ⅱ、Ⅲ度混合痔的治疗，临床疗效满意，能明显减少混合痔术后并发症，缩短创面愈合时间，使肛门正常解剖结构和功能得到最大限度的保护。手术操作详见本书相关章节。

（2）铜离子电化学疗法（ECTCI）治疗痔出血及痔脱出：铜离子电化学疗法是从中医枯痔疗法发展而来。铜离子加外切术是治疗非环形脱垂混合痔的可行的有效方法。本疗法是在电场作用下，利用铜离子与血液中的有效成分发生电化学反应，使病变处产生电解质改变（酸碱中毒），血流变慢、凝固，络合物作为异物与电流共同引起局部血管壁上皮细胞水肿，促发无菌性炎症、组织机化、血管闭塞并导致周围组织纤维化从而达到消除黏膜下层血管出血性病变，进而达到消除脱出的目的。该疗法可以简便、安全、可靠地治疗痔出血和痔脱出。手术操作详见本书相关章节。

1）仪器设备：用铜离子电化学治疗仪，按照默认值连续治疗 280 秒。

2）治疗方法：术前灌肠一次，患者取侧卧位，常规消毒，麻醉。插入肛门镜，检查确定出血及脱出的痔区，将 4 组铜针刺入齿线附近痔区组织深 10~15mm，治疗 280 秒，（选定应包括 3 点、7 点、11 点和 / 或 1 点）取下铜针，以同样方法逐次治疗各个痔区。同一痔区可根据出血、充血状况同时反复治疗。脱出患者根据出血及脱出部位确定治疗区域和治疗空间，根据脱出程度治疗点应不小于 8 处，不大于 28 处（即治疗 2~7 组）。手术操作详见本书相关章节。

（3）CORE 技术：本技术是由李东冰教授提出。CORE 技术包括铜离子电化学疗法、闭合性痔切除术、开放性痔切除术（CR&OR+E 技术，简称：CORE）。

技术名称延伸性说明：

CR（closed resection）：闭合性痔切除术。

OR（opened resection）：开放性痔切除术。

E（electro-chemical therapy by cupric ion, ECTCI）：铜离子电化学疗法。

技术核心目标：利用 CORE 技术，实现痔治疗的微痛、微创。

技术核心原则：内痔内治，外痔外治，轻视肛缘，重视肛管。

（4）开环 PPH 手术或 TST 手术：开环 PPH 术（NON-RING PPH）或 TST 术联合外痔切除术是在传统 PPH 的基础上优化的手术方式。此种手术方式的优势在于针对性地消除了 PPH 术存在发生环形戒指样狭窄的风险。由于避免了吻合口闭环牵拉，使其应力降低，从而去除了创面的不均匀闭合，有效降低了术中和术后牵拉性撕裂造成出血的风险。减少了术后吻合钉反应的几率。PPH 术后因为吻合钉对 6 点及其附近区域的刺激作用明显，可出现患者因吻合钉反应再次就医。而采用开环 PPH 术或 TST 术，可以特意避开后正中，从而达到减轻局部反应的目的。手术操作详见本书相关章节。

（5）注射术：采用消痔灵硬化剂注射术是中医治疗混合痔的重要方法之一，主要适用于以便血为主要表现的 Ⅰ 度、Ⅱ 度内痔或混合痔的内痔部分。注射方法一般采用麻醉下四步注射法，第一步注射于痔核上方黏膜下，第二步注射于痔核内，第三步注射于痔核黏膜固有层，第四步注射于痔核下部的洞状静脉区域。手术操作详见本书相关章节。

（6）术后处理

1）局部麻醉患者术后即可进食，半小时后可下床活动、进食。

2）腰麻或骶麻术后去枕平卧、禁食水4小时，补液治疗；术后4小时可下床活动，可进流食。次日开始普食。

3）每天切口换药1~2次，创面较深时，放置纱条引流并保持引流通畅。

4）术后用药：局部用药（栓剂、膏剂、洗剂）、口服药、物理治疗等。

5）术后异常反应处理

①疼痛处理：酌情选用镇静药、止痛药、患者自控镇痛泵等。

②术后尿潴留的预防及处理：中药热罨包、耳穴压豆、中药穴位敷贴、理疗、针灸、局部封闭、导尿等。

③伤口渗血处理：换药、出血点压迫、使用止血剂等。

④排便困难：软化大便药物口服，必要时诱导灌肠。

⑤创面水肿：使用局部中药湿敷等。

⑥术后继发性大出血的处理：局部压迫，必要时麻醉下止血。

⑦其他情况处理：呕吐、发热、头痛等，对症处理。

3. 外治法

（1）中药熏洗法

1）祛毒二黄汤（西苑医院肛肠科协定处方）

主要组成：生侧柏叶、炒苍术、五倍子、马齿苋、芒硝、黄连、黄柏等。

功效：清热解毒，消肿止痛，胜湿止痒。

适应证：症见红肿疼痛，下坠，湿痒等。手术前后均可应用。

2）湿疡宁洗方（西苑医院肛肠科协定处方）

主要组成：黄柏、苦参、防风、荆芥、白鲜皮、地肤子、大腹皮、红花、蝉蜕、紫草等。

功效：祛风活血，胜湿止痒。

适应证：术前或术后，合并肛周湿疹，症见皮肤瘙痒、潮湿等。

（2）中药外敷法：推荐方药如下：

1）十味金黄膏（西苑医院院内制剂）

主要成分：大黄、黄柏、姜黄等。

功效：消肿止痛。

适应证：症见局部红肿，灼热疼痛，溃漏脓液等。手术前后均可应用。

2）湿毒膏（西苑医院院内制剂）

主要成分：黄柏、青黛、煅石膏、煅炉甘石。

功效：清热解毒，祛湿收敛，止痒。

适应证：皮肤潮红，潮湿、瘙痒。

3）养阴生肌散（西苑医院院内制剂）

主要成分：人工牛黄、冰片青黛等。

功效：清热解毒，养阴生肌，止痛促愈。

适应证：愈合缓慢的手术创面，或局部溃疡。

（3）肛门栓剂：推荐方药如下：

普济痔疮栓、复方角菜酸酯栓、壳聚糖敷料（栓）、马应龙痔疮栓等。

4. 内治法

（1）风伤肠络证

治法：清热祛风，凉血止血

推荐方药：槐花散加减（槐花、生侧柏、荆芥穗、枳壳等）。

（2）湿热下注证

治法：清热利湿，凉血止血

推荐方药：止痛如神汤加减（当归、桃仁、皂角刺、苍术、黄柏、泽泻、槟榔、防风、秦艽等）。

（3）气滞血瘀证

治法：活血化瘀，行气止痛

推荐方药：活血散瘀汤加减（桃仁、赤芍、当归、大黄、川芎、牡丹皮、枳壳、瓜蒌、槐角、地榆、槟榔等）。

（4）脾虚气陷证

治法：补中益气，升阳举陷

推荐方药：补中益气汤加减（党参、黄芪、炒白术、升麻、柴胡、当归、甘草、陈皮等）

5. 护理

（1）术后宜多食新鲜的蔬菜水果，加强营养。

（2）养成便后及睡前清洗肛门的习惯，保持肛门清洁。

（3）中药热罨包的使用。

（4）耳穴压豆缓解紧张、失眠、疼痛等。

（5）穴位贴敷缓解便秘、痔的相关症状。

（6）指导患者的健康生活饮食和生活习惯。对痔疮有预防作用的食物主要有：紫菜、红小豆、芝麻、槐花、黑芝麻、胡桃肉、竹笋、蜂蜜等。忌食辛辣刺激性食物、忌饮酒、忌食肥甘厚味、炙烤食物、忌食难于消化食物、忌食味浓及香料多的食物、忌食大热食物。

（三）疗效评价

参照中华人民共和国中医药行业标准《中医病证诊断疗效标准》（ZY/T 001.7—94）。

1. 评价标准

治愈:症状消失,痔核消失,疗效指数≥95%。

显效:症状改善明显,痔核明显缩小,疗效指数≥75%。

有效:症状轻度,痔核略有缩小,疗效指数≥30%。

未愈:症状体征均无变化或手术创面未愈合,疗效指数<30%。

2. 评价方法

(1)疗效指数计算公式(尼莫地平法):[(治疗前积分-治疗后积分)/治疗前积分]×100%。

(2)症状分级量化评分标准:

便血

正常	0分	
轻度	2分	带血
中度	4分	滴血
重度	6分	射血

坠痛

正常	0分	
轻度	2分	下坠为主
中度	4分	坠胀,有轻度疼痛
重度	6分	疼痛较重

脱垂

正常	0分	
轻度	1分	能复位

痔黏膜

正常	0分	
轻度	2分	充血
中度	4分	糜烂
重度	6分	有出血点

痔大小

正常	0分	痔区黏膜大致正常
轻度	1分	一个痔核超过1个钟表点位
中度	2分	二个痔核超过1个钟表数或一个痔核超过2个钟表点位
重度	3分	三个痔核超过1个钟表数或一个痔核超过3个钟表点位。

（四）优化措施

参照国家中医药管理局颁布的《22个专业105个病种的中医诊疗方案》，结合本科特色诊疗技术，制定出符合我科临床实际的诊疗方案。混合痔手术重点在于有效解除脱出、便血症状，保护肛管皮肤，维护肛门功能，手术方式应尽量简化。混合痔治疗应遵循尽量将混合痔的内痔与外痔部分分别处理，尽量保护好肛管皮肤。在这一思想指导下，我们不断创新混合痔的手术治疗方式，采用消痔灵注射、铜离子电化学治疗、高悬低切术、PPH、RPH等技术，处理混合痔，同时施以必要的扩肛法，有效地减少了混合痔术后疼痛及术后肛门功能保护的问题。

1. 针对术后疼痛的优化措施　痔术后疼痛仍然是一个困扰临床的问题。针对这一问题，加强围手术期疼痛管理是优化方案的重要措施。术前进行疼痛评估，手术精细操作，尽量减少肛管皮肤损伤，术后定时评估疼痛情况，及时采取应对止痛措施，中西医结合综合治疗方案，包括调畅大便，便后坐浴，应用油膏外敷、药栓纳肛、耳穴压豆、针灸、中药穴位敷贴等，可以有效减轻术后疼痛。

2. 针对术后大便不畅的优化措施　术后患者易出现大便困难。术后便秘或粪便嵌顿压迫直肠下部、排便时间延长、努挣用力，都有可能引发肛门括约肌痉挛，引起肛门疼痛、局部水肿、尿潴留等发生，延缓伤口愈合。针对这一问题的优化措施包括，鼓励患者术后尽早下地活动，术后次日开始正常饮食，如患者既往存在便秘问题可预防性应用通便药物。如术后三天仍未能完成术后第一次排便，可给予开塞露纳肛治疗。

二、混合痔中医临床路径

（一）混合痔临床路径标准

1. 适用对象

第一诊断为混合痔（ICD-10：I84.801）

行混合痔外剥内扎术（ICD-9-CM-3：49.45），或高悬低切术，或经肛门吻合器痔切除术（ICD-9-CM-3：49.49），或铜离子电化学治疗术（ICD-9-CM-3：99.27001）

2. 诊断依据

（1）疾病诊断

1）中医诊断标准：参照中华中医药学会《中医肛肠科常见病诊疗指南》（中华中医药学会.中医肛肠科常见病诊疗指南.北京：中国中医药出版社，2012：10.）制定。详见诊疗方案。

2）西医诊断标准：参照《精编结直肠肛门外科常见疾病临床诊疗路径》

（黄忠诚，魏东．精编结直肠肛门外科常见疾病临床诊疗路径．北京：科学技术文献出版社，2019：27.）。详见诊疗方案。

（2）证候诊断：参照中华中医药学会《中医肛肠科常见病诊疗指南》（中华中医药学会．中医肛肠科常见病诊疗指南．北京：中国中医药出版社，2012：10.）制定。详见诊疗方案。

3. 治疗方案

（1）手术治疗：根据病情选择高悬低切术式、混合痔外剥内扎术、经肛门吻合器痔切除术（TST 或 PPH）加外痔切除术、RPH 加外痔切除术术、铜离子电化学治疗术加外痔切除术等。详见诊疗方案。

（2）外治法：详见诊疗方案。

（3）内治法：详见诊疗方案。

4. 标准住院日为≤7 天。

5. 进入路径标准

（1）第一诊断必须符合 ICD-10：I84.801 混合痔疾病编码。

（2）当患者同时具有其他疾病诊断，但在住院期间不需特殊处理也不影响第一诊断的临床路径流程实施时，可以进入路径。

6. 术前准备（术前评估）

（1）所必需的检查项目：血常规、尿常规；肝肾功能、电解质、凝血功能、血型、感染性疾病筛查（乙肝、丙肝、梅毒、艾滋病等）；心电图、X 线胸片。

（2）必要时行直肠、乙状结肠镜或电子结肠镜检查。

7. 预防性抗菌药物选择与使用时机　预防性抗菌药物按照《抗菌药物临床应用指导原则》（卫医发〔2004〕285 号）执行，并结合患者的病情决定抗菌药物的选择。

8. 手术方式　手术日为入院后第二天。

（1）麻醉方式：局麻、腰麻或骶麻。

（2）手术方式据病情选择高悬低切术式、混合痔外剥内扎术、经肛门吻合器痔切除术（TST 或 PPH）加外痔切除术、RPH 加外痔切除术术、铜离子电化学治疗术加外痔切除术等。

（3）术后标本送病理。

9. 术后处理　术后住院恢复天数为 2~7 天。

（1）局部麻醉患者术后即可进食，半小时后可下床活动、进食。

（2）腰麻或骶麻术后去枕平卧、禁食水 4 小时，补液治疗；术后 4 小时可下床活动，可进流食。

（3）每天切口换药 1~2 次，创面较深时，放置纱条引流并保持引流通畅。

（4）术后用药：局部用药（栓剂、膏剂、洗剂）、口服药、物理治疗等。

（5）术后异常反应处理

1）疼痛处理：酌情选用镇静药、止痛药、患者自控镇痛泵等。

2）术后尿潴留的预防及处理：理疗、针灸、局部封闭、导尿等。

3）伤口渗血处理：换药、出血点压迫，使用止血剂。

4）排便困难：软化大便药物口服，必要时诱导灌肠。

5）创面水肿：使用局部或全身消水肿药。

6）术后继发性大出血的处理。

7）其他情况处理：呕吐、发热、头痛等，对症处理。

10. 出院标准

（1）患者一般情况良好，正常饮食，排便顺畅，无明显排便时肛门疼痛，各项实验室检查结果正常，体温正常。

（2）肛门部创面无异常分泌物，引流通畅，无明显水肿、出血。

11. 变异及原因分析

（1）手术后出现继发切口感染或持续性大出血等并发症时，导致住院时间延长与费用增加。

（2）伴发其他基础疾病需要进一步明确诊断，导致住院时间延长与费用增加。

（二）痔（混合痔）临床路径表单

患者姓名： 　　　　　　　　　　　性别：

年龄： 　　岁 　　　　　　　　　病历号：

住院日期： 　年 　月 　日 　　　出院日期： 　年 　月 　日

完成日期： 　年 　月 　日 　　　实际住院日： 　天

时间	入院	住院	出院
主要诊疗工作	□ 询问病史、体格检查 □ 完善入院及术前各项检查 □ 完善首次病程记录 □ 上级医生查看患者，完善术前评估，确定手术方案 □ 医患沟通，签署手术知情同意书 □ 下达手术医嘱、提交手术通知单 □ 完成术前小结及术前讨论	□ 三级医师查房、完成上级医师查房 □ 完成手术治疗 □ 24 小时内完成手术记录 □ 完成术后医师查房及病程记录 □ 完成术后生命体征及创面渗血情况检查 □ 评估疼痛程度 □ 术后换药，每日一次 □ 了解术后首次排尿情况，必要时留置导尿 □ 疗效评估确定出院时间	□ 向患者交代出院注意事项、复查日期 □ 指导患者出院后功能锻炼、预防常识 □ 开具出院诊断证明书 □ 完成出院记录 □ 通知出院

重点医嘱	长期医嘱： □ 肛肠科护理常规 □ 分级护理 □ 饮食 临时医嘱： □ 血常规、尿常规 □ 心电图、胸部 X 线片 □ 感染疾病筛查 □ 血型鉴定 □ 生化、凝血 □ 术前医嘱（禁食 / 禁水 / 肠道准备）	长期医嘱： □ 术后医嘱 □ 肛肠科术后护理常规 □ 分级护理 □ 饮食 □ 静脉止血 / 止痛 / 消肿药 □ 肛门部理疗 □ 中药熏洗坐浴或中药热敷 □ 耳穴 / 穴位贴敷 □ 术后局部用药 □ 辨证服用中药汤剂 临时医嘱： □ 口服软化大便药 / 止血药 / 消水肿药 / 止痛药 □ 对症处理 □ 复查血常规、尿常规、便常规	长期医嘱： □ 分级护理 □ 术后护理常规 临时医嘱： □ 停止长期医嘱 □ 出院带药 □ 开具出院医嘱
主要护理工作	□ 患者一般状况资料登记,建立护理记录 □ 入院介绍 □ 入院健康教育 □ 介绍入院各项检查前注意事项 □ 按照医嘱执行诊疗护理措施 □ 交代术前注意事项 □ 术前中医情志疏导	□ 完成术前各项准备工作 □ 交接患者、检查生命体征及用药情况 □ 交接术后注意事项、排便指导及辅助下床解小便,饮食指导 □ 随时观察患者情况 □ 术后康复、健康教育 □ 协助患者生活护理 □ 晨晚间护理、夜间巡视	□ 交代出院后注意事项,进行术后卫生宣教 □ 指导出院带药的用法 □ 协助办理出院手续 □ 送患者出院
病情变异记录	□ 无　□ 有	□ 无　□ 有	□ 无　□ 有
医师签名			
护士签名			

第二部分 血栓性外痔

一、诊疗方案

（一）诊断

1. 疾病诊断

（1）中医诊断标准：参照中华人民共和国中医药行业标准《中医病证诊断疗效标准》（ZY/T 001.7—94）制定。

肛缘皮下突发青紫色肿块；局部皮肤水肿，肿块初起尚软，疼痛剧烈，渐变硬，触痛明显。

（2）西医诊断标准：参照《精编结直肠肛门外科常见疾病临床诊疗路径》（黄忠诚，魏东．精编结直肠肛门外科常见疾病临床诊疗路径．北京：科学技术文献出版社，2019：27．）。

1）临床表现：起病突然，局部肿痛，肛门异物感。

2）局部检查：肛缘可见局限性包块，有紫斑，触痛。

3）辅助检查：肛门直肠镜检查等。

2. 证候诊断 参照中华人民共和国中医药行业标准《中医病证诊断疗效标准》（ZY/T 001.7—94）制定。

气滞血瘀证：肛缘肿物突起，有异物感，可有局部胀痛或坠痛，局部可见肿物饱满局限，多见于肛缘左侧或右侧，皮色紫暗，或有瘀斑，可触及肿物内有硬性结节，触痛明显。舌质淡红或暗红，苔薄白，脉弦涩。

3. 鉴别诊断

（1）静脉曲张性外痔：肛缘包块隆起，触之柔软，色暗，肿物呈椭圆形，增加腹压时，肿物可增大，按摩时肿物可变小。

（2）内痔嵌顿：内痔嵌顿，肿块较大，色紫暗，数量较多，甚至绕肛周呈花环样，疼痛逐渐加重，久则糜烂坏死，渗流滋水，坐卧不宁。

（3）肛裂：可见肛管皮肤全层、纵行、梭状裂口，裂口外端多有赘皮外痔形成，多见于肛管后正中或前正中，疼痛剧烈，伴有便血、便秘等。疼痛具有周期性特征。

（4）直肠脱垂：为慢性过程，病程较长，排便时肿物脱出，便后可还纳，不伴疼痛，黏膜颜色多正常。

（5）直肠腺瘤：表现为肛门脱出性包块，便后可还纳，色鲜红，多有蒂，常不伴疼痛，可有少量便血。直肠指诊、内镜检查可确诊。

（二）治疗方案

根据《中医外科学》（陈红风.中医外科学.北京：中国中医药出版社，2017.10）制定。

1. 一般治疗 包括增加水分摄入及膳食纤维的摄入，保持大便通畅，防治便秘和腹泻，温热坐浴，保持会阴清洁等。

2. 手术治疗 血栓性外痔通常伴有明显的疼痛，必要时应急诊手术。

（1）术前准备：所必需的检查项目包括血常规、尿常规；肝肾功能、电解质、凝血功能、血型、感染性疾病筛查（乙肝、丙肝、梅毒、艾滋病等）；心电图、X线胸片。必要时行直肠、乙状结肠硬镜或电子肠镜检查。

（2）抗菌药物应用：一般无需预防性应用抗菌药物，如合并局部感染者，可按照《抗菌药物临床应用指导原则》（卫医发〔2004〕285号），并结合患者的病情决定抗菌药物的选择。

（3）麻醉方式：局麻、腰麻或骶麻。急诊手术行血栓性外痔切除术。

（4）手术方式：采用血栓性外痔摘除术。西苑医院肛肠科的经验是，我们认为，血栓性外痔并非像多数教材中所论述的系肛缘皮下静脉破裂形成的皮下凝血块，而是肛管皮下发生的血栓性静脉炎。因此我们采用的手术方式是将肛缘病变处的皮下静脉丛摘除。

（5）术后处理：参见痔（混合痔）诊疗方案。

3. 外治法

（1）中药熏洗法：参见痔（混合痔）诊疗方案。

（2）中药外敷法：参见痔（混合痔）诊疗方案。

（3）肛门栓剂：参见痔（混合痔）诊疗方案。

4. 内治法

气滞血瘀证

治法：活血化瘀，行气止痛

推荐方药：活血散瘀汤加减（桃仁、赤芍、当归、大黄、川芎、牡丹皮、枳壳、瓜蒌、槐角、地榆、槟榔等）。

5. 护理

参见痔（混合痔）诊疗方案。

（三）疗效评价

参照中华人民共和国中医药行业标准《中医病证诊断疗效标准》（ZY/T 001.7—94）。

1. 评价标准

治愈：症状消失，痔核消失，疗效指数≥95%。

显效：症状改善明显，痔核明显缩小，疗效指数≥75%。

有效：症状轻度，痔核略有缩小，疗效指数≥30%。

未愈：症状体征均无变化或手术创面未愈合，疗效指数<30%。

2. 评价方法

（1）疗效指数计算公式（尼莫地平法）：[（治疗前积分 - 治疗后积分）/ 治疗前积分]×100%。

（2）症状分级量化评分标准：

坠痛

正常	0分	
轻度	2分	下坠为主
中度	4分	坠胀，有轻度疼痛
重度	6分	疼痛较重

痔核大小

正常	0分	无明显痔核突起
轻度	1分	一个痔核，且局限在1个钟表点位
中度	2分	两个痔核或一个痔核超过2个钟表点位
重度	3分	三个痔核或一个痔核超过3个钟表点位

（四）优化措施

参照国家中医药管理局颁布的《22个专业105个病种的中医诊疗方案》，在中西医传统治疗方法及手术方式基础上，优化出具有中西医结合特色的治疗方法和手术方式，同时，根据我们对血栓性外痔发病机制的研究结果，提出血栓性外痔皮下静脉丛摘除术的独特手术方式。优化过程，注重中西医结合，尤其注意对于围手术期中医干预治疗方案的制定，增加中药湿敷、中药热罨包外敷、中药激光坐浴治疗、水疗、穴位贴敷治疗、针灸治疗、红光治疗、理疗等治疗方法的应用，建立有中医特色、中西医结合、疗效确切、应用广泛的具有行业先进性的诊疗方案。

二、血栓性外痔中医临床路径

（一）血栓性外痔临床路径标准

1. 适用对象

第一诊断为血栓性外痔（ICD-10：I84.3）

行血栓性外痔切除术（ICD-9-CM-3：49.47）

2. 诊断依据

（1）中医诊断标准：参照中华人民共和国中医药行业标准《中医病证诊断疗效标准》（ZY/T 001.7—94）制定。详见诊疗方案。

（2）西医诊断标准：参照《精编结直肠肛门外科常见疾病临床诊疗路径》

（黄忠诚,魏东 . 精编结直肠肛门外科常见疾病临床诊疗路径 . 北京:科学技术文献出版社,2019:27.）。详见诊疗方案。

3. 治疗方案的选择　根据《中医外科学》(陈红风主编 . 中医外科学 . 北京:中国中医药出版社,2017.10)制定。详见诊疗方案。

4. 标准住院日　标准住院日为 3 天。

5. 进入路径标准

（1）第一诊断必须为血栓性外痔(ICD-10:I84.3)。

（2）当患者同时具有其他疾病诊断,但在住院期间不需特殊处理也不影响第一诊断的临床路径流程实施时,可以进入路径。

6. 术前准备（术前评估）

（1）所必需的检查项目:血常规、尿常规;肝肾功能、电解质、凝血功能、血型、感染性疾病筛查(乙肝、丙肝、梅毒、艾滋病等);心电图、X 线胸片。

（2）必要时行直肠、乙状结肠镜或电子结肠镜检查。

7. 预防性抗菌药物选择与使用时机　按照《抗菌药物临床应用指导原则》(卫医发〔2004〕285 号)执行,并结合患者的病情决定抗菌药物的选择。

8. 手术

（1）手术日:手术日为入院当天或次日。

（2）麻醉方式:局麻,或腰麻或骶麻。

（3）手术方式:行血栓性外痔摘除术。

（4）术后标本送病理。

（5）术后住院 1~2 天。

9. 术后处理

（1）局部麻醉患者术后即可进食,半小时后可下床活动、进食。

（2）腰麻或骶麻术后去枕平卧、禁食水 4 小时,补液治疗;术后 4 小时可下床活动,可进流食。

（3）每天切口换药 1~2 次,创面较深时,放置纱条引流并保持引流通畅。

（4）术后用药:局部用药（栓剂、膏剂、洗剂）、口服药、物理治疗等。

（5）术后异常反应处理:

1）疼痛处理:酌情选用镇静药、止痛药、患者自控镇痛泵等。

2）术后尿潴留的预防及处理:中药热罨包外敷、理疗、针灸、局部封闭、导尿等。

3）伤口渗血处理:换药、出血点压迫,使用止血药。

4）排便困难:软化大便药物口服,必要时诱导灌肠。

5）创面水肿:使用局部或全身消水肿药。

6）术后继发性大出血的处理:局部压迫或麻醉下止血。

7）其他情况处理：呕吐、发热、头痛等,对症处理。

10. 出院标准

（1）患者一般情况良好,正常饮食,排便顺畅,无明显排便时肛门疼痛,各项实验室检查结果正常,体温正常。

（2）肛门部创面无异常分泌物,引流通畅,无明显水肿、出血。

11. 变异及原因分析

（1）手术后出现继发切口感染或持续性大出血等并发症时,导致住院时间延长与费用增加。

（2）伴发其他基础疾病需要进一步明确诊断,导致住院时间延长与费用增加。

（二）血栓性外痔临床路径表单

患者姓名：　　　　　　　　　　性别：

年龄：　　岁　　　　　　　　　病历号：

住院日期：　年　月　日　　　　出院日期：　年　月　日

完成日期：　年　月　日　　　　实际住院日：　天

时间	住院第 1 天 （急诊手术）	住院第 2 天 （术后第 1 天）	住院第 3 天 （出院日）
主要诊疗工作	□ 病史询问,体格检查,完善病历 □ 进行相关检查 □ 完成病历 □ 上级医师查看患者,制订治疗方案 □ 医患沟通,签署手术知情同意书,通知手术室,急诊手术 □ 手术 24 小时内完成手术记录、术后首次病程记录	□ 上级医师查房 □ 评估辅助检查结果 □ 观察术后病情:排便情况、有无便血、切口情况（分泌物、水肿等） □ 完成术后病程记录 □ 中医华腐生肌换药	□ 观察术后病情 □ 确定符合出院指征 □ 向患者交代出院注意事项、复查日期 □ 完成病历 □ 通知出院
重点医嘱	长期医嘱: □ 术前禁食 □ 二级护理 临时医嘱: □ 急查血常规、尿常规、血型、肝肾功能、电解质、凝血功能、感染性疾病筛查 □ 急查心电图、胸片	长期医嘱: □ 二级护理 □ 普食 □ 中药熏洗坐浴 □ 肛门部理疗 Bid（红外线治疗、激光坐浴治疗等） □ 口服软化大便药、消水肿药	出院医嘱: □ 出院带药 □ 门诊随诊

续表

重点医嘱	□ 必要时行乙状结肠硬镜或全结肠镜检查 □ 术前准备(通便灌肠、术前镇静、备皮等) □ 今日急诊行血栓外痔切除术	临时医嘱: □ 创面渗血较多时,加用止血药 □ 中药热敷	
主要护理工作	□ 患者一般状况资料登记,建立护理记录 □ 术前准备 □ 术后护理	□ 观察患者一般状况,营养状况 □ 嘱患者保持肛门清洁,切忌用力排便	□ 记录患者一般状况,营养状况 □ 嘱患者出院后继续注意保持大便通畅,保持肛门局部清洁
病情变异记录	□ 无　□ 有,原因: 1. 2.	□ 无　□ 有,原因: 1. 2.	□ 无　□ 有,原因: 1. 2.
护士签名			
医师签名			

第三部分　肛痈(肛周脓肿)

一、诊疗方案

(一)诊断

1. 疾病诊断

(1)中医诊断标准:参照中华中医药学会《中医肛肠科常见病诊疗指南》(中华中医药学会.中医肛肠科常见病诊疗指南.北京:中国中医药出版社,2012:10.)制定。

局部红肿疼痛,直肠指检可触及压痛性肿块,或有波动感,局部穿刺可抽出脓液,且无明显全身症状者,位于肛提肌以下间隙,属低位肛痈。较早出现寒战、高热、乏力、脉数等全身症状,局部饱满,穿刺可抽出脓液,位于肛提肌以上间隙,属高位肛痈。

(2)西医诊断标准:参照《精编结直肠肛门外科常见疾病临床诊疗路径》(黄忠诚,魏东.精编结直肠肛门外科常见疾病临床诊疗路径.科学技术文献出版社,2019:27.)。

肛周脓肿可表现为,肛周出现疼痛,并可触及小硬块或肿块,触痛,继而疼痛逐渐加重,局部红肿,肤温高,不能端坐,可伴有便秘、排尿不畅、里急后重等。可见全身不适、精神疲惫乏力、体温升高、食欲减退、寒战高热等全身中毒症状。穿刺肿块可抽出脓液。若自行溃破,或切开排脓后疼痛缓解。

血常规检查,血白细胞及中性粒细胞计数可有不同程度地升高。直肠腔内超声、盆腔 MRI 检查对诊断有非常重要价值。

2. 疾病分类

(1)低位脓肿(肛提肌以下脓肿):包括肛周皮下脓肿、坐骨直肠窝脓肿、括约肌间脓肿及肛管后间隙脓肿。

(2)高位脓肿(肛提肌以上脓肿):直肠后间隙脓肿、骨盆直肠间隙脓肿及直肠黏膜下脓肿。

3. 证候诊断　参照中华中医药学会《中医肛肠科常见病诊疗指南》(中华中医药学会. 中医肛肠科常见病诊疗指南. 北京:中国中医药出版社,2012:10.)制定。

(1)火毒蕴结证:肛门周围突然肿痛,持续加剧,肛周红肿,触痛明显,质硬,表面灼热,伴有恶寒发热,便秘溲赤,舌红,苔薄黄,脉数。

(2)热毒炽盛证:肛门肿痛剧烈,可持续数日,痛如鸡啄,夜寐不安,伴有恶寒发热,口干,便秘,小便困难,肛周红肿,按之有波动感或穿刺有脓,舌红,苔黄,脉弦滑。

(3)阴虚毒恋证:肛门肿痛,灼热,局部色红,溃后难敛,伴有午后潮热,心烦口干,盗汗,舌红,少苔,脉细数。

4. 鉴别诊断

(1)肛门周围疖肿:初起为局部红、肿、痛的小结节,后逐渐肿大、隆起,结节中央组织坏死而变软,可见黄白色脓栓,可排除脓液,出脓后肿痛逐渐消失而愈,有时感染扩散可形成窦道,但不与肛门直肠相通。

(2)化脓性汗腺炎:多发生于肛门周围和臀部皮肤,脓肿潜在而病变范围广泛。皮肤增厚变硬,可见多个流脓的创口。创口间可彼此相通,形成皮下瘘管,但瘘管不与肛门直肠相通。

(3)肛管直肠癌:肿物坚硬固定,表面溃破,凹凸不平,常有脓血性分泌物。恶臭污秽。

(4)囊肿合并化脓性感染:肛管直肠周围囊肿,如皮样囊肿、表皮样囊肿、畸胎瘤等合并化脓性感染时,与肛痛临床表现相似,均可见肛周肿痛、发热,可触及肛周或直肠内包块等,但如果发现患者局部症状与全身症状显著不符,局部包块较大,张力较高,局部肿痛较重,而全身症状较轻,血象正常或与局部表现程度不一致时,应高度警惕囊肿合并化脓性感染的可能。鉴别诊断的主要依据为肛周局部的影像学检查。

（5）骶前囊肿：肛门指诊直肠后肿块光滑，无明显压痛，有囊性感。多为先天性，应追问病史。X 线检查可见骶前肿物将直肠向前推移。MRI 检查可明确诊断。术后病理检查可明确病变性质。

（二）治疗方案

参照中华中医药学会《中医肛肠科常见病诊疗指南》（中华中医药学会. 中医肛肠科常见病诊疗指南. 北京：中国中医药出版社，2012：10.）制定。

1. 手术治疗　肛痈一旦确诊应尽早手术，以免病情进一步加重。手术治疗主要包括切开引流术、一次性切开术、和切开挂线术三类。

切开引流术适用患者全身条件较差，不适合做一次性切开或切开挂线术者，或作为暂时缓解症状、控制病情发展的方法。

一次性切开术适用于低位脓肿。选择一次性切开术一般要具备两个基本条件，一是脓肿结构较简单，内口明确；二是仅需断离少量、位置较低的肌肉，预计对肛门不会产生显著影响者。

切开挂线术可作为复杂或高位脓肿的治疗方法。挂线法包括挂实线（又称紧线）和虚线（又称对口引流）两种。挂实线主要用于切口与内口之间的主脓腔的处理，目的在于以线代刀，引流通畅，缓慢切开，边切边长，最大限度保护肛门功能。挂虚线主要用于分支脓腔的处理，有时也可用于不便采用实线处理的主脓腔，目的在于保持引流通畅，促进愈合，或为二次手术创造条件。

术后处理：术后 2 天开始祛毒二黄汤坐浴，用十味金黄膏，或红油纱条等局部换药，直至伤口愈合。挂线 10 天左右若不能自行脱落时，可在麻醉下剪除挂线残余组织去除挂线。脓肿跨度较大者，可采用跳跃切开挂线，对跳跃留置部分的脓腔，可使用双氧水、盐水、碘伏冲洗。其他术后处理措施详见肛肠科围手术期处理。

2. 内治法　围手术期可根据辨证分型采用中药口服辅助治疗。

（1）火毒蕴结证

治法：清热泻火解毒。

推荐方药：黄连解毒汤加减（黄连、黄芩、黄柏、栀子等）。

（2）热毒炽盛证

治法：清热败毒透脓。

推荐方药：透脓散加减（生黄芪、当归、穿山甲、皂角刺、川芎等）。

（3）阴虚毒恋证

治法：养阴清热解毒。

推荐方药：青蒿鳖甲汤加减（青蒿、鳖甲、生地黄、知母、牡丹皮等）。

3. 外治法

（1）中药熏洗法：参见痔（混合痔）诊疗方案。

（2）中药外敷法：参见痔（混合痔）诊疗方案。

（3）肛门栓剂：参见痔（混合痔）诊疗方案。

4. 护理　参见痔（混合痔）诊疗方案。

（三）疗效评价

1. 评价标准　参照中华人民共和国中医药行业标准《中医病证诊断疗效标准》（ZY/T 001.7—94）。

治愈：症状及体征消失，伤口愈合，积分较治疗前降低≥2/3。

好转：症状改善，病灶或伤口缩小，积分较治疗前降低≥1/3。

未愈：症状及体征均无变化，积分较治疗前降低不足 1/3。

2. 评价方法

（1）疗效指数计算公式（尼莫地平法）：[（治疗前积分 - 治疗后积分）/ 治疗前积分] ×100%。

（2）症状评价指标

疼痛

0 级：正常	0 分	
1 级：轻度	2 分	轻度疼痛，可以忍受
2 级：中度	4 分	明显疼痛，用药缓解
3 级：重度	6 分	剧烈疼痛，难以忍受

分泌物

0 级：无　　　0 分

1 级：有　　　1 分

（3）证候评价指标：

舌红，苔黄

0 级：无

1 级：有

脉数或滑数

0 级：无

1 级：有

（四）难点分析及应对措施

1. 病情易进展　肛痈多为急症，一旦发生，由于脓腔内部压力较高，肛周间隙之间存在连通，脓肿有向周围及深部蔓延的危险，甚至可导致全身感染发生，故需尽快明确诊断，完善检查，尽早安排急诊手术。要求相关术前检查及术前准备要快速完成。合并有严重全身性疾病的患者，如心脑血管疾病、血液病、糖尿病等,应做好相关基础病的评估,必要时请相关科室会诊,采取有效措施控制病情,保障围手术期安全。对于脓肿压力高,局部疼痛剧烈的,可先行穿刺抽脓减压。对出现全身感染征象,如发热、寒战、血象高等,应及时给予抗生素应用。

2. 肛门功能易遭受损害 肛痈多发生在肛周肌肉间隙,尤其是深部间隙,当手术打开脓腔时,不可避免会对肛门功能产生一定的破坏作用,进而影响肛门功能。因此,手术中应注意采取有效措施,尽力保护肛门功能,处理好治疗与功能保护之间的关系,必要时,应选择非根治性的引流术,待条件成熟时再行根治性治疗。

3. 肛痈术后易形成肛瘘 肛痈有术后复发或形成肛瘘的可能。由于肛痈发生的部位不同,其复杂程度有较大区别,位置越深,范围越广,术后出现复发或术后形成肛瘘的可能性就会越大。一方面,术前要向患者及家属进行充分沟通,说明肛痈的这一特殊性,另一方面,术中应尽量准确找到内口,处理好内口,探查并处理好分支脓腔,必要时采用虚挂线或实挂线的方法,降低术后复发或形成肛瘘的几率。

4. 保证引流通畅具有一定难度 由于肛痈所在部位结构复杂,间隙与间隙之间相互连通,脓腔内部存在纤维间隔,脓腔可能存在潜在分支、死腔等因素,造成易出现引流不畅问题。针对这一问题,一方面,术前应做好辅助检查,尤其是影像学检查,了解脓腔分布特点,做到心中有数;另一方面,术中应仔细探查,术中双合指诊、探切结合,充分分离脓腔内的纤维间隔等措施,必要时,采用虚挂线、实挂线、留置引流管等方法,尽力保障术后能够有效引流。

5. 做好鉴别诊断具有一定难度 肛管直肠周围囊肿,如皮样囊肿、表皮样囊肿、畸胎瘤等合并化脓性感染时,与肛痈容易混淆,鉴别诊断具有一定难度。由于肛痈和这一类囊肿合并化脓性感染,症状体征上相似,但治疗原则不同,因此,做好鉴别诊断非常重要。鉴别诊断的主要方法是进行直肠腔内超声检查和盆腔增强 MRI 检查等。

(五)优化措施

参照国家中医药管理局颁布的《22 个专业 105 个病种的中医诊疗方案》,结合本科特色诊疗技术,制定出符合我科临床实际的诊疗方案。对感染重、全身情况差的急危重症患者,制定应急预案,术前快速完善相关检查,尤其是盆腔增强 MRI、肛门及直肠腔内超声检查等,同时应快速完成上级医师查房、相关科室会诊、术前讨论,必要时组织多学科讨论,排除手术禁忌证,对病情做出较为准确的判断,进一步完善术前准备,制定更为完善准确的手术方案。术中做好对肛门功能的保护,降低术后复发率和并发症发生率。在我科原特色手术方式,如主切支引术(主腔切开或切开挂线,支腔对口引流)等基础上,优化挂线疗法的等压引流理论,形成了利用间隙引流,避免过多损伤肛门括约肌功能等新方法。同时,注意围手术期中医干预治疗方案的应用,增加局部中药湿敷、中药坐浴治疗、穴位贴敷治疗、中药热罨包、针灸治疗、红光治疗、理疗等的应用,建立有中医特色、疗效确切、简便易行、经济实用的具有行业先进性的诊疗方案。

二、肛痈中医临床路径

(一)肛痈中医临床路径标准

本路径适合于西医诊断为肛管直肠周围脓肿的患者。

肛痈(肛管直肠周围脓肿)中医临床路径标准性住院流程

1. 适用对象

中医诊断:第一诊断为肛痈(TCD 编码:BWG040)。

西医诊断:第一诊断为肛管直肠周围脓肿(ICD-10 编码:K61.001)。

2. 诊断依据

(1)疾病诊断:中医诊断标准:参照中华中医药学会《中医肛肠科常见病诊疗指南》(中华中医药学会.中医肛肠科常见病诊疗指南.北京:中国中医药出版社,2012:10.)制定。

西医诊断标准:参照《精编结直肠肛门外科常见疾病临床诊疗路径》(黄忠诚,魏东.精编结直肠肛门外科常见疾病临床诊疗路径.北京:科学技术文献出版社,2019:27.)。

(2)疾病分期:

急性期

成脓期

溃破期

(3)疾病分类

低位脓肿(肛提肌以下脓肿):包括肛周皮下脓肿、坐骨直肠窝脓肿、肛管后脓肿。

高位脓肿(肛提肌以上脓肿):包括直肠后间隙脓肿、骨盆直肠间隙脓肿、直肠黏膜下脓肿。

(4)证候诊断:参照中华中医药学会《中医肛肠科常见病诊疗指南》(中华中医药学会.中医肛肠科常见病诊疗指南.北京:中国中医药出版社,2012:10.)。肛痈临床常见证候如下。

火毒蕴结证

热毒炽盛证

阴虚毒恋证

3. 治疗方案的选择　参照中华中医药学会《中医肛肠科常见病诊疗指南》(中华中医药学会．中医肛肠科常见病诊疗指南．中国中医药出版社，2012：10．)制定。详见诊疗方案。

诊断明确，第一诊断为肛痈(肛管直肠周围脓肿)

患者适合并接受肛肠外科治疗。

标准住院日为≤21天

4. 进入路径标准

(1) 第一诊断必须符合肛痈(ICD编码：BWG040)和肛管直肠周围脓肿(ICD-10编码：K61.001)的患者。

(2) 成脓期患者。

(3) 有手术适应证。

(4) 患者同时具有其他疾病，但在住院期间不需特殊处理也不影响第一诊断的临床路径流程实施时，可以进入本路径。

(5) 由肛周外伤、肛周皮肤感染、结核病、克罗恩病、溃疡性结肠炎、肿瘤溃破、白血病、再生障碍性贫血等引起肛痈(肛管直肠周围脓肿)患者不进入本路径。

5. 中医证候学观察　四诊合参，收集该病种不同证候的主证、次证、舌、脉特点。注意证候的动态变化。

6. 入院检查项目

(1) 所必需的检查项目：血常规、尿常规；肝肾功能、电解质、凝血功能、血型、感染性疾病筛查(乙肝、丙肝、梅毒、艾滋病等)；心电图、X线胸片。

(2) 必要时行直肠、乙状结肠硬镜或电子肠镜检查。

(3) 可选择的检查项目：根据病情需要而定，如：血脂、血糖、盆底肛门部CT或MRI、腹部超声、肛门或直肠腔内超声等。

7. 治疗方法

(1) 手术治疗：详见诊疗方案。

(2) 内治法：根据临床辨证分型进行辨证论治。详见诊疗方案。

(3) 外治法：根据病情选用栓剂纳肛、中药油膏外用、中药熏洗坐浴等进行治疗。详见诊疗方案。

8. 护理　辨证施护。详见诊疗方案。

9. 抗菌药物选择与使用时机

(1) 按《抗菌药物临床应用指导原则》(卫医发〔2004〕285号)应用抗菌药物；

(2) 术前按感染性疾病选择使用抗菌药物；

(3) 术后视伤口情况合理使用抗菌药物；

（4）必要时肛痈分泌物细菌培养＋药敏试验。

10. 出院标准

（1）肛管直肠周围脓肿病灶消失，切口无明显脓性分泌物。

（2）肛门无明显疼痛、排便正常。

（3）没有需要住院治疗的并发症。

11. 有无变异及原因分析

（1）病情加重，需要延长住院时间，增加住院费用。

（2）合并有严重心脑血管疾病、内分泌疾病等其他系统疾病者，住院期间病情加重，需要特殊处理，导致住院时间延长、费用增加。

（3）治疗过程中发生了病情变化，出现严重并发症时，退出本路径。

（4）因患者及其家属意愿而影响本路径执行时，退出本路径。

（二）肛痈临床路径表单

患者姓名：　　　　　　　　　　　　性别：

年龄：　　岁　　　　　　　　　　　病历号：

住院日期：　　年　　月　　日　　　出院日期：　　年　　月　　日

完成日期：　　年　　月　　日　　　实际住院日：　　天

时间	入院	住院	出院
主要诊疗工作	□ 询问病史、体格检查 □ 完善入院及术前各项检查 □ 完善首次病程记录 □ 上级医生查看患者，完善术前评估，确定手术方案 □ 医患沟通，签署手术知情同意书 □ 下达手术医嘱、提交手术通知单 □ 完成术前小结及术前讨论	□ 三级医师查房、完成上级医师查房 □ 完成手术治疗 □ 24 小时内完成手术记录 □ 完成术后医师查房及病程记录 □ 完成术后生命体征及创面渗血情况检查 □ 评估疼痛程度 □ 术后换药，每日一次 □ 了解术后首次排尿情况，必要时留置导尿 □ 疗效评估确定出院时间 □ 观察挂线松动情况，必要时紧线或剪线	□ 向患者交代出院注意事项、复查日期 □ 指导患者出院后功能锻炼、预防常识 □ 开具出院诊断证明书 □ 完成出院记录 □ 通知出院
重点医嘱	长期医嘱： □ 肛肠科护理常规 □ 分级护理 □ 饮食	长期医嘱： □ 术后医嘱 □ 肛肠科术后护理常规 □ 分级护理	长期医嘱： □ 分级护理 □ 术后护理常规

重点医嘱	临时医嘱： □ 专科检查 □ 血常规、尿常规 □ 心电图、胸部 X 线片、直肠腔内超声、直肠核磁 □ 感染疾病筛查 □ 血型鉴定 □ 生化、凝血、糖化血红蛋白 □ 术前医嘱（禁食 / 禁水 / 肠道准备）	□ 饮食 □ 肛门部理疗 □ 中药熏洗坐浴或中药热敷 □ 耳穴 / 穴位贴敷 □ 术后局部用药 □ 静脉消肿 / 止痛 / 补液 / 止血 / 抗感染 □ 辨证服用中药汤剂 临时医嘱： □ 口服软化大便药 / 止血药 / 消水肿药 / 止痛药 □ 对症处理 □ 复查血常规、尿常规、便常规	临时医嘱： □ 停止长期医嘱 □ 出院带药 □ 开具出院医嘱
主要护理工作	□ 患者一般状况资料登记,建立护理记录 □ 入院介绍 □ 入院健康教育 □ 介绍入院各项检查前注意事项 □ 按照医嘱执行诊疗护理措施 □ 交代术前注意事项 □ 术前中医情志疏导	□ 完成术前各项准备工作 □ 交接患者、检查生命体征及用药情况 □ 交接术后注意事项、排便指导及辅助下床解小便,饮食指导 □ 随时观察患者情况 □ 术后康复、健康教育 □ 协助患者生活护理 □ 晨晚间护理、夜间巡视	□ 交代出院后注意事项,进行术后卫生宣教 □ 指导出院带药的用法 □ 协助办理出院手续 □ 送患者出院
病情变异记录	□ 无 □ 有	□ 无 □ 有	□ 无 □ 有
医师签名			
护士签名			

第四部分　肛漏病(肛瘘)

一、诊疗方案

（一）诊断

1. 疾病诊断

（1）中医诊断标准：参照中华中医药学会《中医肛肠科常见病诊疗指南》（中华中医药学会.中医肛肠科常见病诊疗指南.北京：中国中医药出版社，2012：10.）制定。

低位单纯肛瘘：只有一条瘘管，且位于齿线平面（相当于外括约肌深部平面）以下。

低位复杂肛瘘：存在两条或两条以上的瘘管（包括窦道或与瘘道相通的脓腔），位于齿线平面（相当于外括约肌深部平面）以下。

单纯高位肛瘘：只有一条瘘管，穿越齿线平面（相当于外括约肌深部平面）以上。

复杂高位肛瘘：存在两条或两条以上的瘘管（包括窦道或与瘘道相通的脓腔），位于齿线平面（相当于外括约肌深部平面）以上。

（2）西医诊断标准：参照《精编结直肠肛门外科常见疾病临床诊疗路径》（黄忠诚，魏东.精编结直肠肛门外科常见疾病临床诊疗路径.北京：科学技术文献出版社，2019：27.）。

1）病史：反复发作的肛周肿痛、流脓，急性炎症期可发热。

2）局部检查：视诊可见外口形态、位置和分泌物。浅部肛瘘肛门周围可触及索状物及其行径。直肠指诊可能触及内口、凹陷及结节。

3）辅助检查：探针检查、肛门直肠镜检查、必要时行瘘道造影、直肠腔内超声、CT 或 MRI 定位诊断。

2. 证候诊断　参照中华中医药学会《中医肛肠科常见病诊疗指南》（中华中医药学会.中医肛肠科常见病诊疗指南.北京：中国中医药出版社，2012：10.）制定。

（1）湿热下注证：肛周有溃口，经常溢脓，脓质稠厚，色白或黄，局部红、肿、热、痛明显，按之有索状物通向肛内；可伴有纳呆，大便不爽，小便短赤，形体困重，舌红、苔黄腻，脉滑数。

（2）正虚邪恋证：肛周瘘口经常流脓，脓质稀薄，肛门隐隐作痛，外口皮色暗淡，时溃时愈，按之较硬，多有索状物通向肛内；可伴有神疲乏力，面色无华，气短懒言，舌淡、苔薄，脉濡。

（3）阴液亏虚证:肛周瘘口凹陷,瘘口周围皮色晦暗,脓水清稀,按之有索状物通向肛内;可伴有潮热盗汗,心烦不寐,口渴,食欲不振,舌红少津、少苔或无苔,脉细数无力。

3. 鉴别诊断

（1）会阴尿道瘘:这种瘘管是尿道球部与皮肤相通,排尿时尿由瘘口流出,不与直肠相通,肛管直肠内无内口,常有会阴部外伤或尿道狭窄。

（2）肛管直肠癌:肛管直肠癌溃烂后可形成在肛周形成溃口,可触及坚硬肿块,分泌物为脓血、恶臭,呈菜花样溃疡。病理学检查可见癌细胞。

（3）肛门周围疖肿:初起为局部红、肿、痛的小结节,病变范围非常局限,后逐渐肿大、隆起,结节中央可见黄白色脓栓,出脓后,肿块逐渐消失而愈,有时感染扩散可形成窦道,但不与肛门直肠相通。

（4）先天性瘘:由骶尾部囊肿化脓破裂形成,原发外口常在臀沟中点,尾骨尖附近。瘘内可见毛发,由胚胎发生。

（5）骶尾部瘘:常由臀部损伤,如打击、脚踢和擦伤引起,在骶尾部形成脓肿,从而形成瘘管。

（6）肛门周围化脓性汗腺炎:这是最易被误诊为肛瘘的肛门周围皮肤病,因其主要特征是肛周有脓肿形成和遗留窦道。窦道处常有隆起和脓液,有多个外口,故易误诊为多发性肛瘘或复杂性肛瘘。鉴别要点是肛周化脓性汗腺炎的病变在皮肤及皮下组织,病变范围广泛,可有无数窦道开口,呈结节状或弥漫性,但窦道均浅,不与直肠相通,切开窦道后无脓液和瘘管,亦无内口。

（7）骨盆骨髓炎:骨盆化脓性或结核性病变引起的骨盆骨髓炎,常在会阴部发生窦道,与肛瘘的外口极为相似。但前者无内口,X线片显示骨盆有病变。

（8）骶骨前瘘:由骶骨与直肠之间的脓肿在尾骨附近穿破形成,瘘管位于骶骨凹内,外口常位于尾骨尖两侧,探针可探入8~10cm,瘘管与直肠平行。

（9）骶尾部骨结核:发病缓慢,无红肿热痛等急性炎症变化,破溃后流出稀薄脓液,外口较大,边缘不整齐,且经久不愈。X线片显示骶尾骨有骨质损害和结核病灶。

（10）骶尾部畸胎瘤:破溃后可形成尾骨前瘘或直肠内瘘。大型畸胎瘤可突出骶尾部,容易诊断;小型无症状的肿瘤,可在直肠后方扪及平滑、有分叶的肿块。X线片可见骶骨和直肠之间有肿块,内有不定形的散在钙化阴影,可见骨质或牙。

（二）治疗方案

参照中华中医药学会《中医肛肠科常见病诊疗指南》(中华中医药学会.中医肛肠科常见病诊疗指南.北京:中国中医药出版社,2012:10.)制定。

1. 手术治疗

（1）治疗原则：通畅引流。

（2）手术方法：切开法适用于低位瘘，挂线法可作为复杂或高位肛瘘的治疗方法。高位瘘或外口距肛缘远的肛瘘，可用分期挂线法。手术中需防止一次性切开组织过多而导致的肛门失禁。原则上距肛缘超过3cm以上时应挂线。术后用十味金黄膏、养阴生肌散、康复新换药，直至伤口愈合。

对于高位复杂性肛瘘，可采用跳跃式接力切开，短程挂线的手术技巧。李东冰教授将有关手术技巧归结为：探切交替、以直解曲、切挂结合、短程接力、针式牵引、缝合蛙跳、七八间隔、二三为度。对跳跃留置部分的瘘管，如直径>0.3cm，可使用双氧水、盐水、碘伏冲洗后放入脱细胞异体真皮以加速愈合。

（3）术后处理：参见痔（混合痔）诊疗方案。

2. 内治法

（1）湿热下注证

治法：清热利湿

推荐方药：止痛如神汤加减（秦艽、桃仁、皂角子、苍术、防风、黄柏、当归尾、泽泻、槟榔、熟大黄等）。

（2）正虚邪恋证

治法：扶正祛邪

推荐方药：托里消毒饮（人参、川芎、白芍、黄芪、当归、白术、金银花、茯苓、白芷、皂角刺、甘草、桔梗等）。

（3）阴液亏虚证

治法：养阴托毒

推荐方药：青蒿鳖甲汤加减（青蒿、鳖甲、生地黄、知母、牡丹皮等）。

3. 外治法

（1）中药熏洗法：参见痔（混合痔）诊疗方案。

（2）中药外敷法：参见痔（混合痔）诊疗方案。

（3）肛门栓剂：参见痔（混合痔）诊疗方案。

4. 护理　同痔（混合痔）诊疗方案。

（三）疗效评价

1. 评价标准

治愈：肛瘘瘘管消失，肿痛流脓症状消失，手术创口基本愈合，排便功能正常。

好转：肛瘘肿痛流脓症状减轻，手术创面基本愈合，排便功能基本正常。

无效：肛瘘肿痛流脓症状仍然存在。

2. 评价方法　在治疗前与治疗后分别对患者的肛瘘瘘管情况、肿痛、流脓等症状积分、手术创口愈合情况、肛门括约肌功能进行测定和比较。

（四）难点分析及应对措施

1. 准确评估病情　临床中肛瘘的瘘道走行多种多样，瘘道的判断是肛瘘诊断治疗难点。术前可行瘘道造影、肛门直肠超声检查、增强核磁检查等。特别强调在手术中应实行探切结合的手术方法，在无暴力的情况下用有槽探针探查瘘道，并仔细检查有无残余瘘道。

2. 保护肛门功能　手术中应避免一次性切开组织过多而导致肛门失禁。高位瘘或外口距肛缘远的肛瘘，为了避免过多损伤肛门功能，可采用挂线法。

3. 减少组织损伤　对于外口距肛缘远的窦道，采用"跳跃式接力切开，短程挂线"的方法，可以有效解决复杂瘘道问题。

（五）优化措施

参照国家中医药管理局颁布的《22个专业105个病种的中医诊疗方案》，结合本科特色诊疗技术，制定出符合我科临床实际的诊疗方案。在肛瘘切除术、肛瘘挂线术的基础上，优化肛瘘术式，注重内口及主管道的处理，对分支管道采用对口引流、脱细胞异体真皮植入技术等新方法。同时，注意围手术期中医干预治疗方案的制定，增加局部热敷法、中药激光坐浴治疗、水疗、穴位贴敷治疗、针灸治疗、红光治疗、理疗等的应用，建立有中医特色，中西医结合，疗效确切，应用广泛的具有行业先进性的诊疗方案。

1. 明确难点问题　肛瘘治疗的难点问题主要包括准确判断内口位置、降低术后复发率、减少术后创面愈合缓慢发生率、减少肛门功能受损或畸形等。

2. 难点分析及对应措施

（1）准确判断内口位置、降低术后复发率：中医认为肛瘘内口是肛瘘形成及反复发作的病根，临床上采用拔根塞源的治疗方法彻底处理内口。临床手术中如果没有处理内口切断感染源可出现术后复发。正确处理内口是手术成功的关键，也是手术治疗的难点。肛内指诊、肛镜检查、探针检查是确定内口最常用最有效的方法。按压肛管部位，肛内指诊结合肛门镜检查如见到黏膜有脓液溢出处即为内口。必要时术前应进行肛门直肠超声检查、盆腔增强核磁检查等。术中切开瘘管，以探针自切口插入，沿管腔底部轻柔而仔细探查，同时以食指伸入肛内，针指配合，如探针无阻力由黏膜穿出处即是内口；如探不出，根据经验可在针指最薄弱处穿出人造内口。手术中很容易遗留内口。内口正确找到后，处理不彻底也可导致前功尽弃。上述三点都可导致肛瘘的复发，导致分次手术，延长病程，增加患者痛苦和经济负担。

（2）减少术后创面愈合缓慢发生率：中医认为腐肉不脱，新肉不生，创面局部气血亏虚可导致创面久不愈合。肛瘘术后创面一般为开放创面，让新生肉芽组织从创面底部慢慢向上生长，填平伤口，愈合时间相对较长。临床上创面不愈合,创面桥形愈合是常见的术后并发症,是治疗中的又一个难点。创面不愈合形成因素分为全身因素和局部因素。全身因素多是患者原有基础疾病影响到机体营养代谢,常见于糖尿病,慢性肠炎等。控制患者基础疾病,控制血糖,治疗肠炎等,对促进创面愈合有积极作用,同时,对血糖较高控制不理想,应及时请会诊,必要时应先转入内科治疗,待病情平稳再给予手术治疗。加强术后局部换药,也是促进创面愈合的重要措施。注意保障切口引流通畅,注意及时检查发现并排除潜在病灶,对影响愈合的肉芽给予及时有效的处理。创面局部应用中医药可促进创面愈合,辨证应用中药汤剂口服,对于创面分泌物较多,肿痛明显者给予清热解毒活血通络药物,对于创面苍白不光鲜、光白板亮者给予补益气血,活血通络药物亦有良好临床疗效。

(3)减少肛门功能受损或畸形:对于高位肛瘘,由于不可避免要损伤到肛门部肌肉,对肛门功能或多或少有影响,甚至导致肛门失禁的可能。切口设计呈辐射状,根据肛周结缔组织分布和皮肤纹理。于肛周皮肤作切口时,应以肛门为中心,切开呈辐射状。充分使用中医挂线技术,可有效避免发生肛门失禁问题。

二、肛瘘中医临床路径

(一)肛瘘临床路径标准

1. 适用对象

第一诊断为肛瘘(TCD:BWG050,ICD10:K60.3);

行肛瘘切开挂线术(ICD9CM-3:49.73)或肛瘘切除术(ICD9CM-3:49.12)。

2. 诊断依据 参照中华中医药学会《中医肛肠科常见病诊疗指南》(中华中医药学会.中医肛肠科常见病诊疗指南.北京:中国中医药出版社,2012:10.)制定。详见诊疗方案。

3. 治疗方案的选择 参照中华中医药学会《中医肛肠科常见病诊疗指南》(中华中医药学会.中医肛肠科常见病诊疗指南.北京:中国中医药出版社,2012:10.)制定。详见诊疗方案。

(1)诊断明确:肛瘘。

(2)禁忌证:肛门周围皮肤病;严重的肺结核、梅毒;严重心、脑、肺疾病患者;严重肝、肾疾病或血液病患者;不能配合手术的精神病患者;恶性肿瘤并发的肛瘘。

(3)对于有明确禁忌证者,需先治疗原发病,可予以非手术对症治疗。

4. 标准住院日≤20天。

5. 进入路径标准

(1)第一诊断必须符合 ICD10:K60.3 肛瘘疾病编码。

（2）无手术禁忌证。

（3）当患者同时具有其他疾病诊断时,但在住院期间不需特殊处理也不影响第一诊断的临床路径流程实施时,可以进入路径。

（4）患者同意接受手术。

6. 术前准备

（1）准备时间:1天。

（2）入院检查项目

1）所必需的检查项目:血常规、尿常规;肝肾功能、电解质、凝血功能、血型、感染性疾病筛查（乙肝、丙肝、梅毒、艾滋病等）;心电图、X线胸片。

2）必要时行直肠、乙状结肠硬镜或电子肠镜检查。

3）可选择的检查项目:根据病情需要而定,如:血脂、血糖、盆底肛门部CT或MRI、腹部超声、肛门或直肠腔内超声等。

7. 抗菌药物选择与使用时机

（1）按《抗菌药物临床应用指导原则》（卫医发〔2004〕285号）应用抗菌药物;

（2）术前按感染性疾病选择使用抗菌药物;

（3）术后视伤口情况合理使用抗菌药物;

（4）必要时肛瘘分泌物细菌培养＋药敏试验。

8. 手术

（1）手术日:一般为入院第2天。

（2）麻醉方式:局麻、腰麻、骶麻或静脉全麻。

（3）手术方式:肛瘘切开挂线术或肛瘘切除术。

（4）必要时输血。

（5）病理:术后标本送病理检查。

9. 术后

（1）住院天数一般≤6天。

（2）腰麻术后返回病房暂禁饮食4小时后/骶麻术后返回病房暂禁饮食2小时后,开始进食流食、半流食,进而恢复至普食（忌食辛辣刺激、易上火之品）。

（3）术后第二天伤口换药,中药熏洗（我科自制中药协议方:祛毒二黄汤）;中药涂药（我院自制剂:十味金黄膏）

（4）予以辨证运用中药制剂;

（5）术后视伤口情况合理使用抗菌药物;

10. 出院标准

（1）患者一般情况良好。

（2）伤口生长良好,肛门肿痛流脓症状消失,患者出院后根据伤口情况予以 2~3 天门诊伤口换药处置。

11. 有无变异及原因分析 对临床路径实施过程中,因任何因素导致的未能按临床路径履行流程的病例,包括患者在认知与知情同意 / 签名时不同意者,均作为变异情况。

（二）肛瘘临床路径表单

患者姓名： 性别：

年龄： 岁 病历号：

住院日期： 年 月 日 出院日期： 年 月 日

完成日期： 年 月 日 实际住院日： 天

时间	入院	住院	出院
主要诊疗工作	☐ 询问病史、体格检查 ☐ 下达医嘱、开出各项检查单 ☐ 完成首次病程 ☐ 完成入院记录 ☐ 完成初步诊断	☐ 三级医师查房、完成上级医师查房 ☐ 下达手术医嘱、提交手术通知单 ☐ 完成手术治疗 ☐ 完成术后医师查房及病程记录 ☐ 完成术后生命体征及创面渗血情况 ☐ 评估疼痛程度 ☐ 术后换药、每日一次	☐ 确定患者可以出院 ☐ 完成出院记录 ☐ 向患者交代出院注意事项及随诊方案 ☐ 填写医疗保险相关资料 ☐ 通知出院处 ☐ 开具出院诊断书 ☐ 开具出院带药坐浴中药
重点医嘱	长期医嘱： ☐ 肛肠科护理常规 ☐ 二级护理 ☐ 普食 ☐ 对症治疗 ☐ 口服中药汤剂 临时医嘱： ☐ 血、尿等常规 ☐ 凝血功能检查 ☐ 感筛、肝肾功能检查、血糖、电解质检查 ☐ 肝胆脾 B 超检查 ☐ 肛周超声、盆底 MR ☐ 心电图 ☐ 胸部 X 线片 ☐ 手术医嘱	长期医嘱： ☐ 肛肠科护理常规 ☐ 分级护理 ☐ 流食 ☐ 使用抗生素 ☐ 口服中药汤剂 ☐ 相关疾病的治疗 ☐ 同前消肿、抗炎用药 ☐ 化腐生肌换药 ☐ 术后医嘱 ☐ 术后护理常规 ☐ 术后对症治疗 临时医嘱： ☐ 消肿、止痛、止血药物 ☐ 中药湿敷或坐浴 ☐ 术前医嘱	长期医嘱： ☐ 肛肠科护理常规 ☐ 术后护理常规 ☐ 二级护理 ☐ 普食 ☐ 同前消肿、抗炎用药 ☐ 口服中药汤剂 ☐ 中药湿敷或坐浴 ☐ 术后医嘱 ☐ 术后对症治疗 ☐ 停止所有长期医嘱 临时医嘱： ☐ 结合病情处理 ☐ 对症治疗 ☐ 开具出院医嘱 ☐ 出院带药

	□ 术前专科检查 □ 术前饮食 □ 术前肠道准备	□ 对症治疗	
主要 护理 工作	□ 按入院流程做入院介绍 □ 进行入院健康教育 □ 介绍入院各项检查前注意事项 □ 按照医嘱执行诊疗护理措施 □ 完成常规生命体征的监测 □ 术前中医情志疏导、健康教育 □ 晨晚间护理、夜间巡视	□ 完成术前各项准备工作 □ 交接患者、检查生命体征及用药情况 □ 交代术后注意事项、排便指导及辅助下床解小便、饮食指导 □ 随时观察患者情况 □ 术后康复、健康教育 □ 协助患者生活护理 □ 晨晚间护理、夜间巡视	□ 指导患者术后康复 □ 交代出院后注意事项、进行出院健康宣教 □ 指导出院带药的煎法服法 □ 协助办理出院手续 □ 送患者出院
病情 变异 记录	□ 无□ 有	□ 无□ 有	□ 无□ 有
医师 签名			
护士 签名			

第五部分　肛　　裂

一、诊疗方案

（一）诊断

1. 疾病诊断

（1）中医诊断标准：参照中华中医药学会《中医肛肠科常见病诊疗指南》（中华中医药学会．中医肛肠科常见病诊疗指南．北京：中国中医药出版社，2012：10.）制定。

中医病名：肛裂

1）症状：大便时肛门剧烈疼痛，便后疼痛仍然持续一段时间；伴大便带血，血色鲜红，量少；大便干结，排便费力。

2）体征：好发肛管前后正中，肛管纵行梭状裂口；触痛明显。

（2）西医诊断标准：参照《精编结直肠肛门外科常见疾病临床诊疗路径》（黄忠诚，魏东．精编结直肠肛门外科常见疾病临床诊疗路径．北京：科学技术文献出版社，2019：27．）。

1）临床表现：周期性疼痛，排便时和排便后肛门剧烈锐痛，可持续数小时，少量便血，色鲜红，可伴有大便秘结，肛门分泌物、瘙痒等。

2）专科检查：肛管溃疡性裂损，好发肛管后正中或前正中，慢性肛裂可伴有赘皮外痔、肛乳头肥大、肛窦炎、皮下瘘等。肛管紧张度高。

（3）疾病分类　参照中华中医药学会《中医肛肠科常见病诊疗指南》（中华中医药学会．中医肛肠科常见病诊疗指南．北京：中国中医药出版社，2012：10．）制定。

Ⅰ期肛裂：肛管皮肤纵裂溃疡，创缘整齐，较浅，基底新鲜，色红，触痛明显。

Ⅱ期肛裂：有肛裂反复发作史。创缘不规则，增厚，弹性差，溃疡基底部常呈灰白色，有分泌物。

Ⅲ期肛裂：肛管紧缩，溃疡基底部呈现纤维化，伴有肛乳头肥大，溃疡外端有赘皮外痔，或有潜行瘘形成。

2. 证候诊断

（1）热结肠燥证：症见便时肛门灼热疼痛，甚则面赤汗出，大便带血，血色鲜红，滴血，或手纸带血，舌质红，苔黄燥，脉实而滑数。

（2）湿热下注证：症见大便干结不甚，便时腹痛不适，排便不爽，肛门坠胀，时有黏液鲜血，有时伴有肛门部湿疹，肛裂口内常有少许脓液，舌红，苔黄腻，脉濡数。

（3）阴（血）虚肠燥证：症见大便干燥，欲解难下，便时肛门疼痛，痛如针刺，出血，口干心烦，欲饮不多，舌红少苔，脉细数。

3. 鉴别诊断

（1）结核性溃疡：多为多发性裂口，不一定在肛管前后正中，疼痛不严重，其他辅助检查有助于鉴别。

（2）早期肛管上皮癌：肛门边可见边缘不整齐、质硬的肿物或溃疡，发展迅速，活组织病理检查有助于明确诊断。

（3）其他：肛裂还需与肛门皮肤皲裂、炎症性肠病肛管溃疡、梅毒性溃疡、结核性溃疡等鉴别。详见相关章节。

（二）治疗方案

参照中华中医药学会《中医肛肠科常见病诊疗指南》（中华中医药学会．中医肛肠科常见病诊疗指南．北京：中国中医药出版社，2012：10．）制定。

1. 一般治疗　包括增加水分摄入及膳食纤维的摄入，保持大便通畅，防治便秘和腹泻，温热坐浴，保持会阴清洁等。

2. 手术治疗　常用术式包括肛裂侧切术、肛裂切除术。

（1）术前准备（术前评估）：所需检查项目包括血常规、尿常规；肝肾功能、电解质、凝血功能、血型、感染性疾病筛查（乙肝、丙肝、梅毒、艾滋病等）；心电图、X 线胸片。必要时行直肠、乙状结肠硬镜或电子肠镜检查。

（2）预防性抗菌药物选择与使用时机：预防性抗菌药物应用按照《抗菌药物临床应用指导原则》（卫医发〔2004〕285 号）执行，并结合患者的病情决定抗菌药物的选择。

（3）麻醉方式：局麻、腰麻或骶麻。

（4）手术要点

1）肛裂侧切术

适应证：适用于Ⅱ期肛裂。

操作要点：麻醉成功后，充分扩肛，在肛门截石位 3 点或 9 点位距肛缘约1.5cm 处作一放射状切口，以止血钳暴露内括约肌，在直视下用两把血管钳夹住内括约肌下缘，予以离断，切口一般不缝合，以红油纱条嵌压引流。塔形纱布加压包扎。

2）肛裂切除术

适应证：Ⅲ期肛裂。

操作要点：麻醉成功后，充分扩肛，以组织钳分别钳夹肛裂裂口两侧组织，使之保持一定张力，取电刀放射状切开，上自齿状线，下至肛缘外 1.5cm，切口避开后正中或前正中，偏向一侧，切开皮肤、皮下，直视下断离内括约肌下缘及部分外括约肌皮下部。修剪切口边缘，连同赘皮外痔、肥大肛乳头一并切除，使切口开放。彻底止血。用红油纱条嵌压创面。塔形纱布加压包扎。

（5）术后处理：参见痔（混合痔）诊疗方案。

3. 外治法

（1）中药熏洗法：参见痔（混合痔）诊疗方案。

（2）中药外敷法：参见痔（混合痔）诊疗方案。

（3）肛门栓剂：参见痔（混合痔）诊疗方案。

4. 内治法　根据辨证分型选择口服汤剂或中成药。

（1）热结肠燥证

治法：清热润肠。

主方：新加黄龙汤（《温病条辨》）加减。

常用药：生大黄、芒硝、玄参、生地、麦冬、炒地榆、炒槐花、枳壳、甘草等。

（2）湿热下注证

治法：清热利湿。

主方：四妙丸（《成方便读》）加减。

常用药:黄柏、苍术、怀牛膝、薏苡仁、茯苓、泽泻等。

(3)阴(血)虚肠燥证

治法:养阴清热润肠。

主方:知柏地黄丸(《医方考》)合增液汤(《温病条辨》)加减。

常用药:知母、黄柏、生地、玄参、麦冬、黄连、白芍、麻仁、木香、甘草等。

5. 护理　同痔(混合痔)诊疗方案。

(三)疗效评价

1. 评价标准　参照中华人民共和国中医药行业标准《中医病证诊断疗效标准》(ZY/T 001.7—94)。

治愈:症状及体征均消失,疗效指数≥95%。

显效:症状改善明显,病灶或伤口显著缩小,疗效指数≥75%。

有效:症状改善,但不明显,病灶或伤口明显缩小,但不显著,疗效指数≥30%。

未愈:症状体征均无变化,或手术创面未愈合,疗效指数<30%。

2. 评价方法　疗效指数计算公式(尼莫地平法):[(治疗前积分 - 治疗后积分)/ 治疗前积分]×100%。

症状分级量化评分标准:

便血

正常	0分	
轻度	2分	带血
中度	4分	滴血
重度	6分	射血

疼痛

正常	0分	
轻度	2分	下坠为主
中度	4分	坠胀,有轻度疼痛
重度	6分	疼痛较重

(四)优化措施

在国家中医药管理局《22 个专业 105 个病种的中医诊疗方案》相关内容基础上,结合本科特色诊疗技术,制定出符合我科临床实际的诊疗方案。在中西医传统治疗方法及手术方式基础上,优化出具有中西医结合特色的治疗方法和手术方式,如采用直视下张力状态电刀断离内括约肌,使解剖更加精准,手术操作更加可控,避免盲目性和不确定性;采用避开前或后正中线旁侧位切口,可以防止术后愈合缓慢,减少锁孔现象发生。同时,在优化围手术期中医干预治疗方案时,增加中药热罨包外敷、中药局部湿敷、中药激光坐浴治疗、水疗、中药穴位贴敷治疗、针灸治疗、红光治疗、理疗等的应用,建立有中医特色、中西医结合、疗效确切、应用广泛的具有行业先进性的诊疗方案。

二、肛裂中医临床路径

(一)血栓性外痔临床路径标准

1. 适用对象

第一诊断为肛裂(ICD-10:K60.201)

2. 诊断依据

(1)中医诊断标准:参照中华中医药学会《中医肛肠科常见病诊疗指南》(中华中医药学会.中医肛肠科常见病诊疗指南.北京:中国中医药出版社,2012:10.)制定。详见诊疗方案。

(2)西医诊断标准:参照《精编结直肠肛门外科常见疾病临床诊疗路径》(黄忠诚,魏东.精编结直肠肛门外科常见疾病临床诊疗路径.北京:科学技术文献出版社,2019:27.)。详见诊疗方案。

3. 治疗方案的选择　参照中华中医药学会《中医肛肠科常见病诊疗指南》(中华中医药学会.中医肛肠科常见病诊疗指南.北京:中国中医药出版社,2012:10.)制定。详见诊疗方案。

4. 标准住院日　标准住院日为3天。

5. 进入路径标准

(1)第一诊断必须符合ICD-10:K60.201肛裂疾病编码。

(2)当患者同时具有其他疾病诊断,但在住院期间不需特殊处理也不影响第一诊断的临床路径流程实施时,可以进入路径。

6. 术前准备

(1)术前住院天数:1天。

(2)所必需的检查项目:血常规、尿常规;肝肾功能、电解质、凝血功能、血型、感染性疾病筛查(乙肝、丙肝、梅毒、艾滋病等);心电图、X线胸片。

(3)必要时行直肠、乙状结肠硬镜或电子肠镜检查。

7. 预防性抗菌药物选择与使用时机　预防性抗菌药物:按照《抗菌药物临床应用指导原则》(卫医发〔2004〕285号)执行,并结合患者的病情决定抗菌药物的选择。

8. 手术

(1)手术日:为入院当天或次日。

(2)麻醉方式:局麻、腰麻或骶麻。

(3)行肛裂侧切术或肛裂切除术。

(4)术后标本送病理。

9. 术后住院恢复 2 天

（1）局部麻醉患者术后即可进食，半小时后可下床活动、进食。

（2）腰麻或骶麻术后去枕平卧、禁食水 4 小时，补液治疗；术后 4 小时可下床活动，可进流食。

（3）每天切口换药 1~2 次，创面较深时，放置纱条引流并保持引流通畅。

（4）术后用药：局部用药（栓剂、膏剂、洗剂）、口服药、物理治疗等。详见诊疗方案。

（5）术后异常反应处理：详见诊疗方案。

10. 出院标准

（1）患者一般情况良好，正常饮食，排便顺畅，无明显排便时肛门疼痛，各项实验室检查结果正常，体温正常。

（2）肛门部创面无异常分泌物，引流通畅，无明显水肿、出血。

11. 变异及原因分析

（1）手术后出现继发切口感染或持续性大出血等并发症时，导致住院时间延长与费用增加。

（2）伴发其他基础疾病需要进一步明确诊断，导致住院时间延长与费用增加。

（二）肛裂临床路径表单

患者姓名：　　　　　　　　　　　　性别：

年龄：　　　岁　　　　　　　　　　病历号：

住院日期：　　年　　月　　日　　　出院日期：　　年　　月　　日

完成日期：　　年　　月　　日　　　实际住院日：　　天

时间	入院	住院	出院
主要诊疗工作	□ 询问病史、体格检查 □ 完善入院及术前各项检查 □ 完善首次病程记录 □ 上级医生查看患者，完善术前评估，确定手术方案 □ 医患沟通，签署手术知情同意书 □ 下达手术医嘱、提交手术通知单 □ 完成术前小结、术前讨论	□ 三级医师查房、完成上级医师查房 □ 完成手术治疗 □ 24 小时内完成手术记录 □ 完成术后医师查房及病程记录 □ 完成术后生命体征及创面渗血情况检查 □ 评估疼痛程度 □ 术后换药，每日一次 □ 了解术后首次排尿情况，必要时留置导尿 □ 疗效评估确定出院时间	□ 向患者交代出院注意事项、复查日期 □ 指导患者出院后功能锻炼、预防常识 □ 开具出院诊断证明书 □ 完成出院记录 □ 通知出院

续表

重点医嘱	长期医嘱： □ 肛肠科护理常规 □ 分级护理 □ 饮食 临时医嘱： □ 血常规、尿常规 □ 心电图、胸部 X 线片 □ 感染疾病筛查 □ 血型鉴定 □ 生化、凝血 □ 术前医嘱（禁食 / 禁水 / 肠道准备）	长期医嘱： □ 术后医嘱 □ 肛肠科术后护理常规 □ 分级护理 □ 饮食 □ 静脉止血 / 止痛 / 消肿药 □ 肛门部理疗 □ 中药熏洗坐浴或中药热敷 □ 耳穴 / 穴位贴敷 □ 术后局部用药 □ 辨证服用中药汤剂 临时医嘱： □ 口服软化大便药 / 止血药 / 消水肿药 / 止痛药 □ 对症处理 □ 复查血常规、尿常规、便常 规	长期医嘱： □ 分级护理 □ 术后护理常规 临时医嘱： □ 停止长期医嘱 □ 出院带药 □ 开具出院医嘱
主要护理工作	□ 患者一般状况资料登记，建立护理记录 □ 入院介绍 □ 入院健康教育 □ 介绍入院各项检查前注意事项 □ 按照医嘱执行诊疗护理措施 □ 交代术前注意事项 □ 术前中医情志疏导	□ 完成术前各项准备工作 □ 交接患者、检查生命体征及用药情况 □ 交接术后注意事项、排便指导及辅助下床解小便，饮食指导 □ 随时观察患者情况 □ 术后康复、健康教育 □ 协助患者生活护理 □ 晨晚间护理、夜间巡视	□ 交代出院后注意事项，进行术后卫生宣教 □ 指导出院带药的用法 □ 协助办理出院手续 □ 送患者出院
病情变异记录	□ 无 □ 有	□ 无 □ 有	□ 无 □ 有
医师签名			
护士签名